■ 実地医家のための

痛み読本
Reader of Pain Control

編集
宮崎東洋 順天堂大学教授
小川節郎 日本大学教授

永井書店

■執筆者一覧（執筆順）

宮崎 東洋	（順天堂大学麻酔科教授）
佐伯 茂	（駿河台日本大学病院麻酔科助教授）
加藤 実	（日本大学麻酔科講師）
中村 卓	（駿河台日本大学病院麻酔科講師）
小川 節郎	（日本大学麻酔科教授）
野田 薫	（駿河台日本大学病院麻酔科）
鈴木 孝浩	（駿河台日本大学病院麻酔科）
保岡 正治	（保岡クリニック論田病院院長）（徳島市）
藤田 宏夫	（順天堂大学小児科講師）
山城 雄一郎	（順天堂大学小児科教授）
池田 幸穂	（昭和大学脳神経外科助教授）
佐々木 健	（昭和大学脳神経外科講師）
松本 清	（昭和大学脳神経外科教授）
服部 孝道	（千葉大学神経内科教授）
法橋 建	（東京慈恵会医科大学総合診療部内科助教授）
塩谷 正弘	（ＮＴＴ東日本関東病院ペインクリニック科部長）
増田 豊	（昭和大学麻酔科助教授）
岡添 真介	（順天堂大学耳鼻咽喉科）
飯沼 壽孝	（埼玉医科大学耳鼻咽喉科教授）
千葉 博茂	（東京医科大学口腔外科教授）
久保 誼修	（大阪歯科大学付属病院第一口腔外科）
金子 譲	（東京歯科大学歯科麻酔科教授）
福田 謙一	（東京歯科大学水道橋病院歯科麻酔科）
川上 守	（和歌山県立医科大学整形外科講師）
玉置 哲也	（和歌山県立医科大学整形外科教授）
田中 靖久	（東北大学整形外科）
国分 正一	（東北大学整形外科教授）
島田 洋一	（秋田大学整形外科助教授）
佐藤 光三	（秋田大学整形外科教授）
塚本 行男	（北里大学名誉教授）
高岸 憲二	（群馬大学整形外科教授）
岡田 まゆみ	（虎の門病院麻酔科）
西島 雄一郎	（石塚外科整形外科病院院長）（名古屋市）
柳原 泰	（国際医療福祉大学臨床医学研究センター教授）
平澤 泰介	（京都府立医科大学整形外科教授）
小倉 卓	（京都府立医科大学整形外科）
岡田 弘	（岩手医科大学麻酔科講師）
千木良 正機	（群馬県心身障害者福祉センター部長）

石野振一郎	(関西医科大学心療内科)
中井吉英	(関西医科大学心療内科教授)
山中晃一郎	(順天堂大学消化器内科)
有山 襄	(順天堂大学消化器内科教授)
滝本至得	(駿河台日本大学病院泌尿器科教授)
三橋直樹	(順天堂大学附属順天堂伊豆長岡病院産婦人科教授)
久野木順一	(日本赤十字社医療センターリハビリテーション科・診療科部長)
中井 修	(九段坂病院整形外科部長)
藤村祥一	(慶應義塾大学整形外科助教授)
野原 裕	(獨協医科大学越谷病院整形外科教授)
松井寿夫	(高岡市民病院整形外科第2部長)
楊 鴻生	(兵庫医科大学整形外科助教授)
井上和彦	(東京女子医科大学附属第二病院整形外科教授)
樋口頼子	(東京女子医科大学附属第二病院整形外科)
安藤聡一郎	(安藤医院内科)(埼玉県上福岡市)
橋本博史	(順天堂大学膠原病内科教授)
須賀 康	(順天堂大学皮膚科講師)
小川秀興	(順天堂大学皮膚科教授)
森本昌宏	(近畿大学麻酔科講師)
佐藤のり子	(中日ドラゴンズチームドクター)
山室 誠	(東北大学大学院医学系研究科麻酔・救急医学講座疼痛制御科学分野教授)
中保利通	(東北大学大学院医学系研究科麻酔・救急医学講座疼痛制御科学分野講師)
森脇克行	(広島大学麻酔科講師)
弓削孟文	(広島大学麻酔科教授)
柴田政彦	(大阪大学麻酔科)
比嘉和夫	(福岡大学麻酔科教授)
岩切重憲	(福岡大学麻酔科)
山里正智	(福岡大学麻酔科)
秋山謙次	(日本大学付属練馬光が丘病院心臓血管外科助教授)
遠田正治	(東京都立墨東病院麻酔科部長)
北島敏光	(獨協医科大学第一麻酔学教授)
出口大輔	(鹿児島大学心身医療科)
野添新一	(鹿児島大学心身医療科教授)
井関雅子	(順天堂大学麻酔科)
田中 逸	(順天堂大学内科・代謝内分泌学講師)
河盛隆造	(順天堂大学内科・代謝内分泌学教授)
山中 寿	(東京女子医科大学附属膠原病リウマチ痛風センター助教授)
鎌谷直之	(東京女子医科大学附属膠原病リウマチ痛風センター教授)

はじめに

　痛みについて、世界疼痛学会（IASP：International Association of Study for Pain）は、「痛みは組織の実質的または潜在的な傷害に結び付くものか、このような傷害を表す言葉を使って述べられる感覚、情動体験である」と定義している。
　近年、医学の進歩は目覚ましいものがあるが、それが直ちに多くの疾病の克服に役立つものではない。医療は医学が社会的に受け入れられた時に成り立つものであるという厳然たる事実が存在している。今日、どのような疾病も完治させうる可能性が多く示唆されるようになっただけであり、そのすべてが治せる時代になったわけでは決してない。
　現在の医療では、根治させうるものとそうではないものが、明確に判断・区別できるようになったというレベルにあるといえる。
　したがって、難治性の疾病の解決に大きな努力が傾けられる一方、cure より care をという医療の大切さも強調される時代となっている。すなわち、患者の QOL の向上・維持に重点をおく医療ともいえる。
　痛みは生体に生じた異常を知らせるサインの1つであり、それのみを消失させても根本療法とはならないので意味がないとする考え方が根強く残っていることは確かである。
　もちろん、原因を消失させることが可能であればそれを企てるべきことは当然のことである。一方、がん性疼痛のように、原因がわかっていても、根本的に痛みを消失させうる方法がない痛みも存在する。しかし、根本療法がないからとして放置し、患者に苦痛を与え続けることは医療者にとってはいかにも悲しいことである。さらには、まったく原因を特定できない痛みもわれわれの回りに多く存在する。
　このような多様な痛みを理解していたのであろう医聖ヒポクラテスは「痛みを御するは神の業なり」と述べたと聞き及んでいる。
　確かに、それを専門としているわれわれにとっても、痛みの治療は難しいといわざるを得ないところがある。しかし、近年の痛みに関する機序の解明やそれによってもたらされた治療法の進歩・変遷にはかなりなものがある。痛みを訴える患者を診て、顔や頭が痛くとも、胸が痛くとも、腰が痛くとも "はいどうぞ、痛み止めです" と消炎鎮痛薬を処方する時代では少なくともなくなったのである。
　高齢化社会を迎えて、痛みを主訴として一般医家を受診する患者は増えこそすれ減ることはないと思われ、これらの患者に対して第一線の場でも、今日の痛みに関する常識を踏まえて対応していただきたく、本書 "痛み読本" の発行を企画した次

第である.

　今回各種の分野の第一線で活躍する多くの方々に執筆を依頼したのは，単に痛みの何たるかを理解してほしいからではなく，日常の臨床で"痛みの治療の入門書"として，本書を活用していただこうと考えたからである.

　本書が，諸家の日常診療に寄与し，ひいては患者のQOLの維持・向上に役立つことを願うものである.

　平成12年10月吉日

宮崎東洋
小川節郎

■目　次

A　痛みの総論

1. 痛みに関連する事柄 ― 2
   1. 痛みの定義 ― 2
   2. 痛みの不思議 ― 2
2. 痛みの簡単な機序 ― 5
   1. 痛みの受容器 ― 5
   2. 内因性発痛物質 ― 6
   3. 痛みの求心路および侵害刺激の伝導 ― 7
   4. 生体内の鎮痛機構 ― 8
   5. 内因性オピオイドペプチド ― 10
3. 痛みに用いる特殊な言葉 ― 12
4. 痛みの臨床的評価法 ― 14
   1. 実験的疼痛測定 ― 14
   2. 臨床的疼痛測定 ― 14
5. 痛みの診断の基本 ― 17
   1. 痛みの分類 ― 17
   2. 痛みの診察 ― 18
6. 痛みの治療に用いる薬物（経口薬・坐薬・注射薬・外用薬） ― 22

   ［麻薬性鎮痛薬］ ― 22
   1. 麻薬性鎮痛薬の原料 ― 22
   2. アヘンアルカロイドの構成成分 ― 22
   3. 麻薬性鎮痛薬の作用部位 ― 23
   4. 麻薬性鎮痛薬によって起こる作用 ― 23
   5. 麻薬性鎮痛薬の種類 ― 24
   6. 依存形成 ― 30
   7. 耐性の発現 ― 30

   ［拮抗性鎮痛薬］ ― 31
   1. 概念 ― 31
   2. 用量－反応曲線における特徴 ― 31
   3. 種類 ― 31

   ［非ステロイド性鎮痛薬］ ― 34
   1. 作用機序 ― 34
   2. 適応症 ― 35
   3. 分類 ― 36
   4. 副作用 ― 41

5　他の薬物との薬物間相互作用 ——————————— 42
　　6　具体的な使用法 ——————————————————— 42

　［ステロイド性鎮痛薬］——————————————————— 45
　　1　副腎皮質ホルモンの作用 ——————————————— 45
　　2　適応 ————————————————————————— 46
　　3　ステロイド薬の種類と投与法 ————————————— 47
　　4　副作用 ———————————————————————— 48

　［鎮痛薬以外の薬剤］———————————————————— 51
　　1　抗うつ薬 ——————————————————————— 51
　　2　抗痙攣薬 ——————————————————————— 52
　　3　抗不安薬 ——————————————————————— 54
　　4　催眠鎮静薬 —————————————————————— 56
　　5　抗精神病薬 —————————————————————— 56
　　6　抗不整脈薬 —————————————————————— 58
　　7　交感神経抑制薬 ———————————————————— 58
　　8　血管拡張薬（カルシウム拮抗薬）———————————— 60
　　9　末梢循環改善薬 ———————————————————— 60
　　10　低血圧治療薬、血管収縮薬 —————————————— 60
　　11　抗セロトニン薬 ———————————————————— 62
　　12　NMDA受容体拮抗薬 ————————————————— 63
　　13　中枢性筋弛緩薬、痙性治療薬 ————————————— 64
　　14　その他 ———————————————————————— 64

7．痛みの理学療法 ——————————————————————— 66
　　1　リハビリテーションにおける理学療法 —————————— 66
　　2　理学療法 ——————————————————————— 67
　　3　痛みの理学療法との関係 ——————————————— 73
　　4　有痛性運動器疾患に対する理学療法 —————————— 75
　　5　慢性難治性疼痛に対するリハビリ・チームアプローチ ——— 77

8．実地医家にできる神経ブロック ——————————————— 79
　　■神経ブロックについて —————————————————— 79
　　■実地医家にできる神経ブロック ————————————— 82
　　■トリガーポイント注射 —————————————————— 84
　　■前頭神経ブロック ———————————————————— 87
　　■眼窩下神経ブロック ——————————————————— 88
　　■耳介側頭神経ブロック —————————————————— 89
　　■後頭神経ブロック ———————————————————— 90
　　■浅頸神経叢ブロック ——————————————————— 91
　　■肩甲上神経ブロック ——————————————————— 92

9．小児の痛み ———————————————————————— 94
　　1．新生児の痛みの発達とその特徴 ———————————— 94

2．痛みの評価 ――――――――――――――― 96
　　3．小児癌と痛み ―――――――――――――― 99
10．ペインクリニックへのご招待 ――――――――――― 103
　　1．ペインクリニックとは ―――――――――― 103
　　2．ペインクリニックで取り扱う疾患 ――――― 104
　　3．ペインクリニックで行う特殊な検査 ―――― 106
　　4．ペインクリニックで行う治療法 ―――――― 106

B 痛みの各論－診断と治療

1．頭痛・顔面・口腔内の痛み ――――――――― 110

①緊張型頭痛 ―――――――――――――――― 110
②片頭痛 ―――――――――――――――――― 116
③群発頭痛 ――――――――――――――――― 120
④特発性三叉神経痛 ――――――――――――― 125
⑤舌咽神経痛 ―――――――――――――――― 130
⑥急性副鼻腔炎 ――――――――――――――― 134
⑦術後性上顎（頬部）嚢胞 ―――――――――― 138
⑧顎関節症 ――――――――――――――――― 142
⑨舌痛症 ―――――――――――――――――― 148
⑩抜歯後疼痛症 ――――――――――――――― 152
⑪二日酔いによる頭痛 ―――――――――――― 157

2．頸・肩・上肢の痛み ――――――――――――― 161

①外傷性頸部症候群 ――――――――――――― 161
②頸椎症性神経根症 ――――――――――――― 167
③頸椎椎間板ヘルニア ―――――――――――― 172
④胸郭出口症候群 ―――――――――――――― 176
⑤肩関節周囲炎 ――――――――――――――― 182
⑥いわゆる肩こり ―――――――――――――― 186
⑦テニス肘（上腕骨外上顆炎） ―――――――― 192
⑧肘部管症候群 ――――――――――――――― 196
⑨手根管症候群 ――――――――――――――― 200

3．胸・背部の痛み ――――――――――――――― 205

①肋間神経痛 ―――――――――――――――― 205
②前胸部痛（胸肋鎖骨異常骨化症と関連病態） ― 210

4．腹部の痛み ——— 215

- ①慢性腹痛 ——— 215
- ②慢性膵炎 ——— 220
- ③尿管結石症 ——— 224
- ④月経困難症 ——— 228

5．腰・下肢の痛み ——— 232

- ①急性腰痛症 ——— 232
- ②慢性腰痛症 ——— 239
- ③腰椎椎間板ヘルニア ——— 244
- ④腰部脊柱管狭窄症 ——— 250
- ⑤椎体椎間板炎 ——— 256

6．関節の痛み ——— 260

- ①慢性関節リウマチ ——— 260
- ②変形性膝関節症 ——— 268

7．全身の痛み ——— 274

- ①多発性筋炎 ——— 274
- ②皮膚筋炎 ——— 279
- ③筋・筋膜性疼痛症候群 ——— 285
- ④びまん性筋・筋膜性疼痛症候群 ——— 290
- ⑤スポーツによる筋肉痛 ——— 295

8．進行がんの痛み ——— 300

- ・がん性疼痛の薬物治療の基本概念 ——— 300
- ・経口投与によるがん性疼痛の治療 ——— 301
- ・非経口投与法 ——— 306
- ・副作用対策 ——— 309
- ・モルヒネが効かない、または効きにくい痛み ——— 311
- ・鎮痛補助薬 ——— 312
- ・神経ブロック ——— 313
- ・病期による痛みの治療 ——— 315
- ・ペインクリニックへの紹介 ——— 316

9．術後・外傷後などに遷延する痛み ——— 318

- ①反射性交感神経性ジストロフィー ——— 318
- ②カウザルギー ——— 326

10. 帯状疱疹の痛み ———————————— 330
- 診断 ———————————— 331
- 治療 ———————————— 332
- 帯状疱疹後神経痛 ———————————— 338

11. 血行障害による痛み ———————————— 346
①閉塞性動脈硬化症 ———————————— 346
②閉塞性血栓性血管炎 ———————————— 352
③レイノー病 ———————————— 356

12. 慢性愁訴としての痛み ———————————— 360
①心理的な痛み ———————————— 360
②会陰部・肛門部痛 ———————————— 369

13. 代謝性疾患による痛み ———————————— 375
①糖尿病性末梢神経障害 ———————————— 375
②痛風 ———————————— 381

A 痛みの総論

1. 痛みに関連する事柄

1. 痛みの定義

　いったい、痛みとは何であるのか、またなぜ存在するのであろうか。
　世界疼痛学会では、「痛みは組織の実質的または潜在的な傷害に結び付くものか、このような傷害を表す言葉を使って述べられる感覚、情動体験である」と定義している。
　生体には、味覚、嗅覚、平衡感覚、聴覚、視覚という特殊な感覚があるが、それ以外にも体性感覚および内臓感覚を有している。
　いわゆる痛覚はこの体性感覚および内臓感覚に属するものである。
　水を飲んだときむせる、お腹が空く、あくびが出る、寒気がするなどは、このまま放置すれば生体によからぬことが生じるという危険を知らせているのであり、生体における一種の警告反応である。これらの警告反応は生体に発生した異常を進展させないための、またその異常から正常な状態に回復させるための行動を起こさせるために存在する。なかでも、痛みは生体に起こった異常を知らせる最も強力な警告反応であるといえる。
　そのような意味で、生体に痛覚が存在し、それにより痛みを認識することの必要性は次のようにまとめられる。

　《逃避反射》　熱湯に手を入れたときや、鋭く尖ったものに触れたとき、直ちにそこから手を離す反射が起こる。組織損傷を最小限に止めるための反射であり、痛覚がなければ起こし得ない行動である。

　《回避行動》　痛みによる逃避反射を何度も経験することは、生体に損傷を起こしうる状況に対する学習を重ねることになり、結果的に、はじめからそこには近づかないという行動をとらせるし、さらにはそれまでの学習の結果から、未経験の事象に対しての判断も行えるようになる。

　《活動制限》　生体に損傷が発生すると、強烈な痛みが生じるために腕を動かす、歩くなど生体の活動が制限される、それは傷害部位の安静を意味し、自然回復を促すことになる。

2. 痛みの不思議

　何らかの原因で皮膚に傷害を受けたとき、その瞬間に感じる局在性の明確な痛み（一次痛、速い痛み、鋭痛）とそれに少し間をおいて生じ、持続する局在性に乏しい痛み（二次痛、遅い痛み、鈍痛）を感じるのが普通である。例えば、脛などをぶつ

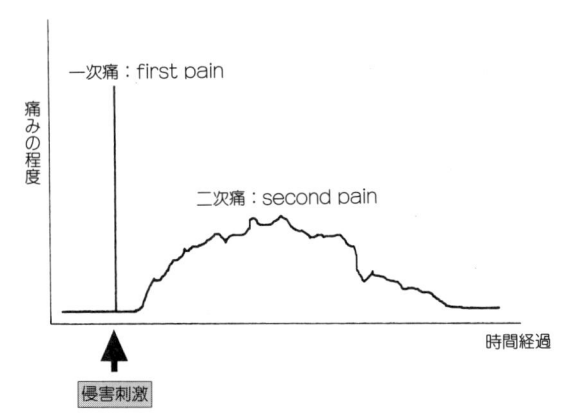

図1　痛みの二重性
1つの刺激で2種類の痛みが生じる。

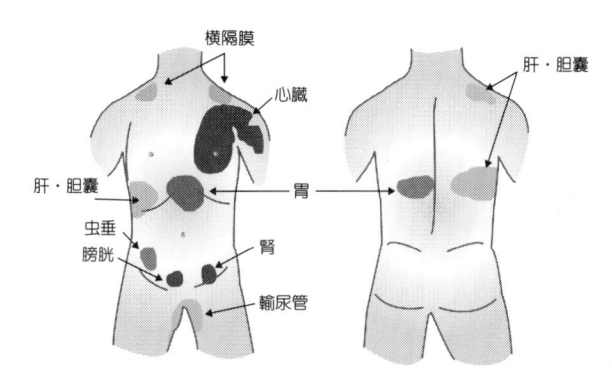

図2　関連痛の生じる部位
内臓に侵害刺激が加えられたとき、その内臓と離れた皮膚や筋肉に痛みを感じることがあり、この現象を関連痛という。

けたとき、ガツンと瞬間的な痛みを感じ、それに引き続きうずくようなしかも長く続く痛みがぶつけた部位およびその周辺に広がる。このような経験をした人は多いであろう。

　1つまたは1回の痛み刺激で2種類の痛みが生じることになり、これを痛みの二重性というが、ほかの感覚には絶対に起こらない現象である。痛み刺激の伝達には、伝達速度の異なる2種類の神経線維が関与するために生じるものと理解されている（図1）。

　痛みの二重性は正常なヒトにおいても経験されるが、そのほかにも痛みにはいくつかの複雑な現象がみられる。

　ある種の病的な状態になると、痛み刺激とはなり得ないような触れる、なでるなどの刺激で強い痛みを訴えることがあり、これをアロディニアという。また、内臓

疾患などに伴う痛みが皮膚に投影される現象(関連痛：**図2**)、末梢の知覚は完全に消失しているにもかかわらず、同部に訴えられる痛み（腕神経叢引き抜き損傷、脊髄損傷など）、外傷などで切断されたために、実際には存在しない四肢に痛みを訴える(幻肢痛)、さらには骨折などは治癒しており、痛みの原因が消失しているにもかかわらず訴え続けられる痛みがあるなどで、痛みにはいかにも不可解な現象が多くみられる。

　また、戦争、仕事、スポーツなどで、強い精神的緊張状態にあると痛みが生じているのに気がつかないでいることがあり、ホッと我に返ったときに突然痛みを認識する現象もしばしばみられる。

宮崎東洋

【参考文献】
1) Bonica JJ (ed)：The Management of Pain. 2nd ed, Lea & Febigar, Philadelphia, London, 1990.
2) 宮崎東洋（編著）：ペインクリニック；痛みの理解と治療．克誠堂出版，東京，1997．
3) 宮崎東洋（著）：ペインクリニック入門；ペインクリニシャンを目指して．真興交易医書出版部，東京，1996．
4) IASP Subcommittee on Taxonomy：Classification of chronic pain. Pain Suppl 3：1-226, 1986.

2．痛みの簡単な機序

　痛みとは生体組織の損傷が発生したときに感じられる特有な感覚であるが、このとき組織損傷を起こし痛みを発生させるのに十分なエネルギーを痛みの適当刺激と呼び、通常は侵害刺激という。
　侵害刺激となるエネルギーには、大別すると物理的刺激と化学的刺激の2種類がある。前者は機械的、温熱的、電気的刺激などであり、後者はいわゆる発痛物質といわれるものが刺激となる。
　受容器は、その働きに相当する適当刺激によって興奮を起こすが、このときの刺激の最小の値を閾値という。痛みに関していえば、適当刺激とは侵害刺激であり、受容器は侵害受容器ということになる。
　ヒトに与えられるさまざまな刺激の値が次第に上昇し侵害刺激に変化したとき、つまり、はじめて痛みであると認識したときの刺激の値を疼痛閾値、または痛みの感覚閾値という。
　次いで、侵害刺激の上昇が続けば、痛みはさらに増強し、次第に耐えがたいレベルに達する。このときの侵害刺激の値を痛みの耐性値という。
　疼痛閾値はほとんどの人に共通するものであり、あまり個人差はなく、そのバックグラウンドに左右されることは少ないが、痛みの耐性値は人種、性別、身分、知識、経験などのあらゆる条件によって大きな差が生じやすい特徴をもっている。

1．痛みの受容器

　生体にある単純感覚として、触覚、温覚、冷覚、痛覚の4つがあるが、皮膚や粘膜には触覚、温覚、冷覚に対応する受容器が分布している。同様に、痛み刺激が中枢へ伝えられるためには、皮膚や粘膜などに痛み刺激に反応する受容器が存在しなければ、当然その伝達は行われない。解剖学的には、痛みの受容器は皮膚の基底層を貫いて表皮内に侵入した神経自由終末であろうと考えられているが、明確になったわけではない（表1）。
　しかし、生理学的には、侵害受容器として物理的な刺激で興奮する受容器（刺激の種類でさらに分類）とさまざまな刺激で興奮する受容器の2種類の受容器の存在が明らかにされている。
　物理的刺激で興奮する受容器は、つねったり、挟んだり、刺したりするような機械的な痛み刺激に反応する機械的侵害受容器と、熱刺激（43℃以上）や冷却刺激（15℃

表1　生体における感覚受容器

触覚受容器	Merkel の触板 Meissner の小体 Pacini の小体 Golgi-Mazzoni の小体 毛根終末
温覚受容器	Ruffini の小体
冷覚受容器	Krause の小体
痛覚受容器	神経自由終末

生体における感覚の中枢への伝達は、まず末梢の受容器の興奮により始まり、それぞれの感覚に対応する受容器の存在が明確にされている。痛みの受容器は神経自由終末と考えられているが明確ではない。

表2　内因性発痛物質

アミン類	アセチルコリン、ヒスタミン、セロトニン、アドレナリン、ノルアドレナリン
ポリペプチド	アンギオテンシン、オキシトシン、ブラジキニン、サブスタンス P、ロイコタキシン、バソプレッシン
蛋白分解酵素	トリプシン
その他	プロスタグランジン、カリウム、酸、アルカリ

組織に侵害刺激が加えられると、内因性発痛物質が産生される。プロスタグランジン E_2、I_2、ロイコトリエン B_4 などは発痛物質と思われていることが多いが、実際には内因性発痛物質の働きを増強している物質である。

以下）に反応する熱的侵害受容器があり、一方機械的刺激、化学的刺激、熱的刺激などさまざまな刺激に対して反応を示す受容器としてポリモーダル侵害受容器がある。

　機械的侵害受容器および熱的侵害受容器は一次痛に興奮するのであり、必然的に皮膚に多く分布しており、ポリモーダル侵害受容器は二次痛に関連しており、皮膚や粘膜および骨格筋など広く全身に分布しており、内臓痛の発現に深く関与している。

2. 内因性発痛物質

　種々の原因で、皮膚の損傷を受けると、まず瞬間的な痛みを感じ、次いで十数秒以上経過してからうずくような痛みが生じる。

　この遅れて生じる痛みは組織が傷害されたために産生された物質による化学的刺激によって生じるのであり、このときの産生物質を内因性発痛物質という（**表2**）。

　肥満細胞から遊離するヒスタミン、血小板からのセロトニン、ポリペプチドとしてのブラジキニン、P-物質などであり、アセチルコリン、アンギオテンシン、オキシトシン、K^+ などの発痛作用も確認されている。

　さらに、組織の傷害が起こると、これらの産生物質の作用を増強させる、いわゆ

る痛みの増強物質も分泌されるが、プロスタグランジン E_2、I_2、ロイコトリエン B_4 などである。

3. 痛みの求心路および侵害刺激の伝導

感覚の伝達は3種類のニューロンによって末梢から中枢（大脳皮質）へなされるが、基本的には侵害刺激の伝達も同様である（図1）。

しかし、このような簡単な仕組みでは、先にも述べたような痛みにおける種々の複雑な現象は説明することはできない。痛みの伝達にはこの基本的経路に非常に複雑な機構が組み合わされてできあがっているのであろう。

《第一次ニューロン》

末梢に存在する各種受容器に与えられた刺激は第一次ニューロンによって、第二次ニューロンのある脊髄後角へ伝えられるが、第一次ニューロンは種々の感覚を伝達するために、直径大小いくつかの種類があり、それに対応している（表3）。

そのうち、侵害刺激の伝達をつかさどるのは、有髄の $A\delta$ 線維と無髄の C 線維である。有髄線維で

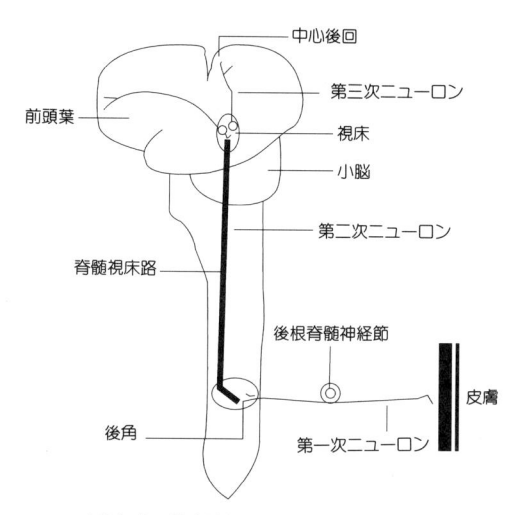

図1 感覚伝達の基本的経路

表3 末梢神経の分類と特徴

神経線維の種類	有髄線維					無髄線維	
	A				B	C	
	α	β	γ	δ		交感神経	後根
直径（μm）	20〜12	12〜5	6〜3	5〜2	3以下	1.3〜0.3	1.2〜0.4
伝導速度（m/秒）	120〜70	70〜30	30〜15	30〜12	15〜3	2.3〜0.7	2〜0.5
機能	運動・深部知覚	触覚・圧覚	筋紡錘（固有感覚）	痛覚温度覚	交感神経節前線維	交感神経節後線維	痛覚

は跳躍伝導が行われるので、無髄線維の伝導速度よりはるかに速くなる。

Aδ線維の伝導速度は毎秒12～30mであり、C線維は毎秒2m以下である。

すなわち、瞬間的な速い痛み(一次痛)はAδ線維により伝達され、少し遅れて生じるうずくような痛み(二次痛)はC線維によって伝えられる。痛みの伝達にはこの2種類の線維が関与しており、他の感覚とは異なり、侵害刺激が与えられるとこの両者が同時に興奮するのであり、その伝導速度の差により痛みの二重性が生じるということが理解できる。この二重性は、末梢から中枢までの距離が長いほど明確に感じられ、顔面など距離の短い部位ではわかりにくい。

脊髄後角は6層に区分されるが、侵害刺激を伝達する第一次ニューロンはそのうちの第1層、第2層および第5層に終わる。

《第二次ニューロン》 第一次ニューロンを経た侵害刺激はシナプスを介して第二次ニューロンに伝達される。

第二次ニューロンの大部分は第一次ニューロンが脊髄に侵入した分節より1～3分節高位で反対側へ交差し、脊髄白質の前・外側索を上行するが、一部は侵入側と同じ前・外側部を上行するものもある。

この経路のうち脊髄外側索を上行する線維は主としてAδ線維であり、当然速い痛みが伝達されることになる。またこの外側索の経路では触覚、深部知覚、温覚などにも関与しており、感覚識別性の伝導路と考えられる。この経路は、主として視床に終わるために、脊髄視床路、または発生学的見地から新脊髄視床路ともいう。

一方、前内側索を上行する経路にはC線維が主として含まれており、遅い痛みの伝達に関与している。この経路は脳幹網様体に枝を出しているので脊髄網様体路と呼ばれ、発生学的には旧脊髄視床路と呼ばれる。網様体に伝達された刺激はシナプスを介して、やはり視床に到達する(図1)。

《第三次ニューロン》 第二次ニューロンから第三次ニューロンへの刺激伝達は視床の諸核で行われるが、視床は痛覚のみではなく、すべての感覚の中継核であるといえる。

第三次ニューロンは視床から起こり大脳皮質の各部位に終わる。視床の腹側基底核からは中心後回にある一次体性感覚野へ、後核からは島後皮質の二次体性感覚野へ、中心外側核からは前頭葉皮質の体性感覚野、視覚野へ、内側下核からは前頭葉皮質へ至っており、一部は痛みとしての認知に関与し、一部はそれに対する感情面に関与していると考えられる。

4．生体内の鎮痛機構

痛みは生体に生じた危険を知らせる最も大事な警告反応であると考えられている

にもかかわらず、簡単なマッサージ程度で痛みが消失したり、スポーツに熱中していたり、大きな感動を受けている最中には、けがによる痛みに気がつかなかったりすることを経験することが少なからずある。これは生体内、特に中枢に不快な感覚を抑えようとする働き、すなわち何らかの鎮痛機構が存在する可能性を示唆している。

この事実は、外因性に働くモルヒネの作用機序に関する研究により、内因性オピオイドが発見されたり、脳内の電気刺激により鎮痛作用が生じることが明らかにされたりしたことから、生体には生じた痛みを抑制しようとする脳幹部から脊髄後角への下行性の働きが存在することが理解されるようになり、生体に侵害刺激を伝達するだけではなく、鎮痛機構が存在することが明確になった。

この鎮痛機構を下行性疼痛抑制機構または内因性鎮痛機構などというが、1965年に提唱されたゲートコントロール説は、それを端的に説明するものとして、現在も高い評価を受けている（図2）。

下行性疼痛抑制機構にはいくつかの経路が存在するものと考えられるが、これまでに関連する伝達物質の種類により、2つの系がわかっており、さらにその系に内因性オピエートが関係していると思われる（図3）。

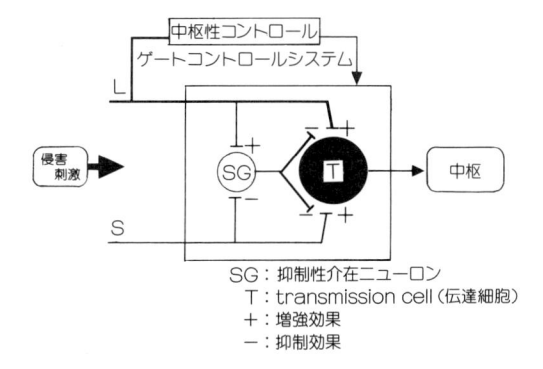

図2　ゲートコントロール説
細い神経線維（S）を伝わるインパルスは伝達細胞（T）を介して中枢へ伝えられるが、そこで、太い神経線維（L）からのインパルスが入力されると、抑制性介在ニューロン(SG)が働くようになり、細い神経線維のインパルスの伝達は抑制されるようになる。

《セロトニン系》　中脳水道周囲灰白質や大縫線核に対する電気刺激による鎮痛作用は、セロトニンの拮抗薬であるメチセルギドの投与によって抑制され、ノルアドレナリンの拮抗薬であるフェノキシベンザミンの影響は受けない。

中脳水道周囲灰白質→大縫線核→脊髄後角の疼痛抑制系ではセロトニンが大きく関与しているものと考えられる（図3）。

《ノルアドレナリン系》　延髄に近接した部位に存在する傍巨大細胞網様核および巨大細胞網様核に対するモルヒネ注入は明確な鎮痛作用を示すが、その作用はフェノキシベンザミンによって抑制され、メチセルギドは関与しない。

しかし、傍巨大細胞網様核および巨大細胞網様核にはノルアドレナリン含有細胞は存在しない。これらの部位からの興奮がノルアドレナリン含有細胞である外側網

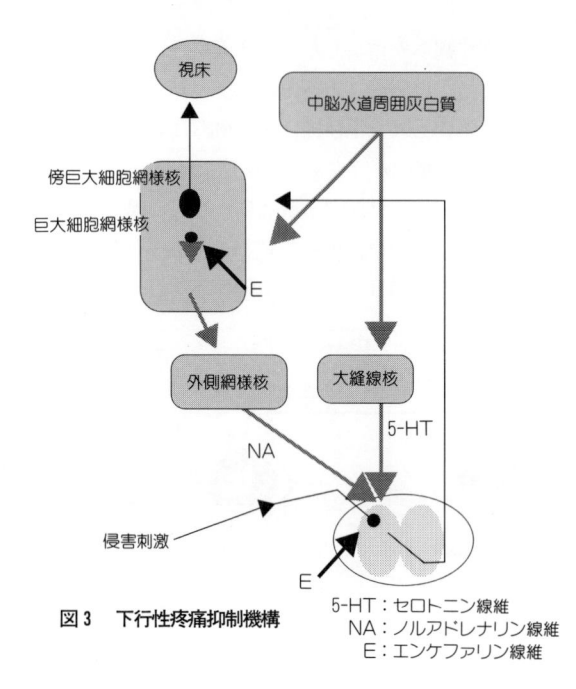

様核に伝わり鎮痛作用を示すものと考えられる。

傍巨大細胞網様核および巨大細胞網様核→外側網様核→脊髄後角の疼痛抑制系ではノルアドレナリンが関与している（図3）。

《内因性オピオイドの関与》

中脳水道周囲灰白質→大縫線核→脊髄後角の系および傍巨大細胞網様核および巨大細胞網様核→外側網様核→脊髄後角の系における電気刺激による鎮痛作用の一部は、モルヒネの拮抗薬であるナロキソンの投与で抑えられる。

図3　下行性疼痛抑制機構

5-HT：セロトニン線維
NA：ノルアドレナリン線維
E：エンケファリン線維

つまり、疼痛抑制機構における内因性オピオイドの関与が示唆される。また、下行性疼痛抑制機構に関与すると考えられている中脳水道周囲灰白質にはエンケファリン、β-エンドルフィン、ダイノルフィンが存在しており、大縫線核およびその周囲や脊髄後角にはエンケファリン、ダイノルフィンが存在する。

5．内因性オピオイドペプチド

モルヒネ（図4）に関する研究で、ナロキソンやナロルフィンなど、モルヒネの作用に拮抗する薬物が合成され、そのことより生体内にオピエート受容器の存在が考えられるようになり、実際にその存在が確認された。

しかし、モルヒネやナロキソンなどは生体外に存在するものであり、そのためのオピエート受容体が生体内に存在することは通常考えられない。すなわち、生体内に受容体が存在するとすれば、外因性のモルヒネなどではなく、この受容体と結合する何らかの内因性の活性物質が産生されているはずである。

結果、内因性活性物質として、メチオニンエンケファリン、ロイシンエンケファリンが発見されたのに引き続いて、オピエート受容体と結合するさまざまな内因性活性物質が発見され、内因性オピオイドペプチドと総称されるようになった。

これらの活性物質は、分子量の大きい3種類の内因性オピオイドペプチド前駆物

図4　モルヒネの構造
○：炭素原子
●：酸素原子
◎：窒素原子

表4　内因性オピオイドペプチド前駆物質

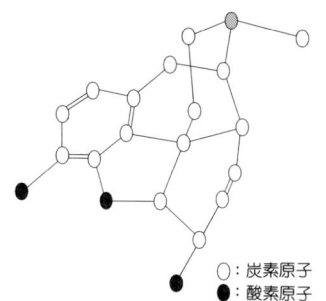

前駆物質	オピオイドペプチド
プレプロオピロメラノコルチン	β-エンドルフィン
プレプロエンケファリンA	メチオニンエンケファリン ロイシンエンケファリン メチオニンエンケファリール
プレプロエンケファリンB	α-ネオエンドルフィン β-ネオエンドルフィン ダイノルフィンA ダイノルフィンB

質の分裂により産生される（表4）が，その作用は鎮痛作用ばかり示すのではなく，かなり多様であり，対応するオピエート受容体も単一ではない。

痛みに関連すると考えられる主なオピエート受容器は μ，δ，κ，σ の各受容体と考えられており，μ 受容体は上脊椎型の鎮痛，呼吸抑制，恍惚感，身体的依存などに関与しており，δ 受容体は鎮痛，交感神経機能に関与し，κ 受容体は脊髄レベルでの鎮痛，呼吸抑制，鎮静，縮瞳，運動失調などを媒介するといわれている。σ 受容体は不快感，幻覚などの精神症状と関連が深く，鎮痛との関連は今のところあまり明確ではない。

内因性オピオイドペプチドの主たる役割は神経伝達物質または神経調節物質としての作用であるが，血液中または局所でホルモンとしての作用もあると考えられている。

宮崎東洋

【参考文献】
1) Bonica JJ (ed)：The Management of Pain 2nd ed, Lea & Febigar, Philadelphia, London, 1990．
2) 宮崎東洋（編著）：ペインクリニック；痛みの理解と治療．克誠堂出版，東京，1997．
3) 宮崎東洋（著）：ペインクリニック入門；ペインクリニシャンを目指して．真興交易医書出版部，東京，1996．
4) IASP Subcommittee on Taxonomy：Classification of chronic pain. Pain Suppl 3：1-226, 1986．

3. 痛みに用いる特殊な言葉

　痛みを診断し、それを客観的に示すには、痛み発生時の状況、痛みの特徴、関連する身体的因子、情動的因子などを詳しく調べると同時に、その痛みの性質を表すのに最も適切な用語を使用する必要がある。
　基本的な痛みの用語とその定義を示す。

痛み (pain)：実質的または潜在的な組織損傷を伴う不快な身体的、情動的体験。またその損傷を表す言葉。

アロディニア (allodynia)：正常な皮膚に対する非侵害刺激（触れる、なでる、風が当たるなど）であるにもかかわらず、痛みが生じる現象（新しい表現であり、今のところ適当な訳語がない）。

無痛（analgesia)：侵害刺激が与えられても痛みを感じない状態。

無知覚性疼痛症 (anesthesia dolorosa)：知覚が完全に喪失している部位に生じる痛み。

カウザルギー (causalgia)：神経損傷後に生じる持続性灼熱痛またはその症候群で、血管運動、発汗運動などの異常を伴い、異栄養症を伴う。

中枢痛 (central pain)：中枢神経系の病変に伴う痛みで、病変と反対側にみられる。脳卒中後痛ともいう。

感覚異常、知覚不全 (dysesthesia)：自発性に生じる不快な異常感覚、またはそれを感じる状態。

痛覚過敏（hyperalgesia)：侵害刺激に対する感受性増強。

知覚過敏、触覚過敏 (hyperesthesia)：痛みを伴わない触覚、温覚などの刺激に対する過敏、またはそれを感じる状態。

痛感過敏 (hyperpathia)：侵害刺激を繰り返したときにみられる痛みの増強や刺激を中止しても持続する痛み、またはその状態。

痛覚鈍麻（hypoalgesia)：侵害刺激に対する感受性低下。

感覚減退、触覚減退 (hypoesthesia)：痛み以外の刺激に対する感受性低下。

神経痛 (neuralgia)：単一または複数の神経に支配されている部位に一致する痛み。発作性の痛みに限られるものではない。

神経障害（neuropathy)：単一または複数の神経の機能障害または病理学的変化。

神経炎（neuritis)：neuropathy の特別な形であり、神経の炎症性変化をいう。

侵害受容器（nociceptor）：侵害刺激またはそれになりうる刺激に反応する受容器。
侵害的（noxious）：組織を損傷しそうなこと。
錯感覚（paresthesia）：外的刺激で生じる不快な異常感覚。
疼痛閾値（pain threshold）：痛みとして感じるのに必要な最低侵害刺激強度。
疼痛耐性値（pain tolerance level）：耐えうる限界の侵害刺激強度。

宮崎東洋

【参考文献】
1) Bonica JJ (ed)：The Management of Pain. 2nd ed, Lea & Febigar, Philadelphia, London, 1990.
2) 宮崎東洋（編著）：ペインクリニック；痛みの理解と治療．克誠堂出版，東京，1997.
3) 宮崎東洋（著）：ペインクリニック入門；ペインクリニシャンを目指して．真興交易医書出版部，東京，1996.
4) IASP Subcommittee on Taxonomy：Classification of chronic pain. Pain Suppl 3：1-226, 1986.

4．痛みの臨床的評価法

　痛みの測定には使用される侵害刺激の種類により多くの方法があり、実験的疼痛測定（動物に適するもの、ヒトに適するもの、双方に適するもの）に使用される方法、臨床的疼痛測定に使用される方法がある。
　ここではヒトに適用できる方法についてのみ紹介する。

1．実験的疼痛測定

　《骨表面の圧迫》　前額や下腿脛骨前面など硬い組織が下にある部位を圧迫して痛みの程度を知る方法である。被験者が圧迫による痛みをはじめて感じたとき、または圧迫に耐えられなくなったときの圧力をグラム単位などで表す。

　《輻射熱刺激》　レンズで収斂した熱線を3秒間照射して痛みの測定を行う方法である。熱線のエネルギーを少しずつ上げていき、被験者が熱い感覚から痛いと感じた時点の熱量を痛みの閾値とする。本法は実験的臨床研究に広く用いられている。

　《冷水刺激》　一定温度（5℃）の冷水に前腕を浸して、経過時間によって痛みを測定する方法である。
　冷感と痛みの区別がつきにくかったり、被験者の血流の多少によってもかなりの影響を受けやすく、今日ではあまり用いられていない。

　《歯髄刺激》　電気歯髄診断器による測定は、健康な歯髄の持ち主のみしか被験者になれない欠点はあるが、臨床的な観点からは有用である。
　歯髄に流す電流を次第に上げていき、痛みを感じた時点を閾値とする。

　《カンタリジン水疱》　前腕腹側に1cm径のカンタリジンプラスター（0.3％）を貼付して生じる水疱の表皮をとり、その水疱底に発痛性の薬液を作用させて痛みを測定する方法である。この方法を利用して、多くの内因性発痛物質の研究が行われた。

2．臨床的疼痛測定

　ヒトにおける痛みの感覚は常に個々における問題であり、個人のおかれたすべての環境によって、侵害刺激に対する反応は異なってくる。したがって、どちらの患者の痛みが強いかを判断することはほとんど不可能といえる。しかし、患者個人のもつ痛みの変化を知ることは可能であると考えられており、いくつかの測定法が臨床に用いられている。

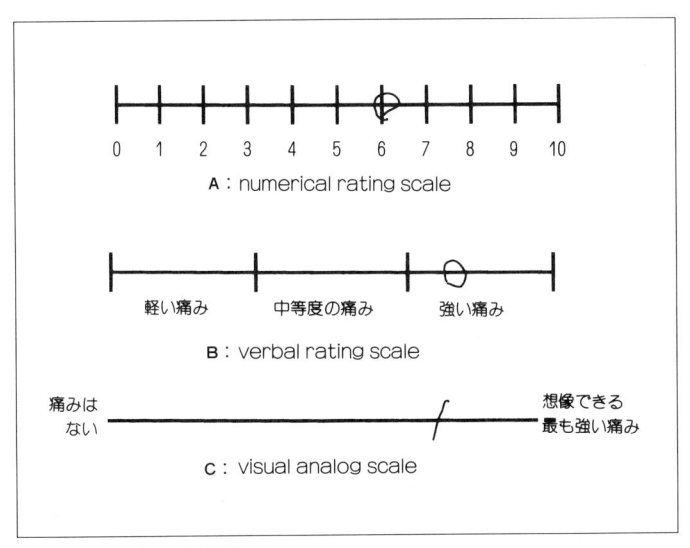

図1　患者による痛みの評価法
患者自身が評価する痛みの程度を、各線上の該当する位置に線または丸などで示させる。

numerical rating scale (NRS)（図1-A）：臨床では、最も使用される方法であり、10点表現法である。治療前の痛みを10として、現在の痛みがどのくらいであるかを答えさせる。

　図に示すような尺度を使わず、患者が「今日の痛みは3くらいです」と述べたらカルテに3/10などと記載することも多い。

verbal rating scale (VRS)（図1-B）：軽い痛みがあるとか強い痛みがあるとかが目盛ってある尺度の上に、痛みの程度を患者自身に記入させたり、申告させた程度を表す方法である。細かい痛みの変動を知るのには無理があるが、日常のおおまかな変動を知るには有用である。

visual analog scale(VAS)（図1-C）：正確に10cmの長さで、左端に"痛みはない"、右端に"想像できる最も強い痛み"と記してあり、途中に何の目盛りもない尺度の上に、患者自身の感じている痛みに相当する部位に線を引かせる方法である。尺度上に、患者が引いた線までの距離を左端より計り、痛みの程度とする。

face pain rating scale(FRS)（図2）：健やかな表情から、苦悶する表情までを6段階に分けて絵に示し、自分の痛みに相当する表情を選ばせる方法である。

　非常に簡便であり、子供や高齢者などで理解力が低い場合にも使用することが可能である。

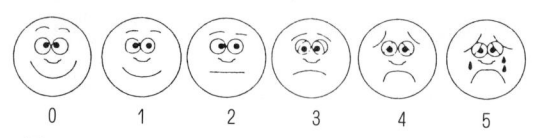

図2　face pain rating scale
患者自身による痛みの評価法の1つであるが、理解力のない小児や老人に使いやすい。

0	痛みはまったくない
1	少し痛みがある
2	かなり痛みがある
3	強い痛みがある
4	耐えられない痛みがある

表1　言葉による表現
痛みの程度を5段階に分けたり、3段階に分けたりして評価する方法であるが、使用される言葉もいろいろである。

あなたの現在の状態に近いものを選んで、番号に○を付けてください。

《言葉による表現》

　痛みの程度を、痛くない、耐えられない痛みなどと言葉で表し、自分の痛みの状態に対応する言葉を選ばせる方法である。

　通常、痛みの程度を5段階（表1）に分けたものを使用する機会が多いが、3段階に分けたものも使用される。

　また制限される日常行動の種類などを示して、痛みの程度を知ろうとする方法などもある。

　《駆血帯疼痛時間》　上腕を駆血すると痛みが生じ、次第に増強してくるが、この痛みが患者の元々もっている痛みと同じになるまでの時間を測定する方法である。これにより生じる痛みは外的因子の影響を受けにくく、臨床的価値があると考えられている。

　《McGill疼痛質問表》　感覚、情動、評価などに関連する形容詞を分類し、そこに属する単語にそれぞれ得点を設定している。各分類毎に、患者に自分の痛みに相当する単語を選ばせることによって、合計得点による評価をする方法である。

　痛みの表現の仕方が、日本語と英語ではかなり異なっており、これを翻訳しても、なかなか満足のできるものではない。

宮崎東洋

【参考文献】
1）Bonica JJ (ed)：The Management of Pain. 2nd ed, Lea & Febigar, Philadelphia, London, 1990.
2）宮崎東洋（編著）：ペインクリニック；痛みの理解と治療．克誠堂出版，東京，1997.
3）宮崎東洋（著）：ペインクリニック入門；ペインクリニシャンを目指して．真興交易医書出版部，東京，1996.
4）IASP Subcommittee on Taxonomy：Classification of chronic pain. Pain Suppl 3：1-226, 1986.

5．痛みの診断の基本

　痛みは生体に生じた傷害を知らせる警告反応であり、ヒトは誕生以降それを繰り返し学習してきた。その結果、その不快な感覚を意識下に記憶し、それによりさまざまな危険からの回避行動をとるようになり、危険に対する予測も行うこともできるようになった。さらには、実際には生体の傷害は存在しないのに、不快な感覚が生じたとき、それを痛みとして訴えるようにもなった。

1．痛みの分類

　《原因による分類》　痛みを引き起こす原因によって痛みを分類すると、次のようになる。

1）外的侵害刺激による痛み

　正常な生体に、外部から侵害刺激が与えられたときに生じる痛みであり、警告反応としての意味があり、生体を損傷から守ったり、局所の安静を保たせる役割を果たしている。

2）内的侵害刺激による痛み

　生体内から与えられる侵害刺激、つまり病変に伴う痛みであり、やはり警告反応としての役割を担っているが、末期のがんで出現する痛みでは警告反応としての意義はまったくないのであり、痛みを抑えること以外に考えることはない。

3）神経系の異常による痛み

　第一次ニューロンやそれより上位の中枢神経の異常によって生じる痛みであり、いわゆる神経痛、カウザルギー、幻肢痛、帯状疱疹後神経痛、中枢痛、糖尿病性ニューロパチーなどである。手術後あるいは外傷後の疼痛症候群の一部の痛みはこれと同様である。

4）精神身体的原因による痛み

　ストレスなどの精神的な事柄が誘因となって生じる痛みであり、緊張型頭痛は代表的なものである。

5）心因反応による痛み

　痛みの原因となるものが、身体にはまったく見い出せないのに生じる痛みであり、日常行動の制限を明確に余儀なくされる部位、すなわち上下肢を除く、顔、頭、背中、腹部などに訴えられることが多い。また往々にして、非常に狭い部位に訴えるか逆に正中を越えて両側などきわめて広い範囲に訴えたりすることが多い。

《発生部位による分類》 心因的な痛みを除き、生体内に原因があって生じる痛みは、原因のある部位によって以下のように分類される。
1）体性痛
a　表在痛：皮膚や粘膜での痛みであり、機械的刺激、熱的刺激、化学的刺激によって生じるが、組織損傷が起こっているとき、またはその可能性があるときに感じられる痛みである。局在性の強い速い鋭い痛みと、それに引き続く局在性の乏しい遅い鈍い痛みとがあり、前者はAδ線維の興奮により、後者はC線維の興奮により生じる。
b　深部痛：骨膜、靱帯、関節、腱、筋膜、骨格筋での痛みで、うずくような痛みであり、速い痛みとか遅い痛みとかの区別がない。
　機械的侵害刺激による感受性は骨膜で最も高く、次いで靱帯、関節、腱、筋膜の順で、骨格筋が最も鈍感である。
2）内臓痛
　胃、腸、尿管などの管状組織は切る、焼くなどの刺激では痛みを生じないが、収縮、伸展などの刺激で強く反応し痛みを生じる。また、炎症などがあると弱い機械的刺激や希薄な酸やアルカリによっても痛みを生じる。
　壁側胸膜や壁側腹膜は侵害刺激に敏感であり、弱い機械的刺激によっても痛みを生じる。
3）痛みの持続による分類
　病変の治癒に伴って、数日のうちに消失する痛みを急性痛というが、それに対して、数週以上にわたって訴え続けられる痛みを慢性痛という。しかし、原疾患が治癒しないまま痛みも続いている場合は、その痛みの性質は急性痛であり、難治性疼痛というべきであり、病変が治癒したにもかかわらず訴え続けられる痛みのみを慢性痛とすべきであるという考え方もある。一般的に、急性痛では心拍数増加、血圧上昇、過呼吸、発汗などの自律神経症状や不安感を伴うが、いわゆる慢性痛ではそのような変動は少なく、食欲減退、便秘、運動減退などを生じ、うつ状態にあるといわれる。

2．痛みの診察

　今日の医療では多角的な検査が必要とされることが多いが、臨床的な痛みの診断には丁寧で詳細な問診を行えば十分なことが多く、それによる診断を確定的にするために種々の検査が必要になるといえる。
　痛みを訴える患者を診る場合、性別、年齢、職業、既往歴、家族歴など簡単に知りうる事柄を聴取することは当然であるが、同時に必ず問診すべき基本的項目（表1）

があり、それは①痛みの部位に関する問診、②痛みの発症に関する問診、③痛みの推移・性質に関する問診、④痛みの評価に関する問診の4つである。

顔面に痛みを訴えるときは三叉神経痛、腰痛を訴えるときは椎間板ヘルニアという短絡した診断は絶対に行ってはならない。

表1 問診すべき基本的項目

＊痛みの部位
　(1) どこが痛みますか？
　(2) いつも同じ部位ですか？ それとも部位が変わりますか？ もし、変わるときはどこへ、どんなときにですか？
＊痛みの発症
　(3) いつから始まりましたか？
　(4) 始まり方は突然にでしたか、徐々にでしたか？
　(5) 痛みが始まったとき、何か原因がありましたか？
＊痛みの推移・性質
　(6) どんなときに痛みますか？
　(7) どのような痛みですか？
　(8) 痛みの強さはどのくらいですか？
　(9) 何が痛みを強くしますか？
　(10) 何が痛みを軽くしますか？
　(11) 痛みに随伴する症状がありますか？
＊痛みの評価
　(12) これまでの治療はどうでしたか？
　(13) なぜ痛いと思いますか？
　(14) 自分自身で痛みを和らげる方法がありますか？

《痛みの部位》

(1) どこが痛みますか？
(2) いつも同じ部位ですか、それとも部位が変わりますか？ もし、変わるときはどこへ、どんなときにですか？

痛みが一定の部位に生じるのか、部位の変動があるのかを知ることは重要である。さらには、どこが痛んで、どこへ放散するかは大切なことであり、またそれが狭く限局しているのか、広くびまん性なのかも重要である。

三叉神経痛の痛みがその解剖学的支配領域を越えることはなく、正中を越えないし、ましてや後頭部が痛むことはない。一方、非定型顔面痛ではその領域を越えるし、同等の強さの痛みを後頸部に訴えることも珍しくはない。また、片頭痛も痛みの部位の変動がよくみられる。

坐骨神経領域に放散しない腰痛では椎間板ヘルニアは疑わしい。血管疾患による間欠性跛行は一定の部位に痛みを訴えるが、馬尾神経性間欠性跛行はときとして移動する。

非常に狭く小さな範囲に限局する痛みや逆に身体全体の痛み、さらには悪性疾患や頸椎・腰椎部の異常によるもの以外の両側性の痛みで器質的疾患が存在することはまれであり、精神・心理的条件に起因するものであることが多い。

《痛みの発症》

(3) いつから始まりましたか？

表2　痛み疾患の好発年齢

疾患	発症年齢
片頭痛	10代後半〜20代
群発頭痛	20代〜40代
三叉神経痛	40代後半〜
側頭動脈炎	60代〜

表3　随伴症状から予測される疾患

嘔気・嘔吐、下痢、光過敏、音過敏	→	片頭痛
流涙、結膜充血、鼻閉、鼻汁	→	群発頭痛
嘔吐	→	脳圧↑性疾患
発熱	→	炎症性疾患
体重減少著明	→	悪性疾患
チアノーゼ	→	血管閉塞

(4) 始まり方は突然にでしたか、徐々にでしたか？
(5) 痛みが始まったとき、何か原因がありましたか？

痛みがいつから始まったか、始まり方は突然か、徐々にか、何か原因があるかなどを聞く必要がある。

種々の痛みは患者の年齢に密接に関連することが多い（**表2**）。三叉神経痛は40歳以降に発症することが普通であり、それより若年にみられることはきわめて少ない。一方、片頭痛は30歳以前に初発するのが普通である。

突発的坐骨神経領域の痛みは椎間板ヘルニアを疑わせるし、夜間の突発的頭痛はくも膜下出血などの器質的疾患を除外すれば、群発頭痛を疑わせる。また、飲酒による頭痛発生も群発頭痛の可能性が高い。

《痛みの推移・性質》

(6) どんなときに痛みますか？
(7) どのような痛みですか？
(8) 痛みの強さはどのくらいですか？
(9) 何が痛みを強くしますか？
(10) 何が痛みを軽くしますか？
(11) 痛みに随伴する症状がありますか？

非侵害的な刺激で誘発されるか、食事との関係は、一日のうちいつ痛むかなどを聞き出すことは重要である。

帯状疱疹痛は皮膚症状出現前でも後でも、持続的であることが多い。

短時間で発作性の痛みは三叉神経痛の特徴であり、非定型顔面痛は連続的である。

1時間前後の持続で間欠的な痛みは群発頭痛であり、持続的な痛み（48時間以内）は片頭痛に特徴的である。突発的に起こり、これまで経験したことないような頭痛では、脳血管の破綻によるものが想定される。

心因性疼痛は持続的で変化に乏しく、発作的な痛みを訴えることは少ない。もし、そうであるときは、いかにも大袈裟な訴え方をすることが多い。

三叉神経痛は話す、洗顔、風などで誘発され、舌咽神経痛は嚥下で誘発される。椎間板ヘルニアでは前屈、咳をするなどで痛みが増強する。

暖める、入浴などで軽快する痛みなのか、冷やすと楽になるのかなどは診断にも、治療法の決定にも大いに役立つ。

痛みだけではなく、消化器症状が出る、発熱する、運動麻痺が生じる、冷や汗が出る、冷たくなる、熱くなる、皮膚の色調が変化する、体重減少が著明などの随伴症状の有無は診断に重要なヒントを提供してくれる（表3）。

《痛みの評価》

(12) これまでの治療はどうでしたか？
(13) なぜ痛いと思いますか？

これまでに行われてきた治療法の効果やそれに対する評価を詳しく聞くことは、痛みの評価に役立つだけではなく、患者自身の性格や精神状態を知ることにもつながる。

宮崎東洋

【参考文献】
1) Bonica JJ (ed)：The Management of Pain. 2nd ed, Lea & Febigar, Philadelphia, London, 1990.
2) 宮崎東洋（編著）：ペインクリニック；痛みの理解と治療．克誠堂出版，東京，1997．
3) 宮崎東洋（著）：ペインクリニック入門；ペインクリニシャンを目指して．真興交易医書出版部，東京，1996．
4) IASP Subcommittee on Taxonomy：Classification of chronic pain. Pain Suppl 3：1-226, 1986.

6. 痛みの治療に用いる薬物
（経口薬・坐薬・注射薬・外用薬）

【麻薬性鎮痛薬】

はじめに

　麻薬性鎮痛薬は近年、癌性疼痛の疼痛治療薬として広く普及してきている。このことは麻薬性鎮痛薬の年間使用量が年々増加傾向にあることからも伺える。何科の医師であってもがん疼痛管理を行う機会はあると思われるが、そのためには麻薬性鎮痛薬に対する知識が必要不可欠である。そこで本稿では麻薬性鎮痛薬に関する基礎的事項について解説する。

1．麻薬性鎮痛薬の原料

　「けし」の果皮に傷を付けることによって得られる乳白色の液体が乾燥し茶褐色固形化したものをオピウム（アラビア語で afyun となり中国で阿片となった）というが、麻薬性鎮痛薬は阿片より精製分離され得られるアヘンアルカロイド（アルカロイドは植物から抽出された成分のうち、酸に可溶性のある化合物）を原料としてつくられる。麻薬性鎮痛薬にはアヘンアルカロイドの成分であるモルヒネ、コデインのような天然麻薬性鎮痛薬、これらの化学構造を変えた半合成麻薬性鎮痛薬、天然麻薬性鎮痛薬や半合成麻薬性鎮痛薬による耐性や副作用の出現を軽減する目的のため化学的に合成された合成麻薬性鎮痛薬がある。

2．アヘンアルカロイドの構成成分

　アヘンには20種類以上のアルカロイドが含まれているがその量は全体の25％である。そのうち臨床的に用いられるのは表1に示すように数種類である。これらアルカロイドはフェナントレン誘導体、ベンジルイソキノリン誘導体の2つに分類される。前者にはモルヒネ、コデイン、テバイン（鎮痛作用はなく臨床では用いられていない）などのアルカロイドが、後者には鎮痛薬としての作用を欠き麻薬の指定を受けて

表1　アヘンアルカロイドの種類

誘導体の名称	薬物名	含有量(%)
フェナントレン誘導体	モルヒネ コデイン テバイン	10 0.5 0.2
ベンジルイソキノリン誘導体	パパベリン[#] ノスカピン[†] ナルセイン	1.0 6.0 0.3

[#]：平滑筋弛緩作用　[†]：鎮咳作用

いないパパベリン（平滑筋弛緩作用）、ノスカピン（鎮咳薬）などが該当する。

3．麻薬性鎮痛薬の作用部位

　麻薬性鎮痛薬の作用部位はオピオイド受容体である。オピオイドという言葉はオピオイド受容体に作用する薬物の総称であり、作用薬である麻薬性鎮痛薬のみならず拮抗性鎮痛薬、麻薬拮抗薬やエンケファリン、ダイノルフィン、β-エンドルフィンなど内因性オピオイドペプチドなどをも含んだ名称である。オピオイド受容体にはμ、κ、δ受容体の3つが存在するが、μ、κに関してはそれぞれの受容体に対する作用薬であるモルヒネの頭文字m、ケトシクラゾシンの頭文字kに相当するギリシア文字に、δ受容体に関してはマウスの輸精管（vas defarens）に発見されたことから、vas defarensのdに相当するギリシア文字に由来する。かつてはσ受容体、ε受容体もオピオイド受容体に含まれていたが、現在は前述のμ、κ、δ受容体がオピオイド受容体とされている[1]。

4．麻薬性鎮痛薬によって起こる作用

　《鎮痛作用》　主作用であり、麻薬性鎮痛薬は前述の3つの受容体に作用して鎮痛効果を発揮するが、特にμ受容体への選択性が高いほど鎮痛効果は強い。これら受容体にはサブタイプが存在し、それぞれの生理作用が明らかとなっている（**表2-a**）。

　また、**表2-b**には代表的麻薬性鎮痛薬の各受容体に対する効力の強さ、モルヒネの効力を1とした場合の他の麻薬性鎮痛薬の効力を示した。

　《消化管に対する作用》　腸管運動を抑制するため副作用である便秘が出現する。特にモルヒネの場合その発生率は高く、必発すると考えてよい。この作用を利用して、激しい下痢の際の止痢薬として使用が認められている麻薬性鎮痛薬が多数ある。

　《鎮咳作用》　気道の咳の受容体からの刺激伝達を延髄において遮断することによると考えられている[2]。実際に麻薬性鎮痛薬の中には鎮咳を目的として使用されるものも多数ある。

　《催吐作用》　延髄の化学受容体（chemoreceptor trigger zone；CTZ）を刺激することにより出現する。

　《呼吸抑制作用》　呼吸中枢を抑制することにより呼吸回数が減少する。また1回換気量は増加するもののその程度は不十分なため、全体的にみれば分時換気量は低下する。もしも呼吸抑制が出現したならば麻薬拮抗薬であるレバロルファン（ロルファン®）、ナロキソン（ナロキソン®）などの静脈内投与を行う。

　《気管支に対する作用》　大部分の薬物は副作用としてヒスタミン遊離作用に

表2-a　オピオイド受容体の種類とその作用

受容体	μ		κ		δ	
	$μ_1$	$μ_2$	$κ_1$	$κ_3$	$δ_1$	$δ_2$
生理作用	鎮痛(脊髄より上位レベル)　多幸感、縮瞳、徐脈、低体温、尿閉、悪心、嘔吐、瘙痒	鎮痛(脊髄レベル)　鎮静、呼吸抑制、身体依存、便秘、鎮咳	鎮痛(脊髄レベル)	鎮痛(脊髄より上位レベル)　縮瞳、鎮静、身体違和感、呼吸抑制、利尿、鎮咳	鎮痛(脊髄レベル)　呼吸抑制、身体依存、便秘、尿閉	鎮痛(脊髄より上位レベル)

表2-b　代表的麻薬性鎮痛薬の受容体に対する選択性と potency

	薬剤		受容体			potency ratio
	薬品名	商品名	μ受容体	κ受容体	δ受容体	
麻薬	モルヒネ*	塩酸モルヒネ、MSコンチン、アンペック、カディアン	+++	+	++	1
	フェンタニル	フェンタネスト	++++	+	+	80
	メペリジン	オピスタン	++	+	++	1/8
	リン酸コデイン	リン酸コデイン	+		+	1/12
麻薬拮抗薬	ナロキソン		---	--	-	

＋：作用薬、－：拮抗薬、その数は potency を表す
potency ratio (relative potency)：モルヒネを1として換算
＊：部分的作用薬の性質を示すという報告もある

よる気管支平滑筋の収縮が起こりうるため、喘息患者への投与は禁忌となっている。
　《瘙痒感》　ヒスタミン遊離作用が原因と考えられる。
　《その他》　発汗作用、縮瞳、膀胱括約筋の緊張を亢進させる作用による排尿障害なども起こりうる。

5. 麻薬性鎮痛薬の種類

　天然麻薬性鎮痛薬、半合成麻薬性鎮痛薬、合成麻薬性鎮痛薬の各々の代表的な薬物と臨床使用されている商品名を**表3**に示した。
　《**天然麻薬性鎮痛薬**》　天然麻薬にはモルヒネ、コデイン、アヘンがある。ベンジルイソキノリン誘導体であるパパベリン、ノスカピンも天然アヘンアルカロイドではあるが、麻薬には分類されていないのでここでは解説は差し控える。
　1) モルヒネ製剤（表4〜6）
　代表的な麻薬性鎮痛薬であり、術後疼痛、がん性疼痛管理には欠くことのできない薬物である。注射薬はもちろんのこと内服薬、坐薬など各種剤形のモルヒネ製剤

表3　各種麻薬性鎮痛薬と商品名

麻薬性鎮痛薬の分類		商品名
天然麻薬性鎮痛薬	モルヒネ	塩酸モルヒネ散、MSコンチン錠、カディアン　アンペック坐剤、モヒアト注射液
	リン酸コデイン	リン酸コデイン
	アヘン	アヘン（散、チンキ）、オピアト、ドーフル散、オピアル、オピスコ
半合成麻薬性鎮痛薬	ヘロイン*	
	ジヒドロコデイン	リン酸ジヒドロコデイン
	オキシコドン	パビナール、パビナール・アトロピン
	塩酸エチルモルヒネ	塩酸エチルモルヒネ
合成麻薬性鎮痛薬	ペチジン	オピスタン、弱ペチロルファン、ペチロルファン
	フェンタニル	フェンタネスト
	スフェンタニル*	
	レミフェンタニル*2	
	アルフェンタニル*	

*：本邦では未発売
*2：本邦で現在臨床試験中

が使用可能である。このように剤形が多種類用意されていることからも、鎮痛薬として重要な位置を占めることが伺える。

　a　内服薬：塩酸モルヒネ錠、塩酸モルヒネ末は従来より市販されており、塩酸モルヒネ水はがん性疼痛管理に用いられる。これらの薬物はがん性疼痛に限らず、激しい疼痛であればその適応が認められている。ただし、作用持続時間が5時間と短時間であるため、4時間毎（1日6回）に内服しなければならないという煩わしさがある。

　しかし、MSコンチン® はがん性疼痛のみが適応症例であり、徐放性モルヒネ製剤であるため1日2回の内服で疼痛管理が可能という大きな利点がある。そしてさらに、1日1回の内服ですむ徐放性モルヒネ製剤、カディアン® が1999年11月よりがん性疼痛患者に対し臨床使用が可能となった。MSコンチン® と比較しても鎮痛効果は同等であり、副作用の発現率についても両薬物間に有意な差は認められていない[3]。

　これら徐放錠の出現により、患者の薬剤に対するコンプライアンスも良好に保つことが可能となってきている。

表4　本邦で内服、直腸内投与が可能な各種麻薬性鎮痛薬の種類

薬剤名（商品名）	剤形	投与量	適応
塩酸モルヒネ（塩酸モルヒネ）	末：98%以上 錠：10 mg	1回5～10 mg、15 mg/日（増減）	激しい疼痛時における鎮痛・鎮静、激しい咳発作時における鎮咳、激しい下痢の改善、術後の腸管蠕動運動抑制
硫酸モルヒネ（MSコンチン）	錠：10、30、60 mg	20～120 mg/日（増減）を2回に分服	がん性疼痛
硫酸モルヒネ（カディアン）	カプセル：20、30、60 mg スティック：30、60、120 mg	20～120 mg（増減）を1日1回	がん性疼痛
アヘン（アヘン）	散、末：10%	100 mg/日（増減）を分服	激しい下痢症状の改善、術後の腸管蠕動運動の抑制、激しい疼痛時における鎮痛・鎮静・鎮痙、激しい咳発作における鎮咳
	チンキ：10%	1.5 ml/日（増減）を分服	
塩酸アヘンアルカロイド（パンオピン）	末：モルヒネ47～52%	30 mg/日（増減）を分服	激しい疼痛時における鎮痛・鎮静・鎮痙、激しい咳発作における鎮咳、激しい下痢の改善、術後の腸管蠕動運動の抑制
アヘン・トコン散（ドーフル散）	1 g中 アヘン末0.1 g トコン末0.1 g	1 g/日を分服（増減）	呼吸器疾患における鎮咳・去痰、激しい疼痛時における鎮痛・鎮静、激しい下痢症状の改善、術後の腸管蠕動運動の抑制
リン酸コデイン（リン酸コデイン）	末：98%以上 散：1%、10% 錠：20 mg	60 mg/日（増減）を分服	呼吸器疾患における鎮咳・鎮静、疼痛時における鎮痛、激しい下痢症状の改善
リン酸ジヒドロコデイン（リン酸ジヒドロコデイン）	末：98%以上 散：1%、10%	30 mg/日（増減）を分服	
塩酸エチルモルヒネ（塩酸エチルモルヒネ）	末：98%以上	30 mg/日（増減）を分服	呼吸器疾患における鎮咳、疼痛時における鎮痛
塩酸ペチジン（オピスタン）	末：98%以上	150 mg/日（増減）を分服	激しい疼痛時における鎮痛・鎮静・鎮痙

　b　坐薬：モルヒネの坐薬としてアンペック坐薬® 10 mg、20 mg、30 mgの製剤の使用が可能である。1日2～4回の投与を行う。適応はがん性疼痛のみである。

　c　注射薬：注射薬に関しては1アンプル10 mgの製品が従来より臨床で用いられていたが、現在50 mgの製剤もあり、1日の使用量が多いがん性疼痛患者の疼痛管理に多量のアンプルを切る手間も省け有用である。塩酸モルヒネ・硫酸アトロピンを組み合わせたモヒアト®は両薬剤の相互作用による鎮痛、鎮静作用の増強と硫酸アトロピンによるモルヒネの嘔吐、呼吸抑制の軽減をねらった薬物である。

　これら注射薬の痛みに関する適応はがん性疼痛に限らず、激しい疼痛時の鎮痛目

表5-a　本邦で注射薬として使用可能な各種麻薬性鎮痛薬（その1）

薬剤名（商品名）	剤形	投与量	適応
塩酸モルヒネ （塩酸モルヒネ） （アンペック）	10 mg/A 50 mg/A	皮下注：1回5～10 mg（増減） 点滴・持続皮下注：50～200 mg/日（増減）	激しい疼痛時における鎮痛・鎮静、激しい咳発作における鎮咳、激しい下痢症状の改善、術後の腸管蠕動運動の抑制、麻酔前投薬、癌性疼痛
塩酸モルヒネ・硫酸アトロピン （モヒアト）	塩酸モルヒネ10 mg+硫酸アトロピン0.3 mg/A	塩酸モルヒネとして1回5～10 mg 皮下注（増減）	激しい疼痛時における鎮痛・鎮静・鎮痙、激しい咳発作における鎮咳、激しい下痢症状の改善、術後の腸管蠕動運動の抑制、麻酔前投薬
塩酸ペチジン （塩酸ペチジン） （オピスタン）	35 mg/A 50 mg/A	皮下注、筋注：1回35～50 mg（増減）	激しい疼痛時における鎮痛・鎮静・鎮痙、麻酔前投薬、癌性疼痛
塩酸ペチジン・酒石酸レバロルファン ①（ペチロルファン） ②（弱ペチロルファン）	①：塩酸ペチジン50 mg+酒石酸レバロルファン0.625 mg/A ②：塩酸ペチジン35 mg+酒石酸レバロルファン0.4375 mg/A	塩酸ペチジンとして1回35～50 mg 筋注（増減）	激しい疼痛時における鎮痛・鎮静・鎮痙、麻酔前投薬、麻酔の補助、無痛分娩
複方オキシコドン注射液 （パビナール）	塩酸オキシコドン8 mg+塩酸ヒドロコタルニン2 mg/1A	1回0.375～1.25 ml 皮下注（増減）	激しい疼痛時における鎮痛・鎮静、激しい咳発作における鎮咳、麻酔前投薬
複方オキシコドン・アトロピン注射液 （パビナール・アトロピン）	塩酸オキシコドン8 mg+塩酸ヒドロコタルニン2 mg+硫酸アトロピン0.3 mg/1A	1回0.375～1 ml 皮下注（増減）	激しい疼痛時における鎮痛・鎮静・鎮痙、激しい咳発作における鎮咳、麻酔前投薬

的に対してもその使用が認められている。本邦でもがん性疼痛管理、術後疼痛管理に際しては、モルヒネの硬膜外投与、持続静脈内投与、皮下投与などが行われている。特に硬膜外投与における鎮痛効果は、筋肉内投与における使用量に比べ少量（筋注量の1/5程度：2 mg）で、良好かつ長時間の鎮痛効果が期待できるため広く用いられている。

2）コデイン（表4）

　代表的な薬物で臨床でよく用いられているのはリン酸コデインであり、経口投与で用いられている。リン酸コデインの60 mgはアスピリン650 mgに匹敵する。効力はモルヒネの1/12であるものの、便秘、悪心、嘔吐などの副作用はモルヒネに比べて少ない。10倍散と100倍散があるが、前者のみ麻薬に指定されている。適応はがん性疼痛に限らず、疼痛時における鎮痛目的であれば使用可能である。

表5-b　本邦で注射薬として使用可能な各種麻薬性鎮痛薬（その2）

薬剤名（商品名）	剤形	投与量	適応
塩酸アヘンアルカロイド （オピアル） （パンオピン）	20 mg/A	1回10 mgを皮下注（増減）	激しい疼痛時における鎮痛・鎮静・鎮痙 激しい咳発作における鎮咳 激しい下痢症状の改善 術後の腸管蠕動運動の抑制 麻酔前投薬
塩酸アヘンアルカロイド・硫酸アトロピン （オピアト） （パンアト）	塩酸アヘンアルカロイド20 mg+硫酸アトロピン0.3 mg/A	1回10 mgを皮下注（増減）	
塩酸アヘンアルカロイド・臭化水素酸スコポラミン （①：オピスコ注 ②：弱注射液） （①パンスコ注 ②弱注射液）	①：塩酸アヘンアルカロイド40 mg+臭化水素酸スコポラミン0.6 mg/A ②：塩酸アヘンアルカロイド20 mg+臭化水素酸スコポラミン0.3 mg/A	1回10 mgを皮下注（増減）	
クエン酸フェンタニル* （フェンタネスト）	0.1 mg/A	5～10 μg/Kg	麻酔維持

＊：最近は硬膜外投与による術後鎮痛にも用いられる

表6　本邦で坐薬として使用可能な麻薬性鎮痛薬

薬剤名（商品名）	剤形	投与量	適応
塩酸モルヒネ （アンペック）	坐薬：10、20、30 mg	1日20～120 mgを2～4回に分けて投与	癌性疼痛

3）アヘン

　アヘン製剤は激しい疼痛時の鎮痛に対しその使用が認められており、内服薬、注射薬が臨床使用可能である。

　a　内服薬：内服薬には表4に示したように各種製剤があるが、アヘン末には主たる有効成分の1つであるモルヒネが10％含有されるよう調整されている。ただし、塩酸アヘンアルカロイドに限りモルヒネ含量は47～52％と高く調整されている。アヘンチンキ®はアヘンをアルコールで10倍に希釈した溶液で、アヘン・トコン散はアヘンと喀痰排出作用のある漢方薬、トコン末を混じた薬物である。

　これらアヘン製剤はモルヒネのほか複数の薬物を含んでおり、これらの相互作用のためその鎮痛効果はモルヒネと同一でない。

b　注射薬(表5-b)：アヘン単独のものもあれば、硫酸アトロピン、臭化水素酸スコポラミンと組み合わせた製剤もある。
　《半合成麻薬性鎮痛薬》　半合成麻薬性鎮痛薬は、モルヒネの鎮痛作用を残したまま、モルヒネ使用に際し認められる耐性、依存を発現しない鎮痛を得るために、モルヒネの構造式を変えることによって得られた誘導体である[4]。ヘロイン、ジヒドロコデイン、オキシコドン、塩酸エチルモルヒネなどがある（表4〜6）。
　これらの薬物は、がん性疼痛のみならず(激しい)疼痛時の鎮痛にも使用可能である。
　1）ヘロイン
　モルヒネと酢酸を煮沸して得られる白い結晶であり、モルヒネの4〜8倍という強い鎮痛作用を有する。依存性を生じる可能性が高いため、麻薬取締法によりその製造、所持、使用は禁止されている。
　2）ジヒドロコデイン
　モルヒネとリン酸コデインの中間の作用を示す。リン酸コデインより鎮痛作用は強く、鎮咳作用はリン酸コデインの2倍であるものの、依存性が獲得されやすいため注意が必要である。10倍散と100倍散があるが、前者のみ麻薬に指定されている。
　3）オキシコドン
　本邦では注射薬が臨床使用可能である。オキシコドンもジヒドロコデイン同様モルヒネとコデインの中間の作用をもち、習慣性が獲得されやすい。
　4）塩酸エチルモルヒネ
　作用はモルヒネとコデインの中間で副作用もモルヒネより少ない。
　《合成麻薬性鎮痛薬》　ペチジン、フェンタニル、スフェンタニル、レミフェンタニル、アルフェンタニルがあるが、スフェンタニル、レミフェンタニル、アルフェンタニルはまだ本邦では臨床使用に至っていない。
　1）ペチジン（オピスタン®）
　内服薬と注射薬がある。1939年にEislebらにより合成された最初の合成麻薬性鎮痛薬である。鎮痛作用はモルヒネの1/10である。他の麻薬に認められるような鎮咳作用はないが、その構造式がアトロピンに類似しているため、アトロピン様作用を有する。気管支平滑筋弛緩作用も有する。
　激しい疼痛時における鎮痛・鎮静・鎮痙に対してその適応が認められている。
　2）フェンタニル（フェンタネスト®）
　本薬物は全身麻酔の補助に用いられる鎮痛薬であるが、近年、術後疼痛管理にフェンタニルの硬膜外投与、持続静脈内投与、持続皮下投与など痛みの治療にも用いられるようになってきた。

6．依存形成

　麻薬性鎮痛薬の場合、依存形成が重要な問題となる。依存には精神的依存と肉体的依存がある。がん性疼痛患者のように定期的に麻薬が処方されているのであれば、依存は起こらない。しかし、万が一麻薬性鎮痛薬の投与が急に中止されると依存が起こりうる。これを予防するには、麻薬を中止したい場合には徐々に減量していくことである。依存には次の2つがある。

1）肉体的依存

　麻薬の投与が急に途絶することによりあくび、くしゃみ、悪心、嘔吐、食欲不振、発汗、寒気、振戦、せん妄、散瞳などの禁断症状が起こった状態を肉体的依存という。モルヒネの場合、最後の投与から15～20時間後に禁断症状は出現し、48～72時間で頂点に達し、10～14日で消失する[5]。

2）精神的依存

　薬物の投与による快感を得るため、その薬物を使用したいという精神的欲求が生じた状態である。我慢できないほどその薬がほしくなるために、犯罪的行為により入手しようとする場合もある。

7．耐性の発現

　繰り返し麻薬性鎮痛薬の投与を続けることにより、効果が減少してくることをいう。麻薬の血中濃度の上昇、低下を繰り返すことが耐性の発現に関与している。

おわりに

　「麻薬性鎮痛薬は体に毒である」、「麻薬性鎮痛薬をがん性疼痛に使うと患者の死期が早まる」といったような誤った偏見を麻薬性鎮痛薬に抱いている医師はまだ多いと思われる。麻薬性鎮痛薬は、その使用法を誤りさえしなければ非常に有用な薬物であることを改めて強調しておきたい。

佐伯　茂

【文献】

1) Stoelting RK : Pharmacology and Physiology in Anesthetic Practice. Lippincott-Raven, New York, pp77-112, 1999.
2) 亀井淳三：オピオイドの基礎知識　①特徴および作用メカニズム．オピオイドのすべて, 鎮痛薬・オピオイドペプチド研究会（編），ミクス，東京，pp25-36, 1999.
3) 武田文和，小川秀道，平賀陽一　ほか：癌患者の疼痛治療におけるPF402（硫酸モルヒネ持続性経口製剤）の臨床評価：硫酸モルヒネ徐放錠との比較．臨床医薬　14：853-869, 1998.
4) 田中正敏：麻薬性（オピオイド）鎮痛薬．現代の薬理学，田中　潔（編），金原出版，東京，pp91-108, 1996.
5) 伊藤　宏：麻薬性鎮痛薬．薬理学，三須良実（編），榮光堂，東京，pp93-109, 1988.

【拮抗性鎮痛薬】

1．概念

オピオイド受容体に作用する薬物は、完全および部分作用薬（full and partial agonist）、作用薬-拮抗薬（agonist-antagonist）、拮抗薬（antagonist）の3つに分類することができる。拮抗性鎮痛薬は、部分作用薬（partial agonist）と作用薬-拮抗薬（agonist-antagonist）に属し、μ、κ、δの3種類のオピオイド受容体の一部に対して、拮抗薬として作用することから拮抗性鎮痛薬と呼ばれている。表1に拮抗性鎮痛薬のオピオイド受容体に対する作用を示した[1]。部分作用薬（partial agonist）が拮抗性鎮痛薬に含まれる理由は、部分作用薬は、モルヒネよりもμ受容体に強い親和性があるため、本薬剤とモルヒネを同時に投与すると、結果的にモルヒネの効果を減弱させる作用があるためである。

拮抗性鎮痛薬は、麻薬による副作用や依存を少なくする目的で開発され、本邦では取り扱いの簡便さから、強い痛みや周術期の痛みに対して広く使用されている。しかし、一方で拮抗性鎮痛薬の依存患者も認められていることから、適正使用を再度考える必要がある。

2．用量-反応曲線における特徴（図1）

モルヒネなどの完全作用薬（薬物B、C）は、受容体に作用することで最大効果を発揮する薬物である。一方、ブプレノルフィン、トラマドールなどの部分的作用薬（薬物A）は、受容体に対する親和性は高いが、完全作用薬のような最大効果を発揮することができず、かつ投与量に対する反応が緩徐であるといった特徴がある[2]。

3．種類

現在本邦で市販されている拮抗性鎮痛薬としては、ブプレノルフィン、トラマドール、ペンタゾシン、ブトルファノールがある。表2にこれら各種拮抗性鎮痛薬と

表1　拮抗性鎮痛薬のオピオイド受容体に対する作用

	μ(mu)	δ(delta)	κ_1(kappa)	κ_3(kappa)
ペンタゾシン	pAg	NA	Ag	Ag
ブトルファノール	pAg	NA	Ag	NA
ブプレノルフィン	pAg	NA	Ant	NA
トラマドール	Ag	NA	NA	NA

Ag：agonist、pAg：partial agonist、Ant：antagonist、
NA：data not available

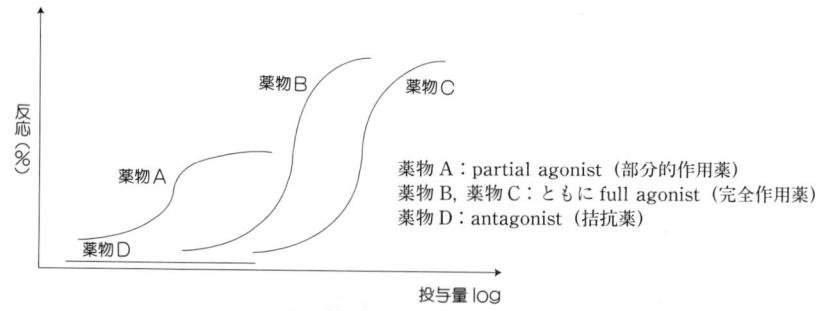

図1 受容体に対する薬物の用量–反応曲線
(文献2より引用)

薬物A：partial agonist（部分的作用薬）
薬物B, 薬物C：ともに full agonist（完全作用薬）
薬物D：antagonist（拮抗薬）

表2 モルヒネと各種拮抗性鎮痛薬との比較

一般名	商品名	投与経路	用量*(mg)	作用時間(時)	半減期(時)
モルヒネ	モルヒネ	IM, O, R	10	4〜5	2
ペンタゾシン	ソセゴン	IM, O	30〜60	4〜6	4〜5
ブトルファノール	スタドール	IM	2	4〜6	2.5〜3.5
ブプレノルフィン	レペタン	IM, R	0.4	4〜5	5
トラマドール	クリスピン	IM	100〜150	4〜5	3〜4

IM：intramuscular（筋注）、O：oral（経口）、R：rectal（経直腸）
＊：モルヒネ10mg IM時と同等の鎮痛効果が得られる各鎮痛薬の投与量

モルヒネとの比較を示した[1]。

《**ブプレノルフィン**》（商品名：レペタン注0.2mg、0.3mg、坐剤0.2mg、0.4mg）》 μ受容体に対する部分作用薬（partial agonist）で、鎮痛効果はモルヒネの25〜50倍である。適応は術後鎮痛、がん性疼痛などに用いられている。投与経路は、主として筋注、経直腸、硬膜外で用いられている。筋注では、通常1回量0.2〜0.3 mgを用いる。以後必要に応じて6〜8時間毎に投与する。投与5分以内に血中濃度は最高になり、血漿半減期は約3時間である。しかし、血漿半減期は効果の消失とはほとんど相関していない。経直腸では、0.2〜0.4mgを8〜12時間毎に投与する。硬膜外では、0.1〜0.2 mgを生理食塩水を用いて5〜10 mlに希釈し単回注入する。以後10〜12時間毎に投与する。

副作用は、呼吸抑制、嘔気、嘔吐、眠気、頭痛などがある。いずれの投与法においても、高齢者、全身状態不良の患者では低用量からの使用に心がける必要がある。

《**トラマドール**》(商品名：クリスピン注100 mg)》 μ受容体に対する部分

作用薬（partial agonist）に加えて、ノルアドレナリンとセロトニンの再吸収阻害作用による下行性抑制作用を有している。本邦では、これまで術後鎮痛、がん性疼痛のみを適応とした筋注用製剤のみが市販されている。

通常1回量100～150 mgを用いる。以後必要に応じて4～5時間毎に投与する。副作用は、嘔気、嘔吐、眠気、めまい、頭痛などがある。

なお、経口薬は約100カ国で発売されており、本邦でも現在、術後鎮痛およびがん性疼痛に対する経口薬の臨床試験が実施されている。

《ペンタゾシン(商品名：ソセゴン注15 mg、30 mg、錠25 mg)》 作用薬-拮抗薬（agonist-antagonist）に分類され、κ受容体作用薬であるが、弱いμ受容体拮抗作用あるいはμ受容体部分的作用がある。適応は、強い痛みの慢性疼痛、術後鎮痛、がん性疼痛など。投与経路は、主として筋注、静注、経口で用いられている。ただし経口の適応はがん性疼痛のみである。

筋注では通常1回量15～30 mgを用いる。以後必要に応じて3～4時間毎に用いる。投与15分～1時間後に血中濃度は最高になり、血漿半減期は4～5時間である。経口では、1回量25～50 mgを1日4～5回用いる。副作用は、眠気、発汗、めまい、頭痛、血圧上昇、頻脈などがある。また慢性疼痛などでは依存性が認められている。

《ブトルファノール》 作用薬-拮抗薬（agonist-antagonist）に分類され、κ受容体作用薬であるが、弱いμ受容体拮抗作用あるいはμ受容体部分的作用がある。鎮痛効果はモルヒネの4～5倍である。適応は、術後鎮痛、がん性疼痛など。投与経路は、主として筋注、硬膜外で用いられている。

筋注では通常は1回量1～2 mgを用いる。効果発現時間および作用時間は、モルヒネとほぼ同様である。血漿半減期は約3時間である。副作用は、ペンタゾシンと同様である。

加藤　実

【文献】
1) Reisine T, Pasternak G : Opioid analgesics and antagonists. Goodman & Gilman's The pharmacological basis of therapeutics, Hardman JG, et al(eds), McGraw-Hill, New York, pp521-555, 1996.
2) 佐伯　茂：中枢性神経鎮痛薬使用に際しての必要な知識；オピオイド受容体. 緩和医療 1：68-74, 1999.

【非ステロイド性鎮痛薬】

はじめに

　非ステロイド性抗炎症薬(NSAIDs)は、鎮痛薬として最も頻繁に用いられる薬剤である。これらの薬剤は、構造式よる特徴、製剤による特徴などがあり、使い分けられる。

1．作用機序（図1）

　細胞膜のリン脂質よりアラキドン酸が遊離されアラキドン酸カスケードを介してプロスタグランジン、ロイコトリエン、ヒドロキシエイコサテトラエン酸およびその関連物質が生成される。アラキドン酸よりプロスタグランジンが生成される過程で、アラキドン酸にシクロオキシゲナーゼ（COX）が作用しエンドペルオキシドを生成するが、非ステロイド性抗炎症薬はCOXを阻害することによりプロスタグランジンの生成を抑制する。

　COXには2つのアイソザイムCOX-1、COX-2の存在が近年明らかになってきた。組織や細胞に常に存在しているものがCOX-1であり、炎症などの何らかの刺激物質によって発現が誘導されるものがCOX-2である[1]（図2）。

　WHO方式がん疼痛治療法では、非ステロイド性抗炎症薬とモルヒネなどのオピオイドの併用が推奨されている。併用により相乗作用が得られる。これは痛みの認知に重要な脳内のGABA放出性神経細胞に非ステロイド性抗炎症薬を作用させると、COXが阻害される。その結果アラキドン酸が別経路の12-リポキシゲナーゼの代謝

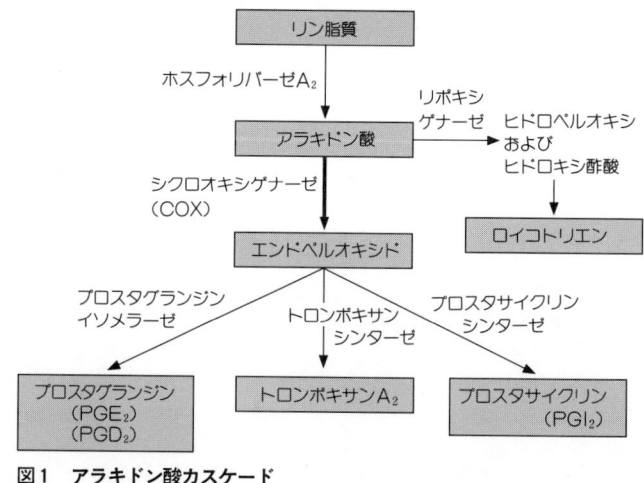

図1　アラキドン酸カスケード

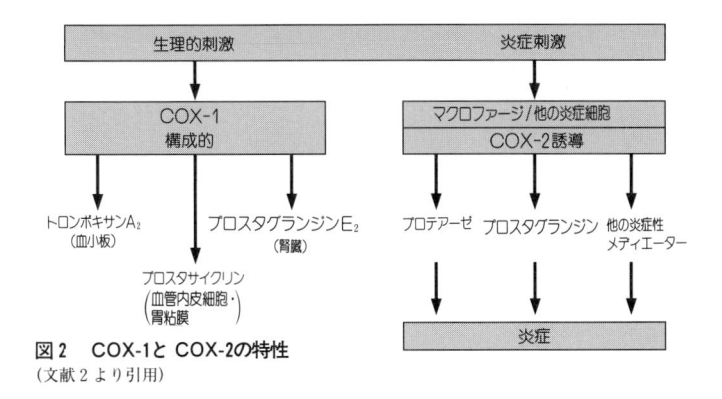

図2 COX-1とCOX-2の特性
（文献2より引用）

系に流れ、12-HPETE（ヒドロペルオキシエイコサテトラエン酸）が増加する。12-HPETEはエネルギー依存性のカリウムチャンネルを活性化する。それによりGABA放出を阻害するが、オピオイドはμレセプターを介したアラキドン酸遊離作用があるため相乗効果を呈すといわれている[2]。

2．適応症

非ステロイド性抗炎症薬には、鎮痛・消炎・解熱作用がある。適応症は以下のとおりである。

①リウマチ性疾患、運動器疾患
慢性関節リウマチ、変形性関節症、五十肩、頸肩腕症候群、腱鞘炎、痛風など
②その他の疼痛疾患
術後・外傷後痛、がん性疼痛、歯科領域の痛み、症候性神経痛、結石痛、月経痛
③発熱を伴う疾患
急性上気道炎などの各種感染症、悪性腫瘍、膠原病など
④抗血栓、抗血小板作用を有する適応症
脳梗塞、一過性脳虚血発作、虚血性心疾患、川崎病、蛋白尿
⑤その他
エンドトキシンショック、動脈管開存症、低血圧　バーター症候群、男性不妊症、免疫抑制、免疫療法の強化

①の疾患では第一選択薬として用いられる。②の疾患でも有用である。③の解熱作用に関しては作用点が中枢である。①～③が非ステロイド性抗炎症薬に認められている保険適応症であるが、薬によって認められている疾患は若干異なっている。COX阻害によるトロンボキサンや、プロスタグランジン合成阻害作用から、④⑤に掲げた疾患に有効である。特に④に掲げた疾患によく用いられる薬物がアスピリン

である。血小板の凝集の阻害は、強力な凝集作用をもったトロンボキサン A_2(TXA_2)が血小板による産生を阻害するために血小板機能は損なわれる。アスピリンの場合COXを不可逆的にアセチル化してしまう。血小板は新しく蛋白質を合成する能力がほとんどないためシクロオキシゲナーゼ酵素を再生することができない。実際的にはアスピリンの単回投与で血小板の寿命の間ずっとCOXを抑制することを意味する。ヒトでは1日40 mgの用量で十分この効果が期待できる。

3．分類

《化学構造による分類》(表1)　化学構造による分類とその特徴を記す。また表には構造式により分類された薬物の商品名、剤形、容量および用量を表記する。

①サリチル酸系

最も古くから用いられたアスピリンがこの系統に属する。

②パラアミノフェノール誘導体

アセトアミノフェンが代表的な薬物である。特徴としては鎮痛作用、解熱作用はアスピリンと同様有するが、抗炎症作用が弱く厳密な意味で非ステロイド性抗炎症薬には属さない。アセトアミノフェンは、肝機能障害の副作用がある。

③インドール酢酸系

インドメタシン、スリンダクがある。この群の特徴としては、効果が比較的強く、副作用は、胃障害、めまい、頭重感がある。急性期の炎症に用いられる。

④ピラノ酢酸系

エトドラクがこの類に属する。効果は比較的弱いが、胃障害の副作用は少ない。

⑤フェニル酢酸系

ジクロフェナクナトリウムがこの類に属する。抗炎症作用は強力であり、急性期の炎症に用いられる。

⑥ヘテロアリル酢酸系

トルメチン、ケトラックがこの類に属する。効果は比較的弱い。

⑦アントラニル酸系（フェナム酸系）

メフェナム酸、トルフェナム酸がこの群に属する。鎮痛作用が強く歯痛や、外傷後の痛みによく用いられる。特異的な副作用として下痢がある。慢性炎症性疾患には現在はあまり使われてはいない。

⑧プロピオン酸系

イブプロフェン、ナプロキセン、ケトプロフェン、フルルビプロフェン、フェノプロフェン、チアプロフェン、プラノプロフェン、オキサプロジン、ロキソプロフェン、アルミノプロフェンなどが属する。特徴としては解熱、鎮痛、消炎作用を平

表1　化学構造による非ステロイド性抗炎症薬の分類とその剤形および用量

分類	薬品名	剤形・組成・容量	用量
サリチル酸系	アセチルサリチル酸 ・アスピリン ・ミニマックス ・サリチゾン ・セルボン	末 腸溶顆粒：50% 坐薬（750 mg） 坐薬（100、200、500 mg）	1回0.5～1.5 g 1日1～4.5 g 幼・小児1日0.1～1 g 成人1日1～1.5 g　1～3回分割
パラアミノフェノール誘導体	アセトアミノフェン ・ピリナジン、ナパ ・アンヒバ ・アルピニー	末 坐薬（50、100、200 mg） 坐薬（50、100、200 mg）	1日0.9～1.5 g　1回0.3～0.5 g 1日1回直腸挿入　1歳未満50 mg 1～2歳50～100 mg、3～5歳100 mg 6～12歳100～200 mg
インドール酢酸系	インドメタシン ・インダシン、インテバン ・インテバンSP 　インダシンR ・インフリー、インフリーS 　（プロドラッグ） ・イドメシン（外用） ・インテバン（外用）	カプセル：25 mg　坐薬：25、50 mg カプセル：25、37.5 mg カプセル：100 mg、 S、ソフトカプセル：200 mg ゲル、クリーム：1％、25、50 g ゾル：1％、30、45 g パップ：70 mg/枚 軟膏：1％、10、25、50 g クリーム：1％、25、50 g 外用液：1％　50 ml	内服：1回25 mg　1日1～3回 坐薬：1回25～35 mg　1日1～2回 1回25～37.5 mg　1日2回 1日200 mg　1日2回 1日数回 1日2回 1日数回
	スリンダク ・クリノリル	錠：50、100 mg	1日300 mg　2回分服
ピラノ酢酸系	エトドラク ・ハイペン、オステラック	錠：100、200 mg	1日400 mg　2回分服
フェニル酢酸系	ジクロフェナクナトリウム ・ボルタレン ・ナボール ・ボルタレンSR、ナボールSR	錠：25 mg 坐薬：12.5、25、50 mg ゲル：1％、25、50 g ゲル：1％、25、50 g カプセル：37.5 mg	1日75～100 mg　3回分服 1回25～50 mg　1日1～2回 1日数回塗布 1日数回塗布 1日2カプセル
ピロリアセテート酸系	トルメチン ・トレクチン	錠：100、200 mg	1日200 mg　1日3回
アントラニル酸系	メフェナム酸 ・ポンタール トルフェナム酸 ・クロタム フロクタフェニン ・イダロン	錠：250 mg　カプセル：125、250 mg　散：50％　細粒：98.5％ シロップ：32.5 mg/ml カプセル：100 mg 錠：200 mg	初回500 mg、6時間毎に250 mg 1日3回 1回200 mg　1日3回

表1つづき

系統	薬品名	剤形・組成・容量	用量
プロピオン酸系	イブプロフェン ・ブルフェン ・ユニプロン ・ベシカム、スタデルム	錠：100、200 mg 坐薬：50、100 mg 軟膏、クリーム：5％、10 g	1回200 mg、1日3回 小児：1回3～6 mg/kg 1日2回まで 1日数回
	ナプロキセン ・ナイキサン	錠：100 mg 細粒：20％ カプセル：300 mg	1日300～600 mg 1日2～3回
	ケトプロフェン ・カピステン ・オルヂス ・メナミン ・エパテック ・セクター ・モーラス ・ミルタックス	カプセル：25、50 mg 筋注：50 mg カプセル：25、50 mg 坐薬：50、75 mg カプセル：50 mg 筋注：50 mg 坐薬：50、75 mg 軟膏：3％、10、25、50 g ゲル、クリーム：3％、25、50 g ローション：3％、50 g ゲル、クリーム：3％、25、50 g ローション：3％、50、100 ml パップ：30 mg テープ：2％ パップ：30 mg	内服：1回50 mg 1日3回 注射：1回60 mg 1日1～2回 坐薬：1回50～75 mg 1日1～2回 1日数回 パップ：1日2回
	フルルビプロフェン ・フロベン ・ロピオン ・アドフィード、ステイバン、ゼポラス、フルルバン	顆粒：8％ 錠：40 mg 注：50 mg/5 ml パップ：40 mg/1枚	1回40 mg、1日3回 1回50 mg ターゲット療法 1日数回
	プラノプロフェン ・ニフラン	錠：75 mg シロップ：15 mg/ml	1回75 mg 1日3回
	フェノプロフェン ・フェノブロン	錠：200 mg	1日1200～1800 mg 3回分服
	チアプロフェンカルシウム ・スルガム	錠：100、200 mg	1回200 mg 1日3回
	オキサプロジン ・アルボ ・アクチリン	錠：100、200 mg 錠：200 mg	1日400～600 mg 1～2回分服 1日400～600 g 1～2回分服
	ロキソプロフェンナトリウム ・ロキソニン	細粒：10％ 錠：60 mg	1回60 mg 1日3回
	アルミノプロフェン ・ミナルフェン	錠：100、200 mg	1日600 mg 3回分服
	ザルトプロフェン ・ソレトン、ペオン	錠：80 mg	1日240 mg 3回分服
ナフタレン系	ナブメトン ・レリフェン	錠：400 mg	1日1回 800 mg
ピラゾロン系	ケトフェニルブタゾン ・ケタゾン	錠：100 mg	1日200～600 mg 2～3回分服

表1つづき

	薬品名	剤形・組成・容量	用量
オキシカム系	ピロキシカム ・バキソ	カプセル：10、20 mg 坐薬：20 mg 軟膏：0.5％、5、25、50 g	内服：1日1回20 mg 坐薬：1日1回1個 1日数回
	・フェルデン	坐薬：20 mg 軟膏：0.5％、25、50 g	坐薬：1日1回1個 1日数回
	アンピロキシカム ・フルカム	カプセル：13.5、27 mg	1日1回27 mg
	テノキシカム ・チルコチル	錠：10、20 mg	1日1回10〜20 mg
非酸性系	チアラミド ・ソランタール	細粒：20％、錠：50、100 mg	1回100 mg、1日3回
	エピリゾール ・メブロン ・アナロック	錠：50、100 mg　G顆粒：30％ 錠：50 mg	1回150〜450 mg、1日2〜4回 1日150〜450 mg　1日2〜4回
	エモルファゾン ・ペントイル	錠：100、200 mg	1回200 mg、1日3回

均してもち、副作用は比較的少ないが、効果は比較的弱い。

⑨ナフタレン系

ナブメトンがこの群に属する。効果は比較的弱い。

⑩ピラゾロン系

フェニルブタゾン、オキシフェンブタゾンがこの群に含まれる。抗炎症作用が強く半減期が長いが、副作用も強いので最近はあまり使われてはいない。

⑪オキシカム系

ピロキシカム、テノキシカム、アンピロキシカムがこの群に含まれる。半減期が長いが胃腸障害も多いのが特徴である。

⑫非酸性非ステロイド性抗炎症薬

エピリゾール、チアラミド、エモルファゾン（ペントイル®）が、この群に含まれる。これらは効果は一般的に弱く、抗リウマチ作用はほとんどない。

《作用機序による分類》　非ステロイド性抗炎症薬の作用は、COX活性の抑制であるので、通常型のCOX-1よりもCOX-2の活性阻害が強いものほど、副作用は少ないと考えられる。活性阻害の特異性で分類すると、次のとおりである[3]。

①COX-2阻害活性が比較的強いもの

エトドラク、ジクロフェナク

②COX-1とCOX-2を同程度阻害するもの

ザルトプロフェン、ロキソプロフェン、ナブメトン、イブプロフェン、ピロキシカム

③COX-1阻害が強いもの

フルルビプロフェン、ケトプロフェン、アスピリン、インドメタシン、オキサプロジン

《血中半減期による分類》（表2）[3]　疾患により使い分けることが必要である。一般に半減期の短いものは急性疾患に用いる。以前は患者の服薬コンプライアンス向上のため血中半減期の長いものが開発されてきた。しかし肝または腎機能の低下した患者または代謝機能が低下している高齢者に投与されると、血中濃度が高

表2　非ステロイド性抗炎症薬の血中半減期による分類

半減期	一般名（商品名）	血中半減期（時間）	用法
長い	テノキシカム（チルコチル） オキサプロジン（アルボ） ピロキシカム（フェルデン、パキソ）	57 50 36	分1 分1〜2 分1
中等度	ナブメトン（レリフェン） スリンダク（クリノリル） フェンブフェン（ナパノール） ナプロキセン（ナイキサン） ジフルニサル（ドロビッド）	21 18 17 14 7.6〜11	分1 分2 分3 分2〜3 分2
短い	インドメタシン（インダシン） イブプロフェン（ブルフェン） チアプロフェン酸（スルガム） プラノプロフェン（ニフラン） ロキソプロフェンナトリウム（ロキソニン） ジクロフェナクナトリウム（ボルタレン） アルミノプロフェン（ミナルフェン）	3 2 2 1.5 1.3 1.3 1	分3 分3 分3 分3 分3 分3 分3

（文献3より引用）

表3　非ステロイド性抗炎症薬の広義の drug delivery system（DDS）

DDS	例（商品名）	目的・特徴	問題点
腸溶剤	ミニマックス	胃腸障害減少	効果やや弱い
徐放剤	インテバンSP ボルタレンSR	効果持続	効果やや弱い
坐剤	ボルタレン坐剤 フェルデン坐剤	胃腸障害減少	局所副作用 やや煩雑
注射薬	メナミン	速効性、作用強力	やや煩雑
プロドラッグ	クリノリル、ロキソニン、レリフェン、フルカム、インフリー、ミリダシン	胃腸障害減少	特にない
ターゲット療法	リップフェン、ロピオン	作用増強	
経皮吸収剤	ナバゲルン軟膏	副作用減少	効果弱い
皮膚外用剤	アンダーム	局所効果 全身性副作用減少	効果弱い

（文献3より引用）

くなり副作用が増加しやすい。最近ではむしろ、使いにくい薬物であると思われる。

《DDS（drug delivery system）による分類》(表3)[3]　DDSとは薬剤を必要なところへ効率よく配送するシステムである。通常の非ステロイド性抗炎症薬は、胃粘膜局所のCOX-1を阻害するため防御因子であるプロスタグランジンの生成が抑制され胃障害を引き起こすとされてきた。腸溶剤、坐薬、注射剤およびプロドラッグは胃障害の減少を目的に開発された。腸溶剤、徐放剤、坐薬は直接胃粘膜が非ステロイド性抗炎症薬に曝されることが少ないため、胃粘膜障害の発生頻度を減少させることが期待できる。プロドラッグとは、それ自体は不活性であるが、体内で代謝されてはじめて活性をもつ薬物のことである。直接吸収される消化管では不活性であるため副作用の胃腸障害を減らすことができる。ターゲット療法のリプフェン®、ロピオン®であるが、フルルビプロフェンのプロドラッグであるフルルビプロフェンアキセチルを、リピッドマイクロスフェアーに封入した静脈内投与薬である。炎症部位のマクロファージ、好中球に貪食させ直接的にプロスタグランジンの合成を阻害することによって効果を発揮する。しかし、血中を介して胃粘膜に到達した非ステロイド性抗炎症薬による胃障害は阻止することは不可能である。

4．副作用

《胃腸障害》　最も多い副作用である。発生機序は薬物の胃壁に対する直接的なプロスタグランジン合成抑制作用が関係する。この副作用を減少させるため、プロドラッグや、COX-2選択性の強い薬物が開発されてきた。またプロピオン酸類も比較的少ない。食直後の投与や、H_2ブロッカー、プロトンポンプ阻害薬の使用により、胃腸障害はかなり防げることが明らかになってきた。

《腎障害》　浮腫や高血圧が起こる。正常なヒトの腎機能にはほとんど影響はない。腎のプロスタグランジンの減少は、うっ血性心不全、腹水を伴う肝硬変、慢性腎疾患や、血液量減少を示す患者では腎血流量や糸球体濾過率を減少させ、急性腎不全の状態が引き起こされる。一般的に半減期の長い薬剤にこの傾向が強い。スリンダク、プロピオン酸類は、腎障害が少ないとされている。腎機能障害者や、高齢者では使用にあたり注意が必要である。

《肝機能障害》　複雑な化学構造をもった薬物で起こりやすい。投与後2週間から3カ月の間に起こりやすい。アセトアミノフェンは、用量依存的に肝毒性が生じる。

《皮疹》　蕁麻疹、血管浮腫を呈するものが多い。

《アスピリン喘息》　アレルギー性のものもあるが、非ステロイド性抗炎症薬

は、COXを抑制することによりプロスタグランジン産生を抑制するが、リポキシゲナーゼは抑制しないためロイコトリエンは産生される。プロスタグランジン代謝異常による喘息であり、アスピリンに限らず酸性非ステロイド性抗炎症薬では起こりうる。

《**造血器障害**》 頻度的には多くはないが、顆粒球減少症、汎血球減少症、溶血性貧血、血小板減少などの報告がある。しかし、早期に薬物を中止にすることによって回復する。また血小板の凝集障害は、アスピリンで有名である（前述）。

《**薬物特異的にみられる副作用**》 以上6項目の副作用は非ステロイド性抗炎症薬に共通してみられる副作用であるが、特定の薬物によくみられるものを以下にあげる。

①アスピリン：耳鳴り、難聴
②インドメタシン：めまい、頭痛、パーキンソン症候群の悪化
③イブプロフェン、スリンダク：髄膜刺激症状
④メフェナム酸：溶血性貧血
⑤ピロキシカム：光線過敏症
⑥フェニルブタゾン：浮腫

《**その他**》 妊婦に対してはいずれの薬剤も使用をなるべく避けたほうが無難である。特に妊娠末期に使用すると、胎児の動脈管の早期閉鎖の問題がある。やむを得ず使う場合は少量用いる。

ジクロフェナクの坐薬や、インドメタシンの坐薬は急速な解熱によりショックまたは虚脱を起こすことがあるので、特に高齢者では注意が必要である。

5．他の薬物との薬物間相互作用[4]

非ステロイド性抗炎症薬は、血中蛋白結合で競合するトルブタミドや、ワルファリンの作用を増強させるので、併用の際には注意が必要である。

降圧薬、利尿薬の作用を減弱させることも知られている。メトトレキサート、ジゴキシン、アミノグリコシドの毒性を増強させることも知られている。

また非ステロイド性抗炎症薬と、ニューキノロン系抗菌薬との相互作用は、ときに痙攣を惹起することがある。フェンブフェン、フルルビプロフェンなどで報告があるが、他の非ステロイド性抗炎症薬でも可能性は否定できないので、併用は避けるべきと思われる。

6．具体的な使用法

非ステロイド性抗炎症薬が特に適応となる疾患の使用法と、患者の状態に対する使用上の注意を述べる。

《外傷および術後の炎症、急性痛》 ジクロフェナク、インドメタシンの坐薬、内服薬などがよく用いられる。また、抜糸後の痛みに対してはメフェナム酸がよく用いられるようである。このような急性痛の場合、半減期の短い薬が使われる。長期間内服するわけではないので副作用の強い薬でもよい。

《がん患者の疼痛[5]》 がん患者のWHO 3段階除痛ラダーの第1段階が非ステロイド性抗炎症薬である。WHOで推奨している薬物は、以下の4種である。

①アスピリン：500〜600 mg/回、4〜6時間毎。1日4 g以上は副作用に注意。
②アセトアミノフェン：650〜1000 mg/回、1日6 g以下とする。
③イブプロフェン：400 mgを、4〜6時間毎に投与する。1日3 gまでは鎮痛効果は、増大する。
④インドメタシン：25 mgを6時間毎、1日最大量は200 mg。

これらの最大投与量は一般的に用いる量よりも多いので、副作用に十分注意して用いるべきである。

《変形性骨関節症》 非ステロイド性抗炎症薬が薬物療法では第一選択薬となるが、長期間の投与になることもありうるので、プロピオン酸系のイブプロフェン、ナプロキセン、ロキソプロフェンがよいと思われる。

《腰痛症》 腰痛症の場合その背景となる疾患が多様であるため、非ステロイド性抗炎症薬の効果は明確ではないことが多い。よって効果が認められなかった場合は投与を中止する。また副作用が出にくいことから、局所への、非ステロイド性抗炎症薬軟膏の塗布が勧められる。

《胃弱、胃障害患者》 プロドラッグ、COX-2選択的阻害薬、プロピオン酸系、坐薬、経皮吸収薬などが勧められる。

《腎障害の患者》 半減期の短い薬物、プロピオン酸系が勧められる。

《肝障害の患者》 経皮吸収薬、坐薬が勧められる。プロドラッグは使用しても効果は期待できない。

《高齢者》 プロピオン酸系や、半減期の短い薬物を使うべきである。

おわりに

非ステロイド性抗炎症薬の種類はきわめて多いので、すべての薬の性質や詳細を知る必要はない。薬理学的な特性の異なる薬物を3〜4種その特徴を把握すれば十分と思われる。薬理作用、半減期、DDSなどの特徴を理解し、適正使用を心がけるべきと思われる。

中村　卓、小川節郎

【文献】

1) Vane J：Towards a better aspirin. Nature 367：215-216, 1994.
2) Williams J T：The painless synergism of aspirin and opium. Nature 390：557-559, 1997.
3) 水島　裕(編集)：非ステロイド性抗炎症薬. 今日の治療薬2000, 南江堂, 東京, pp215-252, 2000.
4) 小林真一, 川合眞一：リウマチ・アレルギー疾患用剤と他剤との薬物相互作用. Pro Med 16：2339-2344, 1996.
5) 武田文和 (訳)：鎮痛薬の選択. がんの痛みからの解放；WHO方式がん疼痛治療法. 第2版, 世界保健機構（編）, 金原出版, 東京, pp20-39, 1996.

【ステロイド性鎮痛薬】

はじめに

　副腎皮質ホルモンは、生体内で産生されごくわずかな量で生体の機能を維持している。生理的には、日本人では副腎皮質からコルチゾールとして1日に15～30 mg程度分泌されており、血中コルチゾール濃度は数 $\mu g/100$ ml である[1]。その分泌はACTHにより調節されている。

　ステロイドの効果として、生体内での生理的なホルモン作用と、治療薬として十分な量を投与した際にみられる薬理作用がある。

1. 副腎皮質ホルモンの作用

　《ミネラルコルチコイド作用》　ミネラルコルチコイドは上皮細胞を通して電解質の転送を調節する作用を有している。主な標的細胞は腎、大腸、唾液腺で、ミネラルコルチコイド受容体が存在する。

　《グルココルチコイドの作用》　グルココルチコイドはブドウ糖の調節作用を有することから名付けられたが、代謝調節のみならず以下に示すような多彩な作用を有する。

1）エネルギー代謝作用

　a　**糖代謝**：肝・腎での糖新生に関する酵素を誘導し、ブドウ糖を産生する。また、インスリンに拮抗して末梢組織での糖利用を抑制する。

　b　**蛋白代謝**：蛋白の異化を促進させる。

　c　**脂質代謝**：脂肪を分解し、脂肪酸の産生を亢進させる。

2）抗炎症作用

　ステロイドの抗炎症作用としては2つの機序が考えられている。第1にステロイドは、ホスフォリパーゼ A_2 の活性阻害蛋白であるリポコルチンの合成を刺激し、細胞膜リン脂質からのアラキドン酸遊離を抑制し、直接にプロスタグランジン（PG）やロイコトリエンなどの前炎症物質の形成を抑制する。2番目の機序としては、リンパ球や単球、マクロファージに働いて、これら細胞によるサイトカイン（IL-1、IL-2、TNFなど）産生を抑制することによるもので、最近ではこの機序のほうが重要とされている[2]。これら種々の炎症メディエーターの産生を抑制することによって、結果として炎症に伴う局所の浮腫、細胞浸潤、血管透過性の亢進などを抑制する。

3）膜安定化作用

　ライソゾームは多数の酸性加水分解酵素を内含している。ショック時に虚血臓器

ではこれらの酵素が細胞内外に再分布し、細胞を融解させたり循環動態を荒廃させる。1961年に Weismann によりステロイドはライソゾームを安定化させると報告され、細胞膜を安定化させることがステロイド大量療法の効果と考えられている。

4）骨、カルシウムに対する作用

グルココルチコイドにより血清 Ca は、腸管からの Ca 吸収と腎での Ca、P の再吸収障害の結果低下する。また、破骨細胞を増殖させて骨吸収を促進する。

5）中枢神経に対する作用

グルココルチコイドは中枢神経細胞の刺激閾値を低下させて興奮性を高める作用がある。

2．適応

1）神経因性疼痛
2）顔面神経麻痺、突発性難聴
3）皮膚疾患（肉芽腫、脈管炎など）による疼痛
4）椎間板ヘルニア、脊柱管狭窄による脊髄神経の圧迫などによる疼痛
5）がん性疼痛における適応（表1）[1)3)-9)]

a 骨転移による疼痛：骨転移による疼痛は、がん細胞によりプロスタグランジン E_2（PGE_2）が産生され、破骨細胞を活性化することで骨吸収が促進されることによるものと、脊椎骨などに転移したがんが脊椎骨や脊髄を圧迫し痛みを起こすものとが存在する。ステロイドはホスフォリパーゼを阻害し、PGE_2 産生を抑制し、破骨細胞による骨吸収と PGE_2 の発痛作用を取り除く。

b 転移性脳腫瘍による頭痛：毛細血管の透過性の低下、腫瘍周辺の浮腫を改善する。

c 末期がん患者の QOL の改善：末期がんでよくみられる食欲不振、悪心、嘔吐などの治療に応用され、末期がん患者の自覚症状および QOL の改善にも有用である。

表1　ターミナルケアにおけるステロイドの適応と投与量

症　状	投与量（ベタメタゾン）（mg/日）
神経圧迫	2〜16
頭蓋内圧亢進	4〜24
全身状態の改善	2〜8
食欲改善	0.5〜4
腫瘍熱	1〜2
胸水・腹水	1〜4
上大静脈症候群	4〜24
高カルシウム血症	2〜4

（文献7より引用）

3. ステロイド薬の種類と投与法(表2)

ステロイドには多くの種類がある。その投与経路、薬効の強さ、投与量の目安について以下に説明する[7][8]。

《製剤の種類》 効果持続時間により short-acting、intermediate-acting および long-acting の3種に分類される。経口剤の吸収は非常に良好で、一般的にはほぼ100%近く吸収される。一方、静注剤についてはステロイド剤が難水溶性のため、エステル化させ水溶性としたものが多いが、抱合型(不活性型)のままで一部腎臓から排泄されるので、経口摂取不可能症例、硬膜外、腱鞘内への注入以外は一般的には経口剤のほうが優先される[1][4]。

また、グルココルチコイド作用とミネラルコルチコイド作用に関しては、プレドニゾロンには多少ミネラルコルチコイド作用が残っているが、最近の合成グルココルチコイド製剤にはミネラルコルチコイド作用はほとんど存在しない。

1) ヒドロコルチゾン(コートリル®)

副腎から産生される主要なグルココルチコイドであり、ミネラルコルチコイド作用を十分にもっているので、副腎皮質不全に対する補充療法には最適である。長期投与の際血清Kの低下をきたしやすい。

表2 副腎皮質ステロイド剤(内服薬)の薬理作用の比較

薬剤名	商品名	1錠中含有量(mg)	グルココルチコイド効果(/mg)	ミネラルコルチコイド効果(/mg)	血漿半減期(分)	生物活性の半減期(時)
〈short-acting〉						
ヒドロコルチゾン	コートリル	10	1	1	90	8〜12
酢酸コルチゾン	コートン	25	0.8	0.8		8〜12
〈intermediate-acting〉						
プレドニゾロン	プレドニゾロン	5	4	0.6	200	12〜36
メチルプレドニゾロン	メドロール	2、4	5	0	200	12〜36
トリアムシノロン	レダコート	4	5	0	200	24〜48
〈long-acting〉						
デキサメタゾン	デカドロン	0.5	30	0	300	36〜54
ベタメタゾン	リンデロン	0.5	35	0	300	36〜54
酢酸パラメタゾン	パラメゾン	2	20	0		

(文献1ならびに7より作成)

2）プレドニゾロン（プレドニゾロン®、プレドニン®）

ヒドロコルチゾンに比べて抗炎症効果は約4倍に増強され、Na貯留効果は少なくなっている。浮腫、高血圧、心不全などの心配が少ないが、胃潰瘍は多いとされている。

3）デキサメタドン（デカドロン®）、ベタメタゾン（リンデロン®）

ミネラルコルチコイド活性がほとんどなく、電解質異常や浮腫をきたしにくいこと、半減期が長く、作用が強力であることの理由から多く使用されている。また、リンデロン®は錠型が小さく飲みやすいとの理由でも頻用されている。フッ素基をもった合成コルチコステロイドなので、ステロイドミオパチーを起こしやすいという報告もある[10]。

《投与量の目安》 各ステロイド剤の抗炎症作用の強さは、プレドニゾロンに換算した値が一般的に用いられる。1錠中のステロイド含有量は基本的に次のような基準により決定されている。すなわちグルココルチコイド作用としてほぼ等力価になるように、またストレスがかからない状態での1日産生グルココルチコイド量と同量になるようにつくられている。例えばヒドロコルチゾンは10 mg製剤で、これはコルチゾール10 mgと同等の力価であるが、他の薬剤は1錠がコルチゾール20 mgに相当する作用がある。半減期が長いため1日1回朝の投与を基本とし、量が多い場合は朝と昼の2回に分割する。1日投与量をプレドニゾロン換算で/kgで表すと、1 mg/kg以上が大量、0.5～1 mg/kgが中等量、0.5 mg/kg以下が少量投与となる。また、/bodyでは、60 mg/body以上が大量、40～60 mg/bodyが比較的大量、20～40 mg/bodyが中等量、20 mg/body未満が少量とされる。

1）漸減療法：適応1～4、5-1)

処方例　プレドニゾロン（5 mg）6錠　分2（朝4錠、昼2錠）3～7日
　　　　プレドニゾロン（5 mg）4錠　分2（朝3錠、昼1錠）3～7日
　　　　プレドニゾロン（5 mg）2錠　分1（朝2錠）3～7日

2）局所注入：適応4など

水溶性ステロイド、懸濁液などを、硬膜外、または腱鞘内・関節内に注入する。

3）ターミナルケア：適応5-2)、3)

全身倦怠感や食欲不振を緩和するために、表1のような投与方法で用いられている。

4．副作用（表3）

ステロイドを使用するうえで、副作用は大きな問題点である。ステロイドの薬理作用（薬効）と副作用の両作用とも共通のレセプター（グルココルチコイドレセプ

ター)を介していることから、両作用の分離は困難であるとされている。そのため、ステロイド療法の適応の見直し、DDS（drug delivery system、投与経路の工夫）による薬理作用と副作用の分離などを考える必要がある[1)6)11)]。

ステロイドの副作用は多岐にわたるが、易感染性、消化性潰瘍、糖尿病、精神障害、骨粗鬆症、続発性下垂体副腎皮質機能不全などは特に重篤な副作用 (major side effect) と呼ばれ、対応に注意が必要である。

1）消化器系

消化性潰瘍の誘発、増悪は突然の大出血、十二指腸穿孔など重大な副作用となりうる。非ステロイド性抗炎症薬 (NSAIDs) との併用でより発生率が高くなるとする意見もあるが[12)]、H_2-blocker やプロトンポンプインヒビターなどを、投与初期から併用（予防投与）することが望ましい。

2）内分泌・代謝系

ステロイドの連用による下垂体の反応性の低下と副腎皮質の萎縮による続発性下垂体副腎皮質機能不全。感染などのストレスが加わったときに、ショックや高熱などの症状を引き起こしやすい。

糖尿病はステロイド糖尿病、真の糖尿病の誘発あるいは増悪がみられる。

3）筋・骨格系

骨粗鬆症およびそれに伴う骨折、大腿骨および上腕骨の骨頭無菌性壊死、ステロイドミオパチー[10)]、筋肉痛、関節痛などの症状がみられることがある。骨粗鬆症は頻度の高い副作用であり、高齢女性では少量のステロイド投与であっても注意が必要である。

表3　ステロイドの副作用

消化器系	消化性潰瘍、急性膵炎、脂肪肝
内分泌系	続発性下垂体副腎皮質機能不全 月経異常、更年期症状の促進
代謝系	糖尿病（ステロイド糖尿病、真性糖尿病の増悪） 高脂血症 中心性肥満、満月様顔貌
循環系	高血圧、浮腫
筋・骨格系	骨粗鬆症、無菌性骨壊死 筋萎縮（ステロイドミオパチー）
皮膚・結合組織	創傷治癒の遅延 痤瘡、多毛、皮膚線条、皮膚萎縮 溢血斑、点状出血
免疫性	易感染性、炎症反応の抑制・修飾
血液	好中球増多、血栓形成傾向
中枢神経系	うつ状態、躁状態、多幸感 不眠、頭痛
感覚器系（眼）	緑内障、後嚢白内障
過敏反応	ショック、喘息発作

（文献1ならび7より作成）

4）中枢神経系

精神症状は比較的少ないが、精神変調、うつ病、多幸症、不眠、頭痛などの症状が現れることがある。特に不眠はステロイドの副作用の中で最も頻度の多いものの1つであり、夕方、または睡眠前にステロイド投与を行うと起こりやすい。睡眠導入剤投与のほかに投与時間の変更を考慮する。

おわりに

がん疼痛、特に骨転移・神経圧迫に起因する疼痛緩和のためのステロイド療法は、その病態、治療の目的、投与時期・量、副作用のリスクなどを十分に検討し投与することで安全かつ有効に行える。

野田　薫、小川節郎

【文献】

1) 大澤仲昭（編著）：新・副腎皮質ステロイド剤の作用と使い方．ライフサイエンス・メディカ，東京，1994．
2) 槇野茂樹：ステロイド剤の抗炎症機序．治療学　27：530-534，1993．
3) 武田文和（訳）：がんの痛みからの解放：付　WHO式癌疼痛治療法．世界保健機関（編），金原出版．東京，1987．
4) 大澤仲昭：「新しい薬物・新しい使い方」副腎皮質ステロイド薬．診断と治療　75：65-67，1987．
5) Ettinger AB, Porteoy RK : The use of corticosteroids in treatment of symptoms associated with cancer. J Pain Symptom Manage 3：99-103, 1988.
6) Hanks GW, Trueman T, Twycross RG : Corticosteroids in terminal cancer ; a prospective analysis of current practice. Postgrad Med J 59：702-706, 1983.
7) 森田達也，井上　聡，千原　明：鎮痛補助薬としてのステロイド．ターミナルケア　5：267-270，1995．
8) Grond S, Radburch L, Meuser T. et al : Assessment and treatment of neuropathic cancer pain following WHO guidelines. Pain 79：15-20, 1999.
9) Bruera E, Ripamonti C : Adjuvants to opioid analgesics. Cancer pain, Patt RB (ed), J B Lippincott Co. Philadelphia, pp147-148, 1993.
10) Dropcho EJ, Soong S-J : Steroid induced weakness in patients with primary brain tumors. Neurology 41：1235-1239, 1991.
11) 大澤仲昭：副腎皮質ステロイドの禁忌・副作用・対策．臨床と研究　58：3577-3581，1991．
12) Piper JM, Ray WA, Daugherty JR. et al : Corticosteroids use and peptic ulcer disease ; role of nonsteroidal anti-inflammatory drugs. Ann Intern Med 114：735-740, 1991.

【鎮痛薬以外の薬剤】

1．抗うつ薬

《適応》　抗うつ薬は慢性疼痛ではおおよそ適応となり、試みてみるべき薬物の代表的存在である。視床痛、幻肢痛、帯状疱疹後神経痛、糖尿病性ニューロパチー、術後瘢痕疼痛症候群、抜歯後顔面痛、complex regional pain syndrome（CRPS；反射性交感神経性ジストロフィーとカウザルギー）などの神経原性疼痛やがん性疼痛、心理的要因の関連の強い疼痛性障害などが適応となる。持続的で灼けるよう、締めつけられるよう、しびれるようなどと表現される疼痛やアロディニアなどの異常感覚症に有効であることが多い。

《作用機序》　①下行性疼痛抑制系の賦活化（I-2痛みの簡単な機序、図3 10頁参照）、②オピオイド受容体を介する抗侵害作用、③脊髄後角における疼痛受容の過敏化に関与するN-methyl-D-aspartic acid（NMDA）受容体の遮断作用、④損傷神経の神経腫や側芽上に発生したα-アドレナリン受容体の遮断作用、⑤ヒスタミン受容体の遮断作用、⑥局所麻酔薬様作用などが鎮痛に関与する。

鎮痛効果に関しては三環系の有効性が高く、四環系、選択的セロトニン（5-HT）再取り込み阻害薬（SSRI）の効果は一概に弱い。また薬物によりノルエピネフリン（NE）、5-HTの再吸収阻害程度が異なるが、鎮痛に主に関与しているのはNE系であると推定されている。

《投与法と薬理学的特徴（表1）》　第一選択薬としてアミトリプチリン、あるいはノルトリプチリンから開始する。これらの薬物が無効時にはSSRIや四環系薬を試みる。抗うつ作用の発現には2～3週間以上を要するが、鎮痛効果はそれよりも明らかに早く出現し、また比較的少量で有効量に達する。開始量はアミトリプチリン、あるいはノルトリプチリンの場合10～25 mg/日とし就寝前に服用させる。高齢者では10 mg/日からの開始が望ましい。抗うつ薬に反応する症例では投与開始約1週以内に鎮痛効果は出現する。効果、副作用を観察しながら1～2週の間隔で10～25 mg/日ずつ増量する。抗うつ薬は一般に半減期が長く、また眠気などの副作用を伴うため就寝前1回の服用でよいが、日中の痛みを強く訴える症例では1日の服用回数を2～3回に分割してもよい。約50～100 mg/日にて有効な鎮痛が得られる場合が多い。長期投与の安全性も確立されているが、長期使用後に投与を中止する場合には疼痛の再燃、および不眠、悪心、嘔吐、腹痛、食思不振などの離脱症状の発現を避けるために1～2週かけて漸減する。

《副作用》　①抗アドレナリン作用に基づく副作用：起立性低血圧、②抗コリ

表1　抗うつ薬の投与法と薬理学的特徴

分類		一般名 (商品名)	作用	経口量 (mg/日)	Tmax (時間)	T1/2β (時間)	蛋白 結合率 (%)	抗コリン 作用	鎮静 作用	起立性 低血圧	心臓への 影響
三環系	三級アミン	アミトリプチリン (トリプタノール)	NE + 5-HT	10〜150	2〜12	9〜25	96	++++	+++	+++	+++
		クロミプラミン (アナフラニール)			2〜4	19〜37	97	+++	++	+++	+++
		イミプラミン (トフラニール)			1〜2	8〜16	89	++	++	+++	+++
	二級アミン	ノルトリプチリン (ノリトレン)	NE	10〜150	7〜8	18〜35	93	+	+	+	++
四環系		マプロチリン (ルジオミール)	NE	30〜100	8〜24	27〜58	88	++	++	++	++
SSRI		トラゾドン (レスリン)	5-HT	75〜200	1〜2	5〜9	89〜95	−	+++	++	+
		フルボキサミン (デプロメール)		50〜150	4〜5	9〜14	81	±	−	−	−

SSRI : selective serotonin-reuptake inhibitor

ン作用に基づく副作用：口渇、便秘、排尿障害、めまい、動悸、目の調節障害、倦怠感、眼圧上昇、③抗ヒスタミン作用に基づく副作用：鎮静、体重増加、④中枢神経症状：記憶障害、せん妄、痙攣（マプロチリンでは特に痙攣に注意）、⑤心症状：心陰性変力作用、房室伝導障害（キニジン様効果）、脚ブロックなどに注意する必要がある。

《他剤との相互作用》　高齢者は薬物代謝、およびクリアランスが低下しており、体内に薬物が蓄積しやすく他剤との相互作用も出現しやすいので注意が必要である。降圧薬との併用で頻脈、起立性低血圧が、交感神経刺激薬との併用で高血圧、不整脈、シメチジンとの併用で抗うつ薬の作用増強、中毒症状が起こりえる。

《投与禁忌》　心不全、急性心筋梗塞、高度の心ブロックや不整脈、狭隅角緑内障、妊婦。

2．抗痙攣薬

《適応》　三叉神経痛、舌咽神経痛、血管性頭痛(片頭痛、群発頭痛)、神経原性疼痛(帯状疱疹後神経痛、手術や外傷後神経痛、幻肢痛、脊髄損傷後の痛みなど)、糖尿病性ニューロパチーや多発性硬化症に伴う疼痛などで効果が認められている。またがん性疼痛のうち癌浸潤に起因した神経痛にも効果があり、WHOがん疼痛治療指針の鎮痛補助薬の1つでもある。疼痛の性質として主に間欠性で刺すような鋭痛、電撃痛、放散痛が適応となる。

《作用機序》　詳細な機序はいまだ不明であるが、抗痙攣作用に加え4種の薬物それぞれで特有の鎮痛機序を有すると推定されている。①カルバマゼピン：神経脱分極に伴うナトリウム、およびカリウムチャネルを介したイオンの透過性減少による神経膜の安定化、脱分極閾値の上昇、神経腫などの障害神経における自発放電の抑制、脊髄の多シナプス反射の抑制。②フェニトイン：ナトリウム、カルシウムおよびカリウムチャネルを介したイオンの透過性減少による神経膜の安定化、脱分極閾値の上昇。③バルプロ酸ナトリウム：γ-アミノ酪酸(GABA)トランスアミナーゼ抑制によるGABA活性の増強作用。④クロナゼパム：ベンゾジアゼピンの一種であり、$GABA_A$受容体を介した神経興奮抑制作用。

　その他、三叉神経痛、神経原性疼痛に適応となるプレギャバリンが現在開発段階にある。GABA誘導体であるが、その鎮痛はGABA受容体を介さず、詳細な機序はいまだ明らかではない。

《投与法と薬理学的特徴(表2)》　単剤を少量より開始し効果、副作用を観察しながら漸増する。高齢者では眩暈、ふらつきが強く出現することがあるため開始量を通常の1/2量とする。長期投与後、あるいは大量投与後に服薬を中止する際は、てんかんの既往がなくとも離脱後発症する場合があるため漸減する。

《副作用》　眠気、眩暈、ふらつき、悪心、嘔吐、食欲不振、肝腎機能障害、血液異常(顆粒球減少症、貧血、汎血球減少症)、アレルギー、剥脱性皮膚炎、Stevens-Johnson症候群などが各薬物に共通して認められ、そのほかにフェニトイン長期服用により歯肉増殖、クロナゼパムで依存性、呼吸抑制に注意する必要がある。

《投与禁忌》　過敏症、血液障害、重篤な房室ブロックや徐脈、肝障害、妊婦など。特にクロナゼパムでは緑内障、重症筋無力症に禁忌である。

《他剤との相互作用(表3)》　抗痙攣薬の血中濃度を上昇させる薬物との併

表2　抗痙攣薬の投与法と薬理学的特徴

一般名 (商品名)	カルバマゼピン (テグレトール)	フェニトイン (アレビアチン)	バルプロ酸Na (デパケン)	クロナゼパム (リボトリール)
開始量(mg/日)	200	200	400	0.5〜1
維持量(mg/日)	400〜1200	200〜400	400〜1200	2〜6
服用回数(/日)	2〜4	2〜3	2〜4 (徐放錠は1〜2)	1〜3
Tmax(時間)	2〜8	4〜8	1〜4	1〜4
T1/2β(時間)	8〜24	9〜40	7〜17	30〜40
定常濃度到達時間(日)	4〜7	4	2〜4	6
蛋白結合率(%)	75	90	90	85

表3　抗痙攣薬と他剤との相互作用

抗痙攣薬名	抗痙攣薬の血中濃度を上昇させる薬物	抗痙攣薬の血中濃度を下降させる薬物	その他の相互作用
カルバマゼピン	シメチジン マクロライド ベラパミル ジルチアゼム イソニアジド メトクロプラミド ダナゾール アルコール MAO阻害薬	フェニトイン フェノバルビタール テオフィリン	・ワーファリン、アルプラゾラム、ジゴキシンの作用減弱 ・リチウムとの併用で昏迷 ・イソニアジドの肝毒性増強 ・利尿薬との併用で低ナトリウム血症
バルプロ酸ナトリウム	シメチジン エリスロマイシン サリチル酸製剤	バルプロ酸 カルバペネム系 抗生物質	・ベンゾジアゼピン、ワーファリンの作用増強
フェニトイン	シメチジン ワーファリン バルプロ酸 イミプラミン アロプリノール イソニアジド トルブタミド サルファ剤 抗真菌薬の一部	カルバマゼピン フェノバルビタール	・テオフィリン、ステロイド、甲状腺ホルモンの作用減弱
クロナゼパム	フェノチアジン MAO阻害薬 アルコール	カルバマゼピン フェニトイン フェノバルビタール	

用により中毒症状発現が、逆に血中濃度が下降すると抗痙攣作用、鎮痛作用が減少する可能性がある。

　《その他》　抗痙攣薬の代謝は肝臓が主であることより、肝機能障害患者では血中濃度が上がりやすい。また抗痙攣薬は血中蛋白結合率が高いため、低蛋白血症をきたす肝機能障害患者や妊婦では抗痙攣薬の血中濃度が上がりやすい。

3．抗不安薬

　《適応》　疼痛に起因した不安、不眠の改善、緊張型頭痛、顎関節症、筋・筋膜性疼痛、結合織炎症症候群(fibromyalgia)、不安感などの心理的要因が疼痛維持に関与する疼痛性障害。クロナゼパム、アルプラゾラムは神経原性疼痛にも有効である。

　《作用機序》　①ベンゾジアゼピンは中枢神経系内でGABA$_A$受容体に結合し、クロライドチャネルの伝導性を増加させシナプス後膜を過分極とする結果、神経刺激に対する興奮性を抑制する(GABAによる抑制性インパルスの増強)。また②抗痙

攣作用、③骨格筋弛緩作用(脊髄多シナプス反射抑制)、④自律神経抑制作用、⑤中枢における抗侵害刺激作用、⑥局所麻酔薬様作用が鎮痛に関与すると考えられる。⑦さらに心理的要因が疼痛維持に強く関与している場合には抗不安、鎮静作用により二次的に鎮痛が得られる。⑧ヒドロキシジンはH_1受容体に作用し抗ヒスタミン作用を現す。ヒスタミンは組織損傷時、肥満細胞より遊離され侵害受容線維を刺激し疼痛を発生させるが、H_1受容体拮抗薬はこの過程を抑制する。

《投与法と薬理学的特徴(表4)》 少量から投与し、数日毎に経過を観察しながら適宜投与量、投与回数を増減する。高齢者、肝機能障害例では肝の薬物代謝機能が低下しており副作用が出現しやすいため、少量を就眠前1回の投与から開始する。さらにこれらの患者では体内蓄積しやすい活性代謝物を排泄過程で生じないオキサゼパム、ロラゼパムや、活性代謝物が産生されてもその半減期が短いアルプラゾラムなどを選択すべきである（ジアゼパム、クロルジアゼポキシドなどは活性代謝物の半減期が非常に長い）。6カ月以上の長期連用で依存性が確立されやすくなるため、効果判定を適宜行い不必要な連用を避ける。長期連用後に中止する際は離脱症候群（見当識障害、ミオクローヌス、不眠、不安、幻覚、振戦などが短時間型薬物中止後1～2日以内に、あるいは長時間型では2～5日以内に発症する）を避けるため漸減が必要であるが、減量が急激であっても離脱症候群が生じることがあるため、1週毎に服用量のおおよそ1/4量ずつ漸減するのが望ましい。

《副作用》 眠気、眩暈、脱力感、運動失調、口渇、悪心、便秘、呼吸抑制など。長期連用で健忘誘発、依存性がある。

表4 抗不安薬の投与法と薬理学的特徴

一般名(商品名)	経口量(mg/日)	服用回数(回/日)	Tmax(時間)	$T_{1/2}\beta$(時間)
〈ベンゾジアゼピン類〉				
短時間型 アルプラゾラム(ソラナックス)	1.2～2.4	3	1～2	12～15
オキサゼパム(ハイロング)	10～30	2～3	1～4	5～15
中時間型 ブロマゼパム(レキソタン)	3～6	2～3	1	8～9
ロラゼパム(ワイパックス)	1～3	2～3	2	12
長時間型 ジアゼパム(ホリゾン)	4～20	2～4	1	20～50
ロフラゼプ酸エチル(メイラックス)	1～2	1～2	1.2	122
クロナゼパム(リボトリール)	0.5～2	1～3	1～4	30～40
クロルジアゼポキシド(バランス)	20～60	2～3	1	24
〈チエノジアゼピン類〉				
短時間型 エチゾラム(デパス)	1～3	1～3	3	6
クロチアゼパム(リーゼ)	10～30	1～3	1～1.5	4～5

《投与禁忌》 重症筋無力症、狭隅角緑内障、心肺機能低下例、妊婦。
《他剤との相互作用》 中枢神経抑制薬、シメチジン、アルコールにより作用が増強される。

4．催眠鎮静薬

《適応》 主として疼痛に起因した睡眠障害が適応となる。ただしペントバルビタールは求心路遮断性疼痛などの中枢性疼痛にも有効である。

《作用機序》 抗不安薬の項を参照。

《投与法と薬理学的特徴（表5）》 頻用される催眠鎮静薬としてベンゾジアゼピン類、シクロピロロン系、バルビタール類がある。入眠障害には超短時間作用薬を、また途中覚醒には短時間、あるいは中時間作用薬を用いる。

《副作用》 起床時の眠気、ふらつき、倦怠感、呼吸抑制、薬物依存、長期連用で反跳性不眠、特にトリアゾラムによる前向性健忘、錯乱、幻覚に注意。

《投与禁忌》 ベンゾジアゼピン、シクロピロロン類：過敏症、重症筋無力症、急性狭隅角緑内障、呼吸機能低下例、妊婦など。

バルビタール類：過敏症、急性間欠性ポルフィリン症、心肺機能低下例。

《他剤との相互作用》 抗不安薬の項を参照。

5．抗精神病薬

《適応》 糖尿病性ニューロパチー、帯状疱疹後神経痛で有効率が高い。その他、視床痛、幻肢痛、血管性頭痛、膀胱直腸テネスムス、心筋梗塞による胸痛、が

表5 催眠鎮静薬の投与法と薬理学的特徴

一般名（商品名）	経口量 （mg/就眠前）	Tmax （時間）	$T1/2\beta$ （時間）
〈ベンゾジアゼピン類〉			
超短時間型　トリアゾラム（ハルシオン）	0.125〜0.25	1.2	2.9
短時間型　　ブロチゾラム（レンドルミン）	0.25〜0.5	1.5	7
ロルメタゼパム（エバミール）	1〜2	1〜2	10
リルマザホン（リスミー）	1〜2	3	10
中時間型　　フルニトラゼパム（サイレース）	0.5〜2	1〜2	15
エスタゾラム（ユーロジン）	1〜4	5	24
ニトラゼパム（ネルボン）	5〜10	2	27
〈シクロピロロン系〉			
超短時間型　ゾピクロン（アモバン）	7.5〜10	1	4
〈バルビタール類〉			
短時間型　　ペントバルビタール（ラボナ）	50〜100	1	15〜48

表6　抗精神病薬の投与法と薬理学的特徴

分類	フェノチアジン類				プチロフェノン類
一般名 (商品名)	クロルプロマジン (コントミン) (ウインタミン)	チオリダジン (メレリル)	フルフェナジン (フルメジン)	ペルフェナジン (ピーゼットシー) (トリラホン)	ハロペリドール (セレネース)
力価比	1	1	50	10	50
経口量(mg/日)	12.5〜100	30〜90	0.25〜2	4〜12	0.75〜6
服用回数(/日)	1〜2	1〜2	1〜2	1〜2	1〜2
Tmax(時間)	3〜4	3	2	4〜8	2〜6
T1/2β(時間)	25〜60	20〜24	14〜15	8〜12	10〜20
蛋白結合率(%)	90	99			92
鎮静作用	+++	+++	++	+	+
抗コリン作用	++	+++	+	+	+
血圧低下作用	+++	+++	+	+	+
錐体外路症状	+	+	+++	+++	+++

ん性疼痛，疼痛性障害などが適応となる．また，疼痛に関連した不安，不穏，不眠，せん妄，悪心，嘔吐などはよい適応である．

《**作用機序**》　機序はよくわかっていない．精神病の既往がなくとも鎮痛効果が得られることより，精神安定作用は本薬の鎮痛機序の主体ではないと考えられている．抗ドーパミン，抗ノルアドレナリン，抗セロトニン，および抗ヒスタミン作用に基づく鎮痛，オピオイド受容体への結合，神経への局所麻酔薬様効果，骨格筋弛緩作用などが推定されている．

《**投与法と薬理学的特徴(表6)**》　重大な神経系副作用が生じる恐れがあるため，インフォームド・コンセントにより患者の同意を得るべきであり，また，各種鎮痛薬や抗うつ薬，抗不安薬など他の鎮痛補助薬が無効と判断された後に試みるべきである．少量より開始し徐々に増量する．抗精神病薬は半減期が長いため通常夜間1回の投薬でよいが，必要であれば朝にも服用させる．

《**副作用**》　抗ドーパミン作用に起因する副作用として錐体外路症状(ジストニア，アカシジア，パーキンソニズム，遅発性ジスキネジア)があり，これは効力の強いフルフェナジンやハロペリドールで発現しやすい．抗ノルアドレナリン作用(α_1遮断)に起因する血圧低下，さらに抗コリン作用に起因した口渇，悪心，嘔吐，便秘，麻痺性イレウス，排尿困難，動悸，倦怠感，散瞳，頭痛，めまい，発汗抑制が効力の弱いクロルプロマジンやチオリダジンで発現しやすい．その他に悪性症候群，QT延長(キニジン様効果)，角膜網膜色素沈着，貧血，抗利尿ホルモン分泌異

常、女性化乳房、SLE症状、体重増加、突然死などがある。

　　　《投与禁忌》　昏睡患者、バルビツレートや麻酔薬の大量使用者、過敏症、妊婦。

　　　《他剤との相互作用》　バルビツレート、麻酔薬、降圧薬、抗コリン薬、アルコールで作用が増強される。エピネフリンの作用を逆転させ血圧低下を起こす。

6．抗不整脈薬
■メキシレチン（メキシチール®）
■リドカイン（静注用2%キシロカイン®）

　　　《適応》　糖尿病性ニューロパチー、帯状疱疹後神経痛、CRPS などの各種神経原性疼痛が適応となる。

　　　《作用機序》　主にリドカインについて鎮痛機序が検討されている。その機序としてナトリウムチャネル遮断作用による神経切断後に生じる神経腫、あるいは後根神経節の異所性自発放電の抑制、C 線維活性化に起因する脊髄後角の疼痛受容感受性亢進（central sensitization）の抑制、脊髄のグリシン受容体への作用、NMDA 受容体、およびニューロキニン受容体反応の抑制作用が関与していると考えられる。

　　　《投与法と薬理学的特徴》　リドカインテスト（静注用2%リドカイン 1 mg/kg 静脈内投与後、生理食塩水にさらに 1 mg/kg 量を混じ 30 分かけて点滴静注する）により鎮痛の得られる場合には、メキシレチン 300～450 mg/日（分3）を経口投与する。メキシレチンの Tmax：3時間、$T1/2\beta$：9時間、蛋白結合率75%。

　　　《副作用》　悪心、胸やけ、味覚異常、倦怠感、しびれ感、呂律が回らない、心停止、ショック、完全房室ブロック、中毒性表皮壊死、振戦、幻覚など。

　　　《投与禁忌》　完全房室ブロック。

　　　《他剤との相互作用》　キニジンとの併用でメキシレチンの血中濃度が増加する。

7．交感神経抑制薬
■α_2刺激薬　クロニジン（カタプレス®）

　　　《適応》　がん性疼痛、神経原性疼痛、術後痛、分娩痛など。

　　　《作用機序》　疼痛を伝達する一次求心線維の神経伝達物質であるサブスタンス P、calcitonin gene related peptide（CGRP）の放出抑制作用、脊髄広作動域ニューロンの抑制作用、オピオイド受容体への作用、鎮静作用を有する。

　　　《投与法と薬理学的特徴》　くも膜下投与時の有効率が高い。しかし本邦では注射薬は市販されていないため経口投与に限られる［0.225～0.45 mg/日（分3）］。中止時は反跳性血圧上昇（リバウンド現象）に注意しながら漸減的に中止する。

　　　Tmax：4時間、$T1/2\beta$：12時間、蛋白結合率20%。

《副作用》　幻覚、鎮静、眠気、疲労感、起立性低血圧、徐脈など。
《相互作用》　降圧効果はクロルプロマジンにより増強され、NSAIDs により減弱される。ベンゾジアゼピン併用により中枢抑制作用が増強される。

■ β遮断薬　プロプラノロール（インデラル®）
《適応》　血管性頭痛の予防。
《作用機序》　不明。血小板からのセロトニン分泌抑制作用によるとの説がある。
《投与法と薬理学的特徴》　30〜60 mg/日（分3）。中止時は反跳性血圧上昇の予防のため漸減的に中止する。
Tmax：1時間、T1/2 β：5時間、蛋白結合率90％。
《副作用》　心不全、徐脈、房室ブロック、起立性低血圧、息切れ、疲労感、気管支痙攣、抑うつ、低血糖など。
《投与禁忌》　徐脈、心不全、慢性閉塞性肺疾患、インスリン投与患者、レイノー症候群、褐色細胞腫。
《他剤との相互作用》　ジギタリスで高度徐脈、血管拡張薬併用で過度の血圧低下、血糖降下薬の作用増強、シメチジンで本薬の血中濃度上昇、クロルプロマジン併用で相互の血中濃度上昇。

■ レセルピン（アポプロン®）
《適応》　交感神経依存性疼痛（交感神経の遠心性活動が痛みの発生、維持に関与している病態）、閉塞性動脈硬化症、バージャー病、糖尿病、レイノー症候群などに伴う四肢の疼痛。
《作用機序》　交感神経終末での NE の取り込みを阻害し、シナプス小胞の NE を枯渇させて交感神経伝達を遮断する。
《投与法》　注射薬が経静脈的局所交感神経ブロックに用いられる。まず疼痛肢のできるだけ末梢に静脈路を確保した後、末梢から中枢に向けてエスマルヒ駆血帯を巻き静脈血を排除する。タニケットを加圧し、次いでレセルピン 0.3 mg と 0.5％リドカイン（静注用2％リドカインを生理食塩水で希釈）混合液 20 ml を緩徐に静脈内投与し、20分間維持した後（可能であればこの間に疼痛部位のマッサージを加えると効果的）、血圧変動に注意しながら徐々に駆血を解除する。レセルピンはうつ状態などの副作用を起こすため、長期間、または頻回に用いてはいけない。
《副作用》　徐脈、低血圧、眠気、眩暈、うつ状態、胃潰瘍など。
《投与禁忌》　うつ病、うつ状態の患者ではレセルピンにより脳内のカテコールアミン、セロトニンが減少し症状の悪化、自殺企図を起こすことがあるため禁忌

である。その他に消化性潰瘍、妊婦、授乳婦など。

　《他剤との相互作用》　抗うつ薬との併用で過度の興奮が、β遮断薬やバルビタール類との併用により過度の鎮静、徐脈、低血圧が生じやすい。

8．血管拡張薬（カルシウム拮抗薬）

■ロメリジン（ミグシス®、テラナス®）

　《適応》　血管性頭痛（片頭痛、群発頭痛）の予防。

　《作用機序》　カルシウムチャネル遮断により血管平滑筋弛緩、spreading depression(後頭葉に生じた血流低下、脳波消失が次第に前方に広がる現象)の抑制、神経原性炎症（硬膜血管周囲の三叉神経軸索に何らかの刺激が加わり、血管作動性のニューロペプチドであるサブスタンスPなどが放出されると血管拡張、血漿蛋白漏出、肥満細胞の脱顆粒を生じ炎症を維持する）の抑制。

　《投与法と薬理学的特徴》　10〜20 mg/日（分2）。
Tmax：4.8時間、T1/2β：3.4時間。

　《副作用》　錐体外路症状(パーキンソン症状)、抑うつ、肥満、眠気、眩暈、悪心、血圧低下。

　《禁忌》　頭蓋内出血、および脳梗塞急性期、パーキンソニズム、うつ状態、妊婦。

9．末梢循環改善薬

　《適応》　閉塞性動脈硬化症、バージャー病、糖尿病、レイノー症候群などに伴う四肢の疼痛、疼痛部の血管収縮を伴うCRPSなどが適応となる。

　《作用機序》　血管拡張、血小板凝集抑制作用に基づく血流、阻血改善による。プロスタグランジン注射薬では水性剤より脂肪乳剤で炎症部位に取り込まれやすい。

　《投与法》　表7を参照。

　《副作用》　ショック、肝障害、無顆粒球症、血小板減少、出血傾向、顔面紅潮、ほてり感、動悸、頭痛、立ちくらみなど。

　《投与禁忌》　出血素因者、妊婦、過敏症、チクロピジン服用で、その他に重症肝障害、白血球減少症。

　《他剤との相互作用》　循環改善薬併用による出血傾向に注意。

10．低血圧治療薬、血管収縮薬

■アメジニウム（リズミック®）

　《適応》　慢性疼痛による血行動態不良症候群、低血圧により痛みの悪循環を生じている例。

　《作用機序》　内因性NEの交感神経終末への取り込み抑制、神経終末内での

表 7　末梢循環改善薬の投与法と特徴

一般名	商品名	投与法
プロスタグランジン類		
ベラプロスト Na（PGI₂）	ドルナー、プロサイリン	120 µg（分3）
リマプロスト（PGE₁）	プロレナール、オパルモン	30 µg（分3）
アルプロスタジル（PGE₁）	プロスタンディン（水性剤） パルクス、リプル（脂肪乳剤）	5～10 µg を生理食塩水20 m/ で希釈し緩徐静注
セロトニン 5-HT₂拮抗薬		
サルポグレラート	アンプラーグ	300 mg（分3）
微小循環賦活薬		
ニコチン酸トコフェノール	ユベラニコチネート ユベラ N	300～600 mg（分3） 600 mg（分3）
カリジノゲナーゼ	カリクレイン	10～60 IU（分3）
抗血栓薬		
アスピリン	小児用バファリン	1錠（81 mg、分1）
チクロピジン	パナルジン	300～600 mg（分3）
イコサペント酸エチル	エパデール	1800 mg（分3）
シロスタゾール	プレタール	200 mg（分2）

不活化抑制により血圧が上昇する。NE を賦活する抗うつ薬様の鎮痛効果を有する可能性もある。

　　《投与法と薬理学的特徴》　20 mg/日（分2）。
　Tmax：2時間、T1/2β：13時間。
　　《副作用》　動悸、不整脈、ほてり感、頭痛、焦燥感、情緒不安定、悪心、排尿障害など。
　　《投与禁忌》　高血圧、甲状腺機能亢進、褐色細胞腫、狭隅角緑内障、前立腺肥大。

■酒石酸エルゴタミン（カフェルゴット®、クリアミン®）
■メシル酸ジヒドロエルゴタミン（ジヒデルゴット®）
　　《適応》　血管性頭痛（片頭痛、群発頭痛）の発作時（エルゴタミン）、および予防（ジヒドロエルゴタミン）。
　　《作用機序》　α-アドレナリン受容体刺激、かつセロトニン受容体を介して脳血管を収縮させ片頭痛を軽減する。またカフェルゴット®、クリアミン® に混合されているカフェインは血管収縮作用を有するとともに、エルゴタミンの吸収を助長する作用を有する。
　　《投与法と薬理学的特徴》　エルゴタミン：発作時初回 1～2 mg 服用、無効

時には30分毎に1 mgずつ追加、6 mg/日、10 mg/週までとする。
Tmax：3時間、T1/2β：2時間。
ジヒドロエルゴタミン：3 mg/日（分3）。
Tmax：2.7時間、T1/2β：21時間。

《副作用》 悪心、嘔吐、下肢疲労、筋肉痛、四肢しびれ感、狭心痛など。
《投与禁忌》 末梢血管障害、虚血性心疾患、緑内障、妊婦など。
《他剤との相互作用》 プロプラノロール、エリスロマイシンによりエルゴタミンの血管収縮作用が増強し、血行障害をきたす。

11. 抗セロトニン薬

■ジメトチアジン（ミグリステン®）

《適応》 血管性頭痛、緊張型頭痛。
《作用機序》 片頭痛はストレスなどが誘因で増加したカテコールアミンや遊離脂肪酸が血小板を活性化することに始まる（血管説）。血小板から放出された5-HTは脳血管を収縮させた後、代謝され血中濃度が急激に減少すると、血管は異常に拡張し拍動性頭痛が生じる。このトリガーとなる5-HTの作用を抑制する。他に抗ヒスタミン作用も有する。
《投与法》 60〜120 mg/日（分3）。
《副作用》 発疹、眠気、口渇、ふらつき、眩暈、悪心、腹痛、月経異常など。
《投与禁忌》 昏睡状態。
《他剤との相互作用》 降圧薬との併用で血圧低下、アトロピンなどの抗コリン薬との併用で抗コリン作用増強、中枢神経抑制薬、およびアルコールとの併用で中枢抑制が増強される。

■スマトリプタン（イミグラン®）

《適応》 血管性頭痛の発作時。
《作用機序》 5-HT$_{1D}$受容体の選択的作動薬。血管収縮作用を有するとともに、頭蓋内血管周囲に分布する三叉神経軸索上の5-HT$_{1D}$受容体に結合し、サブスタンスPなどのニューロペプチドに起因した血漿の血管外漏出（神経原性炎症）を抑制する。
《投与法と薬理学的特徴》 現在、日本では皮下注射薬のみ使用可能である。頭痛発現時に1回3 mgを皮下投与する。1日6 mgまでとし、かつ投与間隔を1時間以上あける。経口薬の場合の片頭痛における単回至適投与量は100 mgで、その有効率は約70％とエルゴタミンの有効率（約50％）と比較して有意に高く、効果発現も早い。発作中は嘔吐、消化吸収障害を伴うため、点鼻薬や注射薬が有用である。

経口薬のTmax：2時間（注射薬では12分）、T1/2β：2時間（注射薬では1.5

時間)、蛋白結合率 14～21％。

《副作用》　エルゴタミンと較べ副作用も少ない。倦怠感、悪心、嘔吐、眩暈、狭心痛などが生じることがある。

《禁忌》　虚血性心疾患、脳血管、末梢血管障害。

12. NMDA (N-methyl-D-aspartic acid) 受容体拮抗薬

■ケタミン（ケタラール®）
■デキストロメトルファン（メジコン®）

《適応》　神経原性疼痛。

《作用機序》　神経損傷に起因して脊髄への侵害入力が持続する結果、NMDA受容体を介し中枢神経系の疼痛受容における感受性増加（central sensitization）が生じる。また末梢損傷部位や脊髄における疼痛受容野に NMDA 受容体の upregulation が生じ、同部位では agonist であるグルタミン酸に過剰に反応しやすくなる。このNMDA受容体反応を抑制することにより鎮痛が得られる。

《投与法》

1）ケタミン持続点滴療法、持続皮下注入法、間欠的少量静注法

持続点滴療法は入院患者を対象に図1に示した方法にて行う。ケタミンは睡眠中悪夢を生じさせやすいため他の睡眠薬、トランキライザーを必ず併用する。持続皮下注入法はインフュージョンポンプを用いてケタミン 0.1～0.15 mg/kg/時、ドロペリドール 5～10 mg/日の速度で投与する。皮下硬結ができやすいため比較的頻回に注入部位を変更する必要がある。有痛性硬結には局所麻酔薬とステロイドを局所浸潤し対処する。少量静注法は1回 5 mg を 2～3回 5分間隔で静脈路に投与する方法で、外来通院患者にも施行可能な方法である。年齢、全身状態により投与量、投与

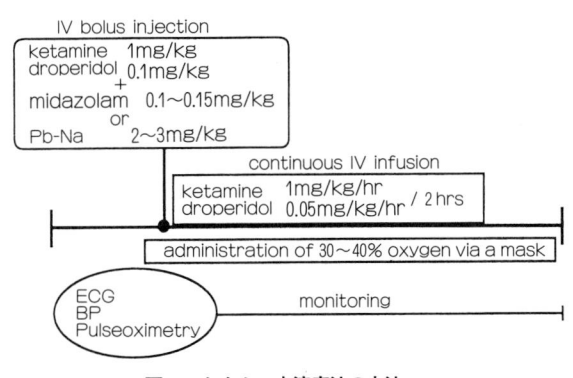

図1　ケタミン点滴療法の方法

回数を適宜調整し、投与後1時間程度は安静を保ち、バイタルサインを観察する必要がある。

2) デキストロメトルファン　45〜90 mg/日（分3）

《副作用》　ケタミン：悪夢、幻覚、不安感、焦燥感など。
デキストロメトルファン：眠気、倦怠感、胸やけ、口渇、食思不振など。

13. 中枢性筋弛緩薬、痙性治療薬

《適応》　緊張型頭痛、筋・筋膜性疼痛、頸肩腕症候群など。バクロフェンのくも膜下投与は種々の神経原性疼痛や癌性疼痛にも奏効するが、本邦では経口薬しか市販されていない。経口投与では血液脳関門を通過しにくいため、鎮痛を得るのに大量投与が必要となり副作用が前面に出やすい。

《各薬物の作用機序、投与法と薬理学的特徴、および副作用》　表8を参照。

14. その他

■カプサイシン

《適応》　とうがらしの辛味成分であり、皮膚外用薬として現在臨床試験段階

表8　中枢性筋弛緩薬の投与法と特徴

一般名	エペリゾン	チザニジン	バクロフェン
商品名	ミオナール	テルネリン	リオレサール ギャバロン
投与法	150 mg （分3）	3〜9 mg （分3）	5〜30 mg （分1〜3）
Tmax（時間）	1.6	1	3
T1/2β（時間）	1.6	1.6	4
共通の作用機序	脊髄単、および多シナプス反射抑制、筋緊張緩和作用、脊髄における抗侵害刺激作用		
特有の作用機序	血管拡張作用	α_2受容体刺激 血管拡張作用	$GABA_B$受容体刺激 C線維の興奮抑制 脊髄でのサブスタンスP 放出抑制
共通の副作用	脱力感、倦怠感、ふらつき、眠気、しびれ、悪心、排尿困難、口渇、肝機能障害など		
特有の副作用	ショック	ショック 心不全 呼吸障害	依存性、幻覚、抑うつ、せん妄、嚥下障害、構音障害、チック、眼振
その他		・降圧薬との併用で徐脈 ・中枢神経抑制薬、アルコールと併用で副作用増悪	主に腎排泄性のため腎不全では慎重投与

にある。帯状疱疹後神経痛などの神経原性疼痛が適応となる。
　《**鎮痛機序**》　C線維からのサブスタンスPの放出を促進、枯渇させ疼痛伝達を阻害する。
　《**副作用**》　皮膚発赤、ほてり感、灼熱痛など。

鈴木孝浩、小川節郎

7. 痛みの理学療法

はじめに

痛みに対する有効な治療法の1つに理学療法がある。理学療法に関する機器や手技については、すでに多くの成書で詳しく説明されているので[1,2]、本稿では概要の説明程度とし、以下の3点に留意して記述した。

第1は、日常臨床の場で用いられているリハビリテーションに関する用語を整理した。第2に、痛みの治療法としての理学療法を解説するとともに、痛みと理学療法との相互関係についても検討した。第3に、手技の説明にはできるだけ具体的な数値を示し、他の治療法との組み合わせも考慮して、実用的な内容になるよう心がけた。

1. リハビリテーションにおける理学療法

リハビリテーションの目的は「究極的には社会的不利の克服、基本的人権の回復」であり、リハビリテーション医学は「何らかの理由で障害をもつに至った患者の残存機能を維持あるいは最大限にすること」である。したがって、痛みの治療法としての理学療法も、用いる手技や機器の選択に際しては、常に患者への全人格的な評価と対応が求められる。

近年、リハビリテーション医学は、リハビリ対象患者の拡大とともにめざましく発展した。さらに、行動生理学の取り入れや障害発生予防対策、地域リハビリ活動など幅広い分野に展開している。地域リハビリ支援構想の背景には、今日の急速な高齢化社会現象がある。社会的需要と介護保険制度の視点から、発症時期に応じて、急性期、回復期、維持期リハビリに分け、それぞれの時期や回復の見通しの中で、リハビリ医療サービスの内容を選択していく考えが提唱されている。

リハビリテーションの分類は種々提唱されているが、原則的には図1のように分類される[1]。

医学的リハビリテーションは作業療法と理学療法および装具療法に大別される。その他、心理療法や言語療法などが特異な療法として分類される。このうち痛みの治療法としては、理学療法と装具療法が基本となる[2]。

理学療法は主に物理療法と運動療法に分類されるが、浮力と水抵抗および熱容量など利用エネルギーの特性を重視して、水治療法を特殊な治療法として独立して分類する場合もある。その他、マッサージやストレッチを運動療法に含める場合もある。物理療法と運動療法の区別については、物理療法は受動的な治療法であり、他

方、運動療法は患者の発意に基づく能動的要素が強い治療法であると考えると理解しやすい。本来、物療室と機能訓練室とは治療目的からして分離させたほうがよいとする意見もある。

物理療法と運動療法はともに理学療法を構成する重要な要素であり、互いの優劣について比較されるものではない。患者の病態によりそれぞれの特性を生かしながら、単独で、あるいは組み合わせて用いられる。

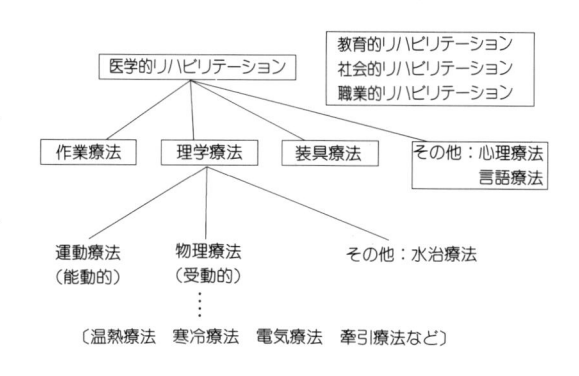

図1　リハビリテーションの分類例
（文献1より引用）

ところで臨床の場では、リハビリ、理学療法、物療、訓練などの言葉が、一括して曖昧に用いられていることが多く、混乱を招く状況がしばしばみられる。高齢者を中心に、低周波機器をはじめ数種の物理療法機器を数多く利用することが、有効なリハビリテーションであると信じている患者も少なくない。特に理学療法と物療、物理療法と運動療法の区別が不明瞭である。患者へのリハビリテーションの啓蒙のためにも、医療関係者自らの知識の整理のためにも、このような言葉は可能な限り明確に区別して表現したほうがよいであろう。

同様な問題は運動療法の指示についてもいえる。例えば、日常診療において患者から、「痛みがあるときは歩かないほうがよいのですか」とか「痛くてもがんばって動いたほうがよいのですか」と質問されることが多い。このとき、「あまり無理をしないように」、「とりあえず痛くない範囲で動いてみますか」、「電気でも当てておきましょう」などと曖昧な指示を出すのは不適切である。すべての患者にその病状にあった正確な処方を行うことは不可能としても、最小限、診断名をはじめ、疾病の経過や予後の見通し、治療期間などについて具体的な数値をあげて説明しておく必要がある。すなわち、総合的な治療計画のもとで、疾病の発症時期と病態に応じた、質と量を明示した運動療法処方が必要である。

2．理学療法

理学療法とは、物理的因子を外部から人体に応用したり、他動的に人体を動かすか、自分で動かすかして疾病の治癒を図る療法である[1]。

《物理療法》　物理的エネルギーを駆使して罹患部位の血量改善を目指し、筋

スパスムの減少や疼痛緩和を得る療法である。ホットパックや赤外線などによる加熱、あるいは寒冷などの温度による効果を目的とするもの（温熱・寒冷療法）と、電気刺激、光線、牽引、マッサージなどが含まれる。経験的に使用されることが多く、効果判定に関する科学的な評価が少ないことが問題であるが、操作が簡単で非侵襲的なことが最大の利点である[2]。

　個別の療法の概要はよく知られているために詳しい説明は省いた。むしろ、現在、リハビリ専門医が多用している物理療法処方に関するアンケート結果が、実際に機器を選択する場合に参考になると思われるので紹介する。調査によると、機器は、①ホットパック治療器、②電流（低周波）治療器、③牽引療法機器、④パラフィン治療器、⑤電磁器（マイクロ波）の順で多く利用されていた。対象疾患と使用機器に関する集計では、電流治療器は末梢神経麻痺に、電磁波治療器は肩疾患に、ホットパック治療器と牽引療法機器は腰下肢痛疾患に多用されていた[3]（表1）。

表1　日本リハビリテーション学会における物理療法に関するアンケート調査結果（対象疾患・症状・障害と使用機器）

対象疾患・症状・障害	電流療法治療器	電磁波療法機器	低出力レーザー治療器	パラフィン浴治療器	ホットパック治療器	水治療法機器	牽引療法機器	その他	合計
頸肩腕症候群	5	2	2	1	6	0	3	2	21
肩疾患（五十肩など）	41	49	19	1	89	0	2	16	217
頸部脊椎症	16	19	6	0	51	2	113	7	214
頸椎神経障害	6	2	2	0	13	7	37	1	68
腰痛	25	20	12	0	85	6	55	8	211
変形性腰椎症	23	13	7	3	46	5	60	7	164
腰椎椎間板ヘルニア	4	1	1	0	13	2	38	1	60
変形性関節症	13	15	6	7	26	7	1	4	79
変形性膝関節症	10	19	9	2	33	11	2	6	92
片麻痺・痙縮	14	4	5	0	13	8	2	5	51
末梢神経麻痺	86	1	3	0	1	2	0	3	96
慢性疼痛	24	15	17	14	42	12	3	17	144
慢性関節リウマチ	5	10	14	61	29	22	4	12	157
手の外科術後	0	1	1	14	4	11	2	3	36
拘縮	7	7	3	12	23	25	2	6	85
外科術後	2	4	0	12	8	35	3	3	67
運動療法補助	7	2	2	3	10	7	0	0	31
捻挫・腱鞘炎	1	3	4	0	5	1	0	4	18
その他	3	3	5	0	7	1	0	10	30
合計	292	190	119	130	504	164	327	115	1841

（文献3より引用）

調査結果は学術的な意味とともに、診療報酬上、リハビリ施設基準を満たすために必要な機種の整備要件なども関与していると思われる。

ペインクリニック領域では、神経ブロック療法と併用して、gate cotrol theory に基づいた刺激療法である鍼や経皮通電療法(TENS)、低周波ツボ表面刺激法(SSP)などが多用されている。光線療法のレーザー治療法、直線偏光近赤外線治療法もよく利用される。後二者は、星状神経節近傍に照射して、星状神経節ブロックによる交感神経遮断類似効果を期待して用いられることも多い。成績の総合判定はまだ先であるが、こうした非侵襲的手法が、神経ブロックの技術的困難さや合併症の問題の解決策になるのか注目されている。

各々の療法の効果効能とともに、禁忌や火傷、低温熱傷などの事故への注意が大切である。急性期の炎症症状が強い部位への使用は寒冷療法が、慢性期には温熱療法が適応となることが多いが一概には決められない。また、長期にわたり漫然と同じ指示を出していないか、常に心がけておかなくてはならない。

物理療法は、医師や職員の不在場所での処置になりやすく、患者が勝手に機器を操作する事態も起きうる。運動療法におけるメディカルチェックとともに、対策マニュアルを設けておかないと安全管理の不備に基づく医療訴訟の原因にもなりかねない。

《運動療法》

1) 運動療法の目的と分類

運動療法は、一次的に障害を被った病変部位の機能回復に用いる場合と、二次的に発生する廃用性機能障害を予測し、予防的あるいは現状維持的に行う場合とがある。その目的は、a) 筋力増強や保持、b) 関節可動域の拡大や保持、c) 筋の協調性改善、d) 持久力の増大、などがある。そうした効果のバランスよい総集によりアライメントが改善され、併せて鎮痛効果が期待できる。

運動の方法には、①他動、②自動介助、③自動、④自動抵抗運動の4種類がある。原則として、①他動運動は、自力では筋収縮を起こせない麻痺筋の関節可動域訓練を、②自動介助運動は、不全麻痺筋の介助による関節可動域拡大と筋力増強を、③自動運動は、可動域訓練と徒手筋力テスト(MMT)が3以上の筋力増強に、④自動抵抗運動は、同じく4以上のもので主に筋力増強が目的となる場合が対象とされる[1]。原則として運動にはできるだけ痛みを生じさせない工夫がいる。

a) 筋力増強訓練は、患者の筋力や器具を用いた各種自動運動が行われる。筋力に応じて段階的に運動量や抵抗を増やす方法がとられることが多い。

b) 関節可動域拡大訓練は、自動介助運動を基礎に保護的に行うのが望ましい。

筋性防御が強い場合、わずかな他動運動・自動運動も困難な場合がある。過剰な他動運動は、治療後に関節組織の損傷や新たな痛みを起こす原因ともなるので注意を要する。

　こうした手法は理学療法士の経験と技量が大きく関与するところである。専門家が不在の場には、すべての症例に対処するのは困難としても、痛みの少ない自動運動については医師の適切な指導のもとでかなりの訓練が可能であるので、基本的な手技は習熟しておくとよい。運動療法には、ストレッチ、モビリゼーションも含まれる。

　博田らは、骨運動を目的とした関節可動域訓練とは別に、関節モビリゼーションに際して、関節包内運動の滑りや回転障害を是正することにより痛みが消失するとして、関節運動学的アプローチ（AKA）を提唱し、その有効性が認められている。

　a）b）の両訓練は単独の目的で行われるとしても、同時に互いの訓練になることが多い。例えば、肩関節拘縮に対する可動域訓練では、リズミカルな反復運動を行うが、同時に筋収縮を伴うために、軽い筋力維持訓練も兼ねることができる。

　関節可動域拡大訓練を中心とした運動療法には、円滑な処置のために、前もって温熱療法などの物理療法や薬物投与、神経ブロックなどによる痛みの緩和処置が必要となる場合がある。神経ブロックと運動療法の併用については、その適応や時間についてはっきりとした基準がなく、今後の研究課題である。

2）運動療法の適応

　運動療法の目的から、身体機能に障害が認められない場合や、初診時に痛みが原因となる機能障害があっても進行する可能性がない場合には適応とならない。また、物理療法と同じく、対象となる患部の炎症による疼痛が強い場合には適応とならない。しかしながら実際には、肩関節周囲炎例において激痛がなければ自動運動による可動域訓練を指導するし、変形性膝関節症で少々膝痛がみられても、大腿四頭筋訓練を勧める意見もあり、実際の判断は容易ではない。その他、急性期の心筋梗塞や急性感染症、精神異常など全身状態にかかわる不都合の理由は常識的に判断される。

3）運動療法実施時の留意点

　運動療法を安全に効率よく行うためのポイントをいくつかあげた。

　①運動量は、時間と強さの積で表されるが、対象ごとに最も効率のよい量を設定する。

　②運動とリラックスで1組（1セット）とする。

　③運動療法は、理学療法士の管理下で、適切な訓練法に基づき効率よく実施され

ることが望ましいが、医師自ら定期的に検査を兼ねて試みる。回復状態をはじめ多くの情報が得られる。

④翌日に、疲労や症状の悪化を起こさない量を守る。過剰、性急な訓練は逆効果となる。特に最初は目標値の半分以下から開始する。

⑤単調な日々の訓練の中で、運動の動機付けや継続性が大切であり、遊戯性を加える配慮（作業療法などの加味）も必要である。

⑥安全面から、訓練前のメディカルチェックは必須である。一般的な問診での合併症のチェックとともに、訓練実施直前の発熱や血圧異常をはじめとするバイタル異常の確認。さらに訓練中での中止項目を担当スタッフ間で徹底しておく（**表2**）。

⑦運動にふさわしい服装、靴、装具の装着の確認を行う。

⑧治療前に排便排尿をすませておく。

4）評価

運動療法は機能障害に対応する技法であるため、障害についての知識が必要である。障害は WHO 国際障害分類案に基づき3レベルに分類される。本邦では、それぞれの障害に対比して、① impairment；機能、形態障害、② disability；能力障害、③ handicap；社会的不利、と訳され用いられている。3レベルの障害の分析結果は、患者個人の QOL を高める手段を探る材料となる。概して①と②には理学療法が対応し、②を中心として①〜③のすべてに作業療法の訓練の場がある。

評価は、障害について客観的、数量的に分析する検査であり、身体各部の計測行為からなる。障害の発生機序、その程度、そして予後の予測を念頭に入れて行われる（ただし評価は計測であり、診断を目的として用いられるものでないことに注意）。

末梢性運動障害は、基本的に、①日常生活動作テスト（ADL-T）、②関節可動域テスト（ROM-T）、③徒手筋力テスト（MMT）の3種類のテストで判定される。さらに、痛み、痙性、失認、失行、協調性などの要素も加味される。評価表と腰椎椎間板ヘルニア患者の評価例を**図2**に示した。

①の ADL-T は、個人が独立した日常生活を遂行するのに必要な、食事、更衣、排便など、身の回りの動作を中心とした基本動作群である。テストは、個々の筋群

表2　運動療法中の中止基準例

自覚症状	狭心痛、呼吸困難、めまい、強い息切れ、ふらつき、下肢の疼痛
徴　　候	チアノーゼ、顔面蒼白、冷汗、あえぎ歩行
血　　圧	血圧の上昇（収縮期：200 mmHg 以上）、血圧の下降
脈　　拍	1分以内に20以上の増加、徐脈
心 電 図	虚血性 ST 偏位、2度以上の AV ブロック、T波の陰性化または陰性T波の増強、多発性期外収縮

腰部・下肢検査表　B

氏名　T.T　　　　　　年齢 40　　性別 男

病名　腰椎椎間板ヘルニア

R			MMT-T		L		
6/29	6/14	6/8	月　日	6/8	6/14	6/29	
			体幹　屈筋群　　腹直筋				
			右外腹斜筋／回旋筋群／左外腹斜筋 左内腹斜筋＼　　　　＼右内腹斜筋				
			伸筋群｛胸部群 腰部群｝				
			骨盤挙上筋　腰方形筋				
5	5	5	股関節　屈筋群　腸腰筋, 縫工筋	5	5	5	
		3(pain)	伸筋群　大殿筋	3(P)	4		
		5	外転筋　中殿筋, 大腿筋膜張筋	5	5		
			内転筋群				
			外旋筋群				
			内旋筋群				
		5	膝関節　屈筋群｛大腿二頭筋 内側膝屈筋｝	5	5		
		4	伸筋群　大腿四頭筋	4	4		
		5	足関節　足底屈筋｛腓腹筋 ひらめ筋｝	5	5		
			足　回外筋｛前脛骨筋 後脛骨筋｝				
			回内筋｛短腓骨筋 長腓骨筋｝				
			足の指　中足指節関節屈筋群　虫様筋				
		5	指節間関節屈筋群｛短指屈筋 長指屈筋｝	5			
		4	中足指節関節伸筋群｛長指伸筋 短指伸筋｝	4			
		5	母指　中足指節関節屈筋, 短母指屈筋	5			
			指節間関節屈筋　長母指屈筋	5			
		5	中足指節関節伸筋　短母指伸筋	4	5		
5	4⁻	5	指節間関節伸筋　長母指伸筋	4	4⁺	5	
			大腿周囲				
			下腿周囲				

R			ROM-T		L		
6/29	6/14	6/8	月　日	6/8	6/14	6/29	
75	70	70	股関節　　　　SLR	80	70	85	
			屈　曲				
			伸　展				
			外　転				
			内　転				
			外　旋				
			内　旋				
			膝関節　　屈　曲				
			伸　展				
			足関節　　背　屈				
			底　屈				

図2　評価表例（腰部・下肢検査用）

や関節の障害だけでは判定できない総合的な能力障害の判定を行うことになる。現在、日本リハビリテーション医学会会員では、障害度を数量化したり共通理解のために、functional independence measure (FIM)、Barthel index などの評価法が頻用されている。

② ROM-T は、関節可動域の程度を推測する。MMT とともに形態障害を検査することになる。他動的および自動的な可動域の測定を行う。角度計、メジャー、物差しが必需品である。

③ MMT は、特別な器具を必要とせず、客観的に筋力を測定できる利点がある。一般に、筋力を 0～5 段階に分けて評価する Daniels らの抗重力検査法が用いられている。例えば、MMT 3 は「抵抗をあたえなければ、重力に打ち勝って全可動域を完全に運動可能」とする判定基準である。

中枢性運動麻痺については、MMT では評価できないために、共同運動下の検査として粗大運動機能テスト (MFT) がある。Brunnstrom の片麻痺機能テストや標準 12 グレード片麻痺機能テストが用いられる。

これらの評価資料を基に、医療チームが検討を行い、過去に集積された経験に照らして患者の回復限界を予測する(目標設定)。次いで治療計画を立て(治療プログラム作成)、訓練を実施する。訓練中は適時計画の進行度をチェックする(再評価)。ある時点で、患者は、治癒あるいは症状固定、継続した治療、他の療法の検索へと判定されることになる。

運動療法と痛みについては、「3．痛みと理学療法との関係」で説明するが、評価に際しても正確な判定を妨げる因子の1つに痛みがあげられる。

5）設備と用具

本格的なリハビリ施設を構えることは理想であるが、小規模訓練室とか、物療室の隅に運動コーナーを設けるだけでも、日常診察で対応可能な患者に対しては十分運動療法の目的は達せられる。最低必要な器具として、①オーバーヘッドネット(滑車、フック、ロープなどの付属品)、②トレッドミルまたは自転車エルゴメーター、③訓練用マット、④訓練用ベッド、⑤姿勢用鏡、⑥肋木、⑦手すり、⑧重垂バンドと亜鈴を揃えればよいであろう (図3)。

3．痛みと理学療法との関係

痛みの治療法に理学療法があるが、一方、痛み自体は適切な理学療法を進めるうえで大きな障壁となっている。また、訓練の前処置としての消炎鎮痛薬やステロイド薬の多用は、薬物による内臓障害だけでなく、生体防御機構としての痛みの役割を消してしまう恐れがある。以下、痛みと理学療法との関係をまとめた[4]。

①通常の運動器疾患に発生する痛みと、治療法として行われる理学療法。この場合、痛みが強く効率よい運動療法ができない場合が問題となる（前者は、いわゆる腰痛、肩膝関節痛など、後者は重度の慢性関節リウマチなどすでに変性、拘縮が相当進行している場合）。

②痛みの原因に対して他の治療法が優先され、積極的な理学療法が適応とならない場合。さらに禁忌とされる場合（がん性疼痛など）。

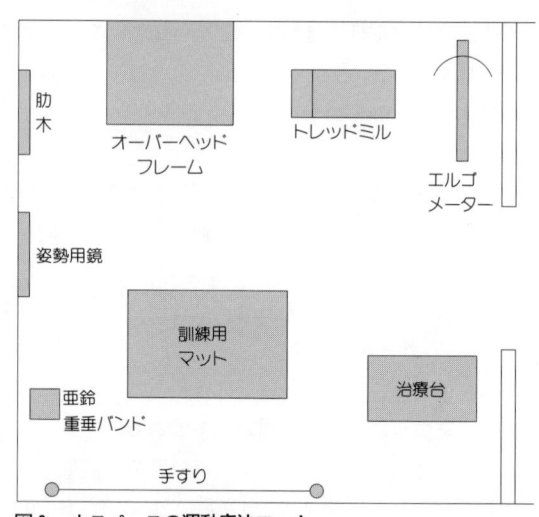

図3　小スペースの運動療法コーナー

③原疾患に難治性の慢性疼痛を合併している場合。この事例では予防が最重要であり、高度の技術、強い作用の薬剤、高価な器具などが用いられがちであるが、処置自体が新たな痛みを引き起こす場合もあることに注意［視床痛、反射性交感神経性ジストロフィー（RSD）、補償がらみの障害など］。

④痛みが長期に及び、その結果心身の機能低下を起こし、心肺機能不全、褥瘡、精神障害を発生させている場合。理学療法を主とした早期からの予防が必要（廃用症候群など）。

⑤理学療法が痛みを起こす場合（誤った指導手技、装具使用、訓練時の外傷、過

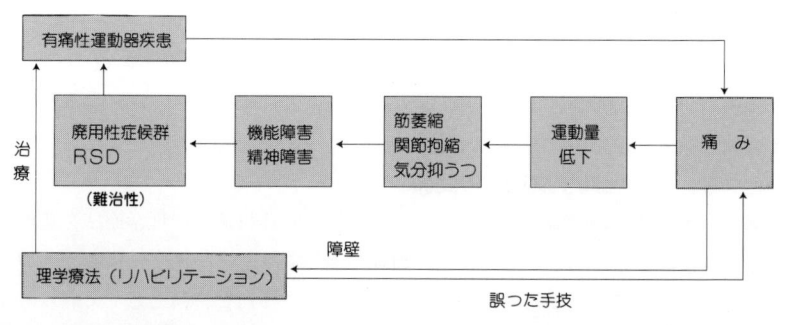

図4　痛みと理学療法の相互関係

剰訓練など、医原性疾患を生む危険性がある）。

　診療現場では、こうした痛みの原因の分析を行い、痛みと理学療法の関係を十分に理解して治療手段を選択しなくてはならない。

　今後、生体防御としての痛みのメカニズムの解明や、普遍的でEBMに基づいた治療法の開発が課題である。図4に、痛みと理学療法との相互関係を示した。

4．有痛性運動器疾患に対する理学療法

　絶対数の多い有痛性運動器疾患を例に、痛みの理学療法について話を進める。当然、治療法の第一選択は、痛みの原因となる疾患を診断し、原因に向けて行われる原因療法であり、理学療法は併行して行われる対症療法的意義で検討される。ただし、それ自体原因療法になることもある。

　リハビリ医療における鎮痛手段は、まず安静による炎症進行の防止、あるいは温熱による血流改善と筋緊張の減少、装具固定による体幹四肢の保持などの物理療法が主体となる。さらに能動的な意味をもつ運動療法を加え機能障害に対処する。たいていの症例は、こうした伝統的な理学療法と薬物療法を用いた、運動器への侵害刺激により起こる一次的な急性期の痛み対策で解決できる（図5）[1]。

　次いで、当院で施行している理学療法に神経ブロック療法を加え両者の利点をいかした診療方法を紹介する。診療の基本方針を図6に示す。

　この治療計画を時間的経過でみると図7のように表される。図7に基づき、神経脱落症状を合併する腰下肢痛の運動処方を紹介した。

　①1週間程度の急性期を終えた時点で、仰臥位で大腿四頭筋と腹筋群の等尺性収縮訓練を開始する。

　②次に坐位訓練→立位訓練→支持歩行→自力歩行→負荷（階段、トレッドミル）へと進める。

　③筋力増強訓練は、評価のMMT成績に基づき処方する。当院では、トレッドミル負荷を好んで用いている。その利点は負荷量を定量化できること、MMTに相関

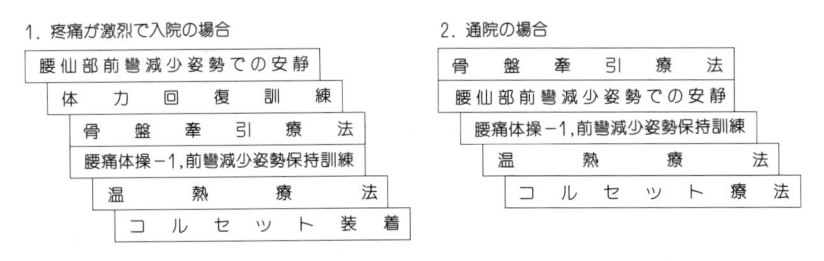

1．疼痛が激烈で入院の場合	2．通院の場合
腰仙部前彎減少姿勢での安静	骨　盤　牽　引　療　法
体　力　回　復　訓　練	腰仙部前彎減少姿勢での安静
骨　盤　牽　引　療　法	腰痛体操-1，前彎減少姿勢保持訓練
腰痛体操-1，前彎減少姿勢保持訓練	温　熱　療　法
温　熱　療　法	コ　ル　セ　ッ　ト　療　法
コ　ル　セ　ッ　ト　装　着	

図5　リハビリ医療における診療方針（腰椎椎間板ヘルニア）
（文献1より引用）

することによる。若壮年では、仕事復帰のための7～8 MET'S（Bruce変法で、III′～IV′）達成を目標とする。高齢者では、5～6MET'S（II′終了）が可能であればADLには問題ない。

運動量を増やす前は必ず評価を行い、以後の適正量を設定する。適正量は、負荷により痛みが増強する量の60～70％程度としている。翌日に症状が悪化しないことが重要である。急激な負荷を行うと、しばしば再発を経験するために、必ず患者に確認している。

④約1カ月前後で亜急性期を終える。以後は再発防止の腰痛体操を指導している。ひねり動作は最終に行う。

⑤社会生活復帰のための治癒判定基準は、③とともに、Butlerの治癒基準を判断材料に用いている。すなわち、

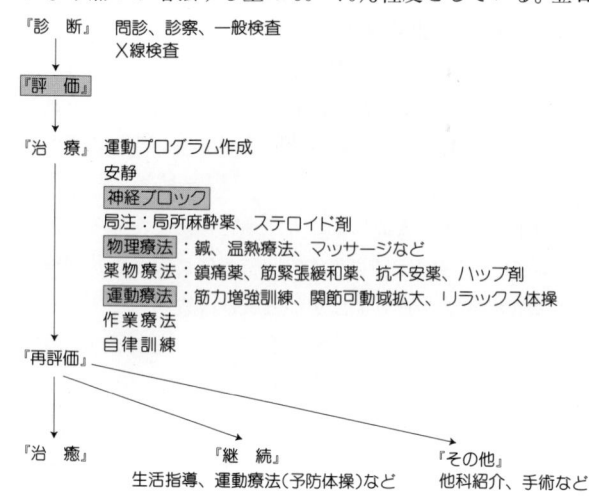

```
『診 断』  問診、診察、一般検査
           X線検査
    ↓
『評 価』
    ↓
『治 療』  運動プログラム作成
           安静
           神経ブロック
           局注：局所麻酔薬、ステロイド剤
           物理療法：鍼、温熱療法、マッサージなど
           薬物療法：鎮痛薬、筋緊張緩和薬、抗不安薬、ハップ剤
           運動療法：筋力増強訓練、関節可動域拡大、リラックス体操
           作業療法
           自律訓練
    ↓
『再評価』
    ↓              ↓              ↓
『治 癒』       『継 続』       『その他』
              生活指導、運動療法（予防体操）など  他科紹介、手術など
```

図6　リハビリ医療に神経ブロックを加えた診療指針
神経ブロックを適切に用いることにより、治療期間の短縮や機能障害の回復が期待できる。

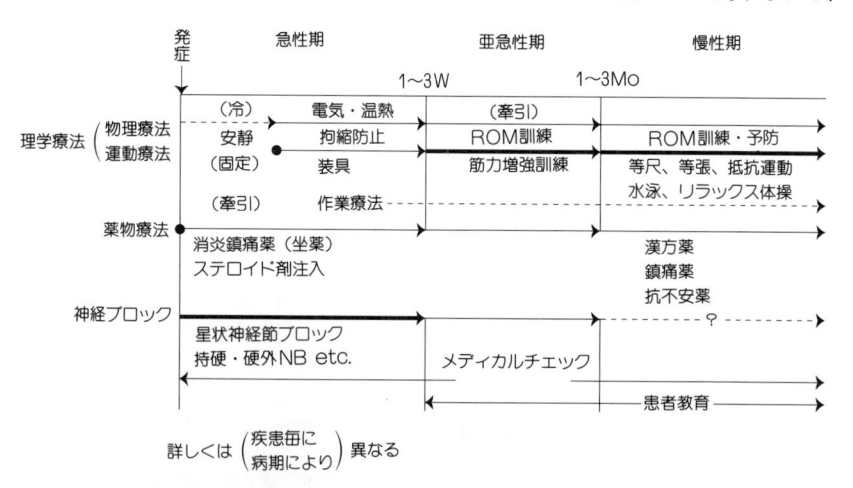

	発症	急性期	亜急性期 1～3W	慢性期 1～3Mo
理学療法 物理療法		（冷）電気・温熱	（牽引）	
運動療法		安静（固定）拘縮防止 装具	ROM訓練 筋力増強訓練	ROM訓練・予防 等尺、等張、抵抗運動 水泳、リラックス体操
		（牽引）作業療法		
薬物療法		消炎鎮痛薬（坐薬）ステロイド剤注入		漢方薬 鎮痛薬 抗不安薬
神経ブロック		星状神経節ブロック 持硬・硬外NB etc.	メディカルチェック	
			患者教育	

詳しくは（疾患毎に／病期により）異なる

図7　有痛性運動器疾患の治療計画

50 m を 23 秒内で歩く、40 cm ジャンプが可能、20 分間の継続した運動、1 時間の坐位/立位動作が可能、1 km 歩行が可能。サーキットトレーニングが可能、の 5 項目である。

5．慢性難治性疼痛に対するリハビリ・チームアプローチ

　痛みの保存的な治療に関しては、大半の症例では NSAID を中心とする鎮痛薬使用や理学療法が奏効する。しかしながら、こうした普遍的な治療法で十分な効果が期待できない難治性疼痛患者には、ペインクリニックが神経ブロックの手技を駆使し、あるいは心療内科が心因性要素の強い患者をそれぞれ専門的立場から対応してきた。しかしながら、必ずしも患者と医師の双方にとって満足できる結果が得られるとは限らない。むしろ、ドクターショッピングを繰り返したり、民間療法に走る事例を多数経験している。

　リハビリテーション医学においても、慢性難治性疼痛患者に対して心身医学的要素を加えた種々の療法が考案されている。代表的なものに、①リラクセーション技法、② EMG バイオフィードバック療法、③認知行動療法的チームアプローチなどがある。

　Fordyce(1973)は、慢性疼痛患者に対して、痛みを訴え続けることにより患者が、同情、補償、休みなどの恩恵を受ける結果となる疼痛行為に着目し、そうした行為を無視したうえで実行可能な程度から身体活動量を増やすオペラント条件付けプログラム（行動療法）を提唱した。本法は、痛みそのものの治療というよりも、痛みの管理を目指した手法とされている。

　Meichenbaum ら (1984) は、患者に対して痛みの訴えそのものを無視する行動療法の不備を補うために、疼痛行為は患者の痛みに対する偏った認知に起因するとして、行動療法とともに誤った認知を是正しながら治療を進める認知行動療法を導入した。現在、欧米で広く用いられている。この手法を遂行するためには、関連職種がチームを組んで包括的に患者に対応する体制 (multidisciplinary team approach) が必須である[5]。

　Loeser ら (1982) は、痛みの多相的モデルを提唱し、生理的な疼痛伝達機構における痛み発生への病理的対策から、体験としての痛みに対する心理学的対応までの全容を説明している。このモデルでは、痛みの体験は、①侵害刺激、②疼痛感覚、③苦悩・苦痛、④疼痛行動の 4 相から形成されている（図 8）[5]。

　各相にはそれぞれ、①侵害受容体刺激の除去や基礎疾患の治療、②神経ブロックなどペインクリニック的処置、③心理的実習やリラクセーションなどの認知療法、④オペラント学習が対応する。各相に対する治療方法がより明確となり、認知行動

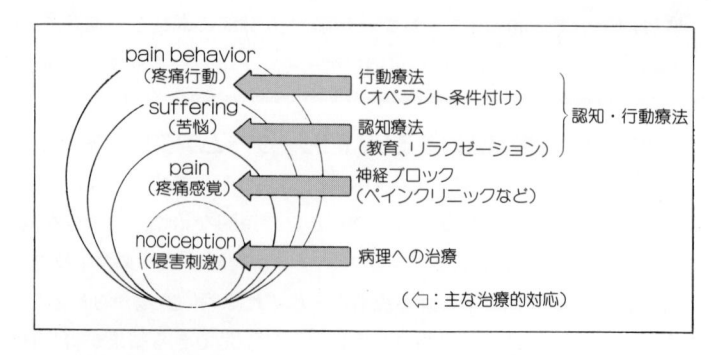

図8 疼痛の多相的モデル
Loeser らのモデルの本田による解説図（文献5より引用）

療法プログラムの理論的根拠となっている。

　運動器に関する慢性疼痛患者の治療には、従来、身体障害患者の治療に習熟しているリハビリ医学も先鞭をとってきた。本邦では、本田ら（1988）が、認知行動療法に基づく疼痛管理プログラムを取り入れ実践している。

　本プログラムでは、重篤な精神病理が除外された四肢・運動器痛患者を対象としている。医師（リハ医、精神科医）、理学療法士、作業療法士、心理士が参加した3週間の外来通院による集中治療である。痛みの器質的心理的要素を探索することよりも、痛みを"障害"として位置付け、痛みとともに生きるという生活態度の取得（痛みの受容）を目的としている。この療法により、長期的にも visual analog scale（VAS）の減少や身体活動の増加、うつ状態の改善が報告されている。

保岡正治

【文献】
1）服部一郎, 細川忠義, 和才嘉昭（編）：リハビリテーション技術全書. 第2版, 医学書院, 東京, 1984.
2）楊　鴻生：痛みに対するリハビリテーションの基本指針. ペインクリニック　19：989-997, 1998.
3）米本恭三, 岩谷　力：物理療法処方に関するアンケート調査報告. Jpn J Rehabil Med 35：138-139, 1998.
4）森　義明：疼痛・リハビリテーション. 第29回ペインクリニック学会総会　シンポジウム3「ペインクリニックとリハビリテーション」. p109, 1995.
5）本田哲三：慢性疼痛のリハビリテーション. 慢性疼痛　18：34-39, 1999.

8. 実地医家にできる神経ブロック

■神経ブロックについて

1. 神経ブロックの定義

　神経ブロックとは、「脳脊髄神経や脳脊髄神経節または交感神経節およびそれらの形成する神経叢に向かってブロック針を刺入し、直接またはその近傍に局所麻酔薬または神経破壊薬を注入して、神経の伝達機能を一時的または永久的に遮断する方法」と定義する。

　厳密には、局所麻酔薬などの薬液を使用して、化学的に神経機能を遮断することをいうのであるが、ブロック針による神経穿刺圧迫によるものや特殊な装置をもつブロック針の使用による熱凝固や冷凍による物理的な方法も神経ブロックとして取り扱う場合が一般的である。

2. 神経ブロックの意義

　神経ブロックが生体にもたらす効果は疾病の治療において大きな意義を有している。

　《痛覚伝導路の遮断》　疼痛を消失させることは、疾病の根本的な治療とはなりえないかもしれないが、患者のQOLの改善に寄与することは間違いのないことである。

　神経学的な異常をまったく認めず、激しい発作的な疼痛のみを主訴とする三叉神経痛や舌咽神経痛では神経ブロックが確実に施行されれば、長年続いた発作は完全に消失し、その効果は数カ月から数年にわたって持続する。

　また、その効果はがんや筋・骨格性疾患などの痛みに対しても同様である。

　《痛みの悪循環の遮断》　侵害刺激は末梢神経より脊髄を経由して中枢に伝達されるが、同時に脊髄反射路を介して交感神経、運動神経の興奮も引き起こす。これによって、侵害部位およびその周辺の血管収縮や筋攣縮が起こり、次いで局所血流低下、酸素欠乏による異常代謝が進行し、局所には発痛物質の生成・遊離が促進され、侵害受容器の感受性が高まるという、いわゆる"痛みの悪循環"が成立し（図1）、痛みの増悪が進行する。

　痛みの悪循環を断ち切るのに最もよい手段は、知覚、交感、運動神経に一度に働きかけることができる神経ブロックである。

　《交感神経機能の遮断》　交感神経機能が神経ブロックにより遮断されると、

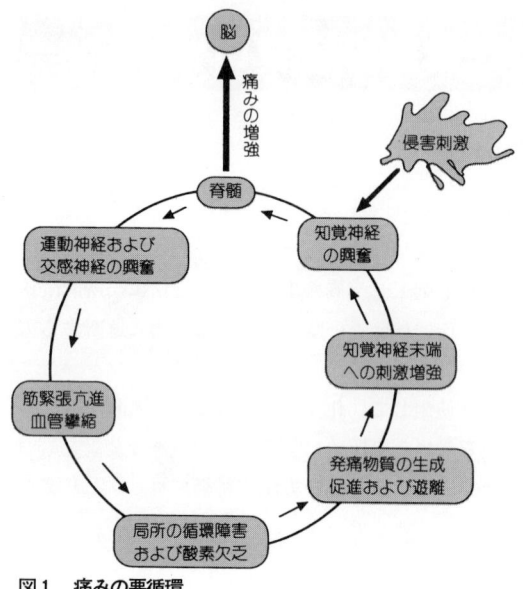

図1 痛みの悪循環

局所の血流増大、発汗抑制、交感神経知覚枝遮断などが起こる。

末梢血行障害による阻血性の痛みには局所血流の増大が最も必要なことであり、交感神経ブロックはまさに目的にかなっている。

《疼痛発生の予防》 全身麻酔のみでの手術による術後痛より、神経ブロックを併用した場合の術後痛のほうが軽くなる。開胸術の際に肋間神経ブロックを併用するのもよい方法と考えられている。

腹腔内腫瘍などの手術が試験開腹に終わる場合、直視下に腹腔神経叢ブロックや下腸間膜動脈神経叢ブロックなどを行っておけば、その後の痛みの出現を抑える可能性が高い。

同様に、帯状疱疹急性期における神経ブロックによる十分な鎮痛は帯状疱疹後神経痛の発生を減少させると期待される。

《運動神経の遮断》 運動神経遮断に伴う筋弛緩は筋・骨格性疼痛疾患の治療には欠かせない要素である。

脊髄損傷などに伴う痙性麻痺に神経ブロックを行うことで車椅子の使用が可能になる場合もあるし、電気メスを使用する経尿道的手術などでは閉鎖神経ブロックは必須である。

また、顔面痙攣の治療として顔面神経穿刺圧迫法がある。

3．神経ブロックの種類

解剖学的名称の与えられている神経のほとんどを神経ブロックの対象とすることが可能であるが、日常の臨床で使用される神経ブロックはほぼ25〜26種類くらいである（表1）。

4．神経ブロックの適応

神経ブロックは、全身の各部位に対して効果を発揮できるという特徴があり、し

表1　ペインクリニックで使用される神経ブロック

脳神経ブロック	脊髄神経ブロック		
	知覚神経ブロック	交感神経ブロック	交感・知覚・運動神経ブロック
三叉神経節ブロック	後頭神経ブロック	星状神経節ブロック	硬膜外ブロック
三叉神経各枝ブロック	浅・深頸神経ブロック	翼口蓋神経節ブロック	頸部
舌咽神経ブロック	腕神経叢ブロック	胸部交感神経ブロック	胸部
顔面神経ブロック	肩甲上神経ブロック	腰部交感神経ブロック	腰部
迷走神経ブロック	肋間神経ブロック	腹腔神経叢ブロック	仙骨部（仙骨ブロック）
副神経ブロック	脊髄神経根ブロック	下腸間膜動脈神経叢ブロック	くも膜下脊髄神経ブロック
	大腰筋溝ブロック	上下腹神経叢ブロック	閉鎖神経ブロック
	外側大腿皮神経ブロック	不対神経節ブロック	トータルスパイナルブロック
	経仙骨神経ブロック	局所静脈内交感神経ブロック	
	トリガーポイント注射		

表2　神経ブロックの適応となる疾患

全身の痛み
　がん性疼痛、術後痛、術後疼痛症候群（開胸後、胆摘後、乳房切断後など）、外傷性疼痛症候群
　中枢神経損傷による痛み（中枢痛、腕神経引き抜き損傷、脊髄損傷など）
　末梢神経損傷による痛み（反射性交感神経性ジストロフィー、カウザルギー、幻肢痛、絞扼性神経障害など）
　帯状疱疹痛、血行障害による痛み（閉塞性動脈硬化症、閉塞性血栓血管炎、レイノー病、白ろう病など）
　筋・筋膜性疼痛症候群、難治性潰瘍、機能性浮腫、心因性疼痛

頭・顔面の痛み
　片頭痛、群発頭痛、緊張型頭痛、三叉神経痛、舌咽神経痛、Tolosa-Hunt症候群、顎関節症、咀嚼筋症候群
　非定型顔面痛、その他の頭痛・顔面痛

頸肩腕の痛み
　頸部神経根症（頸椎椎間板ヘルニア、変形性頸椎症など）、外傷性頸部症候群、胸郭出口症候群、肩関節周囲炎、頸肩腕症候群、その他の頸肩腕痛

胸・背・腹部の痛み
　肋間神経痛、Tietze症候群、急性・慢性膵炎、尿路結石症、月経困難症、慢性内臓痛、その他の胸・背・腹部痛

腰・下肢・会陰部の痛み
　腰部神経根症（腰椎椎間板ヘルニア、変形性腰椎症など）、坐骨神経痛、腰痛症、慢性会陰部痛、尾骨神経痛、その他の腰・下肢・会陰部痛

その他
　顔面神経麻痺、顔面痙攣、突発難聴、鼻アレルギー、網膜血管閉塞症、網膜色素変性症、視神経炎、その他

たがってその対象となる疾患は数限りがない。局所的な知覚低下または麻痺、局所的な筋弛緩、局所的な血流増加が望まれるとき、そのすべてに対応することが可能である。

神経ブロックの適応となるのは疼痛疾患だけではなく、痛みのない疾患にも多くの適応がある（**表 2**）。

■ 実地医家にできる神経ブロック

神経ブロックは確実に行われると、非常に切れ味の鋭いものであるが、それを十分に駆使するには、かなりの習練が必要である。

また効果が強いと同時に、致命的な合併症も起こりうる手段であり、神経ブロックを行おうとするならば、急変に際して救急蘇生の施行など十分な対応能力を有することが必須の条件である。

そのような意味で、いろいろある神経ブロックの中から、比較的安全、容易に行いうると思われるものをいくつか選んで紹介する。

1．用意する局所麻酔薬

市販されている局所麻酔薬は数多いが、神経ブロックに用いる局所麻酔薬はメピバカイン、ブピバカイン、リドカインおよびネオビタカイン®などである。

メピバカインはリドカインよりも多少作用時間が長く、毒性が少ない。表面麻酔作用がないことを除けば、臨床的にはリドカインと同様と考えてよく、ペインクリニックでは最も多用されている。

ブピバカインは、わが国で現在市販されている局所麻酔薬の中では最も効果持続時間が長い。効果時間が長いということは、生じた場合は、副作用の持続時間も長いということを意識しておく必要がある。

リドカインの効果はメピバカインとほぼ同等と考えてよい。

ネオビタカイン®は局所麻酔薬であるジブカインにサルチル酸ナトリウムと臭化カルシウムを加えたものである。

2．神経ブロックの副作用（表 3）

1）局所麻酔薬が原因

神経ブロックを意図して注入される局所麻酔薬は自然に血管内に吸収されるし、誤って血管内に注入されることもあり、場合によっては、これが局所麻酔薬による中毒を引き起こすことになる。通常は、過量投与により生じるのであるが、直接中枢へ到達する椎骨動脈や内頸動脈への局所麻酔薬注入は、わずか数 ml でも全身痙攣を生じる。

局所麻酔薬の血中濃度が次第に増えていくときは、それと相関した中毒症状がみられる(**図 2**)。頭痛、多弁、不穏、興奮、嘔気、嘔吐などの興奮状態の出現は、局所麻酔薬中毒の始まりと考えるべきで、ジアゼパム 2〜5 mg の静注を行い鎮静する

表3　神経ブロックによる副作用

- 局所麻酔薬が原因
  - 局所麻酔薬中毒
  - アナフィラキシーショック
  - アレルギー反応
  - その他
- ブロック操作が原因
  - 出血
  - 神経損傷
  - 臓器損傷
  - 感染
  - その他

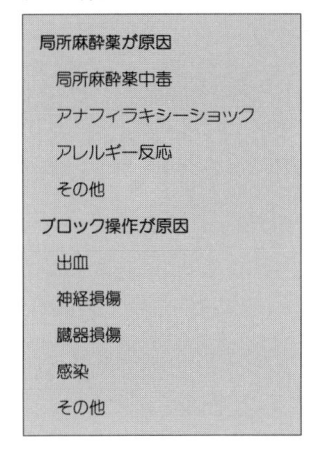

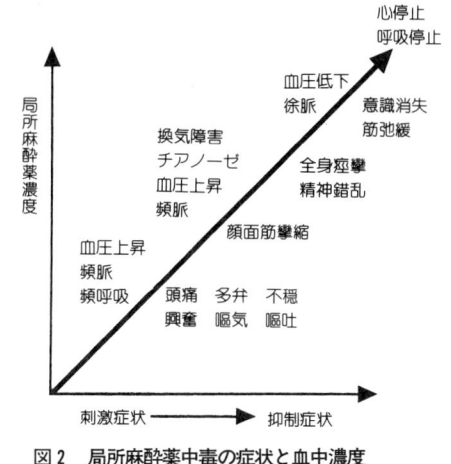

図2　局所麻酔薬中毒の症状と血中濃度

べきである。

　全身痙攣が生じたら、直ちに静脈を確保するとともに、ジアゼパムまたはチオペンタールを痙攣が消失するまで静注する。循環・呼吸の異常に対しては心肺蘇生法に準ずる。

　少量の局所麻酔薬使用にもかかわらず、アナフィラキシーショックが起こり、意識消失、呼吸停止、著明な血圧低下、心停止などが発現することがある。心肺蘇生法に準じた処置を行うが、アドレナリン、ステロイドの投与および大量輸液が必須である。

　かゆみ、蕁麻疹、浮腫、気管支喘息などのアレルギー反応による症状がみられることがあるが、おおかたは局所麻酔薬の使用中止と観察だけでよい。必要があれば、抗ヒスタミン薬を投与し、対症療法を行う。

　また、局所麻酔薬に添加された血管収縮薬はときとして循環系に影響を及ぼすことがあるし、血流供給の低い場所に用いられると末梢の壊死を生じることもあるので、神経ブロックでは用いないのが原則である。

2）ブロック操作が原因

　組織内へ針を刺入するので、部位によっては血管を損傷して出血させることがある。薬液注入後の圧迫止血を丁寧に行うことが大切である。

　神経を直接穿刺する目的でない場合でも、思わず神経穿刺をすることがあるので、このようなときは、そのまま抜針するのではなく、少量の局所麻酔薬を注入しておくほうがよい。

針で臓器損傷を起こす可能性もあり、最も多いのは、胸背部における操作での気胸の発生である。軽度であれば、そのまま経過をみるのみでよいが、高度または数日の経過で回復しない場合は、持続吸引など必要な処置を行う。
　神経ブロックで感染がみられることも事実であり、丁寧な清潔操作が望まれる。
　その他、ブロック操作で、過呼吸症候群などに代表される心因反応がみられることがある。観察のみでよいが、必要なら鎮静薬、抗不安薬などの投与を行う。嫌がったり、こわがったりしている患者に神経ブロックを行ってはならない。

■トリガーポイント注射

1．トリガーポイントとは

　トリガーポイントとは筋肉あるいはその周辺組織に"しこり"として触知される部位であり、患者は最も"こり"の強い部位として訴えることが多く、そこを圧迫すると同部に痛みを生じ、さらにはそこから痛みが関連する部位へ向かって放散する部位をいうのであるが、教科書的には「圧迫や針の刺入および加熱、冷却などの刺激を加えたとき、同部の痛みとともに関連域に痛みを生じさせる体表上の部位」とか「筋膜内に存在する1つから数個の被刺激性の高いポイントであり、同部の刺激で関連域に特徴的な痛みを引き起こす部位」などと定義される。
　トリガーポイントは、筋肉に対する急性の負荷、過労作疲労、冷却、外傷など直接的な刺激および他の疾患(内臓疾患や関節障害など)、情緒的問題などの間接的な刺激により生じるので、筋の起始部、停止部、末梢神経や血管が筋膜・筋肉を貫く部位などに見い出されることが多い。さらに筋肉以外にも、靭帯、腱、骨膜、関節包、瘢痕部などにも生じうるとされるが、トリガーポイントの定義に明確に一致するものかは疑問があり、単なる圧痛点にすぎない可能性もある。
　ただし、臨床的には、神経が皮下の浅い部分を走行しており、刺入した針が直接神経に当たりそうな部位や関節腔内に刺入しそうな部位を除いた圧痛点は対象としてよい。
　一般的には、頸部、肩、背部、腰殿部の咀嚼筋、姿勢筋に生じやすく、僧帽筋、胸鎖乳突筋、斜角筋、肩甲挙筋、腰方形筋などは好発部位であり(図3)、生じたトリガーポイントの70％以上が東洋医学にいう経穴(ツボ)と一致しているか、非常に近接した部位にある。

2．実際の手技

　《トリガーポイントの確認》　最も痛い部位を患者自身の指先で示させると、トリガーポイントの位置は簡単に確認できる。しかし、できるだけ短い距離で針を

8 ········· 実地医家にできる神経ブロック

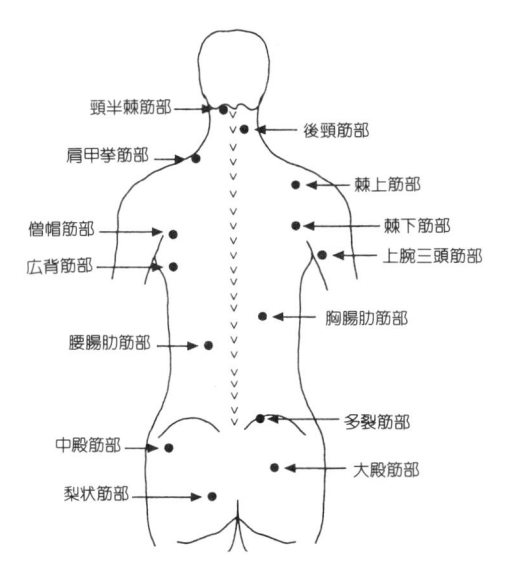

図3　トリガーポイントのみられる部位
ここに示したものは、代表的なものであり、筋の種類により図に示した部位とまったく同じか近い部位にも他の筋によるトリガーポイントが生じることはある。また、筋の起こりから付きまでの間に生じるのであり、ある筋のトリガーポイントというとき、常に図の部位にあるとは限らない。さらに、トリガーポイントは体前面の筋（大胸筋、外腹斜筋など）にも生じる。

刺入するほうが安全なので、患者が示した位置からまっすぐ方向、斜め方向などに向かって指腹で圧迫し、皮膚より直下に最も患者が痛みを感じる部位を探し出すのがよい。

また、通常トリガーポイントは、筋層内の緊張帯と呼ばれる索状の抵抗の中で、最も痛みを強く感じる点として存在するので、可能で

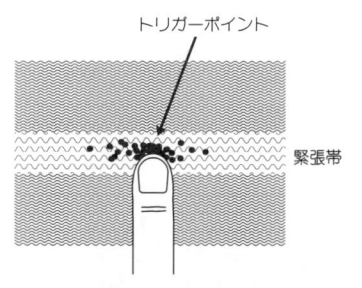

図4　トリガーポイントの確認
圧迫で最も痛みを感じる部位を探し、しかも指腹直下に触れるようにする。同時に、索状の緊張帯を確認する。

あればその緊張帯も確認するとよい（**図4**）。トリガーポイントのみならず、その周囲の緊張帯にも薬液を注入するとさらに有効性が高くなる。

また、胸鎖乳突筋や広背筋、上腕二頭筋などでは、筋膜を指で挟むようにして摘まみ上げるようにすれば、圧迫する方法よりもさらに確実にトリガーポイントを確認することができる。

《トリガーポイントへの穿刺・薬液注入》　5 ml の注射筒に、先に述べた局所麻酔薬で、メピバカイン、リドカインなら1〜2%溶液を、ブピバカインなら0.25〜0.5%溶液を、ネオビタカイン®なら原液をそのまま充填し、25Gの太さで、長さ3〜4cmのディスポーザブル（ディスポ）針を接続する。トリガーポイント1カ所への注

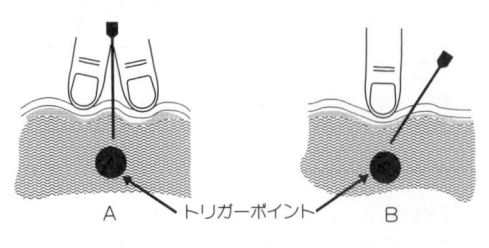

図5 トリガーポイントへの穿刺
A：トリガーポイントのある索状の緊張帯を2本の指で挟み付けるようにして、その間に固定して穿刺する。
B：1本の指腹の直下にトリガーポイントを押さえ込むように固定し、指腹の下に潜り込むように針を刺入する。

入量は1～3 mlで十分であり、数カ所行うにしても、副作用の観点から、総計10 ml以内にとどめるほうがよい。

ステロイドホルモンの併用は効果的であるが、その性質上、1カ月に1～2回程度にとどめるべきと考える。

刺入部を十分に消毒するが、滅菌手袋を使用しない場合は、自分の指先を丁寧に消毒することを忘れてはならない。

トリガーポイントを固定するには、緊張帯を2本の指で挟みつけるようにする方法（図5-A）と皮膚直下に指腹で押さえつける方法（図5-B）とがあるが、これは施行する部位に合わせて使い分ければよい。

トリガーポイントに向かって針を刺入するが、まずその直前に刺入部位に圧迫刺激を加えておいて、針を皮下まで刺入する。このようにすると、針の刺入に伴う痛みを患者はあまり感じないので、好都合である。次いで、針をゆっくり進めると、筋膜のわずかな抵抗を感じた後、針先がプツンと筋膜を突き抜ける感触を得る。このとき、針先がトリガーポイントに当たると、抑えていた指先に緊張帯の攣縮が瞬間的に感じられる。同時に、患者はウッと身体をこわばらせるような反応をみせ、「ひびく」、「きた」、「そこ」などという"ひびき"を訴える。

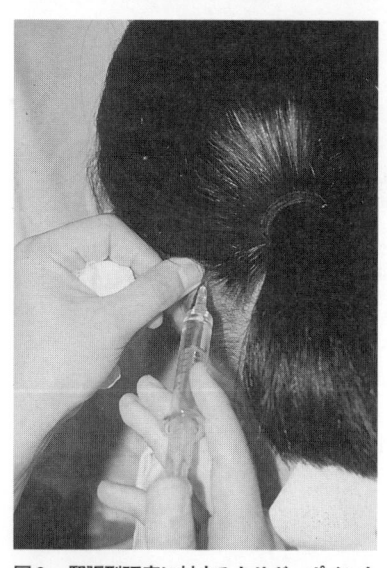

図6 緊張型頭痛に対するトリガーポイント注射
後頭部や項部の圧痛点に局所麻酔薬を注射するが、緊張型頭痛では僧帽筋が後頭骨に付着する部位の外側に強い圧痛をみることが多い。この部位は天柱というツボとほぼ一致するので、天柱ブロックと呼んでいる。

ここで、薬液をゆっくり注入するが、注入時に"ひびき"を強く訴える場合は、そのまま注入して終了とする。あまり、"ひびき"が強くない場合は、その周辺にも扇状に薬液を注入するとよい。

トリガーポイントに針が当たらない場合も同様であり、無理にそれを探す必要はない。筋膜を貫き、針先が筋層内にあれば、薬液を注入してよいし、注入に伴う"ひびき"を得ることは多い。"ひびき"もなく、薬液注入に伴い皮膚が盛り上がってくるようなら、針先は筋層に到達していない。

緊張型頭痛（図6）や頸部、肩背部、腰部などにおける筋・筋膜性疼痛症候群などがよい適応となるが、外傷などにより二次的に生じたものも当然対象となる。

■前頭神経ブロック

眼神経は三叉神経の中でも最も小さな枝であり、上眼窩裂を通過して、その末梢本幹である前頭神経となる。前頭神経は眼窩上神経と滑車上神経に分かれ、眼窩上神経は前頭部、上眼瞼に分布し、滑車上神経は前頭部、上眼瞼、結膜、鼻背に分布する。

《手技》 使用する針は2.5cm、25Gのディスポ針とし、1 ml のツベルクリン用注射筒または2～3 ml 程度の注射筒に接続する。局所麻酔薬はメピバカインまたはリドカインであれば2％、ブピバカインなら0.5％、ネオビタカイン®は原液とする。

患者は、適当な枕を当てた仰臥位とし、顔は正面を向いた体位とし、術者は患者の頭側に立つ。

左第3指で、正中より外側2.5cmのところにある眼窩上切痕を確認し、それより頭側で眉毛の生えている部位を刺入点とするのが安全である（図7）。

刺入点の皮膚面に対して直角に針を刺入することが大切であり、そうすると刺入方向は尾側より頭側に向かうことになる。

針が骨面に軽く当たったら、少しだけ持ち上げるようにして、左母指および示指で注射筒を固定し、局所麻酔薬0.5～1.0 ml を眉毛に沿って左右に広がるように注入する。このとき、左中指の腹側で眼窩上縁を圧迫し、薬液が眼窩内へ流入しないようにすることが大切であ

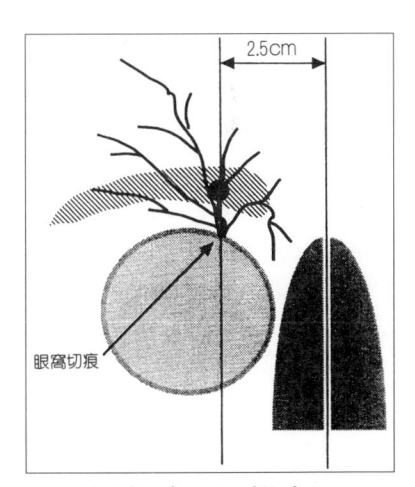

図7 前頭神経ブロックの刺入点
正中より外側2.5cmのところにある眼窩上切痕を確認し、それより頭側で眉毛の生えている部位を刺入点（●）とする。

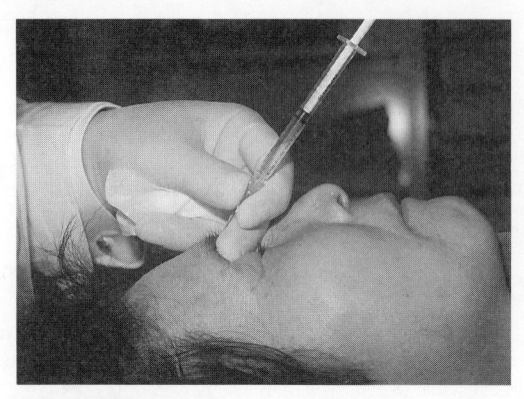

図8 前頭神経ブロック
刺入点の皮膚面に対して直角に、尾側より頭側に向かって針を刺入することが大切である。さらに、左中指の腹側で眼窩上縁を圧迫し、薬液が眼窩内へ流入しないようにする。

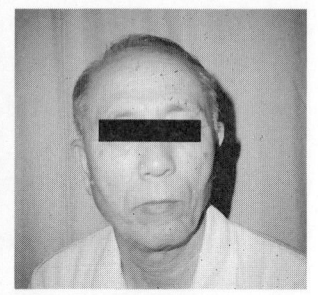

図9 上眼瞼挙筋麻痺
頭側から尾側へ向かう穿刺という好ましくない行為の繰り返しで、局所麻酔薬の使用にもかかわらず、おそらく針先で上眼瞼挙筋を損傷した結果、麻痺が生じたものと考えられる。

る（図8）。

　針を眼窩上切痕に向かって、頭側から尾側に向かって刺入するように解説する教書が時折みられるが、上眼瞼挙筋の麻痺を起こすことがあり、あまり賛成できない（図9）。

■ 眼窩下神経ブロック

　眼窩下神経は上顎神経の最も大きな枝で、下眼窩裂孔から眼窩へ入り、眼窩下溝、眼窩下管を通って、眼窩下孔から顔面に現れ、下眼瞼、鼻翼、鼻腔粘膜、上口唇、上顎の歯肉に分布する。

　《手技》　患者は、適当な枕を当てた仰臥位とし、顔は正面を向いた体位とし、術者はその右側より、顔を覗き込むような位置に立つ。

　用いる針は25G、2.5cmのディスポーザブル針とし、2～5mlの注射筒に接続する。薬液は眼窩上神経ブロックの場合と同様でよい。

　鼻翼下縁の高さで、正中より約2.5cm外側を刺入点とするが、だいたい小鼻から0.5cmくらい離れたところで、頬溝の駆け上がりの部位に相当する（図10）。

　目的とする眼窩下孔は、正中より2.5～3.0cm外側で、眼窩下縁の0.5～0.7cm下方に位置しているので、それを左第2指で触れながら、針を進めていく。刺入点からは頭側、やや外側の方向である。針先が眼窩下孔付近に到達したら、その周辺に1～2mlの薬液を扇状にばらまくように注入する。

　ときとして、針先が眼窩下孔へ直接に刺入されてしまい、上口唇や鼻翼に痛みが

8 ……… 実地医家にできる神経ブロック

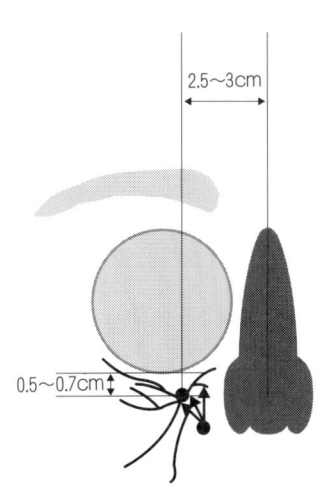

図10　眼窩下神経ブロックの刺入点
小鼻より約0.5cm外側の部位を刺入点（●）とする。

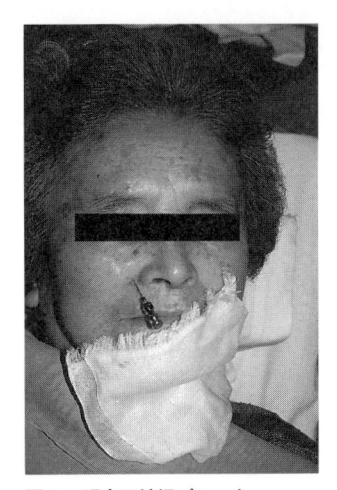

図11　眼窩下神経ブロック
これは神経破壊薬を注入するために、ブロック針先端が下眼窩孔に刺入されている。局所麻酔薬によるブロックでは、おおむねこの針の方向およびその左右に薬液をばらまくように注入すればよい。

放散することがあるが、このときはそのまま局所麻酔薬0.5 mlを注入して終了とすればよい。神経破壊薬を使用する場合には必ず眼窩下孔へ針先を刺入する操作を行うのであり、慌てる必要はない（図11）。

■耳介側頭神経ブロック

耳介側頭神経は下顎神経の枝であり、下顎神経が卵円孔を出た後に分岐し、耳介直前頬骨弓直上で皮下に出て側頭部を支配するが、浅側頭動脈が皮下に這い上がる部位に一致する。

《手技》　患者は、適当な枕を当てた仰臥位とし、顔をやや健側に傾かせるような体位とし、術者はブロックする側に位置する。

用いる針、注射筒、薬液などはすべて前述の眼窩下神経ブロックの場合と同様で、25 G、2.5 cmのディスポーザブル針とし、2〜5 mlの注射筒に接続し、使用する薬液も同様である。

頬骨弓上縁、耳介前面の部位で浅側頭動脈の拍動を左示指で触れて、その走行を確認することが肝心である。示指先端に浅側頭動脈の拍動を感じながら、そのすぐ後ろ側に、針先を皮膚に直角に刺入し、皮下に到達させればよい（図12、13）。

89

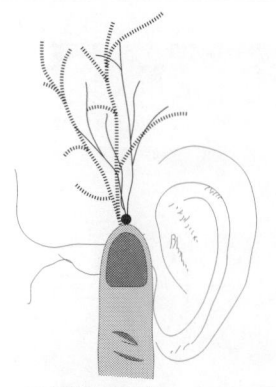

図12　耳介側頭神経ブロックの刺入点
浅側頭動脈の拍動を示指で感じ、そのすぐ後側を刺入点（●）とする。

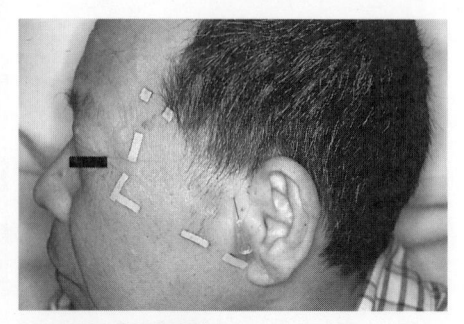

図13　耳介側頭神経ブロック
頬骨弓上部で、浅側頭動脈の拍動に触れ、その脇の皮下に薬液を注入する。

使用する薬液は 1～3 ml である。

■後頭神経ブロック

　後頭神経には、第 2 頸神経の枝である大後頭神経および第 2、3 頸神経から出る小後頭神経がある。大後頭神経は僧帽筋や半棘筋が後頭部へ付く付近で、後頭動脈の内側から出て後頭部の皮膚に分布する。また、小後頭神経は大後頭神経のさらに外側を上行して、後頭部の皮膚に分布する。

　《**手技**》　用意する針、注射筒、薬液などはすべて前述の眼窩下神経ブロックの場合と同じであり、25 G、2.5 cm のディスポ針とし、2～5 ml の注射筒に接続し、使用する薬液も同様とする。

　患者は、胸の下に枕を抱え込むようにし、額に薄い枕を当てた腹臥位とするのが最も安全である。坐位の場合は、うつむくように前方の卓に向かって頭を下げさせ、額を卓上の枕に押し当てるように固定する。

　術者は、腹臥位では患者の左側に、坐位では後側に立つ。

　上項線上で、外後頭隆起の 2.5 cm 外側を刺入点とし、後頭動脈の拍動を左示指で感じながら、その内側に、尾側から頭側に向かうように、2.5 cm、25 G 針を刺入し、骨膜に軽く当たるまで進めたところで、局所麻酔薬 1～2 ml を注入すると大後頭神経が遮断される。小後頭神経はさらにその外側 2.5 cm を刺入点として、同様の操作を行う（**図 14、15**）。

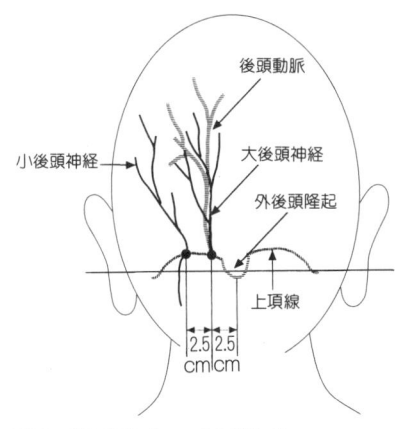

図14　後頭神経ブロックの刺入点
大後頭神経ブロックでは上項線上で、外後頭隆起の2.5cm 外側を、小後頭神経ブロックではさらにその2.5cm 外側を刺入点（●）とする。

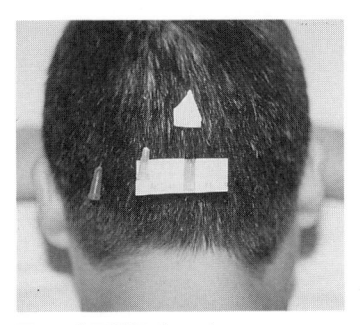

図15　後頭神経ブロック
針を尾側より頭側に向かって、皮膚面にやや斜めに刺入すると固定がよい。

■ 浅頸神経叢ブロック

浅頸神経叢は、第2〜4頸神経よりなる大耳介神経、頸横神経、鎖骨神経が集合したもので、胸鎖乳突筋後縁より皮下に出て、耳介、後頭の一部、頸部および上胸部、肩の周辺までの皮膚を広く支配する。

《**手技**》　患者は、適当な枕を当てた仰臥位とし、顔をやや健側に傾かせるような体位とし、術者はブロックする側に位置する。

用いる針、注射筒、薬液などはすべて前述の眼窩下神経ブロックの場合と同様で、25 G、2.5 cm のディスポ針とし、2〜5 ml の注射筒に接続し、使用する薬液も同様である。

胸鎖乳突筋と外頸静脈の交わる点より、胸鎖乳突筋の後縁に沿って、頭側へ1〜1.5 cm 程度の部位を刺入点とする（**図16**）。

枕から頭を離すように持ち上げさせると、胸鎖乳突筋の後縁と外頸静脈がはっきりと浮き上がるので、その交点が確認しやすく、刺入点が簡単に決められる。

刺入点の少し横の皮膚を左母指と示指でつまみ上げて、その中に針を刺入し、次いで、皮膚をそっと放せば、針先は正確に皮下に位置することになる（**図17**）。ここで薬液1〜3 ml を注入する。針先の位置が正確であれば、薬液が胸鎖乳突筋の後縁および外頸静脈の走行に沿って広がるのが見える。

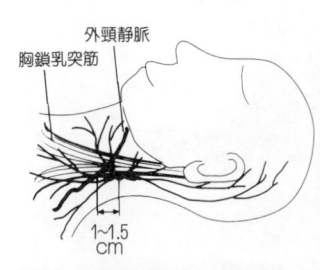

図16　浅頸神経叢ブロックの刺入点
胸鎖乳突筋と外頸静脈の交わる点より、胸鎖乳突筋の後縁に沿って1〜1.5 cm程度頭側の部位を刺入点（●）とする。

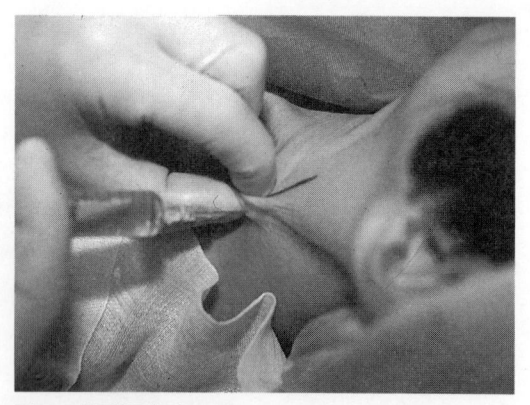

図17　浅頸神経叢ブロック
正確に刺入点を選び、皮下に正確に薬液注入がなされれば、教書よりもはるかに少ない量で、薬液は胸鎖乳突筋後縁や外頸静脈の走行に沿って広がるのを確認できる。

■肩甲上神経ブロック

　肩甲上神経は、第4、6頸神経の枝で、鎖骨上部で腕神経叢から分かれ、肩甲骨上縁にある肩甲切痕より棘上窩に入り、肩関節周囲の知覚と運動を支配し、皮膚の知覚には関与しない。

　《手技》　患者は坐位とし、少し首をうなだれるようにし、術者はその後ろに立つ。

　使用する針は23 G、7 cmのカテラン針とし、10 mlの注射筒に接続する。

1）基本的で正確な方法

　肩甲骨内縁と肩峰先端を確かめ、肩甲棘に沿って線（A線）を引き、A線の中点を通り、脊柱に平行な線（B線）を引く。A線およびB線の成す外上方の角を2等分する線（C線）上で、中点より2.5 cmの部位が刺入点となる。23 G、7 cmのブロック針を皮膚面に直角に刺入すると、針先はほぼ4 cmで棘上窩に到達し、肩へ放散する軽い痛みが生じる。そのまま、針先を固定し、局所麻酔薬5〜8 mlを注入する（図18）。

2）簡易で一般医家に適する方法

　鎖骨と肩甲骨陵との間にできる間隙を、母指でなぞるようにしながら、肩峰の外側から正中へ向かって進めると、この間隙に母指がスッポリとはまる位置に遭遇する（図19）。

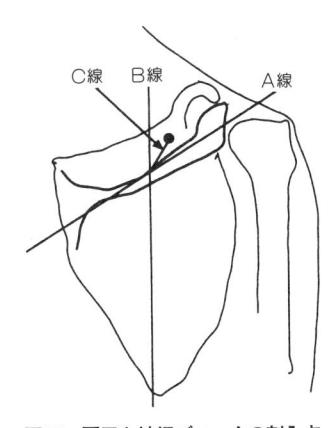

図18 肩甲上神経ブロックの刺入点
確実に行うために刺入点を選ぶのは一般医家にとっては容易であるとはいえない。一般医家が神経ブロックを行う限界であると思われる。

図19 簡易な肩甲上神経ブロック
鎖骨と肩甲骨陵との間にできる間隙を、母指でなぞるようにしながら、肩峰の外側から正中へ向かって進めると、この間隙に母指がスッポリとはまる位置に遭遇する。そこを刺入点（●）とし垂直に針を刺せば、効果の確実性はともかく、トラブルは絶対に起こらない。一般医家に適する方法である。

　ここで母指先端を刺入点とし、23 G、7 cm のカテラン針を垂直方向に刺入する。針は 4 cm 内外で必ず棘上窩に到達する。
　この位置は、肩甲骨切痕より多少離れている可能性があるが、臨床的効果においては差が認められない。5〜8 ml の薬液を注入すればよいし、ステロイド薬を併用するのもよい。

宮崎東洋

【参考文献】
1）宮崎東洋, 井関雅子：神経ブロック療法. 図説新麻酔科学シリーズ「痛みの臨床」. 釘宮豊城, 高橋成輔, 土肥修司編, メジカルビュー社, 東京, pp225-240, 1996.
2）宮崎東洋（編著）：ペインクリニック；痛みの理解と治療. 克誠堂出版, 東京, 1997.
3）宮崎東洋（著）：ペインクリニック入門；ペインクリニシャンを目指して. 真興交易医書出版部, 東京, 1996.

9. 小児の痛み

はじめに

　小児の痛みに関する知識は最近まで欠如しており、痛みは長い間無視されてきた。それは、痛みの発達生理学的な研究の遅れや、小児は成人と異なり痛みを感じにくく、鎮痛剤や麻酔剤による副作用が強く出現するなどの根拠のない迷信を信じてきたためである。

　しかし、小児においても成人と同様に痛みは最も耐えがたい刺激である。一般に4～5歳以下の小児は、痛みの程度や部位を的確に表現することはできない。また、慢性に繰り返される痛みに対し内向的となり、痛みを訴えることをやめてしまうことさえある。痛みは手術後の回復を遅らせ、睡眠や食生活を障害する。さらに、小児期に受けた痛みが記憶され、その後の痛み刺激に対し過敏に反応したり、学習面や精神発達にまで影響を及ぼす。

　小児の外科手術において適切な鎮痛剤と麻酔剤の使用により術後の合併症が減少し、心拍数、呼吸数や血圧などの生理的反応が安定したとの報告以来、小児の痛みに対する関心が高まり多くの研究がなされるようになった。

　本稿では小児、特に新生児期の痛みの発達と特徴、痛みの評価法と小児癌患者における痛みの管理について概説する。

1. 新生児の痛みの発達とその特徴

　新生児期の痛みは、神経経路の発達が未熟であることより過小評価されてきた。しかし、新生児は年長児よりも痛覚過敏状態にあり、長期間にわたる痛み刺激は、その後の神経学的な発達にまで影響を及ぼすとされている[1,2]。Anandら[3]、満期産児のみならず早期産児においても、痛覚受容器である侵害受容器が存在することを明らかにした。さらに、新生児は、痛み刺激を脊髄レベルでコントロールする下行抑制機構が未熟であり[2]、痛みの伝達神経である C fiber からの伝達物質の放出を抑制するエンケファリン分泌が低値であるなど、生理的な鎮痛機構が十分に作用しないとされている[4]。また、新生児期にはニューロンやシナプスが過剰発現しており、神経回路は活発に増殖しているが、その一方で退化することはなく、ニューロンの過剰な脱分極により容易に過剰興奮となる。

　Fitzgeraldら[5]、痛みの閾値は在胎週数や日齢と相関し、早期産児は痛みの閾値が低く、痛み刺激に対しより鋭敏に反応すると報告した。ラットにおけるホルマリン注入後の炎症性の痛みに対する閾値の検討では、日齢3に比べ日齢15では2.5倍、

日齢25では9倍、出生直後と比べ成熟ラットでは11倍も痛みに対する閾値が高く、出生直後のラットが痛みに対し最も過敏であった[6]。

《新生児の痛みに対する短期的影響[7][8]》 痛みに対し適切な治療がなされていない場合、生体内では異化亢進の状態となり、高カリウム血症、凝固亢進、易感染性、治癒遅延をきたし、最終的予後にまで影響を及ぼす。Anandらは、外科的手術を行った早期産児、満期産児における痛みに対する反応を検討し、禁忌でなければ可能な限り麻酔剤を使用し、痛みを緩和させることにより術中、術後の患児の状態を安定させることができるとしている。

《新生児の痛みに対する長期的影響》 新生児期に経験した痛み刺激が乳児期の行動にまで影響を及ぼすと報告されている。Taddioら[9]は麻酔なしで割礼を受けた男児と割礼を受けなかった男児では、4あるいは6カ月時に受けた予防接種に対しての反応が異なると報告した。それによれば新生児期に割礼を受け、強い痛みを経験した男児のほうが、予防注射の痛みに対しより強く反応した。また、分娩様式の違いによってその後の痛み刺激に対する反応が異なるとの報告もある[10]。Neonatal intensive care unit（NICU）にて入院治療された経験が患児に与える影響についてもいくつかの報告がある。Barkerら[11]によれば1人の早期産児が入院中に受ける侵襲的処置は488回にも及び、早期産児におけるこのような繰り返される侵害刺激は、頭蓋内出血発症の重要な危険因子と考えられており、神経学的な予後に密接に関係してくる[12]。

Johnstonら[13]は、32週で出生した群（newly born group）と4週早く生まれNICUに長期入院していた群（earlier-born group）とを同じ修正在胎週数で、踵採血時の生理的反応（心拍数と酸素飽和度）と行動反応（顔の表情）を比較検討した。その結果、earlier-born groupはnewly born groupに比べ痛み刺激に対し生理的に変動が大きく、頭蓋内出血などの危険性がより高く、顔の表情に関してはnewly born groupに比べearlier-born groupでは変化が少なかった。以上より、彼らは生理的反応は在胎週数、出生時体重やApgarスコアと関係し、行動反応の抑制には患児が経験した痛みの回数が関係していると結論した。

Grunauら[14]は、NICUに長期入院加療を受けていた超低出生体重児は、満期産児と比較すると4歳半の時点で精神的不安を身体的徴候に変換しやすいと報告した。彼らはその後の追跡調査でNICUに長期入院していた患児は、8～10歳の時点で痛みを連想させる写真に対し過剰に反応したと報告した[15]。また、超低出生体重児は学童期に、学業、精神、行動や情動面で問題を抱えていることが多く、この一因に新生児期に経験した痛み刺激が関係しているとの報告もある[16]。

《新生児の薬物治療の影響》 早期産児に適切な鎮痛または鎮静剤を投与することにより、重症な頭蓋内出血の発症が減少したとの報告がある[17]。さらに、繰り返し痛み刺激を受けている呼吸管理中の早期産児に、モルヒネやミダゾラムを投与し痛みをコントロールすることにより、心拍数や血圧などが安定し、神経学的合併症や死亡のリスクが減少する。しかし、麻酔鎮痛剤の副作用や新生児期の肝および腎機能の未熟性に関しても十分に考慮する必要があり、特に、重篤な早期産児では薬剤の排泄が遅延し血中濃度が遷延する。このような特徴を理解したうえで、新生児にモルヒネやミダゾラムなどが投与された場合の安全性はすでに確立されたものであり、これらの薬剤の投与を妨げる理由とはならないと考えられている。

2．痛みの評価

発熱している患児は体温を測定し、肥満の患児は体重を測定する。糖尿病の患児は血糖値を定期的に測定することにより、患児が抱えている問題を的確に評価することができ治療の指標となる。同様に痛みを的確に評価することは、患児が現在治療を必要としているかどうか、適切な治療がなされているかどうかを判断するために重要な手段である。しかし、痛みは無視され、そのために適切な治療がなされないことがある。痛みは主観的なものであり直接的に評価、測定することは困難である。そのために以下の3つの評価法が開発された。

《自己申告による評価》

1) Poker Chip Tool[18)19]

4～5歳の幼児にも使用可能な評価法である。チップはそれぞれ同じ痛みを表しており、感じている痛みがいくつくらいかを選んだチップの数で表す方法である。この方法の有用性は確立されているが、数の概念が未熟な小児では、チップの大きさを変えるなどの工夫が必要である。

2) McGrath's Faces Pain Scale（図1） [20)21]

痛みを表した顔の絵が描かれており、患児は自分の痛みがどの顔に一致するかを指摘する。これは言葉や読む力が発達していない幼児の痛みを評価するために開発されたものである。

3) Oucher Scale[22]

6段階の痛みを表した顔の写真の隣に0～100までの垂直なスケールを組み合わせたものである。対象年齢は3～12歳で、年少児には視覚的に自分の痛みがどの写真と一致するかを尋ね、年長児には数字や痛みの程度をグラフ上に示させるものである。

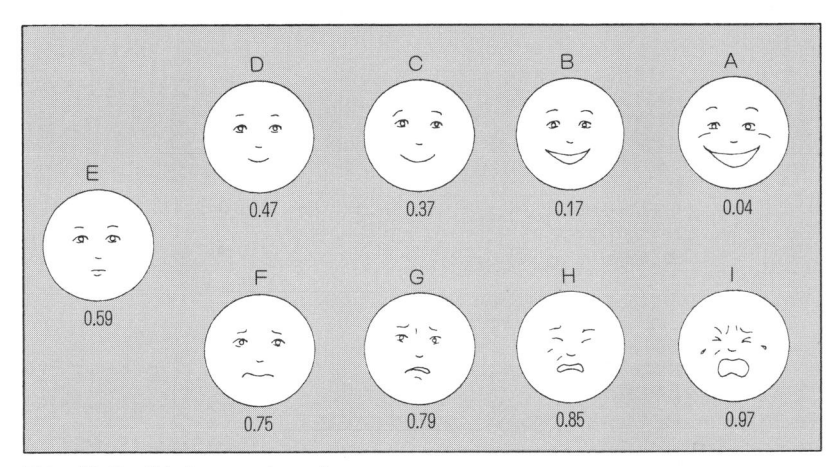

図1 McGrath's faces pain scale
AからIまでの9段階の表情から痛みの強さを推測する方法。

4) Visual analogue scale[23]

　水平または垂直な1本の直線で、その端はそれぞれ"痛みなし"から"最も強い痛み"を表す。子供は自分の痛みの程度を直線のどの部位にあたるかを尋ねられる。このスケールは7歳以上の年長児に適している。また、子供は水平な直線よりも垂直な直線を痛みの強さとより一致させやすいとされている。

5) 痛み日記[24]

　慢性または繰り返される痛みをもった年長児に適している。日記への記載は自己管理能力を高め、自己を尊重する気持ちを育てるとされている。さらに、痛みの原因の推測や治療効果の判定にも有用である。

6) 絵

　子供が描いた絵から痛みの程度やその持続を評価する方法である。しかし、純粋な痛みの評価は困難で、不安や不快などの要素が強く影響する。

　《行動評価》　これは注射や骨髄穿刺などの医学的処置に対する痛みを評価する方法として有用である。患児が痛み刺激に対しどのように反応するか、例えば、啼泣、顔の表情や身体の動きなどの直接的な行動の変化や、食事や睡眠の障害などの複雑な行動の変化を評価するものである。

1) Children's Hospital of Eastern Ontario Pain Scale (CHEOPS)[25)26]

　手術後の痛みの評価を目的に開発されたものである。これは"啼泣""顔の表情""言葉""身体の動き""下肢の動き""痛みの部位を触れる"の6つの行動をスコア

表1 Parents' Postoperative Pain Measure (PPPM)

あなたのお子さんは
1） いつもよりぐずぐず泣いたり不満を訴えることが多いですか。 2） いつもよりすぐに泣きますか。 3） いつもより遊びませんか。 4） いつもすることをしませんか。 5） いつもより心配している様子ですか。 6） いつもよりおとなしいですか。 7） いつもより元気がありませんか。 8） 食べることをいやがりますか。 9） いつもより食べませんか。 10） 痛む場所をさわっていますか。 11） 痛む場所をぶつからないようにしていますか。 12） いつもよりうめいたり嘆いたりしますか。 13） いつもより興奮していますか。 14） いつもよりあなたの傍に居たがりますか。 15） 普段は嫌がる薬を飲みますか。 それぞれ1ポイント。"はい"が6ポイント以上の場合は明らかに痛みがあると臨床的に判断する。

化したものである。この方法は使いやすく痛みの程度とよく相関するが、長期に繰り返される痛みに対し子供は内向的となり過小評価される傾向がある。このスケールは短期の痛みに適しているとされている。

2） Toddler-Preschool Postoperative Pain Scale (TPPS)[27]

よちよち歩きの幼児（1-5歳）のための手術後の痛みの評価法である。これは、声による痛みの表現、顔の表情と身体的痛みの表現の3つのカテゴリーからなっている。

3） Parents' Postoperative Pain Measure (PPPM)[28,29]

手術後に患児の世話をしている両親に患児の様子を報告してもらい、痛みの程度をスコア化し評価する方法である。Chambersらによれば、自己申告による痛みの評価とよく一致し、痛みに対する治療を必要とする患児（6ポイント以上）を同定するために有用な方法であると報告している（表1）。

4） Facial Action Coding System[30]

痛み刺激に対する顔の表情の変化から痛みの程度を評価する方法で、新生児では顔の表情の変化が痛みの程度と最もよく相関するとされている。

5） Neonatal Facial Coding System (NFCS)[31]

"眉を隆起させる""目をぎゅっと閉じる""鼻唇溝の深さ""開いた唇""口を水平または垂直方向に伸ばす""舌をぴんと張る""顎を震わす""唇をすぼめる"の9項目の顔の表情をスコア化し痛みの程度を評価するものである。2歳以上の幼児にはChildren's Facial Action Coding Systemが開発検討されている。

《**生理学的評価**[32-35]》 痛み刺激に対する心拍数、呼吸数、発汗、酸素飽和度などの変化を測定し評価する。さらにコルチゾールなどのストレスホルモンも痛みに対し鋭敏に変化する。しかし、これらは短期の鋭い痛みに対しては有用であるが、長期の痛みでは慣れが生じ反応が低下する。また、痛み刺激に特異的な反応ではなく評価に問題があるとされている。その他、神経生理学的検査(脳波など)、神経放

射線学的検査（MRI や PET）や神経生物学的検査（神経伝達物質やエンドルフィンなどの神経内分泌物質）などが報告されているが、日常の臨床への応用は難しい。

《痛みの総合的評価》　さまざまな痛みの評価法が開発されているが、2つ以上の評価法を組み合わせることによりさらに的確に痛みを評価することができる。Premature Infant Pain Profile (PIPP)[36)37)]は生理学的評価と行動評価を組み合わせたものであり、新生児の痛みの評価において最も信頼性の高い評価法の1つである。生理学的検査として心拍数と酸素飽和度を測定し、行動は"身体の動き""眉の隆起""目をぎゅっと閉じる""鼻唇溝の深さ"を評価する簡便な方法である。しかし、新生児は自律神経系の発達が未熟であり、痛み刺激に対し徐脈傾向となる場合もあり注意が必要である。Boelen ら[38)]は1～4歳の小児に対する Pain Observation Scale for Young Children (POCIS)を開発した。これは手術後の患児に対し"顔の表情""啼泣""身体の動き""下肢やつま先の動き""上肢や指の動き""覚醒時の状態""呼吸数"の7項目を2分以内に2段階（0または1）で評価するもので、彼女らによればこの方法は迅速かつ簡便で、再現性も良好であったと報告している。

《まとめ》　多くの有用な評価法が開発されているが、最大の問題はそれを臨床の場で利用する医療従事者があまりにも少ないことである。小児科医ですら従来からの迷信を信じ、小児は痛みを感じにくいなどと信じており、小児は痛みのために身体的精神的苦痛に怯えている。特に、痛みを自ら表現することができない患児や精神運動発達に遅れがあるハイリスクの患児に対してはより慎重な対応が必要である。

3．小児癌と痛み

癌患者における痛みの管理は quality of life (QOL) を高めるうえで最も重要なものである[20)39)-41)]。癌に伴う痛みは、慢性かつ持続的な痛みで患児に与える肉体的精神的苦痛は著しく、痛みにより患児は食事や睡眠などの日常生活まで障害される。癌患者の痛みは多岐にわたり、

①癌関連の痛み：癌細胞の臓器や組織への浸潤
②治療関連の痛み：化学療法や放射線療法の副作用
③処置関連の痛み：骨髄穿刺、腰椎穿刺や手術に伴う痛み

などに分類される。

一般に成人の癌患者では腫瘍関連の痛みが多いとされているが、小児癌患者では治療関連の痛みと処置関連の痛みの割合が高い[39)40)]。Ljungman ら[42)]は小児癌患者とその両親にインタビューした結果を報告している。それによると49％が治療関連の痛みを、38％が処置に関連した痛みをそれぞれ最大の問題であるとし、癌に関連し

た痛みが最大の問題であると答えた患児は13％と少数で、痛みの原因の2／3以上が医原性の要因であった。また、痛みの管理や支持療法が十分であったと答えた患児は58％で、約半数の患児はさらに的確な治療が可能であると考えていた。さらに、両親は痛みに対する的確な評価と痛みや痛みの治療に関する多くの情報を望んでいることが明らかとなった。

　癌の痛みに対する治療は、小児においてもWHOによる鎮痛薬投与における基本原則に従い行われるべきである。前にも述べたようにモルヒネなどの強オピオイド系薬剤の副作用を心配するあまり、患児の痛みのコントロールが不十分となることが多く、小児癌の治療にあたる医師は薬理作用や薬物の副作用および対策を熟知する必要がある。さらに、治癒の期待が絶たれた患児に対してはQOLを尊重し、緩和的治療を行うことも少なくない。在宅を含め、可能な限り患児や家族の希望に従った方針を選択するが、最も問題となることは痛みの管理と患児や家族の精神的苦痛の緩和である。医師は、癌細胞にのみ目を向けがちであるが、患児や家族の精神面への配慮がさらに重要であることを十分に認識する必要がある。

おわりに

　われわれ医療従事者には、すべての患者の痛みを評価し、痛みをコントロールする義務がある。このために多くのすぐれた評価法や治療法が開発されており、臨床の場でこれらが実践されるように広く教育する必要がある。病気と戦っている患児がすべての痛みから解放され、病気を克服し元気に退院できるように最大の努力をすることがわれわれの使命である。

藤田宏夫、山城雄一郎

【参考文献】

1) Larsson BA：Pain management in neonates. Acta Pediatr 88：1301-1310, 1993.
2) Fitzgerald M：Development of pain mechanisms. Br Med Bull 47：667-675, 1991.
3) Anand KJS, Hickey PR. Pain and its effects in the human neonate and fetus. N Engl J Med 317：1321-1347, 1987.
4) Rolewicz TF, Mirkin BL, Cooper MJ, Anders MW：Metabolic disposition of cephalothin and deacetylcephalothin in children and adults：comparison of high-performance liquid chromatographic and microbial assay procedures. Clin Pharmacol Ther 22: 928-935, 1997.
5) Fitzgerald M, Shaw A, MacLntosh N：The postnatal development of the cutaneous flexor reflex：a comparative study in premature infants and newborn rat pups. Dev Med Child Neurol 30：520-526, 1988.
6) Teng CJ, Abbott FV：The formalin test：a dose-response analysis at three developmental stage. Pain 76：337-347, 1998.
7) Anand KJS, Hansn D, Hickey PR：Hormonal-metabolic responses in neonates undergoing

cardiac surgery. Anesthesiology 73 : 661-670, 1990.
8) Roizen MF, Lampe GH, Benfiel DJ : Is increased operative stress associated with worse outcome? Anesthesiology 67 : A1, 1987.
9) Taddio A, Katz J, Ileersich Al, Koren G : Effect of neonatal circumcision on pain response during subsequent routine vaccination. Lancet 349 : 599-603, 1997.
10) Taylor A, Fisk NM, Glover V : Mode of delivery and subsequent stress response. Lancet 355 : 120, 2000.
11) Barker DP, Rutter N : Exposure to invasive procedures in neonatal intensive care unit admissions. Arch Dis Child Fetal Neonatal Ed 72 : F47-48, 1995.
12) Anand KJS : Clinical importance of pain and stress in preterm neonates. Biol Neonate 73 : 1-9, 1998.
13) Johnston CC, Stevens BJ : Experience in neonatal intensive care unit affects pain response. Pediatrics 98 : 925-930, 1996.
14) Grunau RVE, Whitfield MF, Petrie JH, Tryer EL : Early pain experience, child and family factors, as precursors of somatization : a prospective study of extremely premature and fullterm children. Pain 56 : 353-359, 1994.
15) Grunau RVE, Whitfield MF, Petrie JH : Children's judgements about pain at age 8-10 years : do extremely low birthweight children differ from full birthweight peers? J Child Psychol Psychiatr 39 : 587-594, 1998.
16) Botting N, Powls A, Cooke RW, Marlow N : Attention deficit hyperactivity disorders and other psychiatric outcome in very low birthweight children at 12 years. J Clin Child Psychol Psychiatr 38 : 931-941, 1997.
17) Anand KJS, Barton BA, McIntosh N, Lagercrantz H, Pelausa E, Young TE, Vasa R : Analgesia and sedation in preterm neonates who require ventilatory support (NOPAIN Pilot-trial). Arch Pediatr Adolesc Med 153 : 331-338, 1999.
18) Aradine CR, Beyer JE, Tompkins JM : Children's pain perception before and after analgesia : a study of instrument construct validity and related issues. J Pediatr Nurs 3 : 11-23, 1998.
19) Beyer JE, Aradine CR : Content validity of an instrument to measure young children's perceptions of the intensity of their pain. J Pediatr Nurs 1 : 386-395, 1986.
20) McGrath P, Hsu E, Cappelli M, Luke B, Goodman J, Dunn-Geier J : Pain from pediatric cancer : A survey of an outpatient oncology clinic. J Psychosoc Oncol 8 : 109-124, 1990.
21) Bieri D, Reeve RA, Champion GD, et al. : The face pain scale for the self-assessment of the severity of pain experienced by children : Development, initial validation, and preliminary investigation for ratio scale properties. Pain 41 : 139-150, 1990.
22) Beyer JE, Aradine CR : Convergent and discriminant validity of a self-report measure of pain intensity for children. Child Health Care 16 : 274-282, 1988.
23) Maunuksela E, Olkkola KT, Korpela R : Measurement of pain in children with self-reporting and behavioral assessment. Clin Pharmacol Ther 42 : 137-141, 1987.
24) Richardson GM, McGrath PJ, Cunningham SJ, Humphreys P : Validity of the headache diary for children. Headache 23 : 184-187, 1983.
25) McGrath PJ, Johnson G, Goodman JT, et al : CHEOPS : A behavioral scale for rating postoperative pain in children. Advances in pain research and therapy, volume 9 : proceed-

ings of the 4th World Congress on pain, Fields HL, Dubner R, Cervero F (eds), Raven Press, New York, 395-402, 1985.
26) Beyer JE, McGrath PJ, Berde CB : Discordance between self-report and behavioral pain-measures in children aged 3-7 years after surgery. J Pain Symptom Manage 5 : 350-356, 1990.
27) Tarbell SE, Cohen IT, Marsh JL : The Toddler-Preschooler Postoperative Pain Scale : an observational scale for measuring post-operative pain in children aged 1-5. Preliminary report. Pain 50 : 273-280, 1992.
28) Chambers CT, Reid GJ, McGrath PJ, Finley GA : Development and preliminary validation of a postoperative pain measure for parents. Pain 68 : 307-313, 1996.
29) Reid GJ, Hebb JPO, McGrath PJ, et al : Cues parents use to assess postoperative pain in theirchildren. Clin J Pain 11 : 229-235, 1995.
30) Ekman P, Friesen WV, Ancoli S : Facial signs of emotional experience. J Pers Soc Psychol 39 : 1125-1134, 1980.
31) Grunau RVE, Craig KD : Pain expression in neonates: facial action and cry. Pain 28 : 395-410, 1987.
32) Sweet SD, McGrath PJ : Physiological measures of pain. Measurement of pain in infants and children. Finley GA, McGrath PJ, (eds), IASP Press, Seattle, 59-81, 1998.
33) Anand KJS, Sippell WG, Aynsley-Green A : Randomised trial of fentanyl anaesthesia in preterm babies undergoing surgery : Effects on the stress response. Lancet i : 243-247, 1987.
34) Anand KJS, Sippell WG, Schofield NM, Aynsley-Green A : Dose halothene anaesthesia decrease the metabolic and endocrine stress responses of newborn infants undergoing operation? BMJ 296 : 668-672, 1988.
35) Anand KJS : Neurophysiological and neurobiological correlations of supraspinal pain-processing : measurement techniques. Measurement of pain in infants and children. Finley GA, McGrath PJ, (eds), IASP Press, Seattle, pp21-46, 1998.
36) Stevens B, Johnston CC, Petryshen P, Taddio A : Premature Infant Pain Profile : Development and initial validation. Clin J Pain 12 : 13-22, 1996.
37) Stevens B, Johnston CC, Horton L : Factor that influence the behavioral pain responses of premature infants. Pain 59 : 101-109, 1994.
38) Boelen-van der Loo WJ, Scheffer E, Haan RJ, Groot CJ : Clinimetric evaluation of the pain observation scale for young children aged between 1 and 4 years after ear, nose, and throat surgery. J Dev Behav Pediatr 20 : 222-227, 1999.
39) Miser A, Dothage J, Wesley R, Miser J : The prevalence of pain in a pediatric and young adult cancer population. Pain 29 : 73-83, 1987.
40) ElliottS, Miser A, Dose A, et al : Epidemiologic features of pain in pediatric cancer patients: a co-operative community-based study. Clin J Pain 7 : 263-268, 1991.
41) Ljungman G, Kreuger A, Gordh T, Berg T, Sorensen S, Rawal N : Treatment of pain in pediatric oncology : a Swedish nationwide survey. Pain 68 : 385-394, 1996.
42) Ljungman G, Gordh T, Sorensen S, Kreuger A : Pain in paediatric oncology : interviews with children, adolescents and their parents. Acta Pediatr 88 : 623-630, 1999.

10. ペインクリニックへのご招待

はじめに

　本邦には痛みの診療科であるペインクリニックが大学病院や地域の中心的病院を中心に設置されて、難治性・慢性疼痛の治療に携わっている。ここではその業務を紹介することにより、「ペインクリニック科へのご招待」をしたいと思う。

1. ペインクリニックとは[1,2]

　医療機関を訪れる患者の7割が「身体のどこかの痛み」を主訴としているという。痛みという症状がこのようにあまりにも普遍的であるがために、痛みそれ自体について正面から見据える医療は少なかったように思われる。すなわち、痛みはある病気の一症状であり、病気の回復とともに消失してしまうものと考えられてきたので、病気や疾患が治癒した後にも遷延する痛みは「精神的なもの」、あるいは「気のせい」とされることが少なからずあった。また、鎮痛薬の範疇に入る薬物も数多く存在し日常的に処方されているため、痛みの治療＝鎮痛薬で対処、とされてきた。しかしながら、元々の疾患が治癒してもなお残存する痛みがあったり、また、通常の鎮痛薬が奏効しない痛みもあることがまれではないことが認識され始めている。

　本邦におけるペインクリニックの歴史は、麻酔科の発展とその歩みをともにしてきた。すなわち、手術時の麻酔技術を痛みの治療に応用したものが基本となっている。特に種々の局所麻酔法はペインクリニック領域では「神経ブロック」と名称を変えて治療手段となった。欧米、特に米国におけるペインクリニックが薬物療法、精神療法なども組み入れた総合的診療科であるのに対し、このことが最近まで世界的にみて、やや特殊なペインクリニックの形態とみられてきたことも事実である。すなわち本邦のペインクリニックは「神経ブロッククリニック」であるとの批判もあった。しかし最近では神経ブロックの価値が再認識されており、正確な診断と手技により程度の高い鎮痛を得られることが最大の利点とされている。

　現在、本邦のペインクリニック診療の場においては、神経ブロックのよさを十分に加味しながら、痛みを科学的に、総合的にみようとする強い動きが起こっている。がんの痛みに対する広範な薬物療法の実施、難治性慢性疼痛における疼痛機序の判別試験などが導入されている。

　ペインクリニックは「痛み」を正面からとらえようとする診療形態であると同時に、神経ブロックを応用した治療を行う場である。では、どのようなときに患者をペインクリニックに送ればよいのであろうか？

2. ペインクリニックで取り扱う疾患[2]

　以下のような場合にはペインクリニックでの治療がよい適応となる。ペインクリニックで扱う疾患は、Ⅰ-8「実地医家にできる神経ブロック」表2（81頁）を参照されたい。

　《通常の創傷治癒期間が過ぎても痛みが遷延する場合》　外傷や手術の後の遷延痛など。このような痛みは神経因性疼痛の範疇に入ることが多い。この痛みは通常の鎮痛薬が効きにくく、抗うつ薬や抗痙攣薬、抗不整脈薬などが適応となることがある。ペインクリニックではこれらの薬物を適切に用いることができる。

　《わずかな傷であるのに徐々に痛みが増強し、浮腫や発汗異常、運動障害などが出現してくる場合》　反射性交感神経ジストロフィーやカウザルギーなどが考えられる。痛みの機序を判別しつつ、神経ブロック療法や静脈麻酔薬であるケタミンなどによる積極的な治療が必要となる。また、同時に運動機能の回復を目指したリハビリテーションも必要となる。

　《診察や検査によっても異常所見が明確にできない疼痛》　身体的には異常が認められないにもかかわらず痛みが続く場合。片頭痛や群発頭痛などの血管性頭痛のほか、非定型顔面痛、特発性三叉神経痛、慢性の腹痛・会陰部痛などがある。

　《神経ブロックが著効を示す疾患》　表1にペインクリニックで行う神経ブロックとその適応症を示した。例えば、手術をするほどではないが痛みが強い椎間板ヘルニアに対しては硬膜外ブロックがよい適応となる。また、下肢の閉塞性血栓血管炎(TAO)には腰部交感神経節ブロックにより血流の著明な改善が得られる。頸椎症性の頭痛や頸・肩腕症候群には星状神経節ブロックが著効を示すことがまれではない。ぎっくり腰（腰椎捻挫）による激しい体動痛は腰椎椎間関節ブロックによりすっきりと消失する。

　《がんの痛み》　がんの痛みはペインクリニックが特に力を入れて治療を行う痛みである。神経ブロックが適応になるようであれば、神経破壊薬を用いたブロックにより長時間続く良好な鎮痛が得られるし、世界保健機関のがん疼痛治療指針に沿った薬物療法にも精通している。モルヒネをはじめ、各種の麻薬製剤やその補助薬を用いた治療も得意としている。

　《心因性疼痛》　慢性の疼痛を訴える患者の中には、精神・社会的なストレスなどにより起こる心の問題を「痛み」と表現して来院する患者がまれではない。これらの患者に対しては一般的な診察や検査のほか、心理テストや十分な時間をとって行うインタビューによって、痛みの本質に迫ろうとしている。必要に応じて臨床心理士や心療内科、あるいは精神神経科への紹介や兼科を行いつつ治療を進めている。

表1　主な神経ブロックとその適応症

種類	適応
知覚神経ブロック	
三叉神経ブロック	三叉神経痛
舌咽神経ブロック	舌咽神経痛
後頭神経ブロック	後頭神経痛・筋緊張性頭痛
頸神経叢ブロック	頸、肩、腕の痛み
肩甲上神経ブロック	肩関節の痛み
肋間神経ブロック	肋間神経痛
脊髄神経根ブロック	神経根症による痛み
外側大腿皮神経ブロック	大腿神経痛
交感神経ブロック	
星状神経節ブロック	各種頭痛・肩こり・上肢循環障害 CRPS・帯状疱疹の痛み・花粉症 顔面神経麻痺 その他、交感神経の関与した痛み
翼口蓋神経節ブロック	各種顔面痛
胸部交感神経節ブロック	上肢循環障害・上肢CRPS・帯状疱疹後神経痛(胸部)
腰部交感神経節ブロック	下肢循環障害・下肢CRPS
腹腔神経叢(内臓神経)ブロック	上腹部内臓痛(特に癌疼痛)
上下腹神経叢ブロック	骨盤内臓由来のがん疼痛
運動神経ブロック	
顔面神経ブロック	顔面痙攣
副神経ブロック	肩こり・筋緊張性頭痛・筋性斜頸
脊髄神経のブロック	
硬膜外ブロック	脊髄神経領域の痛み・循環障害・術後疼痛 椎間板ヘルニアの痛み・各種腰痛症
くも膜下ブロック	脊髄神経領域の痛み・がん疼痛
トータルスパイナルブロック	外傷性頸部症候群
その他の神経ブロック	
椎間関節ブロック	脊椎椎間関節由来の痛み
関節内注射	変形性関節症などの痛み
トリガーポイント注射	筋・筋膜性疼痛・肩こり・捻挫など

(文献1より引用)

《その他、ペインクリニックで治療を行う主な疾患》

帯状疱疹の痛みと帯状疱疹後神経痛：帯状疱疹後神経痛の発生をできるだけ少なくするためには特に急性期の帯状疱疹の痛みを適切に治療することが重要である。

鼻アレルギー：星状神経節ブロックが奏効する。

多汗症：胸部交感神経節を電気凝固したり、神経ブロックを行う。

顔面神経麻痺：星状神経節ブロックのよい適応である。
　顔面神経痙攣：顔面神経ブロックにより瞬時に消失する。
　尿路結石症：痛みと尿路の攣縮を硬膜外ブロックで治療して排石を促すことができる。

3．ペインクリニックで行う特殊な検査

　一般的な血液検査や放射線検査のほか、神経学的な理学所見をきちんととることもペインクリニックの特徴である。刷毛やピンによる知覚検査、種々の神経学的な診察により病変の存在部位や痛みの原因が明らかになることも多い。

1）薬理学的疼痛機序判別試験（drug challenge test； DCT）[3]

　上に述べたように、難治性疼痛や慢性疼痛においては痛みの原因・機序を明らかにすることが重要である。非ステロイド性鎮痛薬が効きにくい痛みであるのに習慣的、慢性的にそのような処方が続けられているといった場合がある。痛みの機序に見合った治療法や治療薬を見つけ出そうとする検査がDCTである。点滴のルートをとり、側管から鎮痛に関与する種々の薬物を少量ずつ注入し、痛みの程度の推移を問診し観察する。用いる薬物とその意義は次のとおりである。

　①痛みに交感神経の興奮が関与しているかどうかを調べるのには交感神経遮断薬のフェントラミンを用いる。このテストが陽性（痛みが減少）ならばその後に交感神経節ブロックの適応となる。

　②脊髄や中枢神経の過敏による痛みが存在するかどうかについては、超短時間作用性バルビツレート（チアミラールなど）やケタミンを用いる。

　③モルヒネが効く痛みかどうかはモルヒネを少量注入すれば判明する。

　④末梢神経の異常な興奮があるかどうかは局所麻酔薬のリドカインを用いて検査する。

　方法や意義の詳細は文献を参照願いたい。

　このように、ペインクリニックでは痛みの機序を科学的に鑑別しようとする方法が用いられている。

4．ペインクリニックで行う治療法[1,2]

　薬物療法、神経ブロックを中心とするが、その他に以下のような治療法を用いている。

　a　光線照射療法：低出力レーザーや直線偏光近赤外線を用いて慢性関節痛、筋・筋膜性腰痛症、肩関節周囲炎、帯状疱疹や帯状疱疹後神経痛、難治性皮膚潰瘍、円形脱毛症、顎関節症による痛みなどの治療を行っている。最近では星状神経節ブロックの代わりに経皮的に神経節近傍への照射が行われ、良好な効果がみられている。

b　**鍼治療**：低周波置鍼療法、良導絡療法などを肩こり、筋・筋膜性疼痛、顔面神経麻痺などに用いている。

　c　**神経刺激療法**：経皮的神経電気刺激法(TENS)、硬膜外脊髄電気刺激療法が各種の慢性疼痛性疾患に用いられている。

　d　**イオントフォレーシス**：帯状疱疹後神経痛に用いている。

　その他、すべてのペインクリニックではないが胸部交感神経節焼灼術、高周波神経熱凝固術、経皮的椎間板ヘルニア摘出術、電気痙攣療法（帯状疱疹後神経痛などの難治性慢性疼痛に対して）などが行われている。

おわりに

　日常の診療上、難治性の痛み、慢性の痛みをもつ患者は決して少なくないと思われる。痛みの診断や治療に困難をきたした場合にはペインクリニックを有効に利用することをお勧めしたい。

小川節郎

【文献】
1) 小川節郎：ペインクリニック．Clin Neurosci 14：1062-1067, 1996.
2) 宮崎東洋：神経ブロック概論．ペインクリニック；痛みの理解と治療，宮崎東洋（編），克誠堂出版，東京，pp7-16, 1997.
3) 小川節郎：ドラッグチャレンジテストの意義と方法．ペインクリニック　17：587-595, 1996.

B 痛みの各論
診断と治療

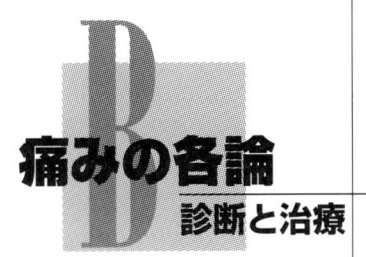

1. 頭痛・顔面・口腔内の痛み

❶ 緊張型頭痛

はじめに
　緊張型頭痛は頭痛の中で最も頻度が高い。精神的緊張が誘因となって頭頸部の重圧感を訴える頭痛で慢性頭痛の40～50％を占める。かつてはこれを筋収縮性頭痛といっていたが、国際分類では緊張型頭痛という新しい概念に統括された。

診断のポイント[1]
1）新しい国際分類での定義
　①圧迫性または締めつけられるような拍動性の痛み。
　②痛みの強さは軽度から中等度で、日常の活動性が多少低くなっても生活を妨げるほどではない。
　③頭痛は、通常両側性に起こる。
　④段階歩行や体位変換、運動などの通常の活動を妨げるものではない。
以上の4項目のうち、2項目以上を満たし、随伴症状は、
　①悪心、嘔吐はない。
　②光過敏、音過敏はないか一方のみ存在する、
の2項目を満たし、器質的疾患によるものではないことが重要であるとしている。
　診断基準を表1に示す。頭痛は、その起こり方から反復発作性緊張型頭痛か慢性緊張型頭痛かの2つに分けられる。

2）臨床症状のポイント[2]
　①ジワー、ドーンとした均一性の痛みを示す。
　②痛みは両側性で、後頭部を中心とし、強ければ頭全体が痛い。
　③痛みは毎日持続する。
　④日、時間によって痛みの程度に大きな変化はみられない。
　⑤高頻度で肩こりを伴う。
　⑥首を急に回したりしたときに、一瞬のめまいを伴うことが多い。
　⑦痛みのために嘔気を伴ったり、夜間に目を覚ますことはない。

必要な検査
　神経学的検査は異常なく、CT、MRIで頭痛の原因となる異常所見を認めない。緊張型頭痛患者で特に気を付けて診察するチェックポイントについて黒岩は、以下の

1 ········ 頭痛・顔面・口腔内の痛み

表1　緊張型頭痛の診断基準

I．反復発作性緊張型頭痛（episodic tension-type headache）
　A．次のB～Dを満たす頭痛が10回以上ある。頭痛の日数は1カ月に15日以下。
　B．頭痛の持続は30分～7日。
　C．頭痛の性状が次の2項目以上を満たす。
　　1．圧迫あるいは締めつけるような（非拍動性）痛み。
　　2．軽度～中等度の痛みで、日常生活の制約はあっても阻害することはない。
　　3．両側性
　D．次の2項目とも満たす。
　　1．悪心・嘔吐を伴わない（食欲低下程度はある）。
　　2．光過敏・音過敏はないか、あっても一方のみ。
　E．次のうち1項目を満たす。
　　1．臨床的に器質的疾患による頭痛を否定しうる。
　　2．臨床的に器質的疾患が疑われても検査により否定できる。
　　3．器質的疾患が存在しても、経過より片頭痛との関係が否定できる。
II．慢性緊張型頭痛（chronic tension-type headache）
　A．1カ月に15日以上の頭痛が6カ月以上あり、頭痛は次のB～Dを満たす。
　B．頭痛の性状が次の2項目以上を満たす。
　　1．圧迫あるいは締めつけるような（非拍動性）痛み。
　　2．軽度～中等度の痛みで、日常生活の制約はあっても阻害することはない。
　　3．両側性
　　4．階段の昇降など、日常的な動作により頭痛は増悪しない。
　C．次の2項目とも満たす。
　　1．嘔吐を伴わない。
　　2．次の症状が2項目以上随伴することはない。悪心、光過敏、音過敏
　D．次のうち1項目を満たす。
　　1．臨床的に器質的疾患による頭痛を否定しうる。
　　2．臨床的に器質的疾患が疑われても、検査により否定できる。
　　3．器質的疾患が存在しても、経過より片頭痛との関係が否定できる。

項目を指摘している[1]。

1）頭蓋筋の硬結と圧痛（図1）[3]

肩僧帽筋、項筋、後頭筋、側頭筋の硬結と圧痛および後頭神経の圧痛をチェックする。

2）リラックスした状態かどうかのチェック（arm chair sign）

検者により一定の位置に置かれた患者の上肢が、その支えを取り除かれた状態にしたときでも、上肢がそのままの位置で下に落ちない症候で、筋肉のリラックスが十分にできないときに陽性になる。

緊張型頭痛の検査所見は以下のように要約できる[3]。

①理学的検査……………………………………………………………………正常

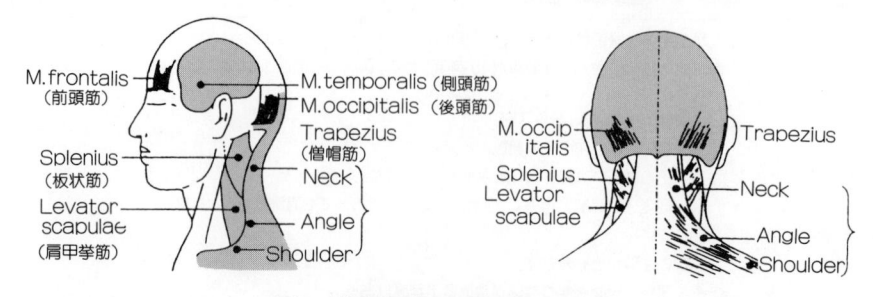

図1 緊張型頭痛の発現に関係する筋肉
(文献3より引用)

②神経学的検査……………………………………………………正常
③頭部の視・触診…………………………………………………正常
④頭部の打・震盪試験……………………………………………正常
⑤血管圧迫試験……………陰性
⑥大、小後頭神経の圧痛………………………………………ときに
⑦筋肉の圧痛、硬結……………………………………………認められる
⑧筋肉の過緊張…………………………………………………認められる

鑑別診断

頭痛患者の鑑別診断について、系統的アプローチを図示した(**図2**)[4]。特に片頭痛との鑑別は重要であり、**表2**にそのポイントを示した[1]。

治療の実際

緊張型頭痛は筋収縮が主なものと精神緊張が主なものに2大別される。

緊張型頭痛の治療方針については**図3**と以下のような多面的アプローチが大切となる[1)3)]。

1)原因治療

2)誘因の回避

3)セルフコントロール(自分で筋をリラックスする方法、たとえば散歩、音楽鑑賞など)

4)ムンテラ(例;脳腫瘍の否定、頭痛の説明、CT、MRIで脳に器質的疾患がないこと)

5)薬物療法

筋弛緩薬と抗不安薬の2つが薬物療法の基本となる。抗うつ薬、睡眠薬、鎮静薬も用いられる。具体的な処方例として

1 ········· 頭痛・顔面・口腔内の痛み

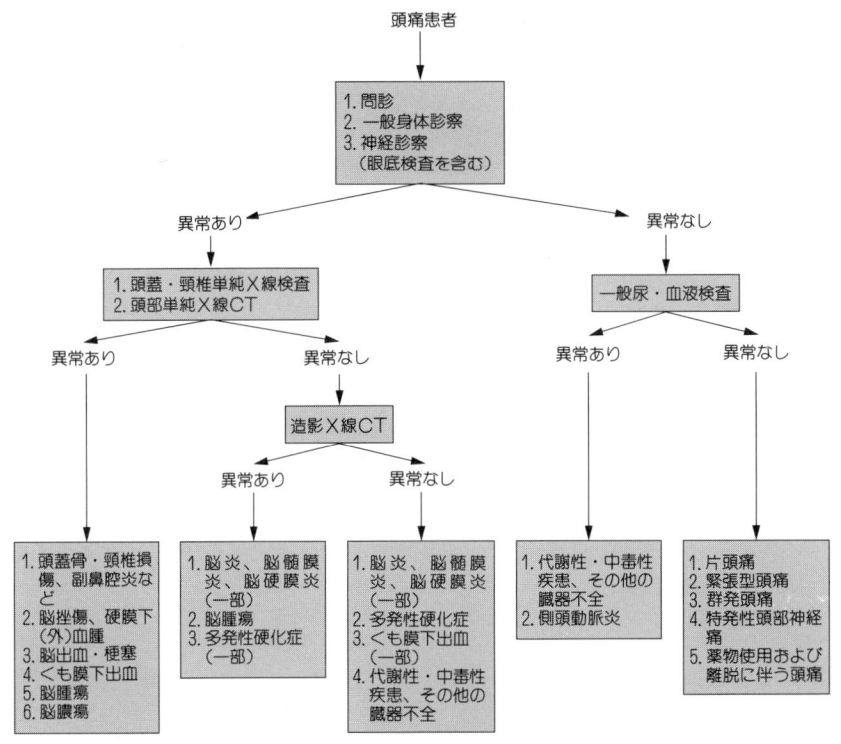

```
                        頭痛患者
                          ↓
                ┌─────────────────┐
                │ 1. 問診          │
                │ 2. 一般身体診察  │
                │ 3. 神経診察      │
                │ （眼底検査を含む）│
                └─────────────────┘
              異常あり↙       ↘異常なし
```

図2　頭痛患者の鑑別診断

異常あり側：
- 1. 頭蓋・頸椎単純X線検査
- 2. 頭部単純X線CT

　異常あり：
  1. 頭蓋骨・頸椎損傷、副鼻腔炎など
  2. 脳挫傷、硬膜下（外）血腫
  3. 脳出血・梗塞
  4. くも膜下出血
  5. 脳腫瘍
  6. 脳膿瘍

　異常なし → 造影X線CT
  　異常あり：
    1. 脳炎、脳髄膜炎、脳硬膜炎（一部）
    2. 脳腫瘍
    3. 多発性硬化症（一部）
  　異常なし：
    1. 脳炎、脳髄膜炎、脳硬膜炎（一部）
    2. 多発性硬化症
    3. くも膜下出血（一部）
    4. 代謝性・中毒性疾患、その他の臓器不全

異常なし側：一般尿・血液検査

　異常あり：
  1. 代謝性・中毒性疾患、その他の臓器不全
  2. 側頭動脈炎

　異常なし：
  1. 片頭痛
  2. 緊張型頭痛
  3. 群発頭痛
  4. 特発性頭部神経痛
  5. 薬物使用および離脱に伴う頭痛

表2　緊張型頭痛と片頭痛の鑑別診断

	緊張型頭痛	片頭痛
発症様式	徐々	発作性
部位	両側性、後頭部	片側性、側頭部に多い。
性状	頭重感、鈍感　圧迫感、帽子をかぶった感じ。	ずきんずきんと脈打つような拍動性のある頭痛。
経過	非定型的　長時間続くことが多い。　悪心はあるが、決して嘔吐は伴わない。	一定の経過を示すことが多い。　前兆を伴う片頭痛では閃輝暗点、続いて拍動性の頭痛。　悪心・嘔吐あり、3～6時間でおさまる。　前兆を伴わない片頭痛では前者ほど定型的ではないが、半日～1日、長くても2日で寛解する。

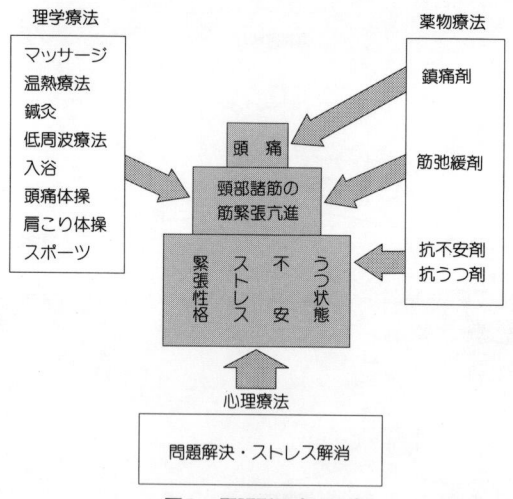

図3 緊張型頭痛の治療

① ミオナール（50 mg）3錠、テルネリン（1 mg）3錠、アロフト（50 mg）3錠のいずれか1剤
② ミオナール（50 mg）3錠、セレナール（10 mg）3錠
③ ミオナール（50 mg）3錠、デパス（0.5 mg）3錠

6）神経ブロック

患者に頭痛のあるところを示してもらい、圧痛を捜す。原則的には東洋医学でいうツボ、すなわち天柱、風池、肩井、膏盲などにブロックするのが有効。カルボカイン®あるいはキシロカイン®をごく細い注射針を用いて2～3 m*l* 注射する。1回の治療でもきわめて即効的なものもあり、1～2日間しか効果のないものが多いが、1回のブロックで激しい頭痛がとれる人もいる。

7）運動療法

筋肉を持続的緊張から解放し、弛緩のきっかけを与え、筋肉の血行をよくする、きわめて自然な治療法である。

8）物理療法

マッサージ、指圧、温熱療法、低周波など。

9）特殊療法

バイオフィードバック療法

おわりに

緊張型頭痛は最も頻度が高く、おそらく誰もが一度は経験する頭痛と考えられる。治療については薬物療法だけに頼るのではなく、心理的アプローチを含め、いろい

ろな方法を組み合わせて、気長に治療を続けることが重要である。

池田幸穂、佐々木健、松本　清

【文献】
1) 黒岩義之：緊張型頭痛．頭痛の基礎と臨床；その正しい対応のために，医薬ジャーナル社，大阪，pp181-191, 1996.
2) 寺本　純：緊張型頭痛．頭痛；正しい知識と治し方，診断と治療社，東京，pp82-100, 1996.
3) 間中信也，喜多村孝幸：緊張型頭痛（および関連する頭痛）．頭痛クリニック，新興医学出版社，東京，pp38-49, 1993.
4) 森松光紀：ベッドサイドの頭痛の診かた．臨床医　22：2565-2569, 1996.

❷ 片頭痛

はじめに
　頭痛発作が繰り返し起こるもので、いわゆる頭痛持ちの頭痛の一型である。片頭痛には前兆を伴うものと、伴わないものとがあり、前者に古典型片頭痛、後者を普通型片頭痛と呼び、後者のほうがはるかに多い。片頭痛は頻度の高い疾患で、全人口の約12％が有するといわれ、女性が男性の3倍ほど多い。

診断のポイント
　問診が診断の決め手であり、以下のような病歴が得られれば片頭痛と診断できる。
①初発年齢は10歳前後が多い。
②頭痛は通常一側性であるが、両側性のものもある。
③頭痛は徐々に始まり、1～2時間でピークに達し、持続時間は2～3時間から2～3日である。
④頭痛の性状は、しばしば拍動性であるが、鋭い刺すような痛みや鈍痛もある。
⑤前駆症状として、首筋が張る、なまあくび、眠気、倦怠感、脱力感などが起こる。
⑥前兆として、周辺視野の部分的欠損から始まり、欠損の辺縁がジグザグ様に輝き、次第に拡大する閃輝暗点が多い。
⑦誘因として、精神的ストレス、睡眠不足、過労、飲酒などがある。
⑧随伴症状として、嘔気、嘔吐、光過敏、音過敏が多い。
⑨患者は頭痛時、暗い部屋でじっと横になることを好む。
⑩妊娠中は頭痛発作が消失することが多い。
⑪発作の頻度はさまざまであり、多い場合には月に数回起こる。
⑫頭痛発作は春から夏にかけて多くなる。
⑬家系内に同様な頭痛を有する者がいることが多い。

必要な検査
　頭痛患者の90％以上が片頭痛か緊張型頭痛であり、頭痛の原因が重篤な疾患である可能性は少ない。また片頭痛も緊張型頭痛も問診でほとんど診断がつくので、検査は鑑別診断上必要な場合にのみ行い、無駄な検査は行わない態度が望ましい。しかし、ときに脳腫瘍などで似たような頭痛をきたすことがあるので注意が必要である。また、普段と違う頭痛が起こってきたという場合には、神経学的診察所見を注意してとり、必要と認められれば頭部CTやMRIを施行する。

鑑別診断
　反復する頭痛の場合は緊張型頭痛との鑑別が問題になり、その鑑別の要点は**表1**

表1　片頭痛と緊張型頭痛との鑑別点

	片頭痛	緊張型頭痛
頭痛の性質	拍動性	非拍動性
頭痛の程度	強い	比較的軽い
頭痛の部位	一側性が多い	両側性
頭痛の持続時間	数時間が多い	数日以上
嘔気・嘔吐	多い	少ない
解熱鎮痛薬への反応	よい	悪い
アルコールの影響	悪化	改善
痛みによる夜間覚醒	多い	少ない
車酔いの病歴	多い	少ない

表2　片頭痛に必要な鑑別疾患

1．突然または急性に生じてきた頭痛
くも膜下出血、脳内出血、急性髄膜炎、急性脳炎、急性緑内障、頭部外傷、急性副鼻腔炎、血圧上昇、脳静脈洞血栓症、その他の発熱を伴う感染症

2．亜急性または慢性に起こってきた頭痛
脳腫瘍、慢性硬膜下血腫、脳膿瘍、側頭動脈炎、良性頭蓋内圧亢進症、亜急性または慢性髄膜炎、慢性副鼻腔炎、慢性緑内障、低髄液圧性頭痛

のとおりである。また、片頭痛患者にこれまでの頭痛と異なった内容の頭痛が起こってきた場合は、**表2**のような疾患との鑑別を要する。主な疾患との鑑別点と必要な検査を以下に示す。

1）くも膜下出血

意識障害、項部硬直を伴うことが多いが、頭痛だけのこともあるので、突然発症の強い頭痛の場合は常に疑い、頭部CTを行い、出血の有無を確認する。

2）急性髄膜炎、急性脳炎

項部痛、発熱、意識障害の有無に注意し、これらがあれば疑い、頭部MRIおよび髄液検査を行う。

3）脳腫瘍

数週以上にわたって徐々に悪化する頭痛と、神経症候を伴う場合に疑い、頭部CTやMRIを行う。

4）慢性硬膜下血腫

高齢者に最近起こってきた頭痛の場合には常にこの疾患を疑う必要がある。頭痛はあまりひどくないことが多く、なんとなく元気がなくなってきた、少しぼけてきたという場合にも疑い、頭部CTを行う。

5）側頭動脈炎

高齢者で痛みが眼窩から側頭部にあり、微熱、体重減少などとともに、側頭動脈の肥厚、拡張、圧痛を認める場合には疑い、血沈を調べる。血沈が著明に亢進していれば、側頭動脈炎と診断する。失明の危険性が大きく、脳梗塞を合併することもあるので、診断がつき次第速やかに経口ステロイド（プレドニン® 60 mg/日）を投与する必要がある。

6）高血圧性脳症

頭痛の他に意識障害や痙攣をきたすことがある。拡張期血圧は 120 mmHg 以上であり、眼底検査で高血圧性網膜症を認める場合に診断できる。速やかに降圧療法を行う必要がある。

7）良性頭蓋内圧亢進症

頭蓋内腫瘍が存在しないのに、頭蓋内圧亢進症状を示すものをいう。経過は良好であるが、両側のうっ血乳頭、外転神経麻痺などをみることがある。画像所見には異常がみられない。髄液圧を測定して診断する。

治療の実際

1）一般的治療

過労、精神的ストレス、睡眠不足、月経、飲酒、グルタミン酸を多く含む調味料などの誘因を避け、不安やうつ状態がある場合にはその治療を行う。

2）頓挫療法

前兆や前駆症状が起こり、頭痛が始まりそうなときや少し始まったときに行う治療である。できるだけ早期に開始することが望ましい。よく使用されるのは、1錠中に酒石酸エルゴタミン 1 mg とカフェイン 100 mg を含有するカフェルゴット®である。使用方法は、初回に1錠を内服し、30分以上たっても改善しない場合には、さらにもう1錠を追加する。1回の発作に対する投与量は3錠までにする。早期に服用すれば 90％以上に有効である。平滑筋収縮作用があるため、妊婦や重症高血圧、冠不全の患者には禁忌である。カフェルゴット®の他に、酒石酸エルゴタミンを含む合剤に、クリアミンA®、ヘクトM®などがあり、同様に使用する。

なお、欧米ではセロトニン受容体の選択的作動薬であるスマトリプタンが広く使用されているが、わが国では申請中である。

3）対症療法

頭痛発作時に鎮痛薬を用いる治療をいう。よく使用されるのは非ステロイド系消炎鎮痛薬で、サリチル酸やインドメタシン（インダシン®、インテバン®など）、メシル酸ジメトチアジン（ミグリステン®）などである。また、嘔気・嘔吐がかなりある場合にはドンペリドン（ナウゼリン®）やメトクロプラミド（プリンペラン®）を併用する。さらに、頭痛がひどい場合には眠らせる目的で、プロメタジン（ピレチア®）25 mg 筋注投与やクロルプロマジン（ウインタミン®）25 mg の筋注投与が行われることがあり、有効である。

4）予防療法

中等度以上の頭痛が月に3回以上出現する場合や頓挫薬に十分反応しない場合に、

頭痛発作の回数を減らす目的で連日投与する方法である。β遮断薬、三環系抗うつ薬、カルシウム拮抗薬などが使用される。よく使用されるのはβ遮断薬のプロプラノロール(インデラル®)で1日30~60 mgを、分3で投与する。また新しい治療薬として塩酸ロメリジン(ミグシス®)(10~20 mg/日、分2投与)がある。

治療法の選択

　頭痛の程度や頻度にかかわらず、一般的治療はすべての患者に説明し、行わせる。軽度の場合はそれのみで改善することがある。通常はさらに頓挫薬と鎮痛薬を組み合わせて処方し、頭痛が頻回の場合には予防療法も同時に行う。一般的に頓挫薬のみで対処できる患者はそう多くないようであり、また頓挫薬を好まない患者もいるので、その場合は鎮痛薬を処方する。鎮痛薬も頭痛がひどい場合や嘔気・嘔吐を伴う場合にはインドメタシンの坐薬を使用する。

服部孝道

❸ 群発頭痛

はじめに

群発頭痛は機能性頭痛の中でもその発現様式は激烈かつ多彩であり、治療は必ずしも容易ではない。本稿では本症の診断と治療のポイントにつき概説する。

概念と分類

群発頭痛は歴史的にはすでに1745年 Gerhard van Swieten により、その病像を「屈強な中年男性が連日同時刻に、左眼窩上部の激しい痛みに襲われ、次いで左眼が充血し、涙が溢れ、まるで眼球が眼窩から激痛とともにゆっくりと押し出されるように感じ、気も狂わんばかりとなる。2、3時間後すべての邪悪は鎮まり、眼にあった症状も全て無くなってしまう」と非常に興味深く記載されている[1]。しかしながら「群発頭痛」と Kunkle[2]らにより呼称されるまでに、赤色顔面神経麻痺、毛様体神経痛、翼突管神経痛、赤色肢端痛、大浅在錐体神経痛などと述べられていた。正式には Ad Hoc 委員会(1962) の頭痛分類において採択された。

1988年の国際頭痛学会において頭痛の分類と診断基準[3]が発表され、この中で群発頭痛もその臨床的特徴を包括し、より的確に客観的に診断できるようになった。さらに発作周期の様式からも分類が行われている(表1)。①周期性の不明な群発頭痛、②頭痛寛解期のある反復発作性群発頭痛(以下、発作性群発頭痛)、③頭痛発作が寛解期なく1年以上持続する慢性群発頭痛の、3つに分類されている。慢性群発頭痛は最初から慢性の経過をとるものと発作性から慢性に移行するものとがある。さらに群発頭痛の亜型として慢性発作性片側頭痛がある。

診断のポイント

1）問診

日常診療における頭痛の多くは機能性頭痛であり、診断には的確な問診が最も重要である。群発頭痛はその特徴的な症状を把握できれば、診断は比較的容易である。

2）臨床的特徴

群発頭痛は眼窩周辺のえぐられるような激痛が通常夜間、ことに REM 睡眠期に一致して起こり、ほぼ一定の時間に、まさに時計のような正確さで出現する。

a　性、発症年齢：片頭痛と異なり80〜90％は男性で、圧倒的に男性に頻度の高い頭痛である。遺伝歴はないとされている。発症年齢は20歳代と30歳代である。

b　頭痛の性状：痛みは突き刺す、焼けつく、引き裂く、キリを差し込む、などと形容されるきわめて強烈なものである。事実患者は耐えがたい痛みのために、同じ姿勢でじっとしていることができず、歩き回るという特徴も診断のポイントの1

表1　国際頭痛学会による群発頭痛診断基準

A. 次のB～Dを満たす発作が5回以上ある。
B. 眼窩部、眼窩上部および/または側頭部に片側性の激しい痛みが、治療しなければ15～180分間持続する。
C. 下記の徴候が頭痛側に少なくとも1つはある。
　1. 眼瞼結膜充血
　2. 流涙
　3. 鼻閉
　4. 鼻汁
　5. 前頭部、顔面の発汗
　6. 縮瞳
　7. 眼瞼下垂
　8. 眼瞼浮腫
D. 頭痛の頻度は1回/2日～8回/日である。
E. 少なくとも下記の1項目を満たす。
　1. 臨床的に器質的疾患による頭痛を否定しうる。
　2. たとえ器質的疾患が疑われても検査で除外否定できる。
　3. 器質的疾患が存在しても経過より群発頭痛との関係が否定できる。

―群発頭痛の分類―

1. 周期性の不明な群発頭痛（cluster headache periodicity undetermined）
　①左記のA～Eを満たす。
　②次の2または3と分類するには早すぎる。
2. 反復発作性群発頭痛（episodic cluster headache）
　①左記のA～Eのすべてを満たす。
　②少なくとも14日の寛解期があり、7日～1年持続する少なくとも2回の群発期がある。
3. 慢性群発頭痛（chronic cluster headache）
　①左記のA～Eのすべてを満たす。
　②1年あるいはそれ以上寛解期がないか、あっても14日以内。

つである。

　c　頭痛の部位：頭痛発作は常に片側性で同一側に起きるが、ごくまれに左右が交代したり、両側性のことがある。罹患側は右が多い。疼痛部位は眼窩周辺や眼球後部が最も多く、次いで前頭部、側頭部、顔面から歯および歯肉を含む領域の順である。

　d　発作頻度：発作性群発頭痛が80～90％を占める。頭痛の発作頻度は一般的には1日1～2回であるが、1週間に2回あるいは1日3回以上の症例もある。

　e　持続時間：発作前漠然とした不快感で始まり、10～15分でピークに達し、1回あたりの発作持続時間は1～2時間（多くは30～45分）で、群発期の期間は平均半月から2カ月間である。

　f　周期性：群発期は年に1回が多く、年に2～3回あるいは2年に1回の場合もある。いずれも別の年においても同じ月、同じ季節に周期的に出現する特徴がある。群発期の発現は気節の変わり目に多く、一般に春と秋に多いとされる。寛解期の持続時間は2カ月～10年とさまざまであるが、多くは2年以内である。一方、慢性群発頭痛には寛解期がみられず、連日持続する。

g　随伴症状：発作時には頭痛と同側の結膜充血、流涙、鼻閉、発汗、顔面紅潮、顔面浮腫、眼瞼下垂・縮瞳（部分 Horner 症候群）などの自律神経症状を呈し、ときに浅側頭動脈の怒張を認める。嘔気、嘔吐は片頭痛に比べ少ない。
　h　誘発因子：群発頭痛の発作時には頭蓋外血管の拡張が関与しているとされている。血管拡張作用を有するアルコール、ニトログリセリン、ヒスタミンにより発作が誘発される。しかしこれらは群発期のみに限られ、寛解期中には誘発されない。

鑑別診断

1）慢性発作性片側性頭痛

　群発頭痛と症状はきわめて類似する。鑑別点は持続時間が2～45分と短く、頻度が1日5回以上と多く、ほとんど女性にみられる。インドメサシンが著効することが診断基準の1項目になっていることが注目される。

2）片頭痛

　発作は1カ月に1～3回で発作持続時間は数時間から1～3日と長い。頭痛の片側性は60％前後と低く、悪心・嘔吐、光過敏、音過敏を伴うのが特徴である。

3）三叉神経痛

　群発頭痛が最も誤診されやすい疾患である。痛みは切り裂かれるような電激痛で持続は数秒～数分と短い。最も重要な鑑別点は本症の痛みは上顎、下顎といった三叉神経第2枝～3枝領域に生じ、夜間にはみられず、必ず患者が起きている時間帯に出現することである。

4）Raeder 傍三叉神経症候群

　第Ⅲ、Ⅳ、Ⅵ脳神経症状を伴うことがある。縮瞳を伴う眼瞼下垂（部分 Horner 症候群）と同側の焼けるような眼窩痛が夜間に起きると群発頭痛と誤診されやすい。痛みは持続性で、通常数週間～数カ月にわたる。

5）側頭動脈炎

　50歳以上の女性に多い、肉芽腫性血管炎で視神経障害、リウマチ性多発筋痛症合併の頻度が高い。持続的な灼熱性拍動性頭痛を呈する。浅側頭動脈の疼痛、索状肥厚が特徴的である。著明な血沈亢進、CRP 陽性を認める。

治療

　群発頭痛患者は発作時の耐えがたい苦しみに発作初期から狼狽し、不安恐怖に襲われ、ときにパニックに陥ることさえある。頭痛がくも膜下出血などの器質的頭痛ではなく、予後の不良のものではないこと、治療で十分コントロールができることを説明し、患者の精神的安定を図ることが肝要である。

1）発作時の治療

a　酸素吸入：100％酸素 7 ml/分を 15 分間、フェイスマスクより吸入する。およそ 8 割の患者に有効である。発作が夜に頻発するので自宅に酸素吸入器を確保し、吸入法の指導を行っておく。

b　酒石酸エルゴタミン：発作の早期に投与しないと効果は得にくい。海外では舌下や吸入投与の有効性が報告されている（本邦では未発売）。

c　5-HT$_{1D}$受容体刺激薬（ソマトリプタン）：皮下注射がきわめて有効である。海外ではすでに臨床使用されていたが、本邦でも臨床試験が行われ、2000年春に認可された。過半数の症例に 10〜15 分で痛みの著明な改善が認められている[4]。副作用は手足のしびれ感、味覚異常、のぼせ感、脱力感があり、心・血管障害をもつ患者には禁忌である。

2）群発期の予防的治療

a　ステロイド：プレドニゾロン 40 mg/日より開始し、以後漸減し 3 週間で離脱する方法。60 mg/日で開始し、10 日および 7 日で離脱する方法もある。ステロイド治療では 15 mg/日以下になると頭痛発作が発現しやすくなることに留意する。副作用は情緒障害、消化器症状がある。

b　炭酸リチウム（リーマス®）：炭酸リチウムは特に慢性群発頭痛には最も有効な予防薬である。300 mg/日から開始し漸増し平均投与量は 600〜900 mg/日である。血中濃度は 0.4〜0.8 mEq/l で維持し、1.2 mEq/l 以上のときは減量する。リチウム中毒である消化器症状、全身倦怠感、筋力低下などに注意する。

c　酒石酸エルゴタミン：発作予想時刻の 2 時間ほど前にカフェルゴット®あるいはクリアミン A®を 1〜2 錠服用する。副作用として悪心、いらいら感。冠動脈の収縮を考慮し 40 歳以上の患者には注意を要する。

d　ベラパミル（ワソラン®）：カルシウム拮抗薬である本薬が発作性、慢性群発頭痛両方の予防薬として非常に有効である。240〜600 mg/日の 2 分服投与もあるが、平均投与量は 240〜360 mg/日とされる。洞機能不全、房室ブロックには禁忌である。

e　バルプロ酸：抗てんかん薬が有効である。600〜2000 mg/日を 2 回ないし 3 回分服投与。血中濃度のモニターを要する。副作用は消化器症状、情緒障害がある。

おわりに

群発頭痛はきわめて激しい頭痛を示し、患者の中にはその苦しみから自殺を企てることもあるほどである。メンタルケアを含めた適切かつ迅速な治療と対策が必要である。

法橋　建

【文献】

1) Isler H : Episodic cluster headache from text book of 1745 ; Van Swieten's classic description. Cephalalgia 13 : 172-174, 1993.
2) Kunkle E C, et al : Recurrent brief headache in cluster' pattern. Trans Am Neural Assoc 77 : 240-243, 1952.
3) Headache Classification Committee of the International Headache Society : Classification and diag-nostic criteria for headache disorders, cranial neuralgias and facial pain. Cephalalgia 8 (Suppl 7) : 35-38, 1988.
4) 田崎義昭,坂井文彦,田代邦雄ほか:群発頭痛に対する SN-308 (スマトリプタン) 皮下注射液の臨床的有用性の検討;封筒法による至適用量の検討. 臨床医薬 9 : 1095-1106, 1993.

❹ 特発性三叉神経痛

診断のポイント （表1参照）

1）問診のポイント

　特発性三叉神経痛は三叉神経支配領域に限局した、短い発作痛を特徴とする。特有の誘発点（トリガーポイント）があり、その部分への軽い接触または筋肉の動きで痛みを誘発する。洗顔、ひげ剃り、咀嚼、歯磨き、会話は発作を誘発し、ときには顔に当たる風でさえ痛みを誘発する。痛みの持続時間は数秒ないし数分である。必ず痛みのない間欠期が存在する。これが三叉神経の末梢枝損傷に伴う、三叉神経のニューロパッシクペイン（神経因性疼痛）との相違点である。神経因性疼痛では患者は痛みにとらわれている限り必ず痛みを感じている。このような患者では眠っているとき以外はいつも痛いと訴える。

　特発性三叉神経痛の患者では痛みの激烈さにもかかわらず、ほとんどの患者で抑うつを伴わないのも特徴である。女性にやや多く、平均発症年齢は55歳である。

　三叉神経を含む脳神経の神経学的な異常は認めない。

2）痛みの特徴

　痛みは三叉神経支配領域に限局する、すなわち第1枝であれば前額部、第2枝領域であれば眼下部から鼻翼、上口唇、第3枝罹患であれば下唇、舌、オトガイ部の痛みを訴える。第1枝罹患は非常にまれであるので、この領域に痛みを訴える患者では診断は慎重にすべきである。また大部分は単枝罹患であり、2枝以上の領域に

表1 Headache Classification Committee of the International Headache Society による三叉神経痛の診断基準

A．発作性の痛みであり、顔面のみに痛みが限局する。それは数秒間しか続かず、長くとも2分を越えない。
B．痛みは少なくとも、以下にあげる5項目のうち4項目に一致する。
　1．痛みは三叉神経の3本の枝の1つ、もしくはそれ以上の枝に起こる。
　2．突然発症し、強い、鋭い、表面的な、刺すような、焼けるような痛みである。
　3．痛みは激烈である。
　4．トリガーポイントの刺激や、日常活動、すなわち食事、会話、洗顔、歯磨き、ひげ剃りで誘発される。
　5．痛みの間欠期はまったく痛みがない。
C．神経学的欠損はない。
D．同一患者においては、発作はいつも同様の形で起こる。
E．顔面痛を起こす原因が、既往、理学的所見より見い出せない。

（文献5より引用）

痛みを訴える場合も主たる痛み領域がどの部分であるかを診断するのが治療上に重要である。また両側罹患も非常にまれである。痛みの性質は電撃痛で持続時間は数秒である。間欠期にはまったく痛みがない。トリガーポイントへの刺激は激しい痛み発作を誘発する。咀嚼は痛みを誘発し、しばしば食事が困難となる。嚥下運動は痛みを誘発しないために流動物の摂取は可能であり、睡眠中の嚥下運動も痛みを誘発しないため、舌咽神経痛と異なり、睡眠中の痛み発作はない。暖まると痛みを生じにくく風呂に入っていると発作を予防できる。風呂の中で食事をしていた患者もいた。

必要な検査

1）神経学的検査

神経学的な検査がまず重要である。三叉神経の知覚障害、運動障害を必ず調べる。ガーゼの先や馬毛で顔面の知覚テストをする。開口させ下顎の偏位の有無を調べる。その他の脳神経の機能もテストする。

2）画像診断

MRIは脳幹部を1.5T超伝導の機器で1mmスライス以下でスキャンする。できればMRAすなわちMRアンギオグラフィーを行う。サブトラクションして椎骨脳底動脈のみの像を再構築し、原画像と突き合わせ三叉神経入口部での血管と神経の接触を検討する。われわれは1.5T Signa（GE製）で5 PGR、3D-TOF法で撮像している。責任血管はほとんどの場合上、小脳動脈（SCA）である。ときに前下小脳動脈（AICA）やmegadolichobasilar artery が三叉神経を圧迫していることがある。神経欠落症状のない、特発性三叉神経痛の5％前後に、小脳橋角部に限局する小さな腫瘍が神経圧迫の原因のことがある。血管と腫瘍の両者で三叉神経を圧迫することもある。

鑑別診断

第1枝領域の特発性三叉神経痛は特に鑑別診断に注意すべきである（**表2**参照）。この領域に痛みを生じる疾患は多い。

1）三叉神経第1枝領域の痛みを生じる疾患

a　**Tolosa - Hunt 症候群**：海綿静脈洞の非特異的肉芽腫性炎症が原因であると考えられている。ステロイドが著効する。第1枝領域の痛みと眼筋麻痺を生じる。

b　**上眼窩裂症候群**：上眼窩裂に占拠性病変が生じたときに第1枝領域の痛みと眼筋麻痺を生じる。

c　**Raeder 症候群**：海綿静脈洞への腫瘍の転移で生じると考えられている。やはり第1枝領域の痛みと眼筋麻痺を生じる。

表2 三叉神経痛の鑑別診断

鑑別疾患	痛みの部位	原因	随伴症状	男女差	好発年齢	薬物療法
Tolosa-Hunt症候群	第1枝領域	非特異的肉芽腫性炎症	眼筋麻痺	なし	不明	ステロイド
上眼窩裂症候群	第1枝領域	上眼窩裂に占拠性病変	眼筋麻痺	なし	不明	
Raeder症候群	第1枝領域	海綿静脈洞への腫瘍の転移	眼筋麻痺	なし	不明	
群発頭痛	目の奥の激痛	頭蓋血管の拡張	Horner症状	男性	20歳代	酸素吸入、スマトリプタン
側頭動脈炎	眼窩、側頭部	巨細胞性血管炎	視力障害	男性	50歳以上	ステロイド
三叉神経障害後の顔面痛	罹患神経支配域	三叉神経の損傷、手術外傷	うつ状態を伴う	女性	不定	三環系抗うつ薬
術後性頬部囊腫	頬部	上顎洞手術	後鼻漏	なし	30歳以上	消炎鎮痛薬
舌痛症	舌と口囲	ときに脳梗塞	うつ病やうつ状態	女性	50歳以上	三環系抗うつ薬
顎関節症	顎関節周辺	咀嚼筋群の異常緊張と協調のアンバランス	咬合障害	女性	40歳以上	抗不安薬
舌咽神経痛	舌、咽頭、耳の奥	神経血管圧迫	失神発作	女性	平均55歳	カルバマゼピン
帯状疱疹後神経痛	罹患神経枝支配域	帯状疱疹	知覚障害	なし	50歳以上	三環系抗うつ薬

　　d　**群発頭痛**：最も特発性三叉神経痛と誤診されやすい疾患である。慢性と周期性と慢性発作性の3亜型がある。目の奥の激痛が生じる。発作の時間が1時間前後と長く、若年男性に多い。発作時に部分的Horner症状が随伴する。

　　e　**側頭動脈炎**：側頭動脈の巨細胞性血管炎が原因で、眼窩、側頭部の激痛を生じる。ときに視力障害を随伴する。高齢の男性に多い。痛みはきわめて激しいが、持続的な痛みである。ステロイドが奏効する。

　2）第1枝領域以外または限局しない痛み疾患

　　a　**三叉神経障害後の顔面痛**：歯科治療、副鼻腔手術、顔面の形成手術、開頭手術、外傷、帯状疱疹などのために三叉神経が損傷を受けその結果生じた神経因性疼痛。痛みは持続的であり、何かに気をとられているか何かに集中しているとき以外は常に痛みを感じている。しばしばうつ状態を伴う。

　　b　**術後性頬部囊腫**：しばしば第2枝領域の発作性の痛みを生じ特発性三叉神経痛と紛らわしいことがある。病歴の聴取で鑑別できる。

c　舌痛症：舌痛症は中年以降の女性に多くみられる。MRIで検索すると、しばしば脳幹部の古い梗塞がある。高い頻度でうつ病やうつ状態が併存する。舌の痛みとともに口の周囲の痛みも訴えることが多い。三環系抗うつ薬がしばしば奏効する。

　d　顎関節症：精神性葛藤から咀嚼筋群の異常緊張と協調のアンバランスを生じる。その結果顎関節に負荷がかかり、関節の変性性変化や咬合不全となり、顎関節周辺の痛みを起こす。中年女性に多い。持続痛であるがときに耳前部の発作痛を訴えることがある。

　e　舌咽神経痛：舌咽神経痛が第3枝特発性三叉神経痛と紛らわしいことがある。舌が痛い患者では特に注意が必要である。特発性三叉神経痛は咀嚼時に痛く、舌咽神経痛は嚥下時に痛い。舌咽神経痛は夜間痛があるが、特発性三叉神経痛は夜間痛がない。また舌咽神経痛の寛解期は長く、数年間痛み発作が休止することがある。

　f　帯状疱疹後神経痛：帯状疱疹の既往を聞き出すことが肝要である。痛みは持続的で三叉神経損傷後の痛みと同様の性質である。三叉神経ブロックの適応とならない。

治療の実際

1）薬物療法

　発症から1年以内の症例ではまずカルバマゼピン（テグレトール®）で治療を始める。この薬は特発性三叉神経痛の特効薬ではあるが副作用も多く、その発生頻度も高い。1日300 mgを分3にして食前30分に投与する。効果のみられない場合は600 mgまで増量する。それでも効果のみられない患者では他の治療法を考慮する。頻度の高い副作用としては眠気、ふらつき、薬疹、顆粒球減少などがある。ときに肝機能障害もみられる。2カ月に1回程度の血液検査を要する。副作用のために代替薬としてときに他の抗痙攣薬を使用するが、同等薬効のものはない。

2）神経ブロック療法

　アルコールブロックと高周波熱凝固法とがある。長所欠点があり、アルコールブロックは安全に確実に行うには高度の手技を要するが、高周波熱凝固法より少ない経験で安全に施行できる。有効期間はアルコールブロックが長いが、知覚低下の度合いが強く、回復までの期間が長い。

　末梢の神経ブロックとガッセル神経節ブロックがあり、両者ともアルコールと高周波熱凝固法で施行できる。ガッセル神経節の高周波熱凝固法は安全性が高く、長期の効果が期待できるので、薬物療法で治療困難な症例では第一選択になるであろう[1-3]。

3）手術療法

後頭下開頭での三叉神経入口部の圧迫血管に対する神経血管減圧術は、1969年にUniversity of Pittsburgh の Jannetta が顕微鏡下での方法を発表して以来、日本でも広く行われるようになった。しかし、機能性疾患に対しての開頭手術であり、高い安全性が要求される。急激にこの手術が普及したために、日本での合併症は決して少なくなく、手術死亡例もある。安易に行うべきではなく、高度に熟練した頭蓋底手術の専門家が行うべきである[4]。

注意事項

特発性三叉神経痛は診断が正しければ必ず痛みをコントロールできる。一度の神経ブロックで数年の除痛が得られる。間違って三叉神経の損傷後の痛みにアルコールでの神経ブロックを行うと結果は悲惨である。患者の愁訴は増強し痛みはまったく消失しない。顔面に痛みを訴える患者がすべて特発性三叉神経痛でないこと、多くの鑑別診断が必要であることに留意すべきである。

塩谷正弘

【参考文献】

1) 若杉文吉：三叉神経痛, 顔面痙攣の治療；神経ブロック療法, その手技と成績. Neurosurgeons 2：203-212, 1983.
2) 塩谷正弘：ガッセル神経節ブロック．外科治療 51：670-674, 1984.
3) Broggi G, Franzini A, Lasio G, Giorgi C, Servellk D: Long - term results of percutaneous retrogasserian thermorhizotomy for "essential" trigeminal neuralgia : considerations in 1000 consecutive patients. Neurosurgery 26：783-787, 1990.
4) McLaughlin MR, Jannetta PJ, Clyde BL, Subach BR, Comey CH, Resnick DK : Microvascular decompression of cranial nerves : lessons learned after 4400 operations [see comments]. J Neurosurg 90：1-8, 1999.
5) Headache Classification Committee of the International Headache Society : Classification and Diagnostic Cirteria for Headache Disorders, Cranial Neuralgias and Facial Pain. Cephalalgia 8 (suppl 7)：67-69, 1988.

❺ 舌咽神経痛

はじめに
　舌咽神経痛の発症頻度は三叉神経痛の1～2％程度といわれており、米国では年間10万人に0.5人の頻度[1]と、比較的まれな疾患である。痛み方は発作性の激痛であるが、数年以上に及ぶ寛解期をもつことがある。発症年齢は40歳代以降に多い。
　治療は薬物療法、神経ブロック療法、手術療法があり、症状に応じて選択される。

解剖
　舌咽神経は混合性神経で、特殊内臓性遠心線維、一般内臓性遠心線維、一般体性求心線維、一般内臓性求心線維、特殊内臓性求心線維によって構成されている。それぞれ咽頭諸筋の運動、耳下腺の唾液分泌、耳介後部・咽頭・舌の感覚、舌の後部1/3の味覚の支配、頸動脈洞の機械刺激受容器および頸動脈小体の化学刺激受容器を支配している（表1）。

病因
　三叉神経痛や顔面痙攣と同様に、小脳橋角部における微小血管の圧迫によって発症する神経血管圧迫説が有力であると考えられている。圧迫によって神経鞘が消失し脱髄が起こると神経線維間の絶縁性が低下し、1本の神経線維の興奮が隣の神経線維に乗り移る。したがって、末梢からの入力がこの部位に達するとエファップス（ephapsis）伝達が起こり、その結果痛みが発生する。しかし、寛解期があるなど痛みの詳細な発生機構についてはなお未解明な部分が残されている。
　いずれにせよ、減圧術により症状が軽快することは多くの症例で確認されており、減圧術が根治療法としての地位を得ている。

表1　舌咽神経の構成成分と機能

神経の構成成分	機能	起始核または終止核	神経節	機能障害の症状
特殊内臓性遠心線維	茎突咽頭筋の運動支配	疑核		臨床的意義はない
一般内臓性遠心線維	耳下腺の副交感神経支配	下唾液核	耳神経節	唾液分泌の減少
一般体性求心線維	耳介後部の感覚支配	三叉神経脊髄路核	上神経節	耳介後部の感覚低下
一般内臓性求心線維	咽頭・舌の感覚支配、頸動脈の圧・化学受容器支配	孤束核	下神経節	咽頭筋反射の減弱
特殊内臓性求心線維	舌の後部1/3の味覚支配	孤束核	下神経節	舌後部の味覚低下

［大西晃生、納光 弘、岡崎春男（訳）：舌咽神経。臨床神経学の基礎（Daube JR, et al : Medical Neuroscience）、メディカル・サイエンス・インターナショナル東京、pp310-312, 1989より引用一部改編］

診断のポイント

1）問診のポイント

舌咽神経痛は三叉神経痛と同様に、特徴的な痛み方をする疾患であり、診断には痛みの特徴を正確に聞き出すことが重要である。

発症年齢も重要で、高齢者に多いと考えられているが、50歳以前に発症する例がかなりあり、中崎ら[2]40歳代の発症が最も多いと報告している。性別および罹患側の左右差には特に傾向はみられない。

血液検査、神経学的諸検査、一般的な画像診断では明らかな異常がないことも診断を下すうえで重要なポイントである。

2）痛みの特徴

発作性の激痛が咽頭、喉頭部に始まって舌根部や側頸部、耳の前方および下顎の後方に放散する。痛みは数秒から数分で終わるが、耐えがたい焼けるような痛みがしばらく持続することもある。三叉神経痛との違いは夜間痛がみられる点で、本症の半数に認められる。

誘発部位が口蓋扁桃部、咽頭部、舌根部にあり、嚥下運動や会話で痛みが誘発される。三叉神経痛では口を開けようとしたとき、ものを口に入れたときに発作が誘発されるが、嚥下によって痛みが誘発されることは少ない。

舌咽神経痛では、舌咽神経の求心性線維を経由した刺激が迷走神経を刺激し、反射性の徐脈や心停止を起こすことがある[3]。

自然寛解期間は三叉神経痛より長いのが特徴で、数年以上みられる例がある。

3）診断と諸検査

臨床症状、特に痛みの特徴および痛みの経過より本症を診断する。通常の血液検査、神経学的検査、画像診断では異常所見は認められない。したがって異常所見がある場合には他の疾患の可能性を考慮して、頭頸部および副鼻腔X線撮影をはじめ、必要ならばCTやMRIなど画像診断も適宜実施して精査を進める必要がある。

診断を確実にするためには、綿球による咽頭部刺激で痛みの誘発がみられるか、咽頭部への局所麻酔薬噴霧で痛みの発作が抑制されるか試みる。局所麻酔薬による舌咽神経ブロックの効果からも診断を確実にすることができる。

鑑別診断

脳動脈瘤、脳動静脈奇形、小脳橋角部の腫瘍をはじめとする脳内の病変に起因する例をまず除外する必要がある。

三叉神経痛との鑑別は通常は難渋することは少ないが、まれに難しい例がある。そのような場合には咽頭部刺激による痛みの誘発や、咽頭部への局所麻酔薬噴霧に

よる発作の抑制が有力な診断情報となる。一方、局所麻酔薬を使用した三叉神経ブロックの効果も参考になる。

舌咽神経痛では顔面上にはトリガーポイントはないのが普通であり、三叉神経痛との重要な鑑別点である。

側頭動脈炎、Tolosa-Hunt 症候群、Raeder 症候群、緑内障などでみられる激痛は持続性であり、痛みの特徴から鑑別は可能である。

顎関節症、抜歯後または術後の反射性交感神経性ジストロフィー(RSD)、咽頭・喉頭・口腔内の炎症性疾患、術後性上顎嚢胞、唾石などが鑑別を要する疾患として考えられるが、それぞれの疾患の発症機転、病態、神経学的所見を理解しているならば、鑑別に困難を要することはあるまい。

治療

1）薬物療法

カルバマゼピン(テグレトール®)が有効である。本剤は副作用として使用開始時にふらつきや眠気を起こすことが多いので、通常は 100 mg/日を分 1〜2 から開始する。症状に応じて 300〜400 mg/日に増量するが、500〜600 mg/日以上では除痛効果は頭打ちとなると考え、それ以上の処方は行わないようにしている。

副作用として胃腸症状を訴える頻度も高く、消化性潰瘍薬や健胃消化薬を一緒に処方することが好ましい。

経口投与が不可能な場合に対しては、フェニトインナトリウム(アレビアチン®)250 mg の静注も考慮している。

2）神経ブロック療法

口腔内法または側頸部法で行う舌咽神経ブロック[4]が適応となるが、解剖学的位置関係から、通常は神経破壊薬は使用しない(図1)。したがって、ブロックのみで痛みのコントロールが可能な三叉神経痛とは異なり、局所麻酔薬を用いたブロックと薬物療法を組み合わせて対処することになる。応急処置として咽頭部への局所麻酔薬の噴霧法も有用である。

3）手術療法

舌咽神経の切除術として口腔咽頭法、側頸部法、後頭下開頭法があるが、最近はあまり行われていない。

薬物療法と神経ブロック療法で対処できない例に対しては、根治療法として神経血管減圧術[5]が適応となる。

注意事項

①薬物療法で用いられるカルバマゼピンの副作用には十分な配慮を要する。高齢

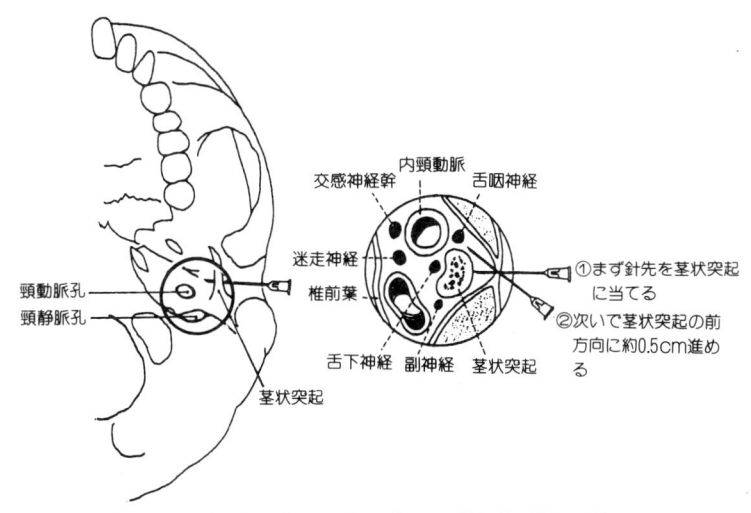

図1　側頸部法による舌咽神経ブロック時のブロック針先端と神経の関係
（文献4より引用）

者では、初期にみられるめまいやふらつきによる転倒事故が少なくない。
　②側頸部法で行う舌咽神経ブロックではアルコールは使用すべきではない。
　③ブロック療法全般の注意事項であるが、出血傾向のある患者ではブロックは控えるべきである。

増田　豊

【文献】
1) Merskey H and N Bogduk : Classification of Chronic Pain. IASP Press, Seattle p63, 1994.
2) 中崎和子，若杉文吉：舌咽神経痛．Medical Way 4(2) : 99-103, 1987.
3) Rushton JG, JC Stevens, RH Miller : Glossopharyngeal (Vagoglossopharyngeal) neuralgia. A study of 217 cases. Arch Neurol 38 : 201-205, 1981.
4) 中崎和子：舌咽神経ブロック．ペインクリニック，若杉文吉(監修)，医学書院．東京，pp125-128, 1990.
5) Jannetta PJ : Observation the etiology of trigeminal neuralgia, hemifacial spasm, acoustic nerve dysfunction and glossopharyngeal neuralgia : Definitive microsurgical treatment and results in 177 patients. Neurochirurgia : 145-154, 1977.

❻ 急性副鼻腔炎

鼻・副鼻腔の知覚神経について

鼻腔、副鼻腔の知覚支配はすべて三叉神経によって行われる。

三叉神経第1枝（眼神経）は鼻網様体神経、さらに前・後篩骨神経を出し前頭洞、前・後篩骨蜂巣、蝶形骨洞、鼻腔側壁、上～下鼻甲介、鼻中隔の一部に分布する。第2枝（上顎神経）は眼窩下神経と上歯槽枝とに分かれ上顎洞、外鼻に分布し翼口蓋神経節を経て鼻腔側壁、鼻中隔の後方、さらに口蓋神経となり、硬・軟口蓋や歯肉にも分布する。鼻疾患における疼痛の発現を理解するうえでこれらの神経走行は重要である。

急性副鼻腔炎について

1）概念

上気道、鼻腔の急性炎症、急性感染症（特にウイルス感染）に引き続いて起こることが多い。ウイルスによる一次感染に続いて各種化膿菌の二次感染が起こる。通常は一側性に副鼻腔が侵される。上顎洞、篩骨洞、前頭洞の順に罹患しやすく起因菌は主に肺炎球菌、インフルエンザ菌、黄色ブドウ球菌、*Moraxella*（*Branhamella*）*catarrhalis* などの報告が多いが、副鼻腔が閉鎖腔となるため嫌気性菌の関与していることが報告以上に多いとされる。

咽頭炎、扁桃炎や歯牙の感染（歯根炎、抜歯など）、顔面骨の外傷や手術、水泳、潜水なども原因となる。

2）症状

鼻閉、鼻漏、頭痛、頭重感、頬部痛、鼻根部痛、眼球後部痛、眼周囲痛、顔面皮膚、眼瞼の発赤、浮腫などの局所症状をきたす。全身的には発熱、食欲不振、倦怠感がみられることがある。

合併症として注意すべきは、眼窩内へ炎症が波及し、蜂窩織炎や骨膜下膿瘍、全眼球炎、球後視神経炎をきたすことによる視力障害である。さらに髄膜炎、海綿静脈洞炎、脳膿瘍などの頭蓋内合併症をきたすこともある。

診断のポイント

1）問診のポイント

先行する感染症、齲歯などの誘因に続き、膿性鼻漏（ときに悪臭を伴う）とともに頭痛、頭重感ないし頬部、鼻根部の疼痛や腫脹感などの局所症状があれば急性副鼻腔炎を念頭におく必要がある。

2）痛みの特徴

　副鼻腔の鼻腔への開口部（自然口ほか）の閉塞、狭窄により洞内圧が上昇し頬部などの罹患洞周辺の充満感、緊張感とともに痛みを生ずる。身をかがめたり努責したりすると増強する。

　罹患した副鼻腔により、例えば上顎洞炎は頬部、篩骨洞炎は鼻根部、前頭洞炎は前頭部、蝶形骨洞炎は後頭部や眼球後部などに疼痛、叩打痛、圧痛をきたすほか眼周囲痛、眼窩上・下神経痛も起こる。

　前頭洞炎の痛みは朝から始まり昼には最高となり、午後には次第に消退する周期的特徴があり、前頭部患側に強く拍動性であることが多い。

　局所の疼痛のほか頭痛や頭重感をきたすことも多いが、通常は頭重感よりも頭痛であり一般に午前中から現れ次第に増強し、午後になって寛解する。

　患側に強く拍動性であり、ときに激痛で経過が短く消長がある。洞内貯留物の排泄がつくと軽快する。この疾患に関連する頭痛はいわゆる投射痛であることが多く、三叉神経の第1枝への投射が多い。原疾患部位での刺激が高度で持続時間が長ければ三叉神経の全領域に投射する。

　頭痛の原因としては洞粘膜の炎症、洞内圧の変化、洞開口部の炎症と腫脹、鼻腔粘膜の接触、神経痛などがあげられている。

必要な検査

1）鼻鏡検査

　前鼻鏡所見として鼻腔粘膜の発赤腫脹（アレルギーの関与があれば蒼白腫脹のこともある）を認め、ときに鼻腔を満たすほどになる。このため鼻閉感、嗅覚障害をきたす。粘膜を収縮させてみると閉塞した中鼻道に粘液、膿性鼻汁が流下しているのがみえる。流出部位は罹患洞の種類により多少異なる。後鼻鏡により後鼻漏を確認できる。

2）内視鏡検査

　鼻腔内視鏡により、より深部の病変の状態が確認できる。副鼻腔開口部よりの膿汁の流出を認める。鼻茸（鼻ポリープ）や腫瘍性病変の存在を認めれば鑑別に有用である。

3）X線検査

①罹患洞のびまん性陰影、ときに貯留液の液面境界線が写る。
②一般的には片側性のことが多いとされる。
③歯性上顎洞炎、腫瘍性病変との鑑別には断層X線検査が有用である。

4）CT 検査

①悪性腫瘍との鑑別を要するとき、周囲組織への病変の波及が疑われるときにはCT が有用である。一般に単純撮影でよいが、膿瘍形成が疑われれば造影剤の使用が望ましい。

②画像上、一般に骨破壊はなくその有無が悪性腫瘍との鑑別で重要になる。罹患洞のびまん性陰影、貯留液の液面境界線などを認める。

③膿瘍の形成、眼窩への病変の波及が認められることがある。特に後部篩骨洞炎の視神経への波及、前頭洞炎、蝶形骨洞炎からの脳膿瘍の形成には注意を要する。

5）MRI 検査

病変が軽度であれば MRI は必要ないが、他疾患との鑑別や重症化により周囲組織への病変の波及が疑われるときには CT と同様に有用である。

鑑別診断

1）慢性副鼻腔炎

①痛みは限局性ではなく不定であり、粘膜肥厚性病変では持続性鈍痛、化膿性病変では持続が不定のやや激しい疼痛をきたす傾向がある。蝶形骨洞と後篩骨蜂巣の疾患では眼窩後方や頭頂部の痛みがやや多いが、ときとして後頭部や頭部全体の鈍痛をきたすことがある。

②鼻腔所見では鼻腔粘膜の浮腫状変化や、鼻茸を認めることが多い。X 線検査にて一般に両側性に罹患洞のびまん性陰影や洞内の浮腫状変化を認める。骨破壊を認めない。

2）鼻・副鼻腔悪性腫瘍

①頭痛、顔面痛を初発症状とする場合が約 30％存在する。

②鼻腔所見では鼻腔粘膜の痂皮状変化や出血を認め、ときに腫瘍性病変を肉眼的に確認する。慢性副鼻腔炎を合併することもある。

③ X 線検査にて一般に一側性の副鼻腔陰影と骨破壊像を認める。

④腫瘍が頭蓋底を破壊したり翼口蓋窩に進展すると激しい疼痛を訴える。

治療の実際

1）急性副鼻腔炎による疼痛の治療

全身的な抗生剤等の投与や局所療法など原疾患に対する治療とともに消炎鎮痛剤の投与を行う。経口投与で無効であれば、経直腸投与（坐剤）、筋肉注射を行う。

上顎洞に高度の液貯留があるときは、Schmidt 針による穿刺ドレナージにより急速に症状の軽快をみる。

2）急性副鼻腔炎の一般的治療

　通常は適切な抗生剤投与により保存的治療により数週間以内に治癒する。起因菌に合わせて適切な経口抗生剤を用いることが大切である。鼻漏細菌の同定が望ましいが、一般に広域抗生剤の投与を行う。β-ラクタム系の抗生剤が第一選択となる。一般的には経口投与でよいが、軽快するまで十分の投与が必要である。可能であればX線検査にて確認を行うことが望ましい。また症状に合わせて、適宜、消炎鎮痛剤や消炎酵素剤、粘液溶解剤を併用する。

　局所的にもステロイド剤、血管収縮剤や粘膜収斂剤を含む点鼻薬やスプレー、鼻ネブライザーが効果的である。これらは浮腫状粘膜を収縮させ、洞の換気と排液を助ける。

　鼻を強くかみすぎると耳管を経て中耳の感染を起こすので注意する。

　重症例には抗生剤の点滴静注も行うべきであり、その際嫌気性菌に感受性の高いリンコマイシン系の抗生剤を併用するとよい。顔面、眼瞼浮腫などの症状があれば、ステロイド剤も併用する。

　保存的治療で効果がない場合や、X線上上顎洞に高度の液貯留が疑われるときはSchmidt針による上顎洞の穿刺および続いての洗浄を行う。

　重症で周囲組織への感染の波及、眼・頭蓋内合併症の恐れのあるときには、手術的に必要な洞を開放することも必要である。

岡添真介

【参考文献】
1）後藤敏郎（監修）：耳鼻咽喉科学．第8版．医学書院，東京，1984．
2）切替一郎，野村恭也（編）：新耳鼻咽喉科学．第8版．南山堂，東京，1989．
3）中井義明，鳥山　稔，形浦昭克，齋藤　等（編）：今日の耳鼻咽喉科頭頸部外科治療指針．医学書院，東京，1992．
4）大山　勝（監修）：シリーズ副鼻腔炎．エーザイ，東京，1996．
5）渡辺佳治，木田亮紀，遠藤壮平：鼻・副鼻腔の痛み．JOHNS 15(10)：1525-1532，1999．

❼ 術後性上顎（頬部）囊胞

診断のポイント

1）問診のポイント

術後性上顎囊胞の症状は多彩である。
①頬部症状（疼痛、重圧感、緊満感、不快感、異常感、しびれ）
②眼症状（眼痛、眼圧迫感、眼球突出、複視、眼疲労）
③口腔症状（歯痛、歯牙異常感、歯牙浮遊感）

本疾患の特徴として、急性増悪時の炎症症状は激痛であり、寛解期の圧迫症状は鈍痛、不快感、圧迫感、および緊満感である[1]。

問診のポイントはこのような非特異的な症状を呈する場合に、副鼻腔疾患（特に本疾患に加えて悪性腫瘍）を考慮し、本疾患の場合には、既往の副鼻腔手術（多くの場合に数十年以前である）を問診することである。まれではあるが顔面外傷でも副鼻腔囊胞をきたしうるので、その問診も必要である。副鼻腔手術の既往を欠く場合には、悪性腫瘍の好発年齢を考慮して問診を行う[2]。

2）痛みの特徴

炎症症状（頬部の持続性激痛、発赤、腫脹）と圧迫症状（鈍痛、不快感、圧迫感、および緊満感）、あるいはそれらの混合型を特徴とする。これらの症状は術後性上顎囊胞に限らず、割合に頻度の高い前頭洞囊胞と頻度は低いが症状が重篤になりやすい蝶形骨洞囊胞にも共通するので、**表1**にその詳細を示す。篩骨囊胞は上顎囊胞と前頭洞囊胞の両者の特徴を示す。術後性上顎囊胞の症状を**表2**に示す。

本疾患の症状は囊胞が発生して拡大し、いずれかの部位で圧迫による症状を呈することに始まり、急性上気道感染時に囊胞に感染が合併すると炎症症状が加わって典型的には頬部の炎症症状をきたす。囊胞の大部分は上顎洞の内壁と前壁を占拠するので頬部症状が多数を占めるのである[3]。

次いで重要な症状は眼症状であるが、症例の過半数において眼窩下壁の破壊や菲薄化がみられ、その半数には眼症状（流涙、眼痛、眼精疲労）がある[4]。

必要な検査

画像診断が確定に必要である。囊胞は**図1**に示すように上顎洞内のさまざまな部位に、またさまざまな範囲に存在する。例として症例を提示する（**図2〜4**）。

症例は62歳、女性で26年前に両側の上顎洞根本手術を受けた。数カ月前より原因不明の右上顎歯（治療歯）に歯痛があり歯科を受診したが異常はないといわれた。3週間前にかぜに引き続き右頬部腫脹と疼痛が出現して歯科より当科に紹介された。

表1　副鼻腔囊胞(術後性)の症状

(%)

	腫脹(表面的)	疼痛 (局所、含眼痛)	頭痛	眼球突出	複視	視障害
前頭洞(n=45)	82	42	16	36	20	11
上顎洞(n=132)	86	85	9	3	3	2
蝶形骨洞(n=21)	14	48	33	43	24	67

(文献2より引用)

表2　術後性上顎囊胞の症状

(%)

著者	発表年	症例数	頰部腫脹	頰部痛	歯痛	頰部異常感	眼痛	頭痛	歯齦腫脹	眼球突出	流涙
田村	1960	120	60.0	53.3	5.8	2.5	—	10.0	5.8	2.5	—
原田	1978	126	69.0	57.9	32.5	18.2	—	—	—	—	—
佐藤	1979	108	57.4	43.5	11.0	5.6	5.6	5.6	—	6.5	—
村上	1979	110	48.1	41.8	8.2	8.2	—	7.3	—	1.8	—
飯沼	1992	93	39.6	34.3	14.4	3.7	2.5	0.7	3.0	2.2	0.7
(歯科関係)											
高橋	1957	50	74.0	58.0	—	4.0	—	—	24.0	—	—
荻野	1967	41	70.7	34.1	24.3	24.3	—	—	17.1	—	—
立川	1975	126	15.9	12.7	1.6	6.3	—	0.8	19.8	—	—

(文献1より引用)

画像診断には普通X線撮影法(Waters法が有用)に加えて、X線CTが必要である。この症例では歯根部との関連は否定的であったが、歯痛を伴う症例ではオルトパントモが必要である。

鑑別診断

副鼻腔疾患として急性副鼻腔炎と上顎腫瘍、歯牙疾患、および非典型的顔面痛である[5]。

特に問題となるのは歯痛や歯齦腫脹などの、一見すると歯牙疾患であるかの印象を与える症例であって、表2に示すように歯科を受診する症例も少なくない。次の問

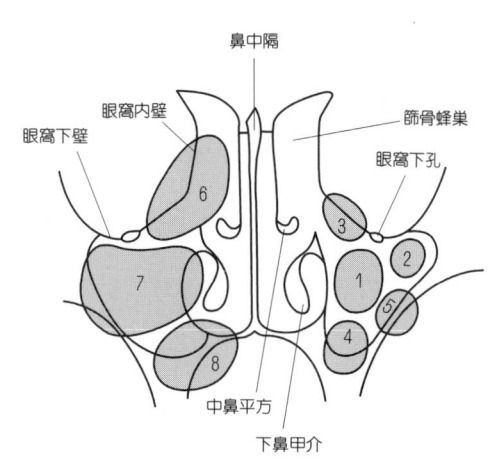

図1　術後性上顎囊胞の存在様式
1：中央に限局。　2：外側に限局。
3：眼窩壁に限局。　4：底部に限局。
5：後方に限局。　6：篩骨に進展。
7：上顎骨を占拠。　8：口腔に進展。

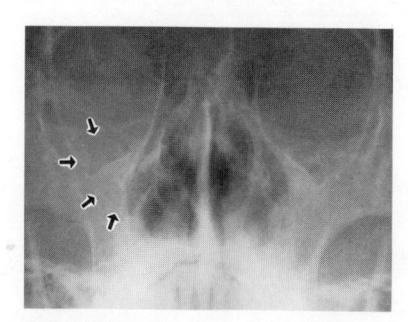

図2　Waters法
矢印が囊胞。

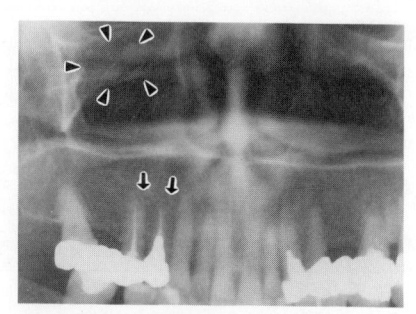

図3　オルトパントモ
矢印は歯痛をきたした歯牙。矢頭は囊胞。この症例では囊胞と歯根との直接の接触はなく、歯痛は投射痛である。

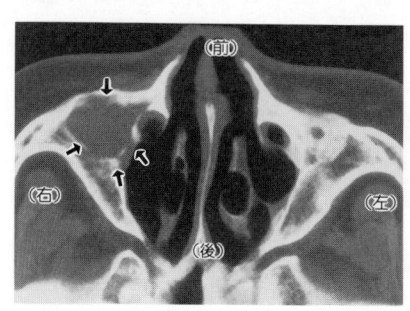

図4　軸位断層X線CT
上顎洞中央レベル。矢印が囊胞。

題となるのは腫脹や発赤を伴わず三叉神経第2枝の刺激症状（頬部鈍痛、頬部不快感、頬部しびれ感）を呈する症例であって、まれではあるが非典型的顔面痛としてブロックを受ける症例もある。

 治療の実際

　急性炎症症状には、抗生物質の投与（点滴静注も併用）と鎮痛剤投与で一時的に軽快する。著明な腫脹に限って穿刺吸引を行うが、ときに増悪をきたしうるので、十分な抗生物質の投与下に行う。このような一時的軽快後に、手術を行う。手術は囊胞の存在部位により、従来の上顎洞根本手術か内視鏡下鼻内手術による。最近では後者が多く選択される。

注意事項

他の副鼻腔嚢胞の合併もあるので画像診断が重要である。

〈飯沼壽孝〉

【文献】
1) 飯沼壽孝ほか：術後性上顎嚢胞の類似例について．日耳鼻　95：665-673, 1992.
2) 飯沼壽孝：顔面の痛みの画像診断；副鼻腔疾患を中心に．ペインクリニック　14：875-880, 1993.
3) 広田佳治ほか：術後性上顎嚢胞の臨床的研究．日耳鼻　85：1562-1572, 1982.
4) 福田正弘ほか：術後性上顎嚢胞と眼窩壁との関連．日耳鼻　92：1065-1069, 1989.
5) 飯沼壽孝ほか：顔面痛．JOHNS　10：1065-1069, 1994.

❽ 顎関節症

はじめに

　顎運動時の顎関節や咀嚼筋の痛み、関節雑音、顎の異常運動（開口障害や顎の偏位）などの症状があり、明確な炎症症状を欠いて慢性に経過する症候群を顎関節症という。患者は 20～30 歳代の若い年代の女性に多いが、年々増加する傾向にある。

　顎関節症には咀嚼筋障害、関節包や関節靱帯障害、関節円板障害、変形性関節症などのさまざまな概念が含まれており、日本顎関節学会はこの疾患分類を「顎関節症の分類」（1996年、表1）として改訂した。

診断のポイント

　①関節の構造に異常があるか、それに関連する咀嚼筋の障害が病態の主体となっている

　②心身医学的な要因により顎関節領域に痛みを生じた

　③症状は顎関節症に類似するが、原因（歯や歯周組織疾患による痛み、外傷性顎関節炎、腫瘍など）がほかにある

　を早期に大別することが大切である。①②は顎関節症であり、主要症状から顎関節症Ⅰ～Ⅳ型あるいは"その他のもの"を鑑別するが、これらの複合型があり注意が必要である。ただし、②の中で精神疾患が疑われる場合は関連する診療科に対診を求める。③の場合は原因の治療が必要である。

問診のポイント

1）主訴

　患者の来院の理由や動機、困っていること、どうしてほしいのかを具体的に聞き

表1　顎関節症の分類（日本顎関節学会　1996）

1. 咀嚼筋障害　masticatory muscle disorder（顎関節症Ⅰ型）
   咀嚼筋障害を主徴候としたもの
2. 関節包・靱帯障害　capsule-ligament disorders（顎関節症Ⅱ型）
   円板後部組織・関節包・靱帯の慢性外傷性病変を主徴候としたもの
3. 関節円板障害　disc disorders（顎関節症Ⅲ型）
   関節円板の異常を主徴候としたもの
   　a：復位を伴うもの
   　b：復位を伴わないもの
4. 変形性関節症 degenerative joint diseases, osteoarthritis（顎関節症Ⅳ型）
   退行性病変を主徴候としたもの
5. その他のもの（others）
   以上のいずれにも分類されないもの

注）degenerative joint disorders は osteoarthritis または osteoarthrosis とも表記する。

出すことが大切である。患者の訴えのほとんどが痛みに関するものであるが、頭重感や顎関節部の不快感、肩こりなどがあっても痛みとして認識していないことがある。痛みの多くは顎運動（開閉口や咀嚼）時に生じるが、必ずしも顎関節部に限局するとは限らず、咀嚼筋を含む頸部筋群に痛みを訴えることも多い。

2）既往歴

顎関節症と鑑別を要する疾患（後述）の有無を確認する。また、顎関節障害と関連がありそうな治療歴（歯科治療、整形外科治療、マッサージ、整体療法など）や誘因となりうる生活習慣を聴取することも大切である。特に後者は近年の社会生活の複雑化を反映して、日常生活がストレスフルな状況になりがちなことと無関係ではない。患者は仕事や育児、勉学などに追われて食事や睡眠時間が犠牲にされ、慢性疲労症候群とでもいうべき状況におかれていることが多く、これらをベースとして顎関節症を誘発しやすい。また、日本人の顔面骨格や咀嚼筋の量や性状が何世代にもわたる軟食の摂取によって変化し、いわゆる細面の現代人特有の顔貌に変化したことも、顎関節症が増加したことと無縁ではないといわれている。

3）現病歴

顎関節症は発症から来院までの期間が長く、しかも主症状の出現前に前駆症状ともいえる症状が続くことが少なくない。例えば、長期間の関節雑音の後に痛みが発症することはよくあるが、患者の多くは両者の関連に気付かない。したがって、愁訴がいつ、どのように発現し、どのように経過したかを前駆症状を含めて長期的に聴取する必要がある。

必要な検査

手順に従って効率よく検査を進めるとよい。下記の検査がすべて必要ではないが、基本的な検査は必須である。

1）身体外観上の診査

顎顔面や頸部の形態異常、非対称性だけでなく、表情や顔色、姿勢（頸椎の彎曲など）や動作の診査は大切である。

2）顎関節部と咀嚼筋・頸部の筋の検査

関節部の圧痛や顎運動時の雑音の有無、音の強さなどに注意する。関節雑音の聴診には聴診器を使用することもある。また、咀嚼筋（咬筋、内側翼突筋、顎二腹筋後腹、側頭筋、胸鎖乳突筋、僧帽筋など）の付着部を口腔内外から圧迫し、筋の硬さ、痛みの有無や性状を診査する。筋電図を併用することも有効である。

3）口腔内診査

不正咬合や咬頭干渉の有無を咬合紙や咬合模型などを利用して診査するだけでな

く、痛みの原因となるような歯や歯周組織疾患なども検査する。

4）画像診査
顎関節症の診断のために基本となるパノラマX線撮影法、顎関節シュラー変法撮影法（開閉口時）、顎関節経眼窩撮影法などのX線写真を撮影する。他に断層X線撮影法、CT、MRI、顎関節腔造影X線撮影法などを併用する。

5）顎関節鏡検査
顎関節腔の病変が疑われる場合は極細径の内視鏡を穿刺挿入し、生理食塩液の灌流下に関節腔を拡大して、鏡視下に関節腔内部の円板、軟骨、滑膜などを観察する。

6）その他
必要に応じて血液検査（一般血液検査、リウマチ因子、免疫グロブリン、血清尿酸など）や心身医学的検査も行う。

鑑別診断
全身疾患としてリウマチ性疾患（リウマチ性関節炎）、代謝性疾患（痛風、偽痛風など）、骨代謝異常（骨粗鬆症など）が顎関節に発症することがある。

局所的には、顎顔面や頭頸部領域に発症する炎症（歯や歯周組織疾患など）、外傷（外傷性顎関節炎、顎関節骨折など）、腫瘍と腫瘍性病変（骨腫、軟骨腫および骨軟骨腫、軟骨肉腫、滑膜軟骨腫症など）、神経痛（三叉神経痛、舌咽神経痛）、慢性の頭痛によっても顎関節や頸部に痛みを覚える。心因性のものは顎関節や咀嚼筋・頸部の筋に痛みを訴えることは少ないが、他覚的所見を欠き、訴えが多様性で鑑別は困難なことが多い。

治療の実際

1）カウンセリング
咀嚼や生活習慣の悪習癖、ストレスフルな日常生活がうかがえる患者（前述）には自己のストレス過剰な状況を認知させるとともに、ゆとりのある生活指導を行い、治療についての理解と協力が得られることで症状が改善することが少なくない。

2）スプリント療法
初期治療として、上下歯列のどちらか一方の歯列を全面的に被覆するレジン製の可撤性装置（スプリント）を装着する。スプリントによって上下歯列の接触関係が修正され、咬合力が正しく再配分され、咬合高径が回復されるなどの効果がある。この装置は日夜を通じて装着することが望ましいが、夜間睡眠時は必ず装着するよう指導する。暫間的な咬合治療だが、70％以上に有効である。

3）咬合調整
不正咬合があっても必ず顎関節症を発症するわけではないが、咬頭干渉がある場

合には歯冠を削合して、正しい咬頭嵌合位に導くようにする。ただし、咬合調整は不可逆的な処置なので適応症を見極め、スプリント療法などで咀嚼筋の障害を軽減させ、下顎の位置が安定した後に行うとよい。

4）薬物療法

顎関節部の痛みや異常な筋緊張などの症状軽減のために有効である。ただし、薬物療法はあくまでも対症療法であり、原因となる病態をマスクする恐れがある。

①咀嚼筋障害（顎関節症Ⅰ型）には、中枢性筋弛緩剤（ムスカルムS® 300 mg/日 分3、ミオナール® 150 mg/日 分3）や、精神緊張やストレスがあれば精神安定剤（ホリゾン® 2～10 mg/日 就寝時または分服、デパス® 1～3 mg/日 就寝時または分服）を処方する。

②関節包や靱帯障害（顎関節症Ⅱ型）には鎮痛消炎剤（ロキソニン® 180 mg/日 分3、ボルタレン® 75 mg/日 分3）を用いる。副作用の少ないプロドラックがよいが、この分野では今後もすぐれた薬剤が発売される予定である。

③関節円板障害（顎関節症Ⅲ型）のうち、円板が復位しないものは関節がクローズドロック状態に陥っており顎関節痛を伴うことが多い。このような病態は鎮痛消炎剤の適応であるが、円板が復位し関節雑音のみのものには適応はない。

④変形性関節症（顎関節症Ⅳ型）は顎関節の構造異常（骨変形、関節円板の穿孔や断裂など）によって開閉口時の痛みや関節雑音を合併することが多いため、鎮痛消炎剤を処方する。

⑤心身医学的要素が強く、不安や不定愁訴を訴えるものには精神安定剤を処方するが、症状によっては精神科や神経科への対診が必要である。

5）パンピングマニピュレーション

顎関節のクローズドロックがあり、スプリント療法が奏効しない症例に行う。この療法で関節円板は必ずしも復位するわけではないが、関節腔の洗浄によって腔が拡大され、開口域の拡大と痛みの軽減が得られることが多い。

治療法は、局所麻酔下に上関節腔に注射針（21G 程度の太さ）を刺入し、そこから生理食塩液を注入吸引し、この加圧、減圧操作を数回繰り返してパンピングを行う。次に、口腔外から下顎を把持し、徒手的に下顎をさまざまな方向に牽引、誘導して下顎頭の可動域の拡大と転位した関節円板の復位を図る。その際、上関節腔の前後2カ所に穿刺針（18G 程度の太さ）を刺入し、生理食塩液で関節腔内を灌流させる洗浄療法も併用される。

6）外科療法

顎関節症Ⅱ～Ⅳ型で関節構造の器質的変化（関節腔内の癒着、円板転位、骨変形

など）があり、パンピングマニピュレーションに効果がない症例に行われる。

　a　関節鏡視下手術：顎関節鏡で関節内部の病変を観察しながら、癒着線維の剥離、レーザーによる蒸散あるいは転位した円板の後方牽引、縫合固定、骨削除などを行う方法である。1ないし2本のカニューレを上関節腔に穿刺し、そこから関節鏡と手術機具を挿入し、生理食塩液の灌流下に関節腔を拡大して操作を行う。複雑な手術操作は難しいが、開放手術より侵襲がきわめて少ない利点がある。

　b　関節開放手術：耳前部皮膚切開により関節腔を開放し、転位や変形した関節円板を整形、後方へ牽引（関節円板整形術）したり、重度の変形がみられる場合には人工（チタン製など）の関節窩や関節頭を使用する人工顎関節置換術が行われる。

7）その他

　顎関節症を伴う不正咬合患者のうち、アングルⅢ級、交叉咬合、開咬などの咬合様式で偏位（前方や側方への）が最大5mm程度の症例に、近年、下顎骨垂直骨切り術（intraoral vertical ramus osteotomy；IVRO、図1）が行われている。手術は咬筋、内側翼突筋を剥離した後、下顎切痕から下顎下縁まで垂直に骨を切離する。これによって骨片には外側翼突筋のみが付着することになり、関節頭はこの筋に牽引されて前下方に移動し、関節腔の拡大と円板の復位がもたらされる。骨片は固定せず約10日間の顎間固定を行い、その後エラスティックバンドによる牽引に交換する。本法は本来、顎関節症患者に対する手術法ではなかったが、術後に関節部の痛みや筋肉痛の消退がみられ、しかも関節円板の復位が期待されることから顎関節症患者にも応用されるようになった。

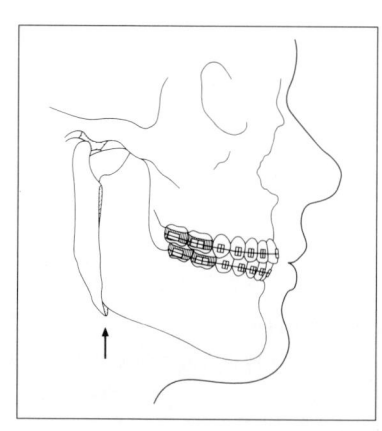

図1　下顎骨垂直骨切り術
関節頭を含む骨片は下方に移動（↑）し、関節腔は拡大する。
（文献4より改変）

注意事項

①顎関節の構造や機能が四肢骨とは異なることを熟知する必要がある。
②顎運動によって上下の歯が嚙み合わされるため、咬合の知識は必須である。
③むやみに歯を削合して咬合調整してはならない。
④薬物を投与することによって症状をマスクすることがある。

千葉博茂

【参考文献】
1) 石橋克禮、井上　宏、亀山洋一郎(編集)：臨床医のための顎関節疾患入門．永末書店，京都，1998．
2) 新井達潤（編著）：症例から学ぶ頭痛・顔面痛；ペインクリニック診療医のために．真興交易医書出版部，東京，1990．
3) 特集　顎関節症の診断と治療．日本歯科医師会雑誌　50(7)：13-76, 1997．
4) William H. Bell (ed)：Modern Practice in Orthognathic and Reconstructive Surgery．W. B. SAUNDERS COMPANY, USA, pp455-828, 1992．

❾ 舌痛症

舌痛症とは
　舌痛症（glossodynia）は、1854年 Buisson によって最初に記載され、1913年、Oppenheim により舌の paresthesia として定義されている。すなわち、「他覚的には舌の色調、形態、機能などに何らの異常所見がみられず、また臨床所見にも特に異常値がみられないにもかかわらず、舌尖部および舌縁部などに軽度の慢性、持続性、表在性、限局性かつ自発性の痛みを訴えるもの」と定義され、日常の歯科臨床において、しばしば遭遇するようになった疾患である。

発症の背景
　この疾患の原因については明らかでない。したがってその対応に困惑することも多く、治療成績は必ずしもよくない。その原因としては、多様化する社会構造によるストレス、家庭での核家族化などによる孤独感、癌恐怖感などの心因性要因が引き金になることが推測されている。また一方で高齢女性にその患者が多いことから、更年期障害もその背景にあると考えられる。したがって、これらの因子が複雑に絡み合って発症すると推測される。

問診のポイント
　診断のポイントはこの複雑多岐にわたる誘因・原因を導けるように舌痛症患者の臨床的特徴に則して問診を進める必要性があると考えられる。その特徴としては、以下のようなことが共通している。
　①局所に痛みを起こすような肉眼的かつ器質的変化がまったくみられない。
　②痛みは表在性で限局性、しかも持続性の自発痛であって、神経痛のような解剖学的特徴がない。
　③痛みの表現は燃えるようなヒリヒリ感、ピリピリ感が多い。
　④痛みの部位は舌尖、舌縁に集中している。
　⑤摂食障害、談話障害、睡眠障害がみられない。
　⑥比較的高齢の女性に多い。
　⑦来院して診察を受けると安心するが、またすぐに不安傾向を示す。
　⑧癌恐怖をもっている。

痛みの特徴
　痛みの特徴は、ヒリヒリ、ピリピリ、チリチリ、ザラザラ、シビレルなどによって表現され、感覚は慢性疼痛にみられる重症で遷延化した疼痛とは異なる異常感であり、このような表現が舌痛症に特徴的である。

表1に、狭義の舌痛症診断基準を示す。

鑑別診断

一般に舌に疼痛や違和感を発症させうる可能性のある疾患として、全身的には、

① 鉄欠乏性貧血
② 悪性貧血
③ ビタミンの欠乏
④ 更年期障害
⑤ ホルモン障害
⑥ 自律神経障害

局所的には、

① 外傷
② 腫瘍
③ 神経痛
④ 顎関節疾患
⑤ 扁桃疾患
⑥ アレルギー

などが考えられるように舌痛の誘因・原因は多彩であり、舌痛の診断にあたっては苦慮することが多い。何らかの所見を呈し症候性の疼痛であれば診断は容易であるが、器質的所見に欠ける場合には舌痛の原因・背景を正確につきとめることは困難である。その最大の理由は、器質的原因に基づくものでありながらその所見を呈さないことがしばしばであることと、一方では心因に基づく、あるいは心因が大きく関与する場合もあることである。したがって、所見に欠ける舌痛には再現性のあ

表1 狭義の舌痛症診断基準（慶大 1990年）

1．舌に表在性の疼痛あるいは異常感*を訴えるが、それに見合うだけの局所あるいは全身性の病変**が認められない。
2．疼痛あるいは異常感は、摂食時に軽減ないしは消失し増悪しない。
3．経過中に以下の3症状のうち少なくとも1症状を伴う。
　① 癌恐怖。
　② 正常舌組織を異常であると意味付ける。
　③ 舌痛症状を歯あるいは保存補綴物などを関連付けて訴える。
4．うつ病、精神分裂病などの内因性精神障害に基づく症状ではない。
以上の4項目を満たすものをいう。

＊：ヒリヒリ、ピリピリ、チリチリ、ザラザラ、シビレルなどと表現する。
＊＊：鉄欠乏性貧血、ビタミンB₁₂欠乏、糖尿病、口腔乾燥症などによる器質的変化がない。

表2 舌痛症と舌炎の特徴の比較

	臨床的特徴	舌痛症群	舌炎群
両性	食事のときは痛みを忘れている	多い	少ない
	午後のほうが痛みが増強する	多い	少ない
男性	何かに熱中しているときは、痛みを忘れている	多い	少ない
	痛みの予後に対する不安がない	少ない	多い
	神経症的性格	多い	少ない
	幼児期から病弱である	少ない	多い
女性	舌のザラザラ感、味覚の異常感	少ない	多い
	痛む場所が変わる	多い	少ない
	痛みによる気力障害	多い	少ない
	痛みの難治性治療歴	多い	少ない
	舌の治癒に対する不安	多い	少ない
	舌痛による意欲低下	多い	少ない
	現在の環境に対して価値感や望みがある	少ない	多い

（都温彦：舌痛症．顎口腔外科診断治療大系，講談社，東京，pp678-679，1991より引用）

る客観的検査が要求され、患者の精神心理状態に対する解明努力とともに、両者が相まってはじめて謝りのない診断への道をたどることができ、患者の苦痛を早期に取り除くことが可能となるように思われる。

舌痛症と舌炎との臨床的特徴の比較については、**表2**に示す。

必要な検査

必要な検査としては、

①末梢血液検査(白血球数、赤血球数、血色素量、ヘマトクリット値、血小板数、網状赤血球数)

②血清鉄

③総鉄結合能

④血清フェリチン値

⑤血清亜鉛値

⑥舌カンジダの検出検査

⑦心理検査（一般用矢田部ギルフォード、Kyusyu Medical Index、Self-Rating Questionnaire for Depression、CMIテスト）

などが用いられる。

舌痛症の治療

まず初診時に、患者の訴える内容、訴え方、口腔内所見（①口腔粘膜の検査、口腔粘膜全体の発赤、乾燥や残存歯の状態など、②疼痛部位の確認と粘膜の変化の有無、③機械的刺激の有無、④異種金属の有無）、診察時の容態および診察者に対する対応を注意深く評価し、心理テストを参考にして心因とのかかわりの有無を判定する。また同時に、一般血液検査、カンジダの検出検査、味覚異常を訴えた場合は味覚検査を、口腔乾燥を訴えた患者には唾液分泌検査を行う。

第2回目の受診時にはカンジダの結果および血液検査結果を考慮して、器質的原因が抽出できれば具体的に鑑別し、考えられた原因の治療を進める。例えば、

①鉄欠乏性貧血が疑われた場合、鉄剤とビタミンCの投与を行う。

②カンジダ症が疑われた場合、抗真菌剤（3％のアムホテリシンB）による含嗽を行う。

③局所刺激因子が原因として疑われた場合には、歯の鋭縁、齲蝕による歯冠崩壊、不良補綴物などの機械的刺激の除去、異種金属の除去、口腔乾燥の改善、口腔衛生指導などを行う。

④唾液分泌低下による口腔乾燥症に対しては、人工唾液を処方する。

これらの治療に対する効果を十分に検討したうえで、痛みの原因を最終的に判定

する。

　なお、心因が疑えた患者に対しては、カウンセリングを中心とした精神治療法を行い、必要に応じて精神安定剤（メイラックス®：1回1～2 mgを1日1回投与）をはじめとする向精神薬の投与を行う。この結果痛みが改善・消失し、他の検査で異常を示さなかった場合心因性疼痛と考えられる。

　ここに一連の一治療方法について記載したが、その他のアプローチとして下記のようなものが報告されている。

　①その他の薬物療法として、デパス®、セレナール®、コレミナール®、セファランチン®、ペリシット®、また漢方製剤として、口腔乾燥を伴わない舌痛症には柴朴湯、口腔乾燥を伴う舌痛症には柴苓湯、なお含嗽剤として含嗽用ハチアズレ®などが使用されている。

　②理学療法としては、低出力レーザー治療や鍼治療などが行われている。

　③神経ブロック療法としては、末梢循環改善として星状神経節ブロックを、最終的な疼痛除去として舌神経ブロックを考慮することもある。

　④特殊な治療法として、チューイング・ガム咀嚼の試みもされている。

注意事項

　以上示してきたように、舌痛症に対する治療方法は諸家らにより多々報告されているが、他覚的所見の欠落する舌痛に対してはいまだ確立された治療方法がないため、心因に求めすぎる傾向があるように思われる。しかし、舌痛の原因は心因のみならず、器質的原因がかなりの割合で含まれていることを十分に念頭において治療を進めていく必要があると考えられる。

久保誼修

【文献】

1) 永井哲夫ほか：舌痛症の診断と治療に関する研究　第3報　末梢血液検査成績と鉄・亜鉛欠乏について. 口科誌　37：554-561, 1988.
2) 永井哲夫ほか：舌痛症の診断と治療に関する研究　第4報　質問紙法による心理的特性の解析. 口科誌　37, 1026-1032, 1988.
3) 永井哲夫ほか：舌痛症の診断基準についての検討. 心身歯　5：9-14, 1990.
4) 坂井陳作ほか：舌痛症. 歯科衛生士　18：31-36, 1994.
5) 福田道男ほか：舌痛症について. 川崎医会誌　20：9-16, 1994.

⑩ 抜歯後疼痛症

抜歯後疼痛症の分類

　抜歯後の疼痛とは、通常与えられた外傷による痛みとその反応性炎症による痛みである。普通抜歯と呼ばれる植立した歯を抜く簡単な抜歯と、顎骨に埋伏した歯の抜歯後では、侵襲の程度が大きく異なるので、その痛みは、程度、持続期間、性質などの点でまったく異なる。普通抜歯では、抜歯後痛は軽度で1～2日で消退する。周囲への影響も少ない。侵襲の大きい抜歯では、抜歯後痛は強度で、次第に軽減するが1週間ほど続く。周囲組織に反応性炎症が波及し、発熱や機能障害が出現する。

　また、抜歯後疼痛には、通常の創傷治癒の経過が得られないために生じる痛みがある。それらは、ドライソケットによる痛みと抜歯後感染症の痛みである。

　ドライソケットとは、抜歯後の抜歯窩内に血餅が形成されないかあるいは早期に血餅が脱落し、抜歯創が治癒不全を起こし疼痛を発生させる。内面の骨露出がみられ、骨表面への食物、空気による刺激痛と骨面そのものの痛みが主体である。通常の抜歯後感染とは異なり周囲組織の発赤、腫脹などの炎症所見は軽微であり、発熱などの全身症状を伴うこともない。痛みは、骨面の露出部位が小さければ冷水痛程度であるが、大きければ持続的自発痛があり、ときには周囲への放散痛もある。骨面の接触痛は激烈である。抜歯後数日してから、発症することが多い。下顎智歯抜歯後の発症率が高い。発症の原因は、通常の感染症に認められるような臨床症状を呈することなく増殖し、高い線維素溶解能を有するスピロヘータ *Treponema denticola* による感染、唾液の線維素溶解因子、歯の周囲組織の損傷、局所麻酔薬含有の血管収縮薬による血流の減少などさまざまな要因によっている。

　一方、抜歯後感染症は、周囲組織の発赤、腫脹などの炎症所見が顕著であり、発熱などの全身症状を伴う。ときには、急性顎骨炎や蜂窩織炎にまで波及し、生命を脅かすこともある。あらかじめ存在した化膿性炎が、抜歯の際の外科的侵襲により再燃し、進展したことによる場合がほとんどで、抜歯窩内に残した歯根の一部や歯槽骨片が直接の原因になる。原因菌は、菌性の感染症と同様で、ブドウ球菌やレンサ球菌が多い。痛みは、炎症の波及の程度によってさまざまである。

　さて、抜歯後の局所組織は治癒が完了し、そこには器質的疾患は何も認められないにもかかわらず痛みのみが症状として残る場合や、一度完治した後、痛みのみが再燃する場合に complex regional pain syndrome（CRPS：反射性交感神経ジストロフィーとカウザルギー）がある。非常に難治性の疼痛症候群で、確実に除痛する治療法はないといっても過言ではない。疼痛の発生機序には中枢説と末梢説がある

表1　抜歯後疼痛の分類

- 普通抜歯（植立した歯）後の痛み
- 侵襲の大きい抜歯（顎骨に埋伏した歯）後の痛み
- ドライソケットによる痛み
- 抜歯後感染症の痛み
- complex regional pain syndrome（反射性交感神経ジストロフィー、カウザルギー）
- 求心路遮断性疼痛

が、いまだ明確にはされていない（**A-2「痛みの簡単な機序」参照**）。口腔内の場合、毛細血管が豊富なため、四肢での発症時にみられるような骨の萎縮や組織の変化はみられず、痛みのみを症状とする場合が多い。交感神経が関与している場合が多いが、そうでないものもある。四肢の場合と同様に、灼熱痛やallodynia（アロディニア：非侵害刺激による痛み）を伴うこともあるが、そうでないものもあり痛みのタイプはさまざまである。また、抜歯によって下歯槽神経や舌神経が損傷し、知覚麻痺を症状として訴えると同時に痛みを伴う求心路遮断性疼痛（**A-2前同参照**）がある。これも神経因性疼痛であり、CRPSと類似しているが、抜歯した局所ではなく損傷した神経の走行範囲に痛み症状を発生させる。以上をまとめて抜歯後疼痛症とし、**表1**に分類した。

診断のポイント

1）いつ抜歯が施行されたか（問診）

普通抜歯で2日以上、侵襲の大きい抜歯で1週間以上痛みが持続している場合は、正常な抜歯後創傷治癒ではないので、感染やドライソケットを疑う。抜歯後、数十日から数カ月経ており、痛み以外の随伴症状のない場合は、CRPSを疑う。

2）抜歯された局所部位を診察する（視診）

抜歯後数日経ても、抜歯窩が塞がっていない（ポッカリ穴が開いており、骨が露出している）のは、ドライソケットである。この場合、周囲粘膜の炎症所見はみられない。周囲粘膜に発赤や腫脹がみられる場合は、感染の可能性が高い。ただし、侵襲の大きい抜歯では、1週間ぐらいまで反応性炎症による周囲組織の腫脹がみられる。CRPSや求心路遮断性疼痛では、局所の他覚的異常はみられない。

3）どのような痛みか（問診、触診）

通常の抜歯後の痛みは、外傷性の痛み、反応性炎症の痛みである。普通抜歯では軽度、侵襲の大きい抜歯では強度の持続性自発痛がある。ドライソケットの場合も持続性の自発痛があるが、特徴的なのは骨露出部に食物や冷気による激烈な接触痛があることである。CRPSでは、灼熱痛やアロディニアがあることがある。求心路

遮断性疼痛では、異常感覚を伴う。
4）その他の随伴症状を観察する（問診、視診）
　侵襲の大きい抜歯の後には、発熱や抜歯部位によっては顔面(頬部、口腔底など)の腫脹、開口障害、嚥下痛を伴う。その反応性炎症は、抜歯後3日目をピークとして以後消退していく。これらの随伴症状が、抜歯後4日以降にも消退しなかったり、増悪する場合、抜歯後感染を疑う。

必要な検査
　抜歯後感染症を疑う場合、CBC、CRPなどの血液検査が必要である。

鑑別診断
1）隣在歯の痛み
　抜歯の際に隣在歯を破折したり、周囲歯槽骨を損傷させたりして、隣在歯に痛みを発現させることがある。また抜歯操作によって(粘膜剥離時など)、隣在歯の根面を露出させ、隣在歯が知覚過敏を起こすこともある。抜歯直後は、抜歯された局所の痛みとミックスされるが、治癒の進行とともに隣在歯の痛みが露見してくる。隣在歯の確認も必要である。
2）筋・筋膜疼痛の関連痛
　抜歯操作が長時間に及ぶことによる長時間の開口や抜歯後痛によるストレスで咀嚼筋に過度の負担がかかり、その関連痛が、抜歯後局所に出現することがある。下顎臼歯部には、咬筋下部にトリガーポイントがある。上顎臼歯部には、咬筋上部、側頭筋にトリガーポイントがある。
3）悪性腫瘍の痛み
　抜歯された歯の周囲に悪性腫瘍が潜んでいる場合、抜歯をきっかけとして、痛みが出現する場合がある。
4）特発性三叉神経痛
　特発性三叉神経痛の発作的電撃痛が、抜歯をきっかけとして、抜歯後局所に出現することがある。症状に特徴があるため、比較的鑑別しやすい。パトリックの発痛帯（触れると痛みが誘発される特定の部位）やバレーの3圧痛点（眼窩上孔、眼窩下孔、オトガイ孔部で皮膚の上から圧迫すると痛みを訴える点)を確認する。また、カルバマゼピンの効果の有無が鑑別になる。
5）心因性疼痛
　米国精神医学会の分類で身体表現性障害の下位分類に疼痛性障害があるが、長期に及ぶ抜歯後の疼痛や顔面の著しい腫脹による審美性の消失などのストレスが、心因性に痛みを増悪させる場合がある。心理テストなどを応用し、CRPSとの鑑別は

1 ………頭痛・顔面・口腔内の痛み

慎重に行う。

治療の実際

1）内服治療

a **通常の治癒経過を経ている抜歯後の痛み**：通常の治癒経過を経ている抜歯後の痛みには、非ステロイド性鎮痛薬が著効する。

- 処方例-1　ジクロフェナクナトリウム（ボルタレン）1回50 mg（2錠）頓服用
- 処方例-2　ジクロフェナクナトリウム（ボルタレン）1日75 mg（3錠）毎食後与
- 処方例-3　ロキソプロフェンナトリウム（ロキソニン）1回2錠頓服用
- 処方例-4　ロキソプロフェンナトリウム（ロキソニン）1日3錠毎食後与

b **非ステロイド性鎮痛薬が使用できない場合**：アレルギーなどで、非ステロイド性鎮痛薬が使用できない場合、漢方薬を使用する。

- 処方例　　立効散　7.5 g　分3　毎食間後与

c **抜歯後感染やドライソケットの痛み**：抜歯後感染の場合やドライソケットで露出した歯は感染に弱いのでその場合は、上記の非ステロイド性鎮痛薬に抗生物質を併用する。

- 処方例-1　レナンピシリン（バラシリン）1日1000 mg　分4投与
- 処方例-2　セフジニル（セフゾン）1日300 mg　分3投与
- 処方例-3　ファロペネム（ファロム）1日600 mg　分3投与
- 処方例-4　クラリスロマイシン（クラリス）1日400 mg　分2投与

d **CRPSや求心路遮断性疼痛**：CRPSや求心路遮断性疼痛では、非ステロイド性鎮痛薬が無効な場合がほとんどであるが、有効な場合には上記の処方例に準じる。この非常に難治性の疼痛には絶対的内服薬は存在しないが、抗うつ薬、抗不安薬、抗痙攣薬、抗精神薬、α遮断薬、ステロイド、カルシウム拮抗薬、抗セロトニン薬、NMDA拮抗薬、漢方薬、メキシチール®、バルビツレート、麻薬性鎮痛薬、アデノシン複合体など、多くの種類の薬剤が試みられている（A-6「痛みの治療に用いる薬物」、B-9-①「反射性交感性ジストロフィー」参照）。このうち、代表的な処方例を列挙する。

- 処方例-1　塩酸アミトリプチン（トリプタノール）1日10 mgから漸増
- 処方例-2　塩酸ケタミン（ケタラール）50 mgから漸増
- 処方例-3　カルバマゼピン（テグレトール）1日200 mgから漸増（特に発作的疼痛に有効）

155

2）その他の治療

　a　**ドライソケットになった抜歯窩内への処置**：ドライソケットでは、加温減菌生理食塩水で抜歯創内を十分に洗浄し、次いで減菌した綿花で乾燥させたあと創内にアネステジンパスタ（東京歯科大学処方）を注入する。アネステジンパスタの処方は、アネステジン® 2 g、フェノールカンファー 4.8 ml、アスピリン 1.2 g、リバノール末 0.1 g、白色ワセリン 130 g を均等に混ぜ合わせ、水銃にて注入する。また、抗生物質の軟膏やゼリー状の表面麻酔でも、物理的に封鎖すれば効果がある。このように患部刺激の遮断をし、抜歯窩内の肉芽形成を待つか、窩内の骨面を一層削除して、より創面の形成を促すかがある。

　b　**CRPSや求心路遮断性疼痛に対するさまざまな治療**（A-6、B-9-①参照）：四肢に発症した場合と同様に、星状神経節ブロック、ドラッグチャレンジテスト、ケタミン静脈投与、アデノシン三リン酸持続静脈投与、経皮的電気刺激療法（TENS）、クロニジン軟膏、理学療法などがある。また、末梢の神経ブロックが著効する場合があり、その場合には、表面麻酔薬（キシロカインゼリー®、ハリケーン®）やカプサイシンクリームの貼付が有効である。

注意事項

　①抜歯後の重篤な感染症や悪性腫瘍などが疑われる場合は、早期に専門医（口腔外科医など）に紹介する。

　②CRPSや求心路遮断性疼痛は、大変複雑な難治性疼痛であり、早期に専門医（ペインクリニックや歯科麻酔科医など）に紹介することを勧めたい。

金子　譲、福田謙一

⓫ 二日酔いによる頭痛

はじめに

　お酒を飲んだ翌日の頭痛、いわゆる二日酔いによる頭痛（alcohol withdrawal headache or hangover）を経験した人は大勢いると思う。二日酔いとは、アルコールの長期連用ではなく、1回に多量のアルコールを摂取数時間後に、ズキンズキンとした頭痛、悪心、嘔吐、発汗、頻脈などが遅れて生じる状態といわれている[1]。1000人を対象として国際頭痛学会の分類に基づいて頭痛についての生涯有病率を調べたcross-sectional study においても、二日酔いによる頭痛の生涯有病率は、72％と高率に報告されている[2]。しかしこれほど身近な頭痛にもかかわらず、これまで二日酔いによる頭痛の詳しい機序については、アルコールの代謝産物のクリアランスが遅れるためといわれているが、詳細は明らかにされていない。

　本稿では、二日酔いによる頭痛について、頭痛の痛覚、国際頭痛学会分類での位置付け、アルコールの動態、二日酔いによる頭痛の原因に焦点をあて述べる。

頭痛の痛覚

　頭蓋内で痛みを感じる部位は、脳硬膜と脳血管の一部であり、テント上の痛覚を伝える主たる神経は三叉神経第1枝で、硬膜と付随する静脈洞に分布する。第2、3枝は中硬膜動脈などの動脈系に分布する。一方、テント下の痛覚を伝える主たる神経は、顔面神経、舌咽神経、迷走神経および上位頸髄神経で硬膜、静脈洞、硬膜動脈に分布している。

頭痛分類

　二日酔いによる頭痛は、1987年に提唱された国際頭痛学会の分類では、大分類である 8. Headache associated with substances or their withdrawal（原因物質あるいはその離脱に伴う頭痛）中の、8.3.1 Alchol withdrawal headache (hangover)［アルコール離脱性頭痛（宿酔）］として扱われ[3]（**表1**）、アルコール摂取をやめて数時間後から始まるズキンズキンとした頭痛で、体動や咳嗽や頭部を動かした際に増悪する特徴を有し、頭痛以外に悪心、顔面蒼白などの症状を伴い、一般に5～10時間持続する[4]といわれている。

アルコールの動態

　エチルアルコールを飲んだ場合、エチルアルコールは消化管から吸収され血中に移行し全身に分布される。エチルアルコールは低分子かつ親水性であるため、細胞膜を容易に通過し、水分の多い脳、肝臓、腎臓などに蓄積される。体内に移行したエチルアルコールの90％以上は、肝臓で3段階の酸化反応による代謝を受けて排泄

表1　国際頭痛学会による分類より（訳：頭痛研究会）

8. Headache associated with substances or their withdrawal
   原因物質あるいはその離脱に伴う頭痛
   8.1 Headache induced by acute substance use or exposure
       原因物質の急性摂取または曝露による頭痛
       8.1.1 Nitrate/nitrite induced headache
             亜硝酸による頭痛
       8.1.2 Monosodium glutamate induced headache
             グルタミン酸塩による頭痛
       8.1.3 Carbon monoxide induced headache
             一酸化炭素による頭痛
       8.1.4 Alcohol induced headache
             アルコールによる頭痛
       8.1.5 Other substances
             他の原因物質
   8.2 Headache induced by chronic substance use or exposure
       原因物質の慢性摂取または曝露による頭痛
       8.2.1 Ergotamine induced headache
             エルゴタミンによる頭痛
       8.2.2 Analgesics abuse headache
             鎮痛薬乱用による頭痛
       8.2.3 Other substances
             他の原因物質
   8.3 Headache from substance withdrawal (acute use)
       原因物質離脱頭痛（急性使用）
       8.3.1 Alcohol withdrawal headache (hangover)
             アルコール離脱頭痛（宿酔）
       8.3.2 Other substances
             他の原因物質
   8.4 Headache from substance withdrawal (chronic use)
       原因物質離脱頭痛（慢性使用）
       8.4.1 Ergotamine withdrawal headache
             エルゴタミン離脱頭痛
       8.4.2 Caffeine withdrawal headache
             カフェイン離脱頭痛
       8.4.3 Narcotics abstinence headache
             麻薬離脱頭痛
       8.4.4 Other substances
             他の原因物質
   8.5 Headache associated with substances but with uncertain mechanism
       原因物質による機序不明の頭痛
       8.5.1 Birth control pills or estrogens
             経口避妊薬あるいはエストロゲン
       8.5.2 Other substances
             他の原因物質

（文献3より引用）

される。

　第1段階は、エチルアルコールはアルコール脱水素酵素の作用でアセトアルデヒドに変換される。第2段階は、アセトアルデヒドはアルデヒド脱水素酵素の作用で酢酸に変換される。第3段階は、酢酸はクレブス-リン酸(TCA)回路に入るか、水と二酸化炭素となる。二酸化炭素は、再度血液中に入って重炭酸イオンとなり、肺から二酸化炭素として呼気中に排泄される。

二日酔いによる頭痛の原因（表2）

　これまで二日酔いによる頭痛原因の1つとして、アルコールによる脳血管の拡張や血中アセトアルデヒドの上昇が考えられていた。しかし、今では二日酔いによる頭痛は、アルコールおよびアセトアルデヒドの血中濃度が低下した後に出現することから、アルコールによる脳血管の拡張と血中アセトアルデヒドの上昇は原因ではないと考えられている。

　他の原因としては、低血糖、アシドーシス、脱水などがいわれていた。実際、アルコール摂取時には血糖の低下も認められ、低血糖などの関与も考えられていたが、血糖値を上昇させても症状の改善が得られないことから、原因の可能性は少ないとされている。また、大量のアルコール摂取時には、体内に乳酸、アセト酢酸、β-ヒドロキシ酪酸などの有機酸が増加してアシドーシスが認められ、血糖と同様に、アシドーシスを改善させても頭痛の改善は得られないことから、これも原因としては否定的と考えられている。アルコールの利尿効果により生じる脱水に対して、補液は症状の軽減につながることはしばしば経験されるが、利尿自体が原因になるか否かは不明である。

　現在、二日酔いによる頭痛の原因としては、アルコールのカテコールアミン代謝へ及ぼす影響が示唆されている。アルコール飲酒後に、エピネフリンやノルエピネフリンおよび代謝産物の排泄が増えること、加えて二日酔い時に認められる心悸亢進や頻脈などが、αまたはβ遮断薬の投与により消失することから、少なくとも血中カテコールアミン濃度の上昇が、二日酔いによる頭痛の原因の1つである可能性が考えられている[1]。

　さらに最近、他の原因物質としてはエタノールではなくメタノールであることが示唆されている。これを支持する報告として、尿中のメタノール濃度が二日酔いの重症度と相関することが明らかにされ、今後尿中のメタノール濃度の測定が二日酔いの評価法になる可能性が示唆

表2　二日酔いによる頭痛の原因

■考えられていた原因
脳血管の拡張
アセトアルデヒドの上昇
低血糖
アシドーシス
脱水
■示唆されている原因
カテコールアミンの上昇
メタノールの上昇

されている[5]。

加藤 実

【文献】
1） 栗山欣弥, 桂 昌司：第2章 生物学的背景 アルコール・薬物の依存症, 大原健士郎ほか（編）, 医学書院, 東京, pp13-27, 1997.
2） Rasmussen BK, Olesen J：Symptomatic and nonsymptomatic headaches in a general population. Neurology 42：1225-1231, 1992.
3） 寺本 純：薬物性頭痛. Clin Neurosci 15：1004-1005, 1997.
4） 荒木信夫：頭痛の誘発物質. Clin Neurosci 15：980-981, 1997.
5） Bendtsen P, Jones AW, Helander A：Urinary excretion of methanol and 5-hydroxytryptophol as biomedical markers of recent drinking in the hangover state. Alchol Alcohol 33：431-438, 1998.

2. 頸・肩・上肢の痛み

❶ 外傷性頸部症候群

はじめに

　交通外傷と関連した外傷性頸部症候群は多彩な臨床症状を呈し、他覚的理学所見に乏しく、治療に難渋することがある。また、自動車損害賠償保険に関連し、患者、治療費支払い機関ならびに医療者との間で問題が生じることも多い。本稿では、外傷性頸部症候群に対する近年の論文に基づいた診断のポイントならびに治療の実際について述べる。

診断のポイント

1）問診のポイントと分類

　①車の衝突状況、衝突速度、破損程度などの事故の内容を聴取することは受傷機転と外力の推定に客観性を与える点で重要である。

　②患者の事故後の愁訴を経過を追って十分に問診する。愁訴として頸部、背部、後頭部、上肢にかけての疼痛、こり、しびれ、脱力や頸椎運動時痛などの頸肩腕症状と、めまい、目のかすみ、耳鳴り、動悸、声のかすれ、頭痛、嘔気、嘔吐、全身倦怠などのBarré-Liéou症状がみられる。

　③デルマトームに一致した他覚的感覚障害や筋力低下、腱反射低下ないし消失をみる脊髄神経根障害や下肢の痙性麻痺などを伴う頸髄不全損傷はそれぞれ病態に応じた補助検査、治療が必要である。

　④問診による事故前の既存障害の把握が重要であり、筋萎縮の有無も既存障害を示唆する所見である。

　⑤1995年のケベックむち打ち症関連障害特別調査団による重症度分類[1]は、治療方針を決定するうえで有用である。他覚的所見のない、頸部周囲の全体的で非特異的な訴えをGrade Ⅰ、筋・骨格組織の所見を伴う頸部の訴えをGrade Ⅱ、神経所見を伴う頸部の訴えをGrade Ⅲ、骨折または脱臼をGrade Ⅳと分類している（表1）。いわゆるBarré-Liéou症状はどのGradeでも出現する可能性があるとされている。この重症度分類のGrade Ⅰ、ⅡならびにⅢの一部が外傷性頸部症候群に含まれる。

2）症状の経過と慢性化例の特徴

　受傷後3カ月以内に約7割の患者は軽快・治癒し、6カ月以内に通常、症状固定に至ると考えられている。著者らも、症状が残存しているにもかかわらず6カ月以

内に自賠責保険で症状固定と認定された症例は、6カ月以上治療が遷延化した症例よりも長期成績が良好であることを報告した[2]。したがって、受傷後6カ月以内での治療の円滑な打ち切りが慢性化例をなくすうえで重要なポイントである。女性は治療期間が長引く傾向にあり、医療者を含めた周囲から与えられる不安感などの精神的因子や賠償問題などの社会的経済的因子が慢性難治例の大きな一因であると考えられている。

必要な検査

1）理学的、神経学的所見

頸椎可動域制限の有無、運動時痛、頸椎運動に伴う上肢、背部への疼痛発現の有無、頸部から肩部、背部にかけての圧痛の有無を観察する。四肢の腱反射、知覚検査、徒手筋力検査などの神経学的検査は必須である。通常は頸椎の可動域制限と圧痛が主たる愁訴である。

2）単純X線検査

頸部愁訴がみられる場合は通常、頸椎単純X線検査を行う。撮影方向は通常、正・側面の2方向で十分であるが、回旋制限を伴う場合は開口位正面、上肢神経症状を伴う場合は斜位像で椎間孔の狭小化の有無や、前後屈制限のない場合は動態撮影による頸椎不安定性の有無を観察する。後咽頭腔の陰影が第3頸椎で6mm以上あれば前部靱帯損傷による血腫の存在を示唆する。生理的前彎消失や限局性の後彎変形や軽度の不安定性は外傷性変化ではなく、健常者でも多くみられる[3]。頸椎変性変化がみられる症例では予後不良が予測されるとの報告もあるが、後述するMRIと同様に画像所見から患者に不安や混乱を招くことのないような配慮が必要である。

3）MRI検査

外傷性頸部症候群に対してMRIが撮像されることが多く、安易に外傷性椎間板障害、外傷性椎間板ヘルニアと診断されることが少なくない。しかしながら、無症候性健常者と外傷性頸部症候群患者におけるMRI上の椎間板変性所見を調査した報告によれば、椎間板後方突出や脊髄圧迫などの所見は加齢とともに高頻度になるが、両群に頻度差はみられていない[3]。

われわれは外傷性頸部症候群のMRIを撮像し、前向き調査を行った[4]。その結果、初診時、調査時の愁訴の頻度、MRI所見には6カ月以内の治療終了例と遷延化例の間に差はなく、MRIから治療の遷延化を予測する所見は得られなかった。したがって、むち打ち関連障害のGrade ⅠやⅡではMRI撮像は特に必要がなく、Grade Ⅲにおいても、その異常所見と臨床所見の関連を十分吟味すべきであると結論している。

表1　ケベックむち打ち症関連障害特別調査団による Whiplash associated disorders の重症度分類

Grade	
0	頸部に訴えがない 徴候がない
I	頸部の痛み、こわばり、圧痛のみの主訴 客観的徴候がない
II	頸部の症状と筋・骨格徴候[*1]（頭、顔面、後頭部、肩、腕への非特異的広がり）
III	頸部の症状と神経学的徴候[*2]（神経学的症状・徴候を伴う可動域制限）
IV	頸部の症状と骨折または脱臼

（注）＊1：筋・骨格徴候には、可動域の制限と圧痛を含む。
　　　＊2：神経学的徴候には、腱反射の減退または消失、筋力と感覚障害を含む。
　　　＊3：すべての Grade で出現しうる症状や障害には、耳が聞こえない、めまい、耳鳴り、頭痛、記憶喪失、嚥下障害、側頭下顎関節痛などを含む。

（文献1より引用）

4）CT 検査

CT 検査は単純X線像で骨傷が疑われる場合に有用であるが、外傷性頸部症候群における特徴的所見はない。

5）椎間板造影

椎間板変性所見の把握ならびに疼痛の再現性の有無を調べる目的で以前は行われていた。しかし、外傷性頸部症候群に対し、複数回の椎間板造影を施行した結果、まったく同一の疼痛の再現性を得ることはできなかった[5]。また、椎間板造影時の疼痛再現を指標にした頸椎前方固定術の成績は決して満足のいくものではなかった[5]。したがって、現時点では外傷性頸部症候群に対する椎間板造影は診断的価値は乏しいと思われる。

6）電気生理学的検査

筋電図は脊髄、神経根障害を確認するのに有用である。Barré-Liéou 症状が持続する場合には電気眼振図、体性感覚誘発電位などで脳幹部の異常の有無を評価する必要がある。

鑑別診断

骨傷や脱臼の診断には頸椎単純X線（斜位像、開口位正面像を含む）ならびに CT が有用である。頸胸移行部の損傷が頸椎単純X線側面像で肩の陰影と重なり見落とされることが多く、注意が肝要である。頸椎側面撮影を行う際には両上肢を引きつつ行うことをルーチンとして、さらに詳細に観察するためには Swimmer's position

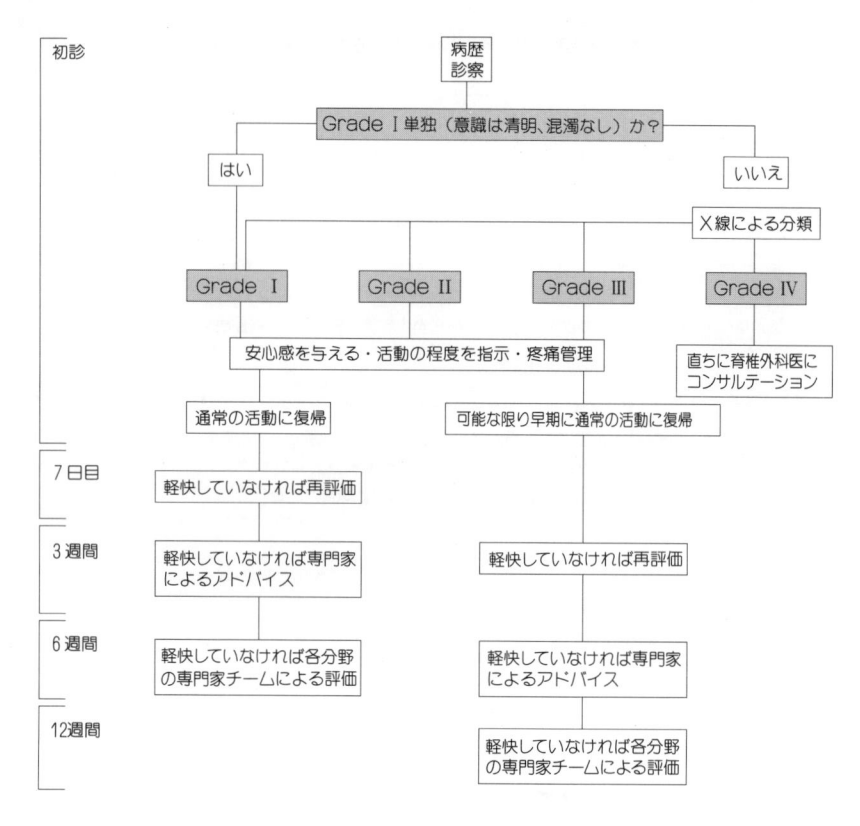

```
初診 ┐
     │   病歴
     │   診察
     │     │
     │  Grade I 単独（意識は清明、混濁なし）か？
     │   はい／              ＼いいえ
     │                         X線による分類
     │   Grade I   Grade II   Grade III   Grade IV
     │      安心感を与える・活動の程度を指示・疼痛管理   直ちに脊椎外科医に
     │                                                   コンサルテーション
     │   通常の活動に復帰    可能な限り早期に通常の活動に復帰
7日目│   軽快していなければ再評価
3週間│   軽快していなければ専門家
     │   によるアドバイス        軽快していなければ再評価
6週間│   軽快していなければ各分野
     │   の専門家チームによる評価 軽快していなければ専門家
     │                           によるアドバイス
12週間│                         軽快していなければ各分野
     │                          の専門家チームによる評価
```

（文献1より引用）

図1　ケベックむち打ち症関連障害特別調査団による患者ケアについてのガイドライン

での側面X線撮影を行うべきである。また正面像での棘突起配列の乱れも頸椎転位の重要な所見となる。当然のことながら、脊髄神経根症や脊髄症状を呈する場合にはそれに準じた治療を行うべきである。

治療の実際

ケベックむち打ち症関連障害特別調査団の診療ガイドラインによれば、むち打ち関連障害が永続的被害をほとんど残さず問題なく回復するself-limitedの経過をとるという根拠のもとに安静、固定、消炎鎮痛剤の積極的使用や理学療法は治療の長期化につながるとし、早期からの頸椎運動の促進、事故前と同様の活動性の維持、職場復帰を指導している[1]。急性期の治療では患者の信頼を得て、安心感を与え、重症感を与える画像所見の誇大説明、入院指示などは極力避けることが必要である。

頸部痛、頭痛が強く日常生活に支障がある場合に内服療法として非ステロイド性

消炎剤（NSAIDs）を処方する場合もあるが、できるだけ積極的な頸椎運動などの運動療法と日常の家庭生活と社会生活への復帰を勧め、患者に安心感を与えるべきである。筋弛緩剤の有効性は認められていない。頸椎カラー装着は72時間以内に制限すべきで、無効であるばかりか症状の遷延化をきたし、社会復帰を遅らせるとされている[1]。牽引、温熱療法などの物理療法は対症療法にすぎず、治療の短縮効果は認められていない。ケベックむち打ち症関連障害特別調査団による患者ケアについてのガイドラインを図1に示す。

注意事項

　患者は交通事故の被害者意識をもっていることから、加害者の誠意や損害賠償に不満を感じていることが多い。この被害者意識が回復過程や治療効果に影響を与えることがある。また、前述のような治療を勧めても、受け入れようとしない患者も存在する。このような場合には残存症状に応じて専門医や精神神経科医を対診させることで、患者に安心感を与え、重症感を与えないように留意することに努めるべきである。また、画像のみを根拠にした手術適応は戒められるべきである。

おわりに

　本邦では外傷性頸部症候群に対して漠然とした治療がなされているのが現状である。医療施設によって治療方針が異なることが多く、これが患者の不安感を煽る1つの因子でもある。ケベックむち打ち症関連障害特別調査団のガイドラインは1つの指針となりうると考えるが、各医療施設が同一の治療指針で加療を行ってはじめてその有効性が認められると思われる。したがって、患者教育のみならず、医療従事者も外傷性頸部症候群の今後の研究に注目する必要があり、本邦でも統一した治療指針作成が望まれるところである。患者、職場、自動車損害賠償保険会社、医師の間での協議や対応があってはじめて早期の日常生活や職場への復帰が可能である。関係者との横の関係を密にとって治療にあたることの必要性を強調しておきたい。

川上　守、玉置哲也

【文献】

1) Spitzer WO, Skovron ML, Salmi LR, et al : Scientific Monograph of the Quebec Task Force on Whiplash-Associated Disorders : Redefining "whiplash" and its management. Spine 20 : 10S-68S, 1995.
2) 川上　守, 玉置哲也, 安藤宗治ほか：外傷性頸部症候群に対する保存的治療の長期成績. 整形外科　47(2) : 167-171, 1996.
3) 松本守雄, 藤村祥一, 平林　洌：外傷性頸部症候群における画像所見の診断的意義について；無症候性健常者との比較検討から. MB Orthop 12 : 37-43, 1999.
4) 川上　守, 玉置哲也, 松本卓二ほか：交通外傷による外傷性頸部症候群のMRIを用いた前向き調査. 整形外科, 2000.

5）川上　守，玉置哲也，浜崎広洋ほか：外傷性頸部症候群に対する頸椎前方固定術の成績について．臨床整形外科　26：1122-1128, 1991.

❷ 頸椎症性神経根症

はじめに

　頸椎の加齢変性は、一般に20歳代に始まる。それ以降に、椎間板組織の断裂、脱出、椎間の異常可動性、靱帯の肥厚、骨棘の形成、椎間関節の肥大といった一連の変化が、多かれ少なかれ経年的に進行する。これらの加齢変化で、しばしば神経根が圧迫される。神経根圧迫の代表的な脊柱因子に、椎間板ヘルニア、Luschka関節の骨棘、そして椎間関節の骨棘がある。本稿では、骨棘すなわち狭義の頸椎症による神経根症の診断と保存的治療の実際について述べる。

診断のポイント

1．頸部神経根症の診断

　頸部神経根症は、「頸椎の変性過程で神経根が圧迫されて生じる症候群」と定義される。したがって、神経根症に特徴的な症候をとらえることが診断にほかならない。

　1）問診のポイント

　　a　初発症状：ほとんどが頸部痛で発症する[1]。上肢痛あるいは手指のしびれは遅れて生じることが多い。ここで、頸部痛とは項部、肩甲上部、肩甲骨上角部、肩甲間部そして肩甲骨部のいずれかの痛みをいう。したがって、頸部痛はその有無を尋ねる際に注意を要する。「最初にくびが痛みましたか」の質問は不十分である。例えば、肩甲間部痛で始まっていれば、「くびは何ともなかった」の返答で終わり、頸部痛での発症がとらえられなくなる。「くびあるいは肩甲骨のあたりが痛みましたか」と尋ねて、実際に肩甲上部、肩甲間部といった場所に触れて確認する配慮が必要である。

　　b　手指のしびれ：しびれが普通、片手にある。両側の神経根症はまれである。手～指の背側に訴えることが多い。朝方に改善していて、午後～夕方に強いことも多い。頸部脊髄症で、手～指の掌側に多いこと、常にあって強さがほとんど変動しないこと、と対照的である。しびれの部位が移動したり、日によって異なったりしない。移動するものであれば、神経根症のみならず整形外科的疾患を除外してよい。

　　しびれが環指に及ぶ場合には、その範囲が橈側あるいは尺側の半分のみに限定されない。限定していれば、手根管あるいは肘部管の症候群と診断できる。

　2）理学的診察のポイント

　　a　脊柱所見：患側の上肢を挙上して手を後頭部にあてがい、頸椎を固定して痛みを回避している例がある。神経根の緊張がゆるみ、同時に頸椎の前屈で神経根の圧迫が減少するためである。それほどでない場合も、一般に会話中に頸椎の動きが

少ない。逆に、頸をよく動かして症状を説明する患者であれば、神経根症の可能性が少ない。

b **Spurling テスト**：Spurling ら[2]の頸部圧迫テストが高率に陽性である。頸椎を患側に側屈させ、かつ後屈させ頭部に下方への圧迫を加えると、頸部から肩、上肢そして手に放散する疼痛が再現される。

c **神経学的所見**：筋力低下、腱反射低下、そして知覚障害が高率にみられる[1]。異常所見は、単一神経根の支配域に一致してみられるのが普通である。

3）鑑別診断

手指のしびれを主訴とする患者で、頸部痛がしびれより先にあるいは同時に生じていなければ、神経根症は診断からほぼ除外してよい。まず、頸部脊髄症あるいは絞扼性末梢神経障害を疑うべきである。

しびれが、うがい、缶ジュース飲み、目薬さし、美容院での洗髪、歯科治療といった頸椎の後屈で誘発、増強されるものであれば、頸椎由来と診断してよく、神経根症である頻度が高い。

2．脊柱因子の診断

神経根症例が、①50歳未満である[3]、②急性発症で激烈な症状を呈する、③単純X線側面像で椎間板腔の狭小化がない[4]、といった特徴を備えれば、椎間板ヘルニアによる圧迫であることが多い。逆に、これらの特徴がみられなければ、骨棘による圧迫の頻度が高い。

脊椎の変性疾患の画像診断は、圧迫する側の脊柱因子と圧迫される側の神経組織の双方をとらえるために行われる。ところが、神経根症では骨棘の所見がみられても、神経根そのものの圧迫がとらえにくい。したがって、骨棘が症候の原因であると診断するには、症候の分析により診断された障害神経根の高位[1,3]に一致してみられることが必要である。

保存的治療の実際

1）保存的治療の成績

急性例では、痛みが強いあまりに、不治の病に罹患したと疑心暗鬼に陥る場合がまれでない。それほどでない場合も、患者のほとんどが不安な心理状態にある。その解消には、神経根症が保存的治療後にたどる一般的な経過ならびに成績を患者に説明することが、実際の治療とならんで重要である。

a **治療成績判定基準**：脊椎変性疾患の治療では、多岐にわたる症候の有無と程度を、あらかじめ漏れなく知っておく必要がある。それにより、治療後に改善あるいは未改善の症候が医師と患者の双方に具体的に理解される。筆者らは独自に頸部

神経根症の治療成績判定基準（正常20点）[5]を作成して診療に役立てている。治療前の重症度、治療後の経過ならびに成績が点数で評価できる。神経根症で把握すべき症候が評価の対象としてほぼ網羅されている（表1）。

　b　保存的治療への反応：急性例は一般に、保存的治療を開始して4カ月の間に改善が著しい。これは、独自の判定基準を用い、43例について治療後の評価点の推移を調べた結果である[5]。対象は、いずれも発症後2カ月以内に受診した症例で、骨棘のほかにヘルニアの例が含まれていた。

　c　保存的治療の成績：治療後も症状が増悪する例は皆無といってよい。点数評価による検討の結果では、初診から平均で1年9カ月を経た最終診察時に、症状の改善が得られた例が95％で、不変の例は5％にすぎず、悪化例は皆無であった[5]。

　d　再発率：ひとたび十分に改善すれば、再発の頻度は高くない。検討した43例では、ほぼ生活に支障がない状態（判定基準で14点）にまで改善し、その後に再び症状が悪化（13点以下）した例は13％にすぎなかった。そのうち、初診時の状態に戻るまでに悪化した例はなかった。

　2）保存的治療の実際

　a　日常生活上の指導：頸椎の伸展が神経根の圧迫を強め、疼痛の増悪ならびに改善の遅れをきたしうることを説明しなければならない。頸

表1　頸部神経根症治療成績判定基準（正常20点）

1. 自覚症状	
A. 項・肩甲帯の痛みと重苦感	
a. まったくない	3
b. 時にある	2
c. 常にあるか時に激しい	1
d. 常に激しい	0
B. 上肢の痛みとしびれ	
a. まったくない	3
b. 時にある	2
c. 常にあるか時に厳しい	1
d. 常に激しい	0
C. 手指の痛みとしびれ	
a. まったくない	3
b. 時にある	2
c. 常にあるか時に厳しい	1
d. 常に激しい	0
2. 就労および家事能力	
a. 通常にできる	3
b. 持続してできない	2
c. かなり支障がある	1
d. できない	0
3. 手の機能	
a. まったく支障がない	0
b. 障害はないが違和感、脱力感がある	-1
c. 障害がある	-2
4. 他覚所見	
A. Spurlingテスト	
a. 陰性	3
b. 項肩甲帯部の痛みが生じるが頸椎運動制限がない	2
c. 上肢、手指痛が生じるが頸椎運動制限がない、あるいは項肩甲帯部の痛みが生じ頸椎運動制限がある	1
d. 上肢、手指痛が生じ頸椎運動制限がある	0
B. 知覚	
a. 正常	2
b. 軽度の障害	1
c. 明白な障害	0
C. 筋力	
a. 正常	2
b. 軽度の低下	1
c. 明白な低下	0
D. 腱反射	
a. 正常	1
b. 低下あるいは消失	0

（文献5より引用）

椎の後屈動作は、患者自身がすでに回避していることが少なくない。しかし、意外にも誤解を招くのが就寝時の枕である。姿勢を正すべきとの考えからか枕を使わなかったり、前彎すなわち伸展の保持を狙って項部に高まりがあてがわれる特殊な枕の使用が稀でない。神経根の圧迫を弱めるために、枕は一般に高めがよく、少なくとも低めにすべきでない。

　b　**各種の治療法**：症状の重症度に即した治療法が選択される。軽症例では、日常生活上の指導に加えて消炎鎮痛剤を投与することで良好な改善が期待できる。重症例では、頸部の安静をとらせるために入院させ Glisson 牽引を行い、硬膜外あるいは神経根のブロックを併用する場合がある。それらの中間の例では、頸椎カラーによる固定が有用である。

　頸椎カラーの使用時に、頸部が伸展位で固定され、かえって症状が悪化することがある。その際には装着を中止させる。電動式の間欠牽引は、神経根の圧迫に作用して疼痛を強め、改善を遅らせることがあり、行うべきでない。

　c　**治療法別成績**：筆者らが検討した43例では、薬物投与のみを行った例、これに頸椎カラーによる固定を加えた例、入院での Glisson 牽引の例の3群において、最終診察時に評価点および改善率に差がなかった[5]。すなわち、神経根症は長期的にみれば治療法別の成績に差がなく、重症度に応じて対症的に種々の治療がなされてよい。

保存的治療の限界

　頸部神経根症は保存的治療によく反応する。ただし、筆者らの点数評価による検討の結果では、症状の改善は治療後4カ月時までに著しく、その後に少なかった。また、改善が得られた症例の85%に何らかの症状が残存した。本症は、保存的治療で改善するが症状を残すことが多いといえる[5]。

　神経根症は脊髄症に比べて機能障害が小さい。しかし、頸部～上肢および手指にかけての痛み、しびれが遷延すれば、就労能力と生活の質が損なわれる。筆者らは、保存的治療を経時的に点数評価した結果から、4カ月を経て13点以下の例は、その後も良好な改善が見込めず、手術の適応があると結論している。

　頸部神経根症の多くは保存的治療で良好な改善が得られる。保存的治療で改善が少なければ手術が有効である[6]。神経根症例には、まずそのことを説明して安心させることが治療の第一歩と考えられる。

田中靖久、国分正一

【文献】

　　1）田中靖久ほか：頸部神経根症と頸部脊髄症の症候による診断. NEW MOOK 整形外科 No.6 頸

椎症.金原出版.東京,pp30-38, 1999.
2) Spurling R G, et al : Lateral rupture of the cervical intervertebral discs. A common cause of shoulder and arm pain. Surg Gynecol Obstet 78 : 350-358, 1944.
3) Tanaka Y, et al : Cervical radiculopathy and its unsolved problems. Current Orthopaedics 12 : 1-6, 1998.
4) 国分正一:頸部椎間板ヘルニアの病態と治療. 日整会誌 69:375-387, 1995.
5) 田中靖久ほか:頸部神経根症に対する保存的治療の成績とその予測. 整形・災害外科 40:167-174, 1997.
6) 田中靖久ほか:頸部神経根症に対する椎間孔拡大術の改良とその成績. 東日本整災会誌 10:488-493, 1998.

❸ 頸椎椎間板ヘルニア

はじめに

　頸椎椎間板ヘルニアは、椎間板の退行変性を基盤として線維輪断裂部を通して髄核が脱出したり、あるいは線維輪の一部が後方ないし後側方へ突出や脱出し、神経根や脊髄などの神経組織に圧迫症状を生じる。30～40歳代に多く、頻度はC5/6、C6/7、C4/5の順である。しかし、定型的なsoft discは少なく、頸椎症hard discの合併が多い[1]。

　その症状は、脊髄症状と神経根症状に分けられる。

診断のポイント

1）問診のポイント

　①疼痛の部位、性質、持続期間、疼痛の誘因を中心に問診を行う[2]。痛みは、頸部のみか、上肢のみか、あるいは頸部から上肢や肩甲部へ放散するのかを聴取する。さらに、それらの部位が髄節支配領域と一致するか、頸椎の動き、圧迫により誘発されるかを問う。

　②発症には何らかの誘因をもつものが多く、急性発症以外に受傷直後よりも数時間あるいは一両日たって亜急性に頸部のこわばり、疼痛を訴えるものがある。また、咳やくしゃみで増強するので参考になる。

　③神経根症の疼痛は、頸部痛（項部痛、肩甲上部痛、肩甲上角部痛、肩甲部痛）で発症することがほとんどで、その後上肢痛や手指のしびれが出現する。一方、脊髄症では手指のしびれで発症することが多く、問診の際には注意して聴取する。

2）痛みの特徴

　伸展制限を伴う頸部痛や頸部の運動制限がみられる。神経根症状は、一般に肩甲骨内側や肩、上肢、手指に放散する痛みやしびれとしてみられる。神経根症状の障害神経根の診断について、これまでさまざまな報告がみられる。なかでも、田中らの報告[3]は実用的で、その特徴を把握するのに役立つ。つまり、自覚症状としての頸部痛を項部、肩甲上角部、肩甲間部、肩甲骨部の痛みに分類している。また、上肢痛、指のしびれと知覚障害（最も強い指）部位をあげている。それによれば、肩甲上角部に痛みがあればC5あるいはC6神経根症状であることが多く、肩甲間部、肩甲骨部の疼痛はC7あるいはC8神経根症状に特徴的である。上肢痛はC5神経根症状では、ないか上腕外側、上腕、肘、前腕の外側に痛みがあればほとんどC6神経根症状、上腕、肘、前腕の後側の疼痛はC7神経根症状、それらの内側の痛みはC8神経根症状に特徴的である。

また、心臓に異常を認めないにもかかわらず、狭心症様の発作性前胸部痛を主訴とするものを1948年、Davis ら[4]は cervical angina として報告した。発症機序は、ヘルニアによる前根刺激によって生じる myalgic pain、radicular pain、referred pain、交感神経系の異常などが推察されている。田畑ら[5]は、責任椎間高位は C5/6 に多く、C7 神経根の前根刺激による referred pain としている。田中ら[3]も、ほとんどが C7 神経根症状であると述べている。しかし、真の狭心症で生じる前胸部痛とは少し異なり、痛みは患側の鎖骨下方あるいは胸筋部にあるとしている。

理学的所見において、神経根症では罹患領域に知覚障害、筋萎縮、腱反射の消失や低下などがみられる。また、頭部を患側に倒しておいて圧迫すると患側上肢に疼痛、しびれが放散する Spurling test（foraminal compression test）が陽性になる。脊髄症では、髄節障害としての上肢の筋萎縮や知覚障害、長索路障害としての下肢の痙性麻痺、知覚障害、膀胱直腸障害などがみられる。

必要な検査

1）単純 X 線
疼痛に伴う生理的前彎の消失がみられる。椎間腔の狭小化は必ずしもみられないが、軽度の頸椎症性変化や他のレベルでの骨棘形成を認めることがある。

2）MRI
外来でも容易に検査でき、無侵襲であるため、非常に有用である。椎間板の変性や膨隆の程度、脊髄の圧迫程度が描出できる。さらに脊髄の輝度変化は、予後予測に有用である。T1 強調像で低信号、T2 強調像で高信号の場合は、脊髄に不可逆性の変化が起きている可能性があり、予後不良である。

3）脊髄造影
頸椎前後屈時の機能撮影が有用である。根嚢や側柱の陰影欠損、造影柱の前方圧排がみられる。また、後屈時の黄色靱帯による後方からの圧排にも留意する必要がある。

4）ミエロ CT
横断面上におけるくも膜下腔の広さや神経根の状態がわかる。脊柱管狭窄因子と硬膜管ないし脊髄との位置関係の描出能力にすぐれている。

5）椎間板造影
上記の画像診断や神経学的検査で責任病巣を特定できない場合に行われる。しかし、造影剤注入後に脊髄症状の悪化をみることがあり、注意を要する。また、刺入に伴う感染も合併症の1つである。

鑑別診断

下記の頸腕痛起因疾患との鑑別が必要である。

1）頸肋

前腕、手の尺側に疼痛がある。

2）手根管症候群

正中神経領域の手掌の痛みがある。夜間に増強することがあり、しびれは朝方に強く、起床後に徐々に弱まる。

3）肘部管症候群

尺骨神経領域に症状があり、肘部に Tinel 徴候をみる。

4）肩関節周囲炎

肩関節の運動痛、障害がある。夜間痛をみることもある。

5）上腕骨外顆炎

6）脊髄腫瘍、脊椎腫瘍、神経腫瘍

治療

症状が神経根症か脊髄症かで治療は異なる。局所症状や神経根症状のほとんどは保存療法で軽快する。脊髄症状は保存療法では改善しなかったり、再発しやすいので保存療法に固執するべきでなく、手術療法が選択されることが多い。

1）保存療法

a 局所の安静：局所症状のみか、軽微な神経根症状の例では頸椎固定用装具（ポリネックカラー、フィラデルフィアカラー）を用いる。固定姿勢は、中間位か軽度前屈位とし、後屈位にならないように注意する。枕の高さも重要で、中間位を保つようにし、項部より後頭部にあてがう。

b 薬物療法：消炎鎮痛剤と筋弛緩剤を併用する。疼痛部位への湿布も処方する。

c 牽引療法：急性期での間欠牽引は避けるべきである。神経根症状が強い場合は、入院させ、Glisson 牽引による持続牽引を行う。

d 物理療法：急性期を過ぎたら温熱療法や肩甲骨周囲筋のマッサージを行う。

2）ブロック療法

上記の保存療法でも除痛効果が不十分な場合、硬膜外ブロック、選択的神経根ブロックが有用である。特に持続硬膜外ブロックは除痛効果が高い。

3）手術療法

脊髄症状を呈するものや、保存療法に抵抗する神経根症が適応となる。

a 前方除圧固定術：1～2椎間の病変が多いので第一選択である。

b 脊柱管拡大術：脊柱管狭窄（13 mm 以下）を合併する例や、多椎間罹患例で

適応となる。拡大後、ヘルニアの縮小を認めることがある。

注意事項

頸椎の過伸展で急激に脊髄症状が悪化することがあるので、診察時に注意を要する。硬膜外ブロックでも麻痺などの合併症が起きうる。患者の日常生活では、高所を見上げる仕事、長時間の前屈位での読書は避けるように指導する。

島田洋一、佐藤光三

【文献】

1) 佐藤光三：頸椎椎間板ヘルニア．今日の整形外科治療指針，医学書院，東京，pp513-514, 1995.
2) 玉置哲也：頸部痛、上肢痛のとらえ方．今日の整形外科治療指針，医学書院，東京，pp499-501, 1995.
3) 田中靖久，国分正一：頸部神経根症と頸部脊髄症の徴候による診断．NEW MOOK 整形外科 No.6, 金原出版，東京，pp30-38, 1999.
4) Davis D, Ritvo M : Osteo-arthritis of the cervical spine (radiculitis) simulating coronary-artery disease. N Engl J Med 238 : 857-866, 1948.
5) 田畑四郎，木田 浩，佐々木仁行ほか：いわゆる cervical angina の臨床的検討．整形・災害外科 25：1416-1424, 1982.

❹ 胸郭出口症候群

診断のポイント

C5～Th1の神経根は次第に集合して腕神経叢をつくり、大動脈より分岐した鎖骨下動脈とともに前斜角筋と中斜角筋と第1肋骨でつくる斜角筋三角の間を通り、次いで鎖骨下静脈も加わり第1肋骨と鎖骨との間隙に入り、烏口突起に付着部をもつ小胸筋の下を通過し、腋窩、上肢に到達する。この斜角筋三角から烏口突起に至る通路が胸郭出口と呼ばれ、余裕の少ない通路であるため種々な原因により神経、血管の圧迫症状を呈する疾患が胸郭出口症候群と呼ばれる。

以前は図1①での圧迫を斜角筋症候群、②での圧迫を肋鎖症候群、③での圧迫を過外転症候群と呼称されていたが、実際には圧迫部位を特定できないか肋鎖間隙近傍での問題が多いため、胸郭出口症候群の名称で統一されている。診断は立石の基準が簡便でよい（**表1**）。

1）問診のポイントおよび痛みの特徴

①項頸部から上肢にかけての痛み、しびれ、だるさが主要3愁訴。

②上肢のチアノーゼ、レイノー現象、冷感などの血管症状がありうる。

③上記①②の愁訴が特定の肢位で出現するか？

最も特徴的な症状は過外転肢位でのしびれの発現や増悪である。日常での典型的なこの肢位は電車、バスでの吊革を把持したときしびれ、痛みが出現するか否かを問うのがよい。しかし他の肢位や軀幹動作、例えば胸を張った気をつけ体位などである場合もある。

疼痛は通常放散痛で上述のように特定の肢位や体位での発現、増悪が特徴的である。また肩甲部痛や肩こりも非常に多い愁訴であり、これらの症状では常にこの疾患を念頭におかねばならない。

必要な検査

1）徒手検査（図2）

a　**Adson テスト**：血管神経束に対する前斜角筋の

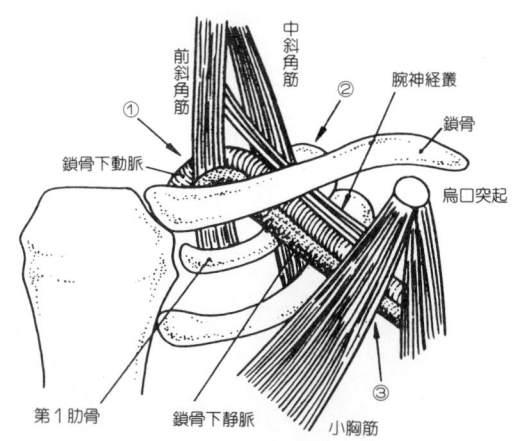

図1　胸郭出口の解剖

表1 胸郭出口症候群の診断（立石）

1. 肩から上肢にかけて神経血管圧迫症状が存在し、長期間存在するかあるいは反復性である。
2. Adson, Wright, Eden 各脈管圧迫テストのうち、少なくとも1つが陽性で、その際に愁訴が再現または増悪されるか、または Morley test が陽性である。
3. Wright test の肢位での3分間運動負荷テスト陽性である（Roos test）。
4. 頸椎疾患、末梢神経疾患、肩関節疾患などの他疾患を除外できる。

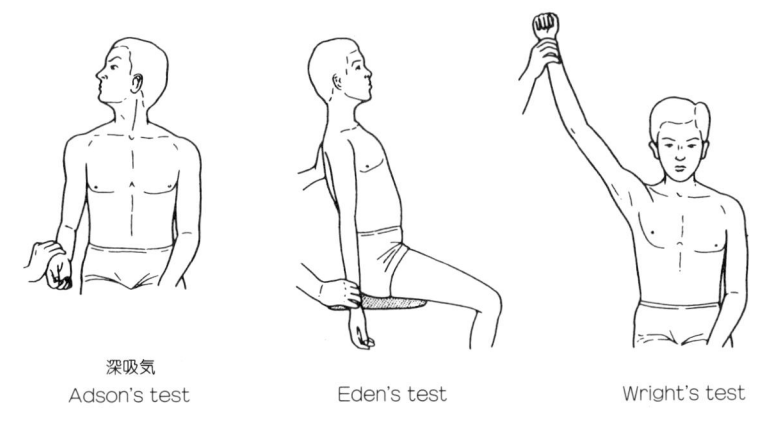

深吸気
Adson's test　　　Eden's test　　　Wright's test

図2　胸郭出口症候群に対する徒手（脈管）テスト

関与をみるテストである。顎を上げ頸を伸展させる。伸展させたまま頭を患側に回旋し、深吸気させる。検者は患肢の橈骨動脈を触知しておき、この動作による拍動の消失、愁訴の発現や増強を陽性とする。

胸郭出口症候群における陽性率は10％前後と低いが特異性は高い。

　b　Eden テスト：患者を坐位とし、肩を後下方に引かせる。検者は橈骨動脈を触知しておき、この動作による拍動の消失、愁訴の発現や増強を陽性とする。陽性率は30～60％であるが、正常でもかなりの頻度で陽性である。

　c　Wright テスト：患者を坐位とし、検者は橈骨動脈を触知したまま上肢を過外転させ、拍動の減弱ないし消失の有無をみる。拍動に変化があればその上肢位置に保持し、深吸気や頸の運動を加え、その動作での拍動の変化をみる。これが原法である。

　現在では上肢を 90°外転し、肘関節も 90°屈曲させ、その位置で外旋を加えて拍動の変化があるか愁訴の発現や増強があれば陽性とするテストが一般に行われている。

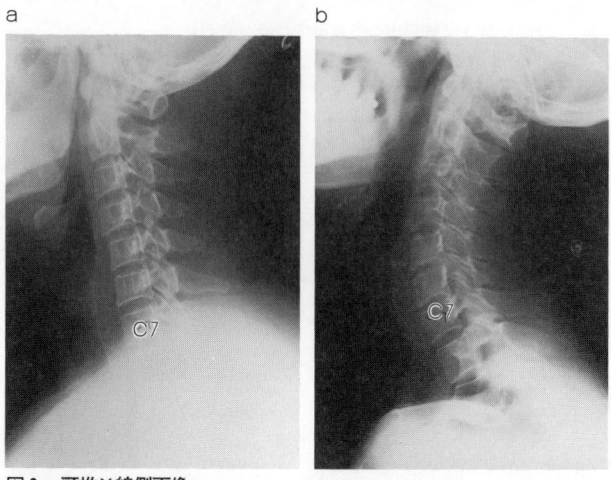

図3　頸椎X線側面像
a：正常、b：なで肩

陽性率は90％と高いが、無症状者でも高率に陽性であり特異性は低い。

　d　**Roos 3分間挙上負荷テスト**：Wrightの肢位で手指を握ったり、開いたりの動作を3分間繰り返す。その間に痛み、しびれが増強するものが陽性である。苦痛のためテストを中断せざるをえない場合も少なくなく、特異性は高い。

　e　**Morleyテスト**：鎖骨上窩部の前斜角筋の第1肋骨付着部を検者の指で圧迫し、圧痛あるいは放散痛を生ずる場合を陽性とする。

　2）単純X線検査

　a　**頸椎**：頸椎正面像では頸肋や第7頸椎横突起の肥大あるいは長大化の有無をみる。側面像では、可視しうる最下位椎はどの高位であるかに注目する。胸郭出口症候群にはなで肩の体型が多く、正常では第7頸椎の中央部であるのに対して、なで肩では第7頸椎の下端や第1胸椎が観察される（図3）。

　また鑑別診断のために変性変化の有無にも注目する。

　b　**胸部**：鎖骨、肋骨の形態異常や心疾患、胸部疾患の有無に注目する。

　また肺尖撮影は肋鎖間隙の異常を知るために必須のものである（図4）。

　3）脈波計

　もし指尖容積脈波計があれば、徒手テストと併用すれば客観的記録として有用である。

　4）血管造影

　血管造影の技術と設備が必要であり、保存的治療が効果を上げる症例には必要な

2・・・・・・・・頸・肩・上肢の痛み

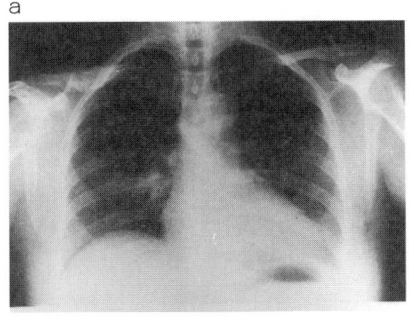

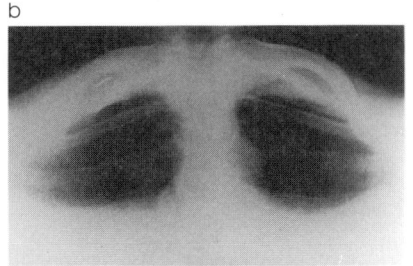

図4　胸部正面X線像と肋鎖間隙撮影像
a：正面像。右鎖骨の変形癒合が認められる。
b：右肋鎖間隙の狭窄が認められる。

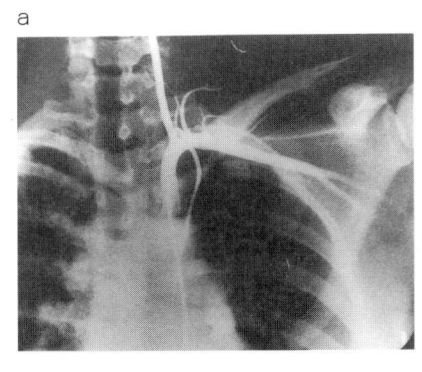

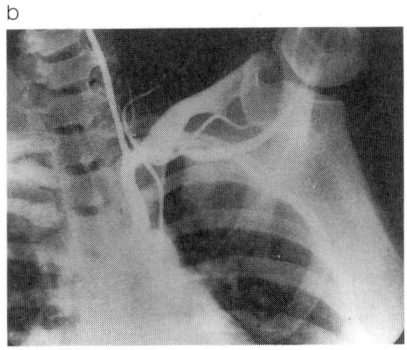

図5　動脈造影
a：患肢下垂位
b：Wright肢位、肋鎖間隙での狭窄が認められる。

いが、手術的治療を考慮する場合には狭窄部位の確認のため必ず行わねばならない（図5）。

鑑別診断

1）頸部脊椎症

50歳以降の中・高年に発症する本疾患に対して胸郭出口症候群は20歳代、30歳代が大半を占める。X線での変性変化の有無、椎間板変性が関与する証拠であるJacksonテスト、Spurlingテストなどで鑑別する。

2）頸椎椎間板ヘルニア

放散痛はより激烈であり、頸部の運動制限も著明である。

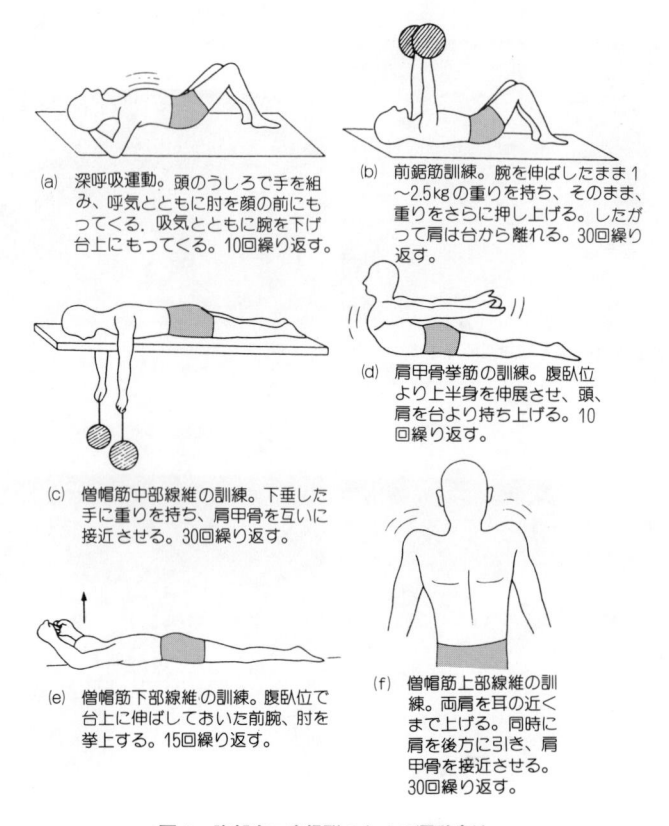

(a) 深呼吸運動。頭のうしろで手を組み、呼気とともに肘を顔の前にもってくる。吸気とともに腕を下げ台上にもってくる。10回繰り返す。

(b) 前鋸筋訓練。腕を伸ばしたまま1〜2.5kgの重りを持ち、そのまま、重りをさらに押し上げる。したがって肩は台から離れる。30回繰り返す。

(c) 僧帽筋中部線維の訓練。下垂した手に重りを持ち、肩甲骨を互いに接近させる。30回繰り返す。

(d) 肩甲骨挙筋の訓練。腹臥位より上半身を伸展させ、頭、肩を台より持ち上げる。10回繰り返す。

(e) 僧帽筋下部線維の訓練。腹臥位で台上に伸ばしておいた前腕、肘を挙上する。15回繰り返す。

(f) 僧帽筋上部線維の訓練。両肩を耳の近くまで上げる。同時に肩を後方に引き、肩甲骨を接近させる。30回繰り返す。

図6　胸郭出口症候群のための運動療法

3）頸腕症候群

症状はきわめて類似するが、通常は胸郭出口症候群の脈管テストは陰性である。ただし Morley テストは高率に陽性である。

4）肩関節周囲炎、肩インピンジメント症候群

両疾患との混同にも注意するが、これらの疾患の症候に熟知していれば鑑別は困難ではない。

治療の実際

必ず保存的治療を優先させ、少なくとも3カ月は施行する。

1）保存的治療

a　日常生活での注意：重量物を患肢で下げることを禁止する。就寝時に両肩甲部の下に枕を置き、肩鎖間隙が広くなる肢位をとらせてみる。上肢を簡単な吊り上

げ具で吊り、血管・神経束への牽引力を減じてみる。

　b　**温熱療法**：肩甲部にマイクロウェーブ、ホットパックを施行する。

　c　**運動療法**：本症候群の大半は躯幹に対し肩甲帯が下垂していると考えられるので、肩甲帯の筋力強化を全例に必ず施行する（図6）。最も基本的療法である。

　d　**薬物療法**：消炎鎮痛剤、筋弛緩剤、精神安定剤を適宜投与する。

①ロキソニン®、ボルタレン®等　3錠×3/日
②ミオナール®、リンラキサー®等　3錠×3/日
③デパス®（0.5 mg）等　2錠×2/日

ただし薬物療法では著効は期待されない。

2）手術的治療

3カ月以上保存的治療を行ってもまったく効果が得られない症例に対しては、手術的治療を考慮する（図7）。

手術は通常、肋鎖間隙での狭窄が大部分であるため第1肋骨切除術が選択されるが、狭窄の主因により斜角筋切離術や頸肋切除術が行われることがある。

注意事項

頸椎疾患でしばしば用いられる頸椎牽引（Glisson牽引）は無効かむしろ症状を増悪させることがある。

塚本行男

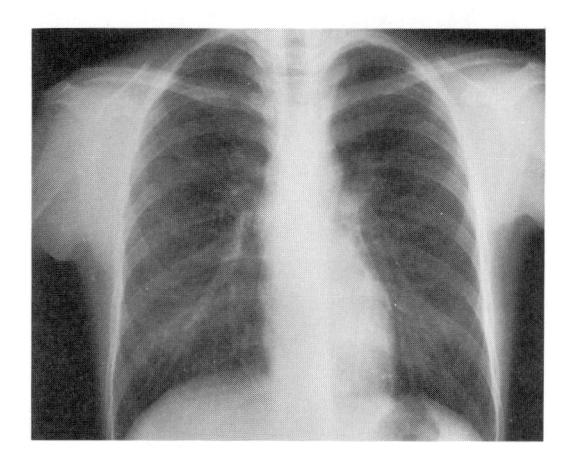

図7　左第1肋骨切除症例

❺ 肩関節周囲炎

はじめに

　肩関節周囲炎は一般にいう「いわゆる五十肩」とほぼ同じ疾患と考えられており、中年以降の肩関節周辺組織の退行性変化を基盤として発症した疼痛性肩関節制動症として理解されている。その病態は多彩であるが、診断技術の進歩とともに、石灰沈着性腱炎や腱板断裂など原因の明確ないくつかの疾患が除外されてきている。

診断のポイント

　新しい画像診断法を用いても肩関節周囲炎と診断できる特異的な所見は現在までのところ見つかっておらず、肩関節周囲炎は除外による診断をせざるをえない疾患である。問診でのポイントは

　①明らかな誘因がなく、肩関節部の疼痛および関節可動制限が出現することである。したがって、明らかな外傷が先行する場合は肩関節周囲炎とは診断しない。

　②夜間痛を訴えて来院する患者が多い。自験例では外来受診した患者の90％以上が夜間痛を訴えている。

　③その臨床経過は、初期は肩関節部の疼痛が主症状で、その後肩関節の拘縮（可動制限）が主体となる。

　④大部分の症例は2年以内に症状が軽快する。再発することはまれで、再発する場合には腱板断裂など他の肩関節疾患を考慮すべきである。

必要な検査

　先に述べたように除外診断であることから単純X線検査、肩関節造影検査やMRI検査を施行しても特異的な所見は得られないが、他の疾患を除外するために検査が必要となる。単純X線検査では、陳旧性腱板断裂では上腕骨頭の上方移動を認める。肩関節造影検査では、肩関節内への造影剤の注入量が減少してdependent pouchが縮小する癒着性肩関節包炎の所見が得られる（図1）。

鑑別診断

　肩関節周囲炎は年齢的要素を基盤として肩関節の疼痛と可動制限をきたす症候

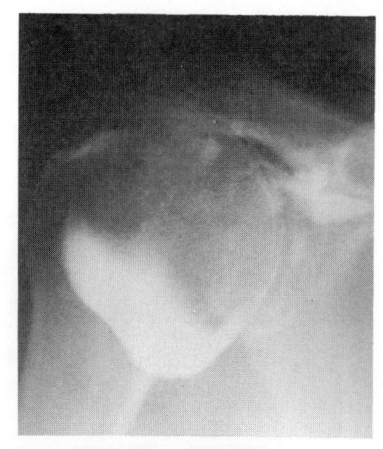

図1　肩関節造影：関節周囲炎

群であるために、類似の症状を呈する他の肩関節疾患を除外する必要がある。肩関節周囲炎と鑑別すべき疾患として腱板断裂、石灰沈着性腱炎、腱板炎、外傷性拘縮肩、インピンジメント症候群などがあげられる。

石灰沈着性腱炎は単純X線で腱板内に石灰を認める（図2）。腱板断裂は肩関節周囲炎と好発年齢層が一致しており、かつ外傷歴はなく肩関節の疼痛と可動制限をきたす症例もあることから、鑑別診断として重要である。

腱板完全断裂では理学所見として、腱板の陥凹、圧痛、crepitus、drop arm signなどの所見を認める。腱板完全断裂の確定診断には従来肩関節造影が用いられていたが、近年MRI検査や超音波検査法が行われることが多くなった。肩関節造影による完全断裂の診断率はほぼ100%であるが（図3）、不全断裂では関節面断裂のみ診断される。MRI検査は完全断裂のみならず、関節造影検査では診断できない不全断裂も高率に診断される（図4）。

治療の実際

治療法を急性期である疼痛を主体としたfreezing phaseと慢性期である拘縮を主体としたfrozen phaseに分けて述べる。

1）freezing phaseの治療

a　安静：まず、痛みを増強させないよう肩関節を安静にする。疼痛が強いときは、一時的に三角巾などで肩関節を固定するとよい。

b　内服療法：薬物療法として非ステロイド性消炎鎮痛剤（外用剤としてモビラート軟膏®、カトレップ®などが使用され、鎮痛剤としてロキソニン® 3錠/日　分3食後やボルタレン坐薬® 50 mg疼痛時頓用など）、鎮痛効果が高い消炎鎮痛剤が処方される。

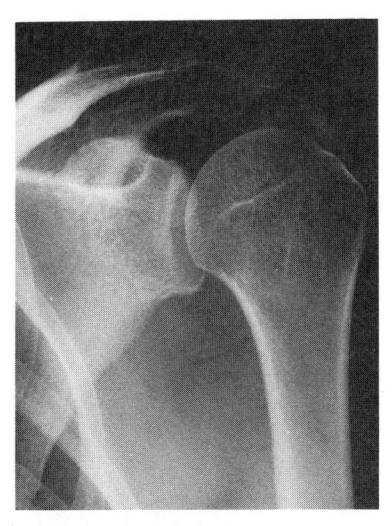

図2　石灰沈着性腱炎

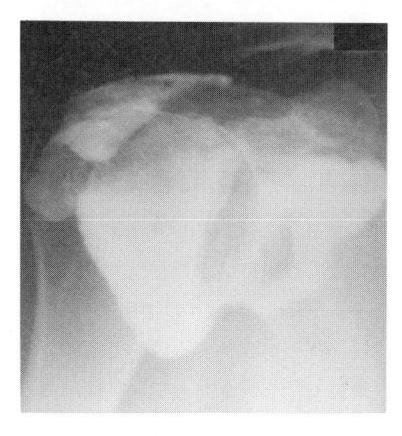

図3　肩関節造影：腱板完全断裂
肩峰下滑液包の描出。

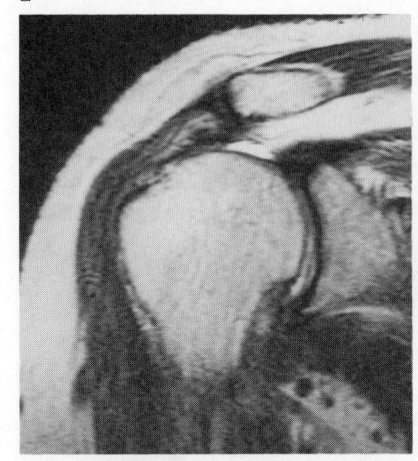

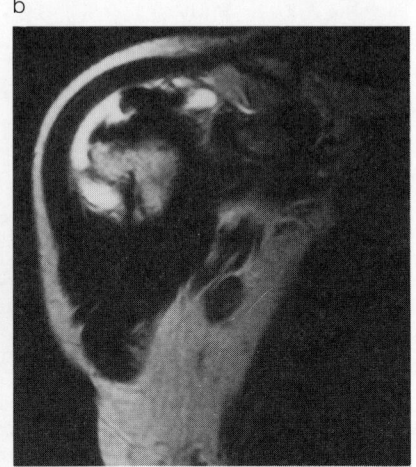

図4 腱板完全断裂と腱板不全断裂の MRI
a：MRI T2強調画像。腱板完全断裂；棘上筋腱の消失
b：MRI T2強調画像。腱板不全断裂；棘上筋腱内の部分的高輝度領域

　c　注射療法：疼痛が強い症例には副腎皮質ホルモン剤(デカドロン® 4 mg を1％キシロカイン® 2～5 ml と混ぜて2週間に1回注入、おおむね3回まで)やヒアルロン酸製剤(アルツ® 25 mg 1週に1回注入、5回まで)などの注入療法が併用されることもある。注入部位は肩峰下滑液包内、肩関節腔内および長頭腱腱鞘内である。注射時には厳重な無菌操作で行い、注入した日は入浴を禁止するなど感染を起こさせない注意が必要である。
　肩甲上神経ブロックが用いられることもある。
　d　理学療法：理学療法のうち、温熱療法は入浴・ホットパック・低周波などにより局所の循環障害を改善させ、除痛および可動域の改善を図る。夜間の肩の保温も重要である。肩関節周囲炎の中心的な治療法である運動療法は、強い疼痛がある時期には消炎鎮痛剤・ステロイド注入などで疼痛を軽減して関節可動域改善訓練を行わせるとよい。入浴中および直後の self-assist な運動も役に立つ。疼痛の強い時期には安静が重要で運動は禁忌である。
　2）frozen phase の治療法
　関節拘縮を改善する目的で運動療法を中心とした可動域改善訓練が重要になる。
　運動療法を行ううえで運動痛があると十分な効果がないので温熱療法・薬物療法・注入療法などを併用しつつ行う。外来で行う理学療法のみでは時間的制約もあり、Codman 体操など自宅で行う可動域改善訓練の指導も必要である。関節内に大量の

生理食塩水を注入する joint distension が行われることもある。

おわりに

　肩関節周囲炎は除外診断であることに留意しながら肩関節周囲炎を診断・治療していくことが重要であり、治療に長期間を要する場合にはMRI検査や肩関節造影法などの画像診断を用いて、診断が本当に肩関節周囲炎であるかをもう一度確かめる必要がある。

高岸憲二

【文献】

1）高岸憲二：五十肩の病態と治療．日整外会雑誌 73：479-488，1999．

❻ いわゆる肩こり

はじめに

　肩こりとは、後頸部から肩甲部にかけての骨格筋の緊張が亢進し、重圧感や疼痛を発生した状態をいう。

　そのメカニズムとしては、いわゆる"こりと痛みの悪循環"が考えられる。

　筋の疲労により発生する疲労物質は発痛物質の一種である。これによる刺激はC線維やAδ線維を介して脊髄に達し、上位中枢に痛みを伝えるとともに、α-運動ニューロン、γ-運動ニューロンの活動亢進をもたらす。

　α-運動ニューロンは直接的に、γ-運動ニューロンは筋紡錘、Ia線維を介して筋緊張を亢進させる。

　はじめは一過性の相同性収縮であるが、繰り返しストレスが加わると持続性の緊張性収縮に移行し、痛みの悪循環が生じることになる（図1）。

診断のポイント

1）問診のポイント

①日常生活の状態について（睡眠時間、仕事の種類、精神的ストレス、喫煙、運動）

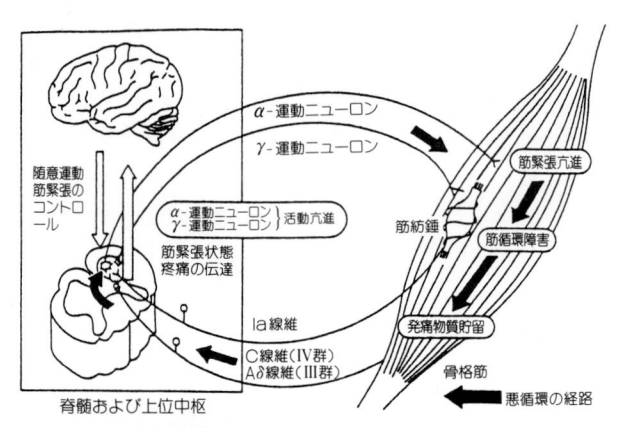

図1　こりと痛みの悪循環

α-運動ニューロン：運動の最終共通経路。骨格筋の収縮は、このニューロンの活性化によりもたらされる。
γ-運動ニューロン：筋紡錘内にある錘内筋線維を支配するニューロン。
筋紡錘：筋の緊張状態を感知する受容器。骨格筋の中に埋め込まれたような形で存在する。
Ia線維：筋紡錘の情報を脊髄に伝える求心性神経。α-運動ニューロンの活性化をもたらす。
C線維、Aδ線維：痛みを伝える求心性神経。C線維は鈍いじわじわとした痛みを、Aδ線維は速い鋭い痛みを伝える。

②肩こりの部位。

③随伴症状の有無：疲れ眼、頭痛、腰痛、不眠、食欲の低下、身体のほてり、冷えなど。

2）痛みの特徴（臨床症状）

①頸から肩にかけて、また背中が張ったような重苦しくいやな感じがあり、揉むと気持ちがよくなることが多い。

②こり感は肩に感じられることが最も多いが、そのほか肩甲間部、項部、腰部、後頭下部などにも自覚される。これらはすべて背面であり、身体の前面の筋肉にはこり感はない。

③こりを感じる主な筋肉は、僧帽筋、菱形筋、肩甲挙筋、棘上筋、棘下筋、小円筋などである。主な圧痛点も肩甲骨周辺に一致している（図2、3）。

④筋の硬度とこりの感覚は、必ずしも相関するとは限らない。肩こりはあくまで主観的な訴えであり、病名ではない。

⑤肩こりは通常両側性である。もし片側性であれば、内臓疾患からの関連痛であることが多い。

⑥長期の肩こりは自律神経症状を伴うことが多い。

必要な検査

こりの原因となる器質的疾患を除外するためのスクリー

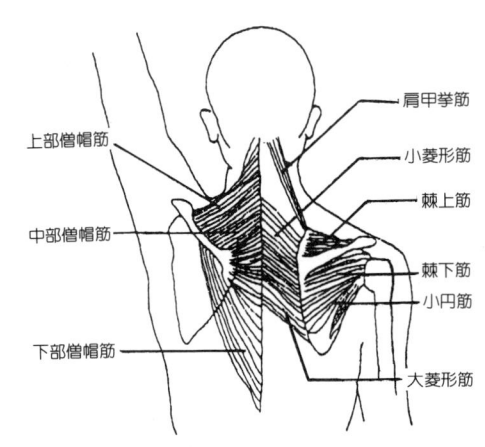

図2　肩こりの原因となる筋
（文献2より引用）

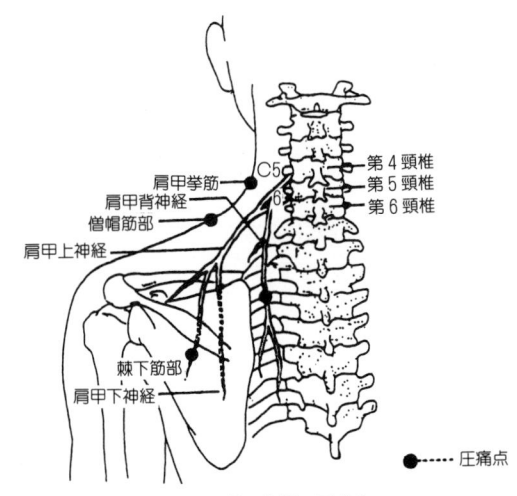

図3　肩こりにみられる項・背部の圧痛点

ニングとして、以下のような検査を行う。
　①触診による圧痛点の検索
　②血圧測定
　③頸椎単純X線検査
　④神経伸展テスト
　⑤筋力テスト
　⑥腱反射

鑑別診断

　肩こりはその原因によって、特定の疾患との関連のない本態性と、基礎疾患が隠れている症候性とに分けられる。

1）本態性

　後頸部から肩甲間部の筋・筋膜性の疼痛で、作業姿勢（前屈、うつむき姿勢）の持続による筋の疲労、生活習慣の不良（睡眠不足、運動不足）、寒冷による筋緊張、精神的緊張が原因となる。

2）症候性

　頸椎症、頸部椎間板ヘルニア、むち打ち症、肩関節周囲炎、三叉神経痛、帯状疱疹痛、眼精疲労、心肺・胸膜疾患（炎症）、血圧異常（高血圧、低血圧）、更年期障害、顎関節症、噛合不全、心身症など。

治療の実際

1）物理療法

　a　**入浴、温湿布、マッサージ**：血流改善により筋肉疲労を回復する。疼痛閾値を上昇させ、運動療法を容易にする。

　b　**運動療法(特に肩甲帯のストレッチ)**：筋力増強、筋の柔軟性の獲得、局所の血流改善により全身の血行改善、精神的リフレッシュ（Ⅱ-2．④「胸郭出口症候群」図6参照）。

　c　**鍼・灸**：経穴にこだわらず、圧痛点や硬結部に鍼・灸を行うと筋緊張が緩和されることがある。

　d　**原因の除去**：
　①生活習慣の改善：正しい姿勢、適切な照明、同一姿勢を長時間続けない、休息をとる。
　②隠されている疾患の発見と治療

2）内服療法（処方）

a 筋弛緩薬

中枢性筋弛緩薬：主として脊髄における単シナプスおよび多シナプス反射を抑制して、筋緊張を改善する。

- 処方例-1　塩酸エペリゾン（ミオナール® エーザイ）50 mg/T　150 mg/日 分3
- 副作用　脱力感、ふらつき、眠気、ショック
- 処方例-2　塩酸チサニジン（テルネリン® ノバルティス）1 mg/T　3 mg/日から開始、効果をみながら6〜9 mg/日まで漸増。
- 副作用　投与初期の急激な血圧低下
- 処方例-3　塩酸トルペリゾン（ムスカルム® 日本化薬）50 mg/T　300 mg/日 分3
- 副作用　ショック、胸内苦悶、呼吸障害

▶併用により作用が増強されるもの：①骨格筋弛緩薬（ダントリウム®、メトカルバモール）、②アミノグリコシド系抗生物質

- 処方例-4　バクロフェン（リオレサール® ノルバティス）5 mg/T　5〜15 mg/日から開始し、30 mg/日まで2〜3日ごとに5〜10 mgずつ漸増。

GABA誘導体。運動ニューロンや一次神経終末の興奮閾値を上昇させ、単シナプス、多シナプス反射を抑制。脊髄での刺激伝達節物質サブスタンスPに拮抗する。

- 副作用　併用注意：血圧降下剤、中枢神経抑制剤、アルコール

b 消炎鎮痛薬

- 処方例-1　アセチルサリチル酸（アスピリン® 日本新薬）0.5〜1.5 g　頓用、1日2回まで。1日最大4.5 g
- 副作用　胃粘膜障害、アナフィラキシーショック、喘息発作の誘発、Steven-Johnson症候群、Lyell症候群、再生不良性貧血
- 処方例-2　アセトアミノフェン（カロナール® 昭和薬化工）0.3〜0.5 g　頓用、1日2回まで。1日最大1.5 g
- 副作用　アスピリンと同様。

▶併用注意：リチウム、チアジド系利尿剤

- 処方例-3　セデスG®（配合製剤：イソプロピルアンチピリン、アリルイソプロピルアセチル尿素、フェナセチン、無水カフェイン　塩

　　　　　　　野義)1〜2g　頓用、追加は4時間以上あける。1日最高4g。
　　　⦅副作用⦆アスピリンと同様。血小板減少、溶血性貧血
　　　⦅処方例-4⦆ロキソプロフェンナトリウム(ロキソニン®　三共)60 mg/T　頓用。1日最大180 mg。
　　　⦅副作用⦆ショック、溶血性貧血、急性腎不全、間質性肺炎
　▶併用注意：クマリン系抗凝固剤(ワーファリン)、スルフォニル尿素系血糖降下薬（トルブタミド）、ニューキノロン系抗菌剤、リチウム
　　　⦅処方例-5⦆ジクロフェナクナトリウム（ボルタレン®　ノバルティス）1回25〜50 mg　1日1〜2回。坐薬には25 mgと50 mgがある。
　　　⦅副作用⦆消化性潰瘍。アスピリンと同様。
　c　抗不安薬
　　　⦅処方例-1⦆ジアゼパム(セルシン®　武田、ホリゾン®　山之内)1回2〜5 mg　1日2〜4回。1日最大15 mg。
　　　⦅副作用⦆依存性、刺激興奮、錯乱、呼吸抑制
　▶併用注意：中枢神経抑制薬（フェノチアジン、バルビタール）H_2遮断剤（シメチジン）、プロトンポンプ阻害剤（オメプラール®）、アルコール
　　　⦅処方例-2⦆エチゾラム(デパス®　吉富)0.5 mg/T　1日1.5 mg　分3　最大1.5 mg。
　　　⦅副作用⦆ジアゼパムと同様。
　▶併用注意：フェノチアジン、バルビタール、アルコール
　　　⦅処方例-3⦆ブロマゼパム(レキソタン®　エーザイ)1日3〜6 mg　分2〜3
　　　⦅副作用⦆ジアゼパムと同様。
　d　漢方薬：芍薬、甘草には神経筋接合部をブロックして、筋の攣縮、疼痛を緩和する作用がある。
　　　⦅処方例⦆芍薬甘草湯（エキス顆粒）6 g/日　分3
　　　⦅副作用⦆偽アルドステロン症、ミオパチー、低カリウム血症
　3）神経ブロック

　日常用いられる方法としてはトリガーポイントブロックが第一選択である。次いで星状神経節ブロック、頸椎・胸椎椎間関節ブロックが行われる。硬膜外ブロックや頸神経根ブロックが有効であることも多いが、十分な経験なしに日常的に用いられる方法ではない。薬剤は1％メピバカイン、0.25％ブピバカインを用い、ブロック後は15〜30分臥位で安静にすることが望ましい。

4）外科的治療

頻度は少ないが、胸郭出口症候群など手術療法の適応となる疾患もある。

注意事項・禁忌事項

①内服療法や神経ブロックは、治療の主体ではなく、姿勢や運動などの生活習慣の改善を行うためのきっかけ、補助手段であることに注意する。

②頸椎疾患や内臓疾患の関連痛としての肩こりの可能性を忘れてはならない。

おわりに

肩こりの病態には筋収縮状態と局所の循環障害が深くかかわっている。したがって、治療の第一歩は生活習慣の改善であり、疼痛を軽減しつつ、原因となっている疾患の治療を合わせて行うことが重要といえる。

岡田まゆみ

【参考文献】
1) 兵頭正義, 森川和宥, 小田博久：肩こりのペインクリニック．ペインクリニック 11：311-318, 1990．
2) 平林洌：肩こりの病態と治療．臨床と研究 70：199-204, 1993．
3) 河合伸也：肩こり治療のポイント；肩こりの治療指針．クリニシアン 461：25-30, 1997．
4) 宮崎東洋：肩こり治療のポイント；肩こりのペインクリニック．クリニシアン 461：31-35, 1997．
5) 虎の門病院医薬品集．4版, 1999．

❼ テニス肘（上腕骨外上顆炎）

はじめに

　テニス肘（tennis elbow）では利き手の上腕骨外上顆にかなり激しい疼痛がある。原因は使いすぎ（overuse）による上顆での筋腱付着部炎と考えられる。短橈側手根伸筋（extensor carpi radialis brevis muscle；ECRB）腱付着部が最も疼痛に関与している。理解を助けるために必要な解剖図を図1に示した。テニス肘（テニスに代表されるラケットを持つスポーツ後の障害）と外上顆炎（日常作業後）は同一疾患を指し、ほぼ同義語で用いられている。

診断のポイント

1）問診のポイント

　a　好発年齢：40～50歳代の働き盛り。若年者のテニス肘は成長骨端核の障害と考えたほうがよい。

　b　誘因：ラケットを持つスポーツ。利き手を頻雑に使用する仕事（例　金槌を打つ。雑巾を絞る）。

　c　肘外側（橈側）以外に痛みはない。

2）痛みの特徴

①利き手上腕骨外上顆に限局する圧痛点。

②手を強く握らせる（手関節背屈強制）動作で上顆の圧痛がさらに増す。これをThomsenテスト陽性という。

③強い疼痛のわりには、肘関節運動制限はなく、関節炎の所見もない。

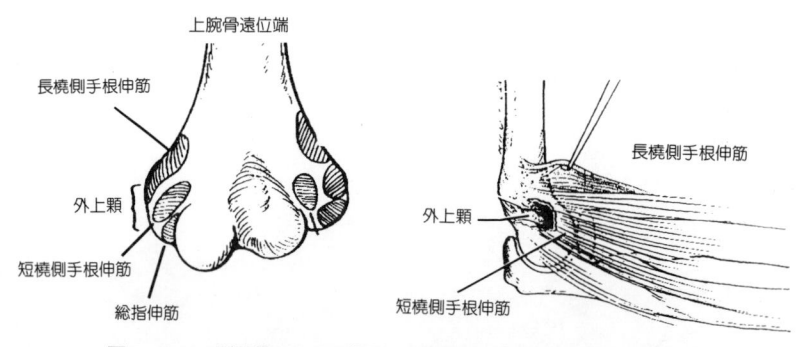

図1　テニス肘理解のための解剖：上腕骨外上顆付近に起始する筋群
　テニス肘の病態は短橈側手根伸筋腱付着部炎。

必要な検査

a 診断に必要な検査：本疾患を積極的に診断する検査法はない。最近 MRI で ECRB 像の左右差が注目されている。

b 次項鑑別診断上必要な検査
①肘関節単純 X 線検査、頸椎単純 X 線検査
②血液検査（血沈、CRP、RA、尿酸値）

鑑別診断

鑑別すべき疾患とその手順を図2のフローチャートに示した。

①多発性関節炎（RA、痛風）の初発症状が肘関節痛として発症すると外上顆炎と紛らわしい。多発性関節痛の有無と血液検査で除外する。

②変形性頸椎症の神経根症：手のしびれや麻痺を伴い、頸部症状があれば頸椎病変を疑って頸椎単純 X 線を撮影する。

③変形性肘関節症は肘関節 X 線で鑑別する。テニス肘の X 線像は基本的に変化はない。まれに、外上顆周辺に骨化を伴うことがある。

④最も鑑別すべきは、橈骨神経深枝が回外筋を通り抜ける部位で圧迫を受ける回外筋症候群(radial tunnel syndrome)である。圧痛点の違いと疼痛誘発テストを参考にする。外上顆炎では手関節を背屈する Thomsen test で、回外筋症候群では中指の伸展を強制する middle finger test で疼痛が増強する。筋電図（EMG）が参考に

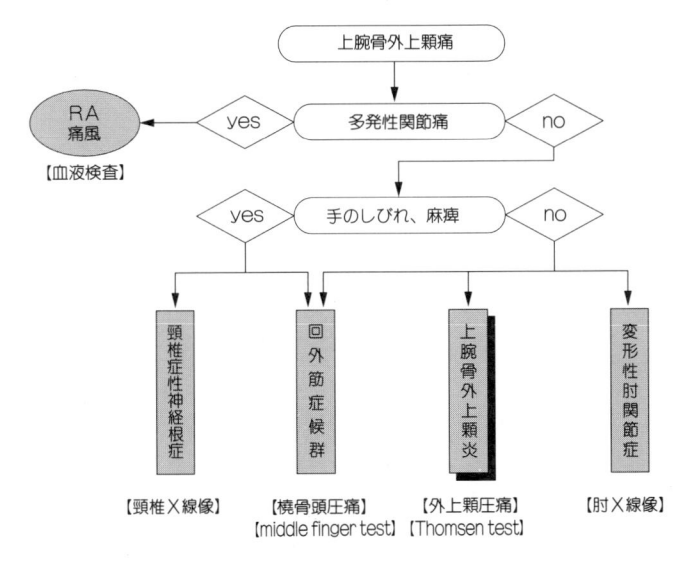

図2 上腕骨外上顆炎診断のフローチャート

なる。

治療の実際

1）治療方針

基本的に本疾患は self limiting である。約40種ほどの治療法があるが、厳密にその有効性が証明された方法はない。したがって治療は、急性期には肘局所の安静が原則であり、慢性化した場合は各種温熱療法、筋力訓練を行う。保存的治療が無効ならば、手術治療を整形外科医に依頼することになるが、そのような機会はめったにない。

2）急性期（発症から3週間まで）の治療

安静、薬物療法からなる。

a 安静：よく肘を使う業務から解放する。強い痛みに対して90°屈曲位、回内、回外中間位でのギプス固定も薦められる。

b 薬物療法

①非ステロイド系抗炎鎮痛剤（NSAIDs）局所投与：局所病変であるから、原則としてNSAIDsの全身投与の適応はない。局所投与の方法として、NSAIDsの含まれた外用皮剤を外上顆に塗布または貼る。外用皮剤の剤形には軟膏、クリーム、ローション、パップ剤がある。

> **処方例-1** フェルデン軟膏 1日2回外上顆に塗布
> **処方例-2** アドフィード 1日2回外上顆に貼る

②ステロイド局所注射：ステロイド剤＋局所麻酔剤の局所注射は即効性の鎮痛効果が得られるが、急性期に限る。週に1回、1～2週間の間隔をおく。水溶液を使用する。懸濁液は含まれる結晶に対する腱組織の炎症を誘発するので使用しない。腱への直接注射は避ける。その回数は全体として5回を超えない[1]。

漫然とステロイド剤の局注を続けると、ステロイドの全身副作用、ECRB腱の断裂を招く。

> **処方例** デカドロン（5 mg/ml）＋1％キシロカイン 1 ml 外上顆に局注。週に1回、週間隔で5回まで。

3）慢性期の治療

各種物理療法で除痛効果を、筋力訓練で上腕伸筋群の筋力アップを図る。

a 各種物理療法：低エネルギーレーザー、超音波、極超短波を局所に毎日15～20分当てる。いずれの治療もその有効性を裏付ける統計的データは少ないが、穏やかな治療で鎮痛効果が期待できる。

b 筋力訓練：急性期の疼痛が鎮静化したら積極的に上腕伸筋群の筋力アップ訓

練を行う。肘90°屈曲、回内回外中間位での手関節自動背屈運動から始め、次第に抵抗を加えた運動に移行する。

4）手術的治療

保存的治療が無効例に適応される。無効とは3カ月間の保存療法でなお日常生活に支障をきたす程度の疼痛が残存する場合である。多種類の手術方法があるが、その成績はほぼ安定している。筆者らは短橈側手根伸筋付着部を切除して、外上顆を新鮮化するNirshl法を用いている[2]。

西島雄一郎

【文献】

1) 西島雄一郎, 山崎安朗, 東田紀彦：上腕骨外上顆炎の検討. 臨床整形外科 18：1031-1036, 1983.
2) 西島雄一郎, 山崎安朗, 東田紀彦：上腕骨外上顆炎に対するNirschl法の経験. 臨床整形外科 22：819-824, 1987.

❽ 肘部管症候群

はじめに

　肘部管症候群（cubital tunnel syndrome）は、尺骨神経が上腕骨内側は上顆と滑車内縁で形成される尺骨神経溝内で、尺骨手根屈筋の上腕骨内側上顆起始部と、肘頭の起始部の間にある深筋膜の肥厚線維とみなされる弓状靱帯［arcuate ligament (Osborne 靱帯)］の近位縁で、またまれによりやや近位にある lig. epitrochleo-anconeus（滑車上肘靱帯）で絞扼されることによって起こることが多い。この部位の障害はいずれも狭義の絞扼性神経障害（entrapment neuropathy）と考えられる。もう1つは遅発性尺骨神経麻痺（tardy ulnar palsy）を引き起こすと考えられる尺骨神経溝部である(図1)。原因としては、幼小児期の肘部骨折後の発育障害のために外反肘を生ずる典型的遅発性尺骨神経麻痺（tardy ulnar palsy）や、変形性肘関節症（図2）に伴うものが症例の多数を占める（表1）。

診断のポイント

1）問診のポイント

　幼小児期に肘関節部の骨折の既往歴があるかどうか、肘を酷使する仕事、重労働をしているのかを問診する。

2）痛みの特徴

　初発症状として痛みはあまり伴わず環指尺側と小指のしびれ感を主訴として来院することが多い。また肘部骨折後、変形性肘関節症が原因と考えられる症例以外、肘関節部の痛み、肘関節可動域制限も認めないことが多いが、肘部での尺骨神経の圧痛、Tinel 徴候はほとんどの症例に認められる。

3）症状の特徴

　尺骨神経高位麻痺の症状を示している。すなわち環指尺側、小指のしびれ感、疼痛、知覚障害、手指の巧緻運動障害、骨間筋、内転筋、小指球筋の萎縮、握力の低下、脱力そして重症例では環指、小指

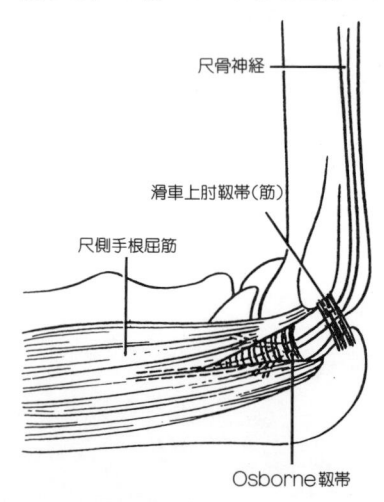

図1　肘関節部の解剖
(文献3より引用)

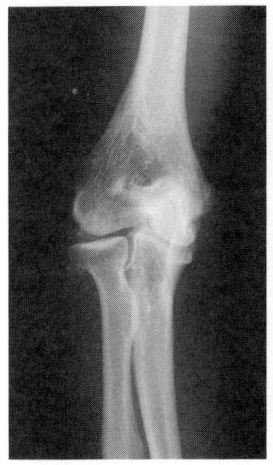

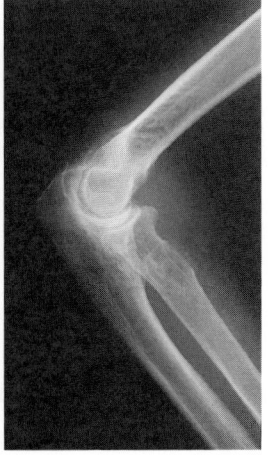

図2 変形性肘関節症（45歳、男性）
4歳時に右上腕骨顆上骨折の既往あり。
単純X線写真で関節裂隙の狭小、骨棘形成等の変形性肘関節症の変化を認め、計測上約20°内反変形を認める（なお、この症例は保存療法は無効で手術を行った）。

表1 肘部管症候群の発症原因

①	上腕骨外顆偽関節後の外反肘
②	肘関節部変形治癒骨折
③	変形性肘関節症
④	先天異常
⑤	ガングリオン
⑥	離断性骨軟骨炎、リウマチなど
⑦	習慣性尺骨神経脱臼
⑧	外傷によるもの
⑨	その他（特発性）
⑩	職業

この中で①～③、および⑨、⑩の原因で起こることが多い。

のかぎ爪変形（claw finger deformity）を呈する。また指の内転、外転不能となり指の交叉はできなくなる（指交叉試験）。

　肘関節部の所見としては肘部骨折の既往歴のある症例では外反・内反変形、可動域制限が認められることが多い。尺骨神経は触診上、尺骨神経溝部で硬く膨大し、同部での尺骨神経の圧痛、Tinel 徴候が認められる。また尺骨神経習慣性脱臼の症例では肘関節の屈曲、伸展で尺骨神経の脱臼がみられる。誘発テストとして肘関節屈曲位とすると弓状靱帯が緊張して尺骨神経の圧迫が強まり、手指のしびれが増強する肘関節屈曲テスト（elbow flexion test）がある。このテストは肘関節最大屈曲位、手関節を背屈位に保持して、3分間以内に症状の増悪するものを陽性とするテストである。また指の伸展位では指の内・外転運動が不能となり指交叉試験は陽性となる。また Froment 徴候も陽性となる。

必要な検査

　単純X線撮影2R、必要ならば、肘部管撮影を行う。そしてCT、MRIなどの検査も必要に応じて行う。前述した臨床所見、X線写真で診断は確定可能だが、神経損傷の程度を検査するため筋電図、神経伝達速度などの電気生理学的試験を行ってもよい。

　a　X線撮影：単純撮影で上腕骨外顆偽関節、変形性肘関節症（**図2**）の骨病変を

確認し、必要なら尺骨神経溝撮影も有用である。また症例により、骨化、骨棘の程度を確認するため断層撮影を必要とする場合がある。

　b　**CT、MRI**：触知不能な腫瘤でも診断可能なことがある。ガングリオン、腫瘍等の鑑別に非常に有用である。

　c　**電気生理学的試験**：筋電図、神経伝導速度などの計測が行われるが、特に神経伝導速度が診断に非常に役立つ。尺骨神経の正常の伝導速度は 40 m/秒以上であり、肘関節の遠位、近位で 10 m/秒の遅れがある場合を陽性とする。

鑑別診断

頸部脊椎症、胸郭出口症候群、脊髄空洞症、尺骨神経管症候群、手根管症候群、筋萎縮性側索硬化症、糖尿病性末梢神経炎、moter neuron disease などがあげられる。また、これらとの合併障害（double lesion neuropathy）も鑑別診断に重要である。

治療の実際

治療は急性に発症、例えば睡眠時の神経の圧迫とか、長時間肘関節屈曲などの場合は保存療法でも治癒することもあるが、それ以外の症例ではかなり無理がある。しかし、いずれにせよ肘関節の酷使は避けるよう指示する。また、肘部管の中の尺骨神経の圧迫をとるために 10 秒間のバンザイを 1 日 50 回するだけで、静脈の還流がよくなり症状が改善することがあり、肘を酷使する人に勧めている。

1）保存療法

　a　**内服療法**：急性発症の場合は痛みが強いことが多いので、非ステロイド性鎮痛薬およびビタミン B_{12} 製剤を投与するとよい。症状がしびれ、および軽度の知覚障害の場合、ビタミン B_{12} 製剤、ビタミン E 製剤の投与を行う。また症例によっては混合ビタミン B 製剤（ビタメジン®）の静脈内注射の効果も期待できる。しかし、筋萎縮の高度な症例また老・壮年者、double lesion neuropathy の症例では内服療法はほとんど効果がないため選択しないで 3 カ月以内に手術に踏み切ったほうがよい。

①痛みが強い症例

　　処方例　ロキソニン（ロキソプロフェンナトリウム）　3 錠
　　　　　　メチコバール（メコバラミン）　3 錠

②しびれ、軽度の知覚障害の症例

　　処方例　メチコバール　3 錠
　　　　　　ユベラ N（酢酸トコフェロール）　3 錠

③また肘関節部で尺骨神経刺激により痛みが強い場合、ボルタレン坐薬®（ジクロフェナクナトリウム）の処方を行うが、ときに症状が改善しない場合、局所麻酔剤

（1％キシロカイン®）およびステロイド剤のリンデロン® 2 mg（ベタメサゾン）を用い尺骨神経ブロックを行うが2回以上やってはいけない。

　b　**物理療法**：患部安静のための装具使用する。肘関節部に痛み、可動域制限がある場合、ホットパックなどの温熱療法および可動域訓練を行う。

　2）手術療法

　手術法としては支帯切離術（Osborne法）、内上顆切除術（King法）、尺骨神経前方移行術などを症例に応じて選択する．

注意事項・禁忌事項

　この疾患は進行性であるので、特に筋萎縮の高度な症例、double lesion neuropathyと考えられる症例には漫然と保存療法は行わず、早期に手術療法に踏み切るべきである。

柳原　泰

【参考文献】
1）天児民和（編）：神中整形外科書，各論，南山堂，東京，pp586-588, 1990.
2）平沢泰介（編）：新図説臨床整形外科講座6，メジカルビュー社，東京，pp248-253, 1994.
3）内西兼一郎（編著）：末梢神経損傷治療マニュアル．金原出版，東京，pp103-106, 1997.

❾ 手根管症候群

はじめに

手根骨と屈筋支帯で囲まれた骨線維性トンネルを手根管と呼び、この中を正中神経、長母指屈筋腱、浅・深指屈筋腱が通過している。手根管症候群は、手根管内屈筋腱の腱鞘炎、滑膜炎、橈骨遠位端骨折などで正中神経が手根管部で圧迫されて生じる絞扼性神経障害である。

診断のポイント

1）問診のポイント

本症の成因は必ずしも明らかでないが、40歳以上の閉経期前後の女性や妊娠を契機に発症することが多い。また、手仕事を反復して繰り返す人の罹患する危険性が高い。このことから患者背景としては、妊娠の有無、中・高年齢では性別および職種の内容および期間について詳細に聞き取ることがポイントである。

2）痛みの特徴（臨床症状）

a　知覚障害：初発症状は、一時的なしびれ感を正中神経支配領域の母指から環

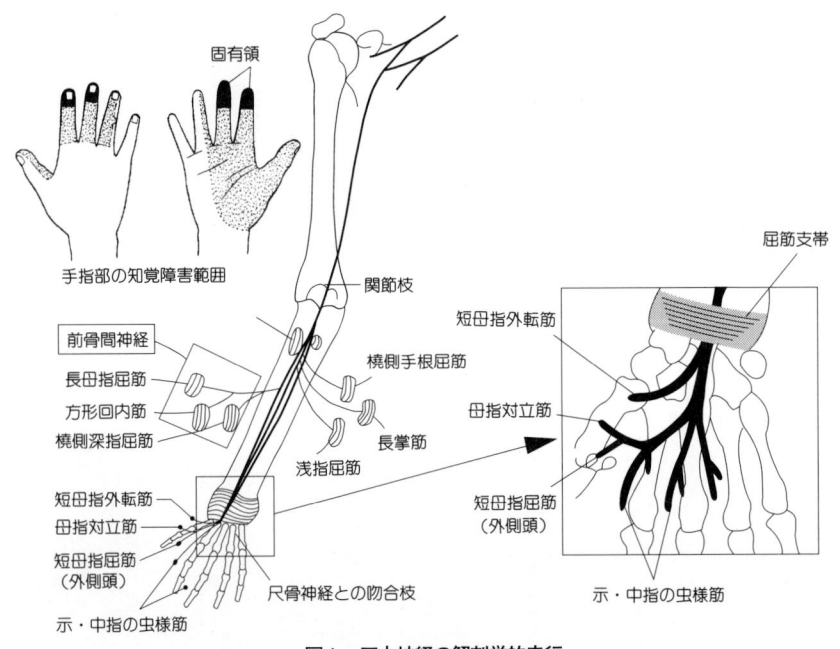

図1　正中神経の解剖学的走行

指の掌側に認める。次第にしびれ感は痛みを伴って持続し、夜間痛による睡眠障害を訴えることがある。しびれの特徴としては、一日のうちで早朝や夜間に、また手作業後に増強すること、手指を振り動かすと軽減することがあげられる。痛みについては手指だけでなく上肢全体に生じることがある。

　b　**運動障害**：低位正中神経麻痺（図1）症状として、母指球筋の筋力低下、脱力感や筋萎縮を認め、ボタンがかけにくい、小さな物をつかむのが困難などの巧緻運動障害が出現する。また、母指対立運動が障害され猿手変形をきたす（図2）。

必要な検査

1）血液・尿検査

慢性関節リウマチ、糖尿病など滑膜炎、腱鞘炎や代謝性疾患の合併の有無を調べる。

2）理学所見

　a　**視診、触診、Tinel様徴候、Phalenテスト**：手掌から手関節部にかけての腫脹の存在（滑膜炎）、手根管部の叩打による放散痛（Tinel様徴候）の出現や、手関節最大掌屈位

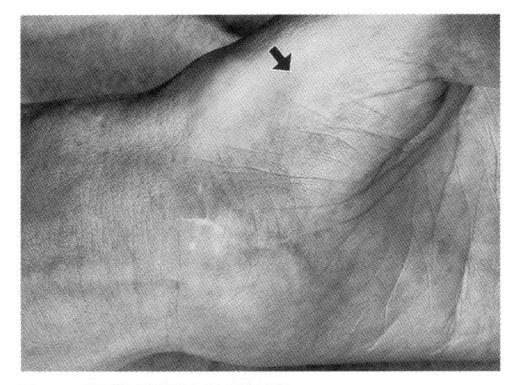

図2　手根管症候群患者の筋萎縮
母指球の萎縮（矢印）を認め、猿手変形を呈する。

表1　各種知覚機能検査

知覚の種類	主な検査法
触覚	刷毛、圧毛、2PD
痛覚	pinprick, 痛覚計
温度覚	温覚計
振動覚	音叉（128〜256Hz）
立体覚	coin, picking-up, pulp writingテスト

知覚	検査法	神経終末
constant touch pressure	static 2PD S-Wテスト	Merkel小体
moving touch	moving 2PD(30Hz) moving 2PD(256Hz)	Meissner小体 Pacini小体

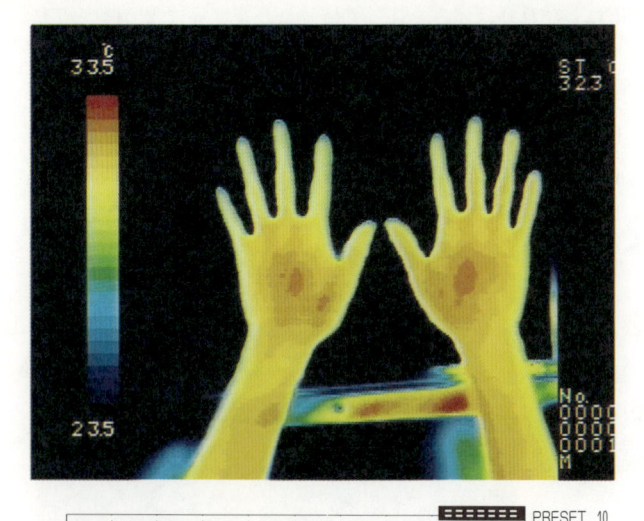

図3
サーモグラフィーの実際
赤色部分に比較して青色部分は、皮膚温が低下している。

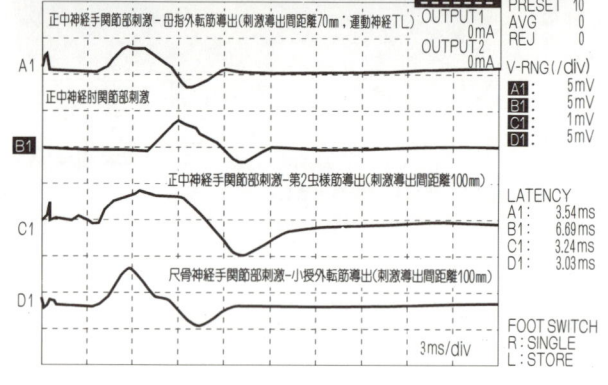

図4
運動神経伝導検査法
短母指外転筋、第2虫様筋および小指外転筋から複合筋活動電位を記録し、終末潜時を求める。

保持で1分以内での症状再現（Phalenテスト）の有無を調べる。

　b　**知覚機能検査（表1）**：知覚機能の定量的、客観的評価としてSemmes-Weinstein monofilament test（S-Wテスト）、静的および動的two-point discrimination test（2 PDテスト）が行われる。

　c　**運動機能検査**：母指球萎縮、母指対立運動障害、ピンチ力の客観的評価法として母指回旋運動の三次元動作解析を行う。

　d　**自律神経機能検査**：発汗テストや赤外線を温度情報として検知して温度分布を図示するサーモグラフィー（図3）を行う。

　e　**単純X線およびMRI検査**：手関節を強く背屈した手根管撮影や豆状骨から有鉤骨にかけてのMRI断面像から神経腫大、滑膜炎の有無を検査する。

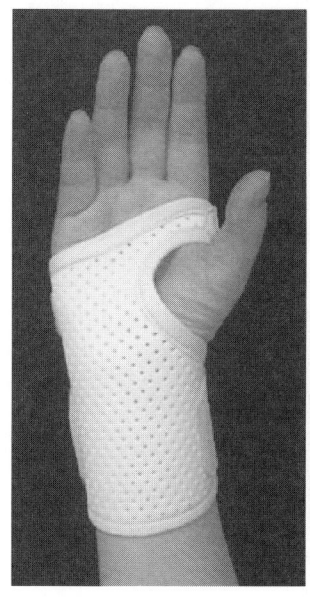

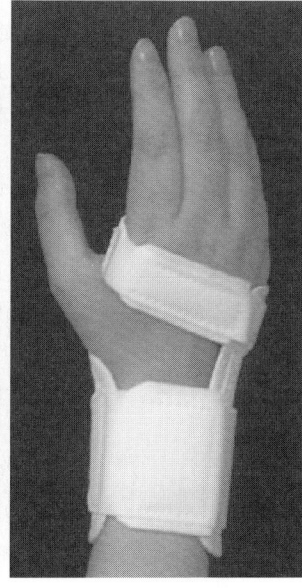

図5　手関節固定装具
装着による圧迫感が少なく伸縮性に富み、通気性のよいポリエチレンライトを素材に作成（京都府立医大式、洛北義肢）

f　電気生理学的検査：針筋電図、神経伝導検査（図4）を行う。

鑑別診断
頸椎症性神経根症、腕神経叢損傷、高位正中神経麻痺、円回内筋症候群、糖尿病や血液透析など代謝性および内分泌疾患による末梢神経障害との識別が必要である。

治療の実際
1）薬物療法

①非ステロイド性消炎鎮痛剤の内服：消炎鎮痛剤の内服により胃炎や胃潰瘍など消化管障害を起こす場合がある。漫然と投与するのでなく約2カ月以内に症状の改善が得られなければ中止する。

　処方例　ロキソプロフェンナトリウム（ロキソニン）3錠＋消化性潰瘍用剤（マーズレンS）1.5g　分3（毎食後）投与

②消炎鎮痛剤を含む貼付剤：内服薬と併用し就寝前に手関節掌側に貼付するとより効果がある。

　処方例　インドメタシン（カトレップ）3袋（15枚）

③ステロイド剤の手根管内注入療法：一時的に、強い痛みを抑えるのに有効であるが、1〜2週間おきに2〜3回の注入にとどめる。

　処方例　1％リドカイン（キシロカイン）1ml＋酢酸ベタメタゾン（リン

デロン®）2.5 mg

2）装具療法

日常生活や職業動作での手関節および手指の動きを制限し、安静保持の目的で使用する。夜間だけでなく日中も可及的に装着するのが望ましい（図5）。

3）物理療法

運動障害には低周波療法やEMG-biofeedback療法を行い、知覚障害に対してはTENS（経皮的神経電気刺激法）療法を行う。

注意事項

発症後1年以上経過し、3カ月以上の保存治療が無効あるいは母指球の萎縮を認める例では、いたずらに保存治療を長引かせてはいけない。

平澤泰介、小倉　卓

【文献】

1）平澤泰介：前腕部を中心とした末梢神経障害．臨床スポーツ医学　5(4)：409-417, 1988．
2）平澤泰介：末梢神経損傷の治療・成績の評価．新臨床整形外科全書，3－A，金原出版，東京，94-105, 1983．
3）小倉　卓：長期透析患者における手根管症候群の病態生理学的検討，京都府立医科大学雑誌　103（10）：1113-1128, 1994．
4）佐藤勤也：絞扼神経障害の症状と診断．Monthly Book Orthopaedics　22：7-11, 1990．
5）Upton ARM, McComas AJ：The double crush in nerve entrapment syndromes. Lancet　2：359-362, 1973．

3. 胸・背部の痛み

❶ 肋間神経痛

はじめに

「肋間神経痛」は胸神経分布領域に生じる疼痛の診断名としてしばしば用いられるが、特発性のものは少なく症候性であることが多い。安易に「肋間神経痛」と診断名を付ける前に原因疾患の検索が重要である[1]。

肋間神経の解剖

胸神経の一次前枝は12対あり、上位11対は肋間神経と称し、12番目は最下肋骨下に位置し肋下神経といわれる。脊髄神経は胸部脊柱管内で前根と後根が結合し胸神経となり、椎間孔を出て反回神経、交感神経節への白交通枝、後枝を分枝し肋間神経となり肋骨間隙に現れ、肋骨溝に進入し筋枝、外側皮枝を分枝し肋間溝より離れて前皮枝となる。胸神経は、この走行中に骨膜、靱帯、硬膜、関節、各種筋群、皮下組織、皮膚、壁側胸膜、腹膜に分布する。また、内臓性求心線維が白交通枝を通り、心臓、肺、大動脈等に分布している[1,2]（図1）。したがって、これらの組織に何らかの傷害を受ければ、体性痛もしくは関連痛として、肋間神経痛が生じる。

肋間神経痛の原因

①胸郭を構成する胸椎・肋骨などの外傷、加齢による変形性変化、悪性腫瘍の転移、②胸髄・神経根・胸神経の腫瘍、出血、外傷、手術による損傷、感染、代謝障害などが直接の原因としてあげられる。その他、関連痛の原因として③心臓、肺、大動脈疾患などがあげられる（表1）。

診断のポイント

1）問診のポイント

a 病歴：心疾患・高血圧・悪性腫瘍・手術の既往、外傷の有無。

b 疼痛：①発症は突然か（原因となる行為の有無）、緩徐か。②部位は両

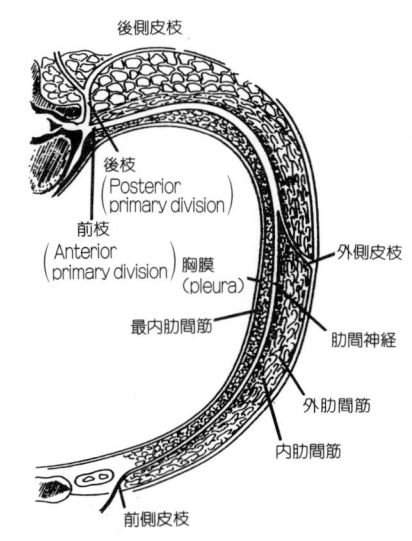

図1 肋間神経の解剖
（文献1より引用）

表1　肋間神経痛の原因

1．骨格系疾患
　　胸椎・肋骨の骨折、変形性脊椎症、椎間板ヘルニア、悪性腫瘍の転移、靱帯肥厚による圧迫、強直性脊椎炎など
2．神経系疾患
　1）脊髄病変
　　　腫瘍、出血、炎症、多発性硬化症
　2）T1-T12の根病変
　　　帯状疱疹、帯状疱疹後神経痛、神経梅毒
　3）肋間神経自体の病変
　　　neurofibroma-schwannomaなどの腫瘍、アルコール中毒、ビタミン欠乏症、糖尿病
3．その他（関連痛）
　　狭心症、心筋梗塞、解離性大動脈瘤、胸膜炎

(文献1を一部改変)

側性か、片側か。③肋間神経の走行に一致して放散するか、びまん性か。④発作痛か、持続痛か。⑤増強する因子は何か、呼吸・体位による増強の有無。⑥緩和因子は何か、安静で緩和するか。

2）理学所見のポイント

①胸椎の前後屈・側屈・捻転による疼痛の誘発は、胸椎・胸神経疾患の存在を疑わせる。

②肋骨の触診による疼痛の誘発は肋骨疾患の存在を示唆する。

③肋間神経分布領域に一致した感覚障害は帯状疱疹の初期に認める。

3）痛みの特徴

特発性神経痛は一定の神経分布領域に生じる発作痛を特徴とするが、肋間神経痛はこの特徴を有するものはまれで、大多数は何らかの神経症状を伴い持続痛を訴える症候性神経痛である。また、心臓・大動脈・肺病変に基づく疼痛が関連痛として肋間神経領域に投射されるが、これらの疾患では同時に内臓痛の特徴である自律神経症状を有する局在性のはっきりしないびまん性の疼痛を伴う。

必要な検査

①血液一般、生化学検査：炎症の有無

②ウイルス抗体価：帯状疱疹

③胸椎X線撮影（CT・MRI）：胸椎、胸神経の疾患

④肋骨X線撮影：肋骨骨折

⑤胸部単純X線撮影：心臓、大動脈、肺疾患

⑥骨シンチグラフィー：悪性腫瘍の骨転移

鑑別診断
①狭心症・心筋梗塞
②大動脈瘤
③気胸
④食道破裂

治療の実際

1）薬物療法[3)4)]

　a　**非ステロイド系抗炎症薬(NSAIDs)**：アラキドン酸カスケードにおけるシクロオキシゲナーゼ（COX）活性阻害による、プロスタグランジン産生の抑制により効果をもたらす酸性抗炎症薬が多用される。疼痛が強い場合は、鎮痛作用の強いジクロフェナクナトリウム、インドメタシン、メフェナム酸などが使用されるが、これらの薬剤は胃腸障害、アレルギー、肝・腎障害などの副作用の発生頻度も高いので、胃腸疾患の既往の有無、年齢などを考慮しプロドラッグの投与、坐剤、外用剤などを適宜使い分ける必要がある。炎症により誘導されるCOX-2の選択的阻害剤であるエトドラクは、副作用の発現が少ないため比較的安全に使用できる。

　b　**抗痙攣薬**：特発性神経痛、多発性硬化症、ニューロパシックペインに用いられる。発作性の電撃痛に効果を示す。作用機序は、神経細胞膜のNa^+チャンネルに作用し、神経の異常興奮の抑制（カルバマゼピン、フェニトイン）、γ-アミノ酪酸(GABA)受容体に作用しGABAのシナプス伝達抑制作用の増強（クロナゼパム、バルプロ酸）といわれている。最も多用されるのはカルバマゼピンで、副作用として眠気、ふらつきが出現するので少量よりの漸増法による投与がよい。顆粒球減少、再生不良性貧血を起こすことがあるので、投与1〜2カ月は定期的血液検査が必要である。また、長期投与により酵素誘導のため血中濃度が低下するので、増量に際し血中濃度の測定が望ましい。

　c　**抗うつ薬**：ニューロパシックペイン(帯状疱疹後神経痛、糖尿病性神経障害、神経損傷による痛みなど）に用いる。締めつけ感を伴う痛み、しびれを伴う痛みに効果を示す。作用機序は、ノルアドレナリン、セロトニン再吸収阻害による下行性抑制系の増強が主たる作用といわれている。三環系抗うつ薬のアミトリプチリンが鎮痛効果が高く多用される。鎮痛作用は抗うつ作用が発現する量より少量（25〜75mg程度）で得られる。25 mg（老人では10 mg）就眠時投与から開始し、鎮痛効果、副作用を観察しながら5日毎に漸増する。副作用として口渇、便秘、眠気、排尿困難などが生じるが、鎮痛効果を得る量では軽度である。頻脈が生じた場合は減量する。

　d　**モルヒネ製剤**：主に悪性腫瘍による疼痛の治療として用いられる。モルヒネ

表2 肋間神経痛に用いられる代表的薬剤

種類	一般名	商品名	臨床使用量(成人1日用量)
非ステロイド抗炎症薬	ジクロフェナクNa	ボルタレン	75 mg 分3
	インドメタシン	インダシン	75 mg 分3
	メフェナム酸	ポンタール	750〜1500 mg 分3
	ジフルニサル	ドロビッド	500〜750 mg 分2〜3
	スリンダク	クリノリル	300 mg 分2
	ロキソプロフェンNa	ロキソニン	180 mg 分3
	エトドラク	ハイペン	400 mg 分2
抗痙攣薬	カルバマゼピン	テグレトール	300〜600 mg 分2〜3
	フェニトイン	アレビアチン	200〜300 mg 分3
	バルプロ酸	デパケン	400〜1200 mg 分3
	クロナゼパム	リボトリール	0.5〜6 mg 分3
抗うつ薬	アミトリプチリン	トリプタノール	25〜150 mg 分1〜3
	イミプラミン	トフラニール	25〜200 mg 分1〜3
モルヒネ製剤	硫酸モルヒネ	MSコンチン	20〜120 mg 分2
	塩酸モルヒネ	アンペック坐剤	20〜120 mg 分2〜3

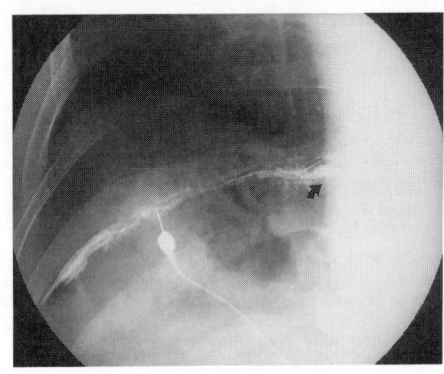

図2 肋間神経ブロック
2 ml 注入後。中枢側への広がりは傍脊椎部に達している。

には天井作用がないといわれており、意識低下、呼吸抑制、縮瞳に注意しながら効果を得られるまで漸増し維持量を決定する。

表2に代表的薬剤の用量・用法を記載する。

2) 神経ブロック療法

a **肋間神経ブロック**：肋間神経痛の治療として最も用いられる。肋間神経の走行部位であればどの部位でも可能であるが、肋骨角部が最も安全かつ確実に施行できる。局所麻酔薬(局麻薬)の量は 1〜2 ml で十分である[5]（**図2**）。

b **胸部硬膜外ブロック**：胸椎変形性脊椎症、椎間板ヘルニア、圧迫骨折などにより生じる根性疼痛、帯状疱疹の治療に用いられる。ステロイドの添加は治療効果を高める。また、硬膜外カテーテルを留置し、モルヒネを注入することにより癌の痛みの治療にも用いられる。

c **胸部神経根ブロック**：根性疼痛,帯状疱疹、帯状疱疹後神経痛の治療等に用いられる。通常、硬膜外ブロックで効果が不十分なとき施行され、X線透視下に行わ

れる。

3）その他

　ペインクリニックにおいては、上記治療法に加え、胸椎椎間関節ブロック、くも膜下フェノールブロック、胸部交感神経ブロック、胸腔鏡下胸部交感神経切除術、高周波熱凝固法(神経根、肋間神経、後枝内側枝)、脊髄刺激電極植え込み術を用い疼痛治療にあたっている。

岡田　弘

【文献】

1) 鎌倉恵子：肋間神経痛。Mod Physician 14：439-441、1994．
2) Bonica JJ： The Management of Pain. Lea ＆ Febiger, Pennsylvania, pp959-1000, 1990.
3) 柏崎禎夫，古谷武史，日野生子：非ステロイド抗炎症薬治療の原則．実地医家のための治療薬 1：20-24，1996．
4) Fields HL：Pain. McGraw-Hill, New York, 285-305, 1987．
5) 岡田　弘，中山裕人，相沢　純ほか：肋間神経ブロック．ペインクリニック　18：328-334，1997．

❷ 前胸部痛（胸肋鎖骨異常骨化症と関連病態）

はじめに

　前胸部痛は日常的に遭遇する症状であるが、その原因は一定ではない。内科的疾患に伴う前胸部痛はよく知られ、それらの診断および治療法はすでに確立している。本稿で問題とするのは呼吸器あるいは心疾患などの内臓疾患に伴う前胸部痛ではなく、胸壁そのものに由来する疼痛を問題とする。この胸壁に由来する疼痛に対し、欧米では前胸壁症候群（anterior chest wall syndrome）という分類が用いられることもある。しかし前胸壁症候群の疾患概念は確立しておらず、前胸部痛を包括的に扱う必要性は低い。特に肋骨骨折後の偽関節と、全身的な炎症疾患と思われる胸肋鎖骨異常骨化症とを同一に論じることは妥当ではない。ここでは胸肋鎖骨異常骨化症と、これに関連する病態のみを扱う。

診断のポイント

1）問診のポイント

　胸肋鎖骨異常骨化症の問診上で留意すべきは、第1に扁桃腺炎、副鼻腔炎あるいは齲歯の存在ないし病歴である。まれには骨髄炎ないし椎間板炎などが証明されることもある。これら感染病巣の活動期と前胸部痛の出現とが並行することが多く、発熱などの全身的炎症を伴うこともまれではない。第2に掌蹠膿疱の治療歴があげられる。掌蹠膿疱と前胸部痛の並行関係は広く知られ、胸肋鎖骨異常骨化症を膿疱症性骨関節症と呼ぶ場合もある。膿疱症の診断が確実ではない例でも、掌蹠に何らかの皮疹を認めれば掌蹠膿疱を疑うべきである。掌蹠膿疱と前胸部痛との時間的前後関係は一定ではなく、数年以上の乖離がみられることもある[1]。

2）痛みの特徴（臨床症状）

　本症は20歳前より発症する場合もあるが、大部分は30歳前後より前胸部痛を訴え、60歳以後に軽快傾向を示す。その間に活動期と安定期が混在し、疼痛が自制の範囲内である時期も長い。したがって、活動期の疼痛のみを制御できれば一般的な労働は可能だと考えられる。

　痛みの特徴は鎖骨を含む前胸壁の一部あるいは全体に、持続的な疼痛が認められることである。一部には肩関節周辺の疼痛を訴えることもあり、肩関節周囲炎と誤診される場合もある。しかし夜間の増悪はなく、原則的に肩関節そのものの可動域は制限されない。前胸部痛は発赤、熱感あるいは圧痛などの炎症所見を伴うことがある。多くの症例では鎖骨の胸骨端より尾側すなわち第1肋軟骨周辺に強い疼痛を訴えるが、下部の肋軟骨あるいは胸骨柄体部関節にも疼痛と圧痛を認める場合があ

る[1]。鎖骨と第1肋軟骨に炎症の主体がある場合、肩関節は頭側かつ前方寄りに偏位する。こうした肢位は鎖骨と第1肋軟骨間の間隔を拡大し、炎症巣に加わる圧力を低下させるための反射的筋緊張による。

必要な検査

1）血液検査

胸肋鎖骨異常骨化症は掌蹠膿疱を伴う全身的な炎症反応であり、非特異的な炎症の指標が陽性化する場合も多い。赤血球沈降速度、CRP、ASLO（抗ストレプトリジン O）あるいは ASK（抗ストレプトキナーゼ）の上昇が3割程度に認められるが、局所の炎症所見と並行し活動期のみと考えてよい。リウマチ反応を含めた自己免疫の指標は一般的に陰性である[1]。

2）X線検査

胸部単純X線検査では肺尖部に陰影を認めることがあり、肺病変を除外するためにも尾側約30°からの肺尖撮影を行うべきである。必ずしも左右差が明白でない例が多く、読影には若干の経験が必要である。胸骨の柄体部関節にも骨変化を伴うことがあり、胸骨側方像も必要である。一部の症例では強直性脊椎炎と重複することがあり、仙腸関節のX線変化も確認すべきである[2]。若年症例では鎖骨と第1肋軟骨周辺の骨化が明らかでなく、診断は臨床所見と病歴に依存する場合がある。コンピューター断層撮影では第1肋軟骨から始まる骨化がよく描出されるが、鎖骨の胸骨端よりも肋軟骨が前方に突出していることに注意すべきである[2]。核磁気共鳴については炎症の活動性に依存するため、典型的な画像が得られていない。

鑑別診断

古くから前胸部痛を主訴とする Tietze 病との鑑別が問題となるが、Tietze 病の疾患概念は明瞭ではなく、本症と鑑別すべきかどうか定かではない。結核あるいは肺疾患に伴うとされる Tietze 病と、反応性免疫疾患である本症とは重複する概念と考えるほうがよい。病因論および薬物療法の効果からも、本症と掌蹠膿疱は感染に対する反応性免疫疾患と考えるべきであり、Tietze 病として報告された症例も本疾患の一部を記述したものであろう。肋軟骨部を中心としたX線像の変化がなく掌蹠膿疱の発症が遅れれば、本疾患と Tietze が記述した疾患像とが一致する。したがって、Tietze 病および掌蹠膿疱性骨関節症も現時点では本疾患の一部として扱って矛盾はない。強直性脊椎炎の一部で本疾患と重複する変化をきたす場合は鑑別が困難となる。病因論からみれば両疾患はともに細菌アレルギーであり、鑑別不可能であっても許されよう。

いわゆる前胸壁症候群に分類される肋軟骨、肋骨間の異常可動性は尾側肋骨に限

定しており、容易に鑑別できる。

治療の実際

1）内服療法

本疾患に対しては非ステロイド性抗炎症剤（NSAID）の投与が第一選択となる。特に胸腔内の疾病が除外できない段階では、姑息的な鎮痛剤投与が選択されるのは避けられない。また急性の活動期には同剤の積極的な使用が勧められる。NSAIDの種類と治療効果に大差はないが、鎮痛作用の弱いものでは十分な除痛が得られない。しかしNSAIDを漫然と長期に投与しても難治の場合が多く、抗生物質療法が試みられるべきである。抗生物質療法は掌蹠膿疱に対する治療法として二重盲検試験が行われ、確実な薬理効果が知られている。本疾患の前胸部痛に対して、抗生物質単独でも確実な除痛が得られる症例が多い。しかし投与方法、量および鎮痛剤との併用などに関していくつか留意すべき点がある。

①抗生剤療法では本疾患の原因となる細菌が同定できず、有効な薬物の種類が投与前に決定できないという欠点がある。これは本疾患の原因である感染病原体の多様性によると考えられる。逆に抗生物質は普遍的な免疫抑制ではなく、効果発現が特異的な静菌作用に依存すると考えられる。特定の抗生物質が無効な場合には、別の抗生物質を試みるべきである。3ないし4種類の抗生物質を試みれば、大多数の症例で疼痛の制御に成功する[1]。通常耐容量を1週間ほど投与し、除痛に成功しなければ種類を変更するしかない。多くの症例ではすでにNSAIDが投与されており、これらと併用することも避けられない。抗生物質による除痛は大半で数日ないし1週間以内で認められ、投与開始から1週間で効果を判定することが可能である。顕著な効果が認められた場合でも、2ないし3週間は使用量を維持し、その後に漸減しながら疼痛の再発を観察する。疼痛の再発が認められなければ、全体で4ないし6週間ほどで投与を中止する。NSAIDを併用している場合、抗生物質の中止前あるいは後に投与を中止することも可能である。疼痛の経過から判断するしかない。数ヵ月ないし数年後に症状が再発すれば、抗生物質療法を再開するが、前回に有効だったものが次の増悪時にも有効だとは限らない。

②実際に用いる抗生物質の種類は、確定的ではない。保険診療上の問題から慢性関節リウマチの病名を用いて、サラゾピリン製剤を投与した経験もあるが、有効率は高くない。したがって、慢性扁桃炎あるいは副鼻腔炎の病名下に一般的な抗生物質を投与する。第一選択としては合成ペニシリン（サワシリン®）、テトラサイクリン系（ミノマイシン®）、あるいはマクロライド系（エリスロマイシン®）がよい。これらのうち、いずれから投与を開始すべきかは判断に迷うが、薬物の耐容性から

はサワシリン®（1日量1500～750 mg）を薦めたい。皮膚科領域の掌蹠膿疱症では伝統的にエリスロマイシン®ないしミノマイシン®が好まれてきた。いずれの薬物を投与する場合でも、最初の1週間で疼痛の軽快をみない場合には薬物の変更を行うべきである[1]。

③ビタミンの大量療法が本疾患に対して有効だと報告されたが続報はない。皮膚科領域では掌蹠膿疱に対してビタミン療法が継続されているが、前胸部痛に関しては目立つ治療効果は得られず、二重盲検などによる有効性の証明はない。

④齲歯あるいは扁桃腺炎に対して、抗生物質を含有したトローチ、口腔内洗浄用のガーグルを試みているが、全般的には顕著な症状の改善が認められない。しかし慢性扁桃炎が証明される患者はガーグルの使用を好み、一定の効果はあると判断される。薬物の耐容性からも再発の予防に有用ではないかと思われるが、長期経過は判明していない。

⑤本疾患は60歳を過ぎると自然軽快することが知られ、機能的予後も良好なことから薬物治療も症状の強弱に対応して行われるべきである。漫然と薬物療法を継続するのではなく、疼痛が自制の範囲内であれば治療を中止することが重要となる。

2）物理療法

温熱療法、低周波などの一般的な物理療法は無効である。肩関節の運動療法は鎖骨の胸骨端に機械的圧力を加え、症状を増悪させる。肩甲上神経ブロックならびに頸部の硬膜外神経ブロックは無効である。ステロイド剤の局所注入の報告はない。前胸部痛が著しい場合には鎖骨を挙上する肢位が望まれるが、肩関節を動かさずに鎖骨を挙上する方法の有効性は限られており、肩鎖関節脱臼に用いられる装具を装着した経験はない。日常生活上では上肢を下垂位にして荷物を懸垂しないよう指導する。

注意事項

本疾患は鎖骨骨髄炎ではないので、鎖骨切除などの手術的治療は意味がない。肩関節の可動域を改善する目的で行われる肩鎖関節の切除も原因の治療とはならない。齲歯の治療ならびに扁桃腺摘出は効果的であるが、病巣が完全に除去されるか否かは疑問であり、扁桃腺摘出後にも本疾患の発症が散見される。病巣切除後に前胸部痛が残存する場合、抗生物質療法しか選択肢がない。

千木良正機

【文献】

1) Chigira M, et al : Sternocostoclavicular hyperostosis : A report of nineteen cases, with special reference to etiology and treatment. J Bone Joint Surg 68-A : 103-112, 1986.

2) Chigira M and Shimizu T : Computed tomographic appearances of sternocostoclavicular hyperostosis. Skeletal Radiol 18 : 347-352, 1989.

4. 腹部の痛み

❶ 慢性腹痛

慢性疼痛について

　慢性疼痛は、国際疼痛学会において「急性疾患の通常の経過あるいは外傷の治癒に相当する期間を1カ月以上越えて持続するか、継続する痛みの原因となる慢性の病理学的プロセスと一体となっている疼痛、もしくは数カ月から数年の間隔で反復する疼痛」と定義されている。九州大学心療内科では臨床的に「疼痛の訴えやそれによって引き起こされている社会的職業的障害の程度が、器質的所見から予想されるよりも過度であるもの」としている。ここでは慢性疼痛を後者の定義に沿ってとらえる。

　慢性疼痛の症例では症状の長期化によって、①痛みを避けるために不自然な姿勢をとることで筋緊張が亢進する、②症状が悪化することへの予期不安は自律神経系の乱れを起こしやすくし、当該臓器の機能障害が増悪する、③長期間の苦痛で抑うつ気分が強くなり疼痛閾値が低下する、などの因子が加わり、二次的な痛みが生じる。そのため、疼痛は発症当初よりも増強していることが多い。

　また、社会生活上の耐えがたい問題などが疼痛として現れる転換性疼痛をはじめ、心理社会的因子が強くかかわって疼痛が長期化している症例にもしばしば遭遇する。こういった症例ではいたずらに薬剤の増量、変更を繰り返しても、まったく奏効しないことも多い。心理社会的因子の関与が高度な場合は心療内科へのコンサルトが必要である。

原因となる疾患

　腹部疼痛の原因疾患は、non-ulcer dyspepsia (NUD)、過敏性腸症候群 (IBS)、胆道ジスキネジー(オッディ筋攣縮症)、慢性ないし再発性潰瘍、慢性膵炎、術後癒着症候群、ダンピング症候群、悪性腫瘍などがあげられる。これらのうち、NUDとIBSは当科で日常診療する代表的な機能性腸疾患である。痛みが非常に強く、経過が遷延し、生活の障害が強い重症例が、特に慢性腹痛として診療すべき対象になる。

日常で可能な検査

　炎症、腫瘍などの病変が疼痛の原因として明らかな場合以外、日常行う診察、血液検査、身体的検査の結果からは、疼痛および生活障害の強さを十分説明しえないことがほとんどである。管腔臓器の運動をはじめとする臓器の機能障害、それを修

飾する心理社会的因子は一般検査では検出しにくい。

non-ulcer dyspepsia (NUD) の診断
　①胃、十二指腸潰瘍などの器質的疾患の除外：透視、上部消化管内視鏡
　②膵疾患の除外：既往歴、飲酒歴の問診、血液検査、腹部エコー、腹部CT
　③胆道系疾患の除外：腹部エコー、腹部CT
　NUDの診断基準を**表1**に示す。

過敏性腸症候群 (IBS) の診断
　炎症性腸疾患(IBD)を除外する。痔疾をもつ患者が腹痛とともに血便を訴えたとき、安易に痔疾＋IBSと見なしてはならない。①数回の外来診察を繰り返しても圧痛部位が移動せず、その範囲が比較的狭く限局している、②感冒症状のない発熱をしばしば伴う、などの所見が認められるときはIBDを疑い、血液検査にて白血球・血小板数増加、蛋白分画の慢性炎症パターン、CRP・赤沈値の上昇などの有無を確認する。その結果からもIBDが疑われるときは特にクローン病を念頭におき、大腸・小腸の造影X線検査を行う。潰瘍性大腸炎では血液検査上の炎症反応は目安になりにくいため、除外には注腸検査が必要である。

　IBSの診断基準を**表2**に示す。

　ガス症状の強いIBS症例では「ガスがたくさん出て、においで迷惑をかけている」といった自己臭恐怖を伴うことがある。そのうち10～20%の症例で精神科疾患合併の可能性があるとされる。訴えが事実関係とほぼ合致して治療者が理解できる範囲内であるか、事実から離れており訂正不能な妄想レベルであるか、問診で確認する。妄想レベルと判断した際は精神神経科へコンサルトが必要である。

共通する治療
　薬物療法はもとより、良好な信頼関係に基づく病態の説明、保証、生活指導が重要である。それらによって症例の大半は症状のセルフコントロールが可能になる。機能性腸疾患におけるプラセボ効果は

表1　NUDの診断基準

上腹部痛、胸骨後部痛、胃部不快感、胸やけ、悪心、嘔吐などの上部消化管に由来すると思われる症状が、
　1) 4週間以上持続する
　2) 運動とは無関係である
　3) 原因となる局所病変または全身疾患が認められない
といった3条件のすべてを満たすもの

表2　IBSの診断基準（NIH）

器質的病変が除外され、かつ以下の項目があてはまるもの
　1) 排便によって軽快する腹痛がある
　2) 少なくとも年6回以上、そのような腹痛がある
　3) そのような腹痛が出現すると、少なくとも3週間は持続する
　4) 腹痛を伴わない下痢は除外する
　5) 腹痛を伴わない便秘は除外する

20〜80％との報告もあり、治療者と患者の信頼関係の重要性を表している。検査などで明らかな異常所見が得られにくいが、「何も病気はありません。正常です」「いわゆる精神的なもの」といった表現は、苦痛の原因となる疾病の否定につながる。信頼関係が欠けると患者の不安は増し、症状は悪化しやすい。

例えば「検査では出てきにくいが、働きの乱れが存在して、痛みの原因になっています」「肩や背中の筋肉がぱんぱんですね。症状が長く続いているので不安や緊張が高くなっている。気分がふさいでおられて、不眠もある。そうすると翌日はなおのこと腸の働きが乱れやすいし、同じ痛みにも過敏になります。耐えられないほどの痛みが生じるのもむしろ自然です」といった丁寧な説明、現状の保証が第一の治療法となる。

外来のつど、症状の推移を聞き、丁寧な診察の後、所見の変化と比較し、患者にフィードバックすることも重要である。

①不安・緊張、また発汗異常、起立性低血圧、筋緊張性頭痛などの自律神経症状に対して（消化管の機能異常・失調にも有効）

（下記のいずれか）

処方例-1　ジアゼパム（セルシン）6〜15 mg　分3
処方例-2　ロフラゼプ酸エチル（メイラックス）1〜2 mg　分1　夕食後
処方例-3　トフィソパム（グランダキシン）150 mg　分3
処方例-4　プラゼパム（セダプラン）10〜20 mg　分2

特に筋緊張性頭痛、肩こりに対して

処方例-5　エチゾラム（デパス）0.5〜1 mg　頓用、または1.5〜3 mg　分3

②抑うつ気分および疼痛閾値の低下に対して

（下記のいずれか）

処方例-1　イミプラミン（トフラニール）25〜75 mg　分1〜3
処方例-2　クロミプラミン（アナフラニール）25〜75 mg　分1〜3

（上記2種は抗コリン作用があり、IBS下痢型にも有効。心疾患、緑内障、前立腺肥大症には禁忌。パーキンソン症状、アカシジア、口周ジスキネジアなどに注意）

処方例-3　フルボキサミン（デプロメール）25〜100 mg　分1〜4

（副作用の嘔気が現れにくいよう、空腹時に服用しない）

③ガスが多い、腹部膨満、腹鳴などのガス症状に対して

処方例　ジメチコン（ガスコン）120〜240 mg　分3　食間または食後

（上記の処方をしばしば用いるが、下記の適切な生活指導のほうが有効なことも多い）

④生活指導

決まった時間に三度の食事をとる、偏食を避ける、腹部を冷やさないなどの指導に加え、適度な運動は各種症状の軽減に有効である。急な動きを伴う運動は痛みを増強しやすい。水泳、プール内歩行などが勧めやすい。

内服療法

以下、2疾患の内服療法を記す。二次的に修飾を受け、非常な激痛となっていても根幹は消化管の機能異常・失調にあると理解して、運動改善薬を中心に処方を構成する。

1）NUDの内服治療

①鎮痙作用を期待して

　　処方例　ロートエキス　40～60 mg　分3

②逆流症状に対して

　　処方例　ファモチジン（ガスター）40 mg　分1（眠前）または分2（朝、眠前）

③嘔気、胸やけに対して

（下記のいずれか、または組み合わせて）

　　処方例-1　ドンペリドン（ナウゼリン）5～10 mg　頓用、または15～30 mg
　　　　　　　分3　食前

　　処方例-2　シサプリド（アセナリン）7.5 mg　分3　食前

　　処方例-3　ツムラ六君子湯　7.5 g　分3　食間

④胃運動遅延、抑うつ気分に対して

　　処方例　スルピリド（ドグマチール）100～300 mg　分2～3

（高プロラクチン血症、乳汁分泌、不正出血に注意）

2）IBSの内服治療

便秘型であっても食物繊維の余剰な摂取や刺激性下剤は刺激となって症状を増悪させる可能性があるため、控える。

①腸管運動改善のために

　　処方例　トリメブチン（セレキノン）300～600 mg　分3
　　　　　　ツムラ小建中湯　15 g　分3　食間

②整腸作用を期待して

　　処方例　ケイ酸アルミニウム（アドソルビン）3 g　分3
　　　　　　ビフィズス菌製剤（ラックビー）3 g　分3

③胃結腸反射の過敏（食直後の急な腹痛、下痢）に対して

　　処方例　オキセサゼイン（ストロカイン）5 mg　食前　頓用

④便秘に対して
　　処方例　酸化マグネシウム　1～1.5g　眠前ないし分3
⑤頻回の下痢に対して
　　処方例　ロペラミド（ロペミン）　1～2 mg　分1～2
⑥自己臭恐怖に対して
　　処方例　ハロペリドール（セレネース）0.75～2.25 mg　分1～3
　　　　　　　ビペリデン（アキネトン）　2 mg　分2
⑦発作性の腹痛（腸管攣縮）に対して
　　処方例　ツムラ芍薬甘草湯　2.5～5.0g　頓用（お湯で飲む。ツムラ桂枝加芍薬湯でも可）

石野振一郎、中井吉英

❷ 慢性膵炎

はじめに

　慢性膵炎はアルコール多飲、胆石、不明の原因などによって、膵に実質細胞の減少を伴う進行性の線維化を主体とする病変である。臨床的には反復する腹痛、膵外分泌機能低下による消化吸収障害、膵内分泌機能低下による糖尿病が主な症状である。経過中に急性膵炎発作、膵嚢胞、黄疸などの合併症が出現する。数年から数十年と長い経過をとるので、長期にわたる経過観察と治療が必要である。

成因

　第2回慢性膵炎全国集計[1]によれば、成因はアルコール多飲59％、特発性27％、胆石8％である。このほかに高脂血症、副甲状腺機能亢進症、遺伝、ヘモクロマトーシス、シェーグレン症候群、全身性エリテマトーデス、結節性多発性動脈炎などが原因になる。

頻度

　慢性膵炎の頻度は増加している。本邦では人口10万におよそ1～2人と推定される。人口10万対の死亡率は0.05と低い。男女比は2.5：1と男性に多いが、成因によって異なる。アルコール多飲による膵炎は男性に多く、原因不明、胆石によるものは女性に多い。年齢は50歳代に多い。

臨床症状

　慢性膵炎の臨床症状は病期、合併症などによって異なる。本症の早期は膵炎発作が多く、疼痛の反復・持続と膵逸脱酵素の増加がみられる。膵内外分泌機能の低下は明らかでない。後期には膵炎の進展に伴って膵の荒廃が起こり、膵内外分泌機能の低下が進み、糖尿病や消化吸収障害が出現する。この時期には膵炎発作は少なくなり、疼痛は軽快消失する。

　全国集計による慢性膵炎の初発症状では腹痛が最も多く68％、次いで背部痛25％、食思不振13％、体重減少10％である。その他の症状として便通異常、悪心・嘔吐、腹部膨満感、ノイローゼ、抑うつ状態などがみられることがある。

膵性疼痛

　慢性膵炎の疼痛は心窩部痛、左右季肋部痛、背部痛などで、鈍痛から疝痛までいろいろな程度がある。飲酒、脂肪摂取によって疼痛が増強する。背臥位で疼痛が増悪し、前屈姿勢をとると軽減するいわゆる膵臓痛が多い。

　臨床的に膵性疼痛はいろいろな形で現れるが、その刺激要素は機械的刺激としての圧力と化学的刺激としての炎症の2つに分けられる[2]。圧力としては膵管内圧と実

質組織圧の上昇がある。慢性膵炎患者の膵管圧は早期には健常者よりも高くて膵液の粘稠度も高い。慢性膵炎では炎症によって膵管狭窄が起こり、狭窄部の尾側膵管が拡張して疼痛が出現する。膵管狭窄は上流に膵液うっ滞をきたすだけでなく、腸内への膵液分布が減少してコレシストキニン産生が増加し、それに伴って膵液分泌が増加して膵管内圧が上昇する悪循環で疼痛が増強すると考えられる。

炎症は組織圧変化にも影響するが、化学的刺激としての意味が強い。各種の炎症メディエーターには痛覚受容器の興奮を促進する物質が多い。慢性膵炎ではこれらの物質の関与とともに、自己産生する分解酵素の活性化によって自己組織を障害する増幅因子が加わる。

慢性膵炎では神経炎と疼痛が関係すると考えられている。好酸球の神経周囲浸潤、神経周膜の炎症による変性で神経が直接炎症に露出され疼痛が起こるなどの説がある。腹腔神経叢ブロックが膵癌の除痛に有効であることから、膵臓への侵害性一次求心ニューロンは交感神経路を経由する後神経根ニューロンであると考えられている。

表1　慢性膵炎の臨床診断基準

1．慢性膵炎の確診例（definite chronic pancreatitis）
　1a）腹部超音波（US）において、音響陰影を伴う膵内の高エコー像（膵石エコー）が抽出される。
　1b）X線 CT 検査（CT）において、膵内の石灰化が抽出される。
　2）内視鏡的逆行性胆道膵管造影（ERCP）像において、次のいずれかを認める。
　　（ⅰ）膵に不均等に分布する、不均一な分枝膵管の不規則な拡張
　　（ⅱ）主膵管が膵石：非陽性膵石：蛋白栓などで閉塞または狭窄しているときは、乳頭側の主膵管あるいは分枝膵管の不規則な拡張
　3）セクレチン試験において、重炭酸塩の低下に加えて、膵酵素分泌量と膵液量の両者あるいはいずれか一方の減少が存在する。
　4）生検膵組織、切除膵組織などにおいて、膵実質の減少、線維化が全体に散在する。膵線維化は不規則であり、主に小葉間に観察される。小葉間線維化のみでは慢性膵炎に適合しない。このほか、蛋白栓・膵石と、膵管の拡張・増生・上皮化性、嚢胞形成を伴う。
2．慢性膵炎の準確診例（probable chronic pancreatitis）
　1a）US において、膵内の粗大エコー、膵管の不整拡張、辺縁の不規則な凹凸がみられる膵の変形、のうち1つ以上が抽出される。
　1b）CT において、辺縁の不規則な凹凸がみられる膵の変形が抽出される。
　2）ERCP 像において、主膵管のみの不規則な拡張、非陽性膵石、蛋白栓のいずれかが観察される。
　3a）セクレチン試験において、重炭酸塩の低下のみ、あるいは膵酵素分泌量と膵液量が同時に減少する。
　3b）BT-PABA 試験における尿中 PABA 排泄率の低下と便中キモトリプシン活性の低下を同時に2回以上認める。
　4）膵組織像において、線維が主に小葉内にある膵実質脱落を伴う病変、ランゲルハンス島の孤立、仮性嚢胞のいずれかが観察される。

（日本膵臓学会慢性膵炎診断基準検討委員会）

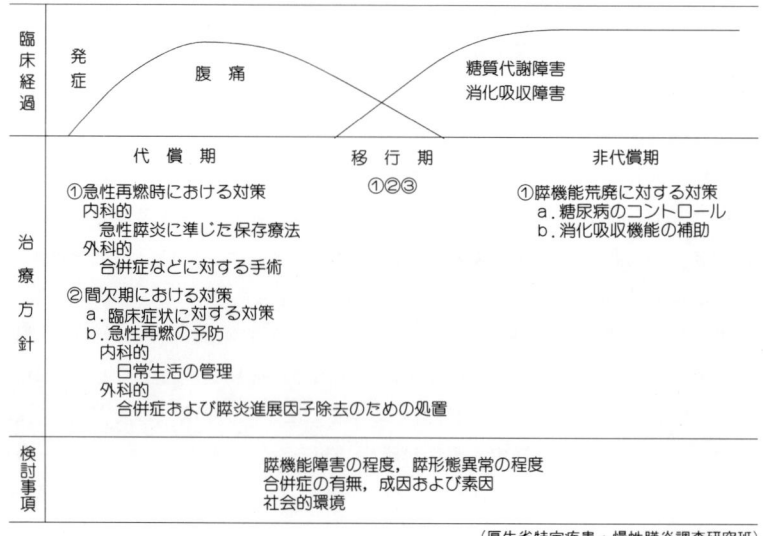

臨床経過	発症	腹痛		糖質代謝障害 消化吸収障害
	代償期	移行期 ①②③		非代償期
治療方針	①急性再燃時における対策 　内科的 　　急性膵炎に準じた保存療法 　外科的 　　合併症などに対する手術 ②間欠期における対策 　a．臨床症状に対する対策 　b．急性再燃の予防 　内科的 　　日常生活の管理 　外科的 　　合併症および膵炎進展因子除去のための処置			①膵機能荒廃に対する対策 　a．糖尿病のコントロール 　b．消化吸収機能の補助
検討事項	膵機能障害の程度，膵形態異常の程度 合併症の有無，成因および素因 社会的環境			

（厚生省特定疾患・慢性膵炎調査研究班）

図1　慢性膵炎の臨床経過からみた治療方針

診断基準

　日本膵臓学会慢性膵炎臨床診断基準検討委員会による診断基準[3]を**表1**に示す。自・他覚症状があり，慢性膵炎が疑われるが診断基準にあてはまらない症例では注意深い経過観察が必要である。

治療

　厚生省特定疾患慢性膵炎調査研究班による治療指針を**図1**に示す。慢性膵炎は膵内外分泌機能の脱落の程度によって代償期、移行期、非代償期に分けられる。代償期から移行期にかけては反復持続する頑固な疼痛が治療の中心になる。移行期から非代償期には疼痛は軽減し，膵内外分泌機能脱落による糖尿病、消化吸収障害の対策が主に行われる。長期の管理の内容と経過中に発生する合併症の治療が予後を左右する。

　内科治療は食事療法として禁酒と脂肪制限が基本である。このほか、カフェイン飲料、炭酸飲料、香辛料を制限する。疼痛には抗コリン剤を中心とし，非ステロイド抗炎症剤（NSAID）の坐薬も使用するが，持続性・難治性であることが多く，中枢性鎮痛剤も使用する。ペンタゾシン、麻薬は習慣性があるのでなるべく避け，必要最小限にすべきであるが，急性増悪に伴う激しい疼痛では使用せざるをえない。神

経ブロック、硬膜外麻酔が必要な症例もある。日本では膵酵素の血中、組織中の活性を抑えるため経口抗トリプシン剤が使用されている。また、慢性膵炎では疼痛が長期間持続することが多く精神的に不安定になりやすいので、心身症的要因が強いようであれば抗不安薬や抗うつ薬を併用することもある。糖尿病には食餌療法、経口糖尿病薬、インスリンの投与を行う。消化吸収障害には消化酵素薬を大量投与する。

慢性膵炎は進行し、外分泌能が荒廃するとむしろ疼痛は自然に軽減することも多く、内科的な疼痛管理が主で手術例は減少している。

外科治療の適応として内科治療に反応しない頑固な疼痛、膵仮性囊胞や膵瘻・膿瘍、胆石などの胆道疾患、局所的門脈圧亢進症や消化管通過障害などの合併、明らかな膵管拡張があり尾側膵炎を繰り返すもの、膵癌の合併がある。総胆管結石や膵石、膵仮性囊胞、膵管狭窄などは内視鏡的治療や体外衝撃波破砕術（ESWL）などの内科的治療で対処できることも多くなった。

おわりに

慢性膵炎は経過が長いのでその間の管理を適切に行い、QOLの低下を防ぐことが大切である。慢性膵炎と膵管内乳頭腫瘍、膵癌の鑑別が困難な例があり、注意を要する。

山中晃一郎、有山襄

【参考文献】

1）厚生省特定疾患慢性膵炎調査研究班：慢性膵炎全国集計調査報告．昭和60年度研究業績，pp5-69,1986.
2）熊沢孝朗：疼痛の発生・伝達機構と修復：膵性疼痛をめぐって．膵臓 10：337-344,1995.
3）日本膵臓学会慢性膵炎臨床診断基準検討委員会：膵臓 10：xxiii-xxv,1995.

❸ 尿管結石症

はじめに

わが国での尿路結石症の生涯罹患率は100人中5.4人である[1]というほど多い疾患である。しかし、一部の代謝異常を除いて、原因が明らかなものは少ない。本稿では、緊急外来を訪れることの多い尿管結石症について診断、治療などを中心に概説する。

診断のポイント

1) 臨床症状

 a **疼痛(痛みの特徴)**：結石が腎盂尿管移行部、中部尿管、下部尿管等生理的狭窄部に嵌頓すると、悪心、嘔吐、冷汗、腹部膨満、筋性防御、顔面蒼白などの自律神経症状を伴った疼痛発作が起こる。

 上部尿管の知覚神経は、腹部神経叢あるいは内臓神経を通り、胸・腰髄に入るので、腎や上部尿管由来の疼痛は、Th9付近からL3に及ぶ皮膚帯に感じられる。すなわち、背部、腰部、側腹部に痛みが出る。多くは、側腹部から尿管走行に沿って下方に放散する。結石が膀胱に近い部分にあると、下腹部痛のほかに頻尿、残尿感などの膀胱刺激症状がみられ、陰嚢、大陰唇、大腿方向に放散する。通過障害のない結石は、疼痛はないか、あっても鈍痛程度である。

 b **血尿**：肉眼的血尿が疝痛発作時にみられ、体動で増悪する。肉眼的にみられなくても、顕微鏡的には常に血尿があるのが一般的である。痛みのない結石（潜在性結石）では、血尿が大事な所見である。

 c **結石の排出**：80％は自然排石するので確認することが大切である。

 d **腎盂腎炎**：感染症を合併すると、発症とともに発熱を生ずることがある。

 e **その他**：まれであるが、両側尿管に結石が嵌頓し無尿になることがある。緊急的処置が必要になる（後述）。

2) 問診のポイント

 痛みの部位をよく聞く。身体の左右のいずれかに偏した痛みであり、放散痛であるかどうかも聞く。また、血尿の有無、肉眼的か否か、体動で増強するかどうか、異物排出感があったかどうか、膀胱刺激症状の有無などを十分に聞くことが大切である。高齢者では、腎梗塞症のことがあり、側腹部痛と発熱がみられ、結石症と誤診することがあるので、慎重な診断が求められる。

4 ········ 腹部の痛み

必要な検査

1）KUB（腎、尿管、膀胱部の単純X線撮影のこと）（図1、2）

　カルシウム結石がほとんどであるので、尿路の走行に一致して描出される。注意することは、上腹部では、胆石、石灰化リンパ節、下腹部では、静脈石、動脈硬化像、石灰化リンパ節などとの鑑別が必要になる場合である。尿酸結石は、X線陰性であるので、疑われる場合は他の方法が必要である。ほかに、X線に映りにくい結石としてシスチン結石があり、まれには、キサンチン結石、アデニン結石などもX線陰性である。カルシウム結石でも小さい場合には映りにくく、特に仙腸関節部の骨と重なる位置では結石の診断が難しい。そこで尿路造影を行い、結石の確認とともに腎機能、上部尿路の拡張状況などを判断する。

2）排泄性尿路造影（経静脈性腎盂造影：IVPまたはIVUと略す）

　尿管結石では、通常水腎症を呈する。疼痛発作時には、しばしば患側が造影されないことがある（図3）。通過障害がなければ、腎盂腎杯のわずかの拡張としてみられる。また、造影剤と重なるため結石そのものは見えにくいが、KUBと対比することによって、結石存在部位が明らかになる場合が多い。X線陰性結石は陰影欠損像として描出される。

3）超音波検査、CTスキャン

　超音波診断は腎結石には有用であるが、尿管結石の診断は困難である。水腎症の程度を判断するうえでは有用である。CTスキャンは、

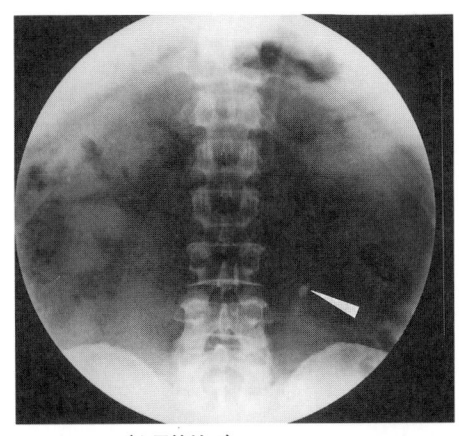

図1　KUB（左尿管結石）
L3～L4間に8×5 mm大の結石（矢印）を認める。

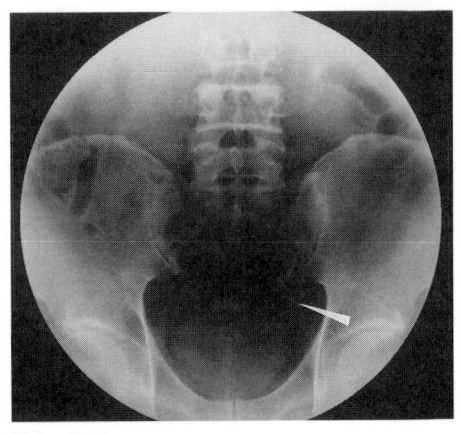

図2　KUB
小骨盤腔内左側に5×4 mm大の結石陰影（矢印）を認める。

225

X線陰性結石を含めた結石の描出にすぐれており、尿路外の石灰化像との鑑別にも有用である。

診断

1）臨床症状

疝痛発作、血尿で推定する。結石排出を確認すれば確定できる。疼痛発作時の腹部所見や自律神経症状なども病状の把握に重要である。

2）尿所見

血尿（肉眼的、顕微鏡的）の存在を見る。感染症が加われば膿尿もみられる。

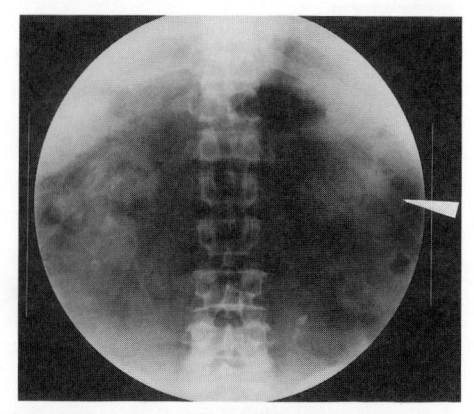

図3 図1に示した患者の疼痛発作時のIVP像
右腎の造影は正常にみられるが、左腎の造影が認められない。

3）X線検査

KUB、IVP（IVU）で結石の部位やサイズの判定を行うとともに、腎機能を判断する。

4）超音波、CT検査

水腎症の程度を知る目的や、腎盂内の小結石の判断を必要とするときに超音波検査が行われる。CT検査は、わかりにくい結石の位置や大きさ、他疾患との鑑別を必要とするときなどに用いることがあるが、適応は多くない。

鑑別診断を要する疾患

虫垂炎、消化管潰瘍、胃炎、胆石症、イレウス、腎梗塞、尿管腫瘍など。ほかに、男性では、精巣上体炎や精索捻転症があり、局所の腫脹に気づかず下腹部痛を主訴とすることがある。女性では、子宮外妊娠や卵巣軸捻転などに注意する必要がある。

治療の実際

1）対症療法

疝痛発作時には鎮痙、鎮痛薬を用いる。一部の結石を除いて体内の結石を溶解する薬物はない。電解質液中にブスコパン®1〜2Aを加え輸液し、ボルタレン坐薬®50 mgを挿入して経過をみれば痛みは軽快してくる。疼痛を感じる部位を指圧するのもよい。ソセゴン®などの中枢性注射薬は効かないことが多い。水分摂取や輸液により尿量を増加させる（2000〜3000 m*l*）とよい。 内服処方の実例としては、筆者は以下のようにしている。

●処方例　猪苓湯　6.0〜7.5g　分3
　　　　　チアトン　30mg　分3

2）溶解可能な結石

　a　**尿酸結石**：尿のアルカリ化を図る目的でウラリットU®や重曹（4〜10g）の投与。ザイロリック® 200〜1000mg/日の投与も有効である。

　b　**シスチン結石**：尿量を2l以上に保つ。尿のアルカリ化とともに、チオラ® 800mg/日の投与。

　c　**その他**：シュウ酸カルシウムの溶解を高める目的で酸化マグネシウム1〜2g/日を投与したり、クエン酸製剤としてウラリットU®も用いられる。ウラリットU®は尿のpHに応じて量を使い分ける（基本；3.0g/日）。

3）物理療法

体外衝撃波砕石術（ESWL）：衝撃発生装置（種々あり）によって発生した衝撃波を、体内の結石に集束させて砂状に破砕する。現在、結石治療の主流である。

4）両側尿管結石嵌頓による腎後性無尿の緊急処置

ステントカテーテルの挿入。不可能の場合は経皮腎瘻術を行う。

注意事項

①長期間結石が嵌頓し、腎盂内圧が上昇し続けている状態では、ときに、腎盂外溢流あるいは腎盂破裂を生ずることがある。発熱、痛みの持続するときは注意し、発症したときには直ちに結石の除去とドレナージが必要である。

②感染性結石の場合は、膿腎症から腎機能障害に発展するので、腎盂造影を定期的に行い、造影が悪化したり造影されなくなった場合は、直ちに結石の除去が必要である。

③ESWLの禁忌：妊娠女性、妊娠希望女性、尿管狭窄、機能廃絶腎、出血傾向など。

④ESWLの慎重施行：小児、腹部大動脈瘤、動脈硬化のある人。

⑤ESWLの合併症：血尿、腎血腫、消化管出血など。

おわりに

尿管結石症は、日常臨床の場で診察する機会が多い疾患である。比較的診断は容易であるが、疼痛が強く焦燥感を抱く患者もいる。直接生命に危険はないので、精神的に落ち着かせることと、早く疼痛を緩和させることを心がけて診療にあたっていただきたい。

　　　　　　　　　　　　　　　　　　　　　　　　　　　　滝本至得

【文献】

1）折笠精一：尿路結石症．標準泌尿器科学，第5版，医学書院，東京，pp213-235, 1998.

❹ 月経困難症

はじめに

　月経時には約半数の女性が何らかの不快感や痛みを自覚するといわれる。さらに約1割の女性は症状が強く、何らかの治療を要する。また若年の女性の場合、学校や仕事を休む最大の原因はこの月経困難症である。したがって、月経困難症は社会医学的には大きな問題であるが、ややもすると周囲からはあまり理解されない疾患である。ここでは月経困難症の診断と治療につき概説する。

診断のポイント

　月経困難症にはさまざまな症状があるが、最も問題となるのは下腹痛あるいは腰痛などの痛みである。この月経時の痛みを訴えるものの中には、子宮筋腫や子宮内膜症などの疾患のある患者がおり、これを続発月経困難症という。これに対し、そのような器質的疾患がないにもかかわらず月経困難症を訴えるものを原発月経困難症という。月経困難症を訴える患者については、まずそのような器質的疾患があるかどうかを、内診や超音波検査で検討する必要がある。続発月経困難症では、原疾患の治療が優先することはいうまでもない。以下には原発月経困難症に限って解説する。

　筆者が以前東大病院で調査したデータでは、1984年からの5年間で、原発月経困難症と診断されたものは112名で、外来患者の0.71%であった。その年齢分布および経妊、経産回数を図1〜3に示した。これで明らかなように、原発月経困難症の患者の大部分は16〜30歳であり、妊娠歴のない患者がほとんどである。またその主症状は下腹痛(96%)、腰痛(79%)の2つであり、そのほか嘔気、頭痛、発熱などであった。

　問診では月経時に繰り返す下腹痛、腰痛があるかを聞く。重要なことは、必ずしも月経痛は毎回の月経にあるわけではないことである。これは排卵性の月経では月経痛が重く、無排卵性の月経ではそれが軽いためである。また月経痛の強さについては、それにより学校や仕事を休む必要があるか、また薬剤を使用したことがあるかなどを聞いておく。それにより治療の必要があるかどうか、またどのような治療が適当かなど判断ができる。

月経困難症の起こるメカニズム

　治療にも関係するため、月経時の疼痛がなぜ起こるか簡単に解説する。図4は月経困難症のある患者の子宮内に圧測定用の小さなバルーンを挿入し、子宮内圧を測定したものである。図4の上段に示されるように月経中は200 mmHgに達する強い

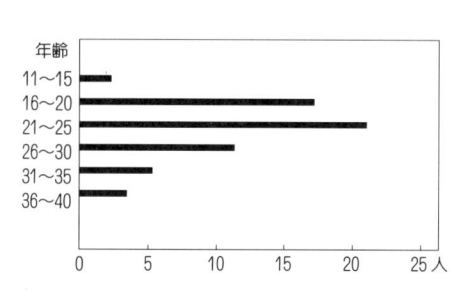

図1　原発月経困難症患者の年齢分布

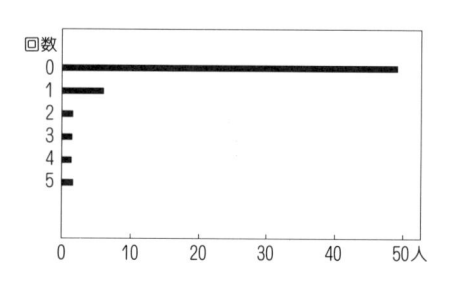

図2　原発月経困難症患者の経妊回数

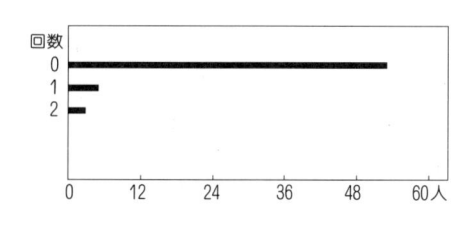

図3　原発月経困難症患者の経産回数

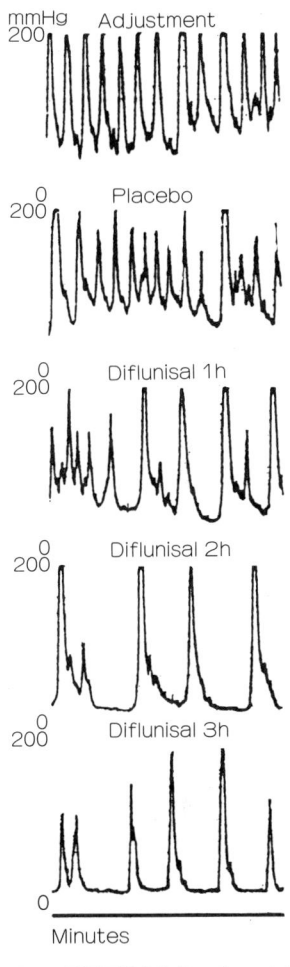

図4　月経困難症患者にプロスタグランジン生合成阻害剤を投与したときの子宮内圧の変化
(Pulkkinen MO : Prostaglandins and the non-pregnant uterus. Acta Obstet Gynecol Scand Suppl 113 : 63, 1983 より引用)

子宮収縮が頻回に認められる。さまざまな研究により、この子宮収縮は子宮内膜で産生されるプロスタグランジン $F_2\alpha$ によることが明らかになってきている。子宮の収縮圧が 200 mmHg にも達するため、この子宮収縮が起こると子宮への血流は途絶

し、子宮筋は低酸素状態になり、そのため強い疼痛が起こるのである。**図4**の3段目以降は、この患者に非ステロイド性消炎鎮痛剤 (NSAID) を投与すると、プロスタグランジンの産生が抑制され、それに伴って子宮収縮の強さや頻度が減少し、患者の痛みも抑えられていくことを示している。

鑑別診断

患者が月経と思っていても実際は流産や子宮外妊娠による出血の場合がある。したがって少しでも疑わしい点があれば、妊娠反応を調べておく。また子宮筋腫や子宮内膜症などの疾患がないか、内診、超音波などで調べておく。また子宮奇形が月経困難症の原因となることがある。したがって、特に若年者で強い月経痛のある場合は MRI などで調べておく必要がある。

治療の実際

1）患者への説明

月経困難症で病院を訪れる患者は、何か重大な疾患があるのではないかという不安をもっていることが多い。この不安が痛みを増大させていることが多い。きちんとした診察でそのような器質的疾患がないこと、またある程度の年齢になると次第に軽くなってくることなどを説明する。その説明だけで治療の必要がなくなる患者もある。月経困難症の薬剤の効果を検討する場合、偽薬と実薬の二重盲検を行うと、偽薬でも少なくとも 30％以上の患者には有効である。これなども月経困難症の原因には心理的なものも大きいことを示していると思われる。

2）薬物療法

①月経困難症の治療では NSAID による治療が中心である。原因となっているプロスタグランジンの産生を抑制するので、きわめて理にかなった治療法である。

　　処方例-1　メフェナム酸（ポンタール）　1日量 750〜1000 mg
　　処方例-2　ジクロフェナクナトリウム（ボルタレン）　1日量 75〜100 mg
　　処方例-3　ピロキシカム（フェルデン）　1日量 20〜30 mg

いずれでもよいがいくつか試みて、最も効果の高いものを見つければよい。患者によって効果がそれぞれ異なるが、それは薬剤の吸収が異なるためといわれている。

内服薬で効果が不十分な場合でも坐薬が効果を示す場合がある。

　　処方例-4　インドメサシン（インダシン坐薬）　25〜50 mg

月経困難症の患者やその家族の中には、月経痛などでは薬剤を使うべきではないと考えている場合があるが、若い健康な女性が月経のときだけ鎮痛剤を用いても副作用などの心配は少ないことを説明しておく。また同様に薬剤を使うにしても、できるだけ我慢して痛みが我慢できなくなってはじめて使うという患者も多いが、プ

ロスタグランジンの産生を抑制する意味では、痛みが開始したら早期に薬剤を用いるほうが賢明である。

②月経困難症の治療はNSAIDが中心であるが、これでは不十分な患者がいる。そのような場合経口避妊薬（ピル）が有効である。ピルは避妊の場合と同様に20日か21日間内服しその後消退出血が始まった5日目からまた内服を開始する。このようにすると子宮内膜は周期的な出血はあるものの、自然の周期に比べ厚さが薄く、そこでのプロスタグランジン産生が抑制されることが知られている。また避妊効果もあるため、避妊が必要な患者では一挙両得である。

● 処方例　ソフィアA　1日1錠、20～21日

その他、最近発売された低用量ピルでももちろん有効である。

3）その他の治療法

統計的には月経困難症の患者とそうでないものを比較すると、月経困難症のない人のほうが適度のスポーツをやっていたり、食事や睡眠などの生活習慣も健康的であるという報告がある。したがって、あまりに不健康な生活は月経痛を治療するためにも正すことが必要である。また、月経困難症の治療のために考えられた体操も発表されている。

注意事項

月経困難症の治療で絶対に避けなければならないのは麻薬の投与である。最初に救急病院でとにかく今の痛みを抑えるためとして、安易に麻薬が処方されると、すぐに習慣性になってしまう。患者はあちこちの病院を回ってソセゴン®などの投与を要求するようになる。月経困難症であることがはっきりしていれば、断固として麻薬の投与は行わない。

三橋直樹

【参考文献】

1）三橋直樹：原発月経困難症の治療．日産婦東京会誌 38：204-208, 1989.

5. 腰・下肢の痛み

❶ 急性腰痛症

はじめに

　腰痛性疾患のうち最も頻度の高い、いわゆる腰痛症（以下腰痛症とする）について、主に脊柱所見の相違から病態を分析し、各種病態に合った保存的治療について具体的に述べる。急性腰痛症と慢性腰痛症の定義は、必ずしも明確なものではないが、本稿では、発症3カ月以内に自然寛解する腰痛を急性腰痛症、それ以上持続する腰痛、あるいは腰痛発作を長期にわたり繰り返すものを慢性腰痛症とした。
　腰椎椎間板ヘルニアなどの下肢神経症状を伴う疾患、分離症、すべり症などの、X線所見で腰痛の発症機序が明らかな腰椎変性疾患は対象から除外する。

腰痛症の診断

　腰痛患者の多くは、いわゆる腰痛症である。この意味では、腰痛症の診断は一見容易に思われるが、実際には腰痛症の正確な診断基準が存在しないため、腰痛をきたすいわゆる腰痛症以外の疾患を除外することにより、はじめて腰痛症という診断がなされる。

1）腰痛症と鑑別を要する主な疾患

　a　腰椎変性疾患のうち、馬尾・神経根圧迫をきたすもの：腰椎椎間板ヘルニア、腰部脊柱管狭窄症、腰椎分離すべり症、腰椎変性すべり症などの腰椎変性疾患では、しばしば馬尾・神経根圧迫により、種々の神経根症状をきたす。
　一般には腰痛のほかに、神経根症状としての下肢痛、下肢しびれ、SLRテストなどの緊張徴候、麻痺徴候、間欠性跛行などの下肢症状の存在により、容易に鑑別される。
　神経根圧迫は、下肢症状ばかりでなく腰痛の重要な原因であることには、注意を払う必要がある。神経根症による腰痛は、神経根性腰痛と呼ばれ、該当する神経根の選択的ブロックにより、腰痛が消失することより診断される[1]。
　b　脊椎の腫瘍性疾患、炎症性疾患：硬膜内腫瘍、転移性脊椎腫瘍などの脊椎の腫瘍性疾患では、安静時や夜間の腰痛、下肢痛、馬尾症状を特徴とし、転移性脊椎腫瘍では麻痺の急速な進行をきたす。画像診断により鑑別可能である。
　化膿性脊椎炎などの、脊椎炎症性疾患では、腰椎変性疾患と異なり安静を保っても、疼痛をコントロールできないのが特徴である。血液生化学検査、X線所見によ

り鑑別が可能である。

　　c　**内臓諸器官の疾患**：大動脈瘤、膵臓疾患、胆嚢炎、尿路結石、子宮内膜症など。痛みの部位、性質、痛みの経過、動作や姿勢と痛みとの関係、原疾患の臨床所見より鑑別可能である。

　　d　**心因性腰痛**：近年、心因性腰痛例は増加している。他覚的臨床所見や画像所見に比べ、強い腰痛を訴えている場合、日常生活動作の制限が強い場合には心因性腰痛も疑う。1年以上にわたり強い腰痛が持続している、痛みの訴えが強くかつ頻発する、常にうつ的で睡眠障害を訴える、doctor shopping、多数回の腰椎手術などに注目する。

いわゆる腰痛症における腰痛の発生原因

　前記疾患を除外した、いわゆる腰痛症における腰痛の発生原因としては、
　①脊椎（椎体、椎間板、椎間関節、靱帯）の退行変性や外傷に原因を求められるもの
　②腰背筋が原因となっているもの
　③馬尾・神経根が原因となっているもの
があげられる。いわゆる腰痛症では、脊椎の運動に伴う疼痛、脊椎の特有な運動制限、腰背筋の有痛性攣縮など共通の特徴的な臨床所見を認め、正確に区別できないことも少なくない。

　腰痛の正確な発生部位、発生原因は多くの研究にもかかわらず、依然十分に解明されているとはいえず、ブラックボックスとなっている。

腰痛発症の誘因

　不良姿勢、不適切な日常生活動作、中腰作業、極端に腰椎を曲げる姿勢、車の運転、物の持ち上げなどの動作などが、腰痛の誘因として重要である。

脊柱所見からみた腰痛症の分類

1）青壮年の腰痛の多くを占める、前屈障害型腰痛

　腰椎の前屈、中腰、坐位、重量物の挙上などの腰椎前屈負荷の結果、発症する腰痛は、たとえ痛みの厳密な原因、局在はわからなくても、ほぼ同一の臨床徴候を認め、治療法もほぼ同一である。これらは前屈障害型腰痛として、同じグループの腰痛症としてまとめることができる[2]。

　このグループの腰痛は長時間の前屈姿勢、中腰が誘因となりやすく、腰椎前屈が制限されているか、前屈により腰痛が誘発され、後屈制限はないか軽度である。

　腰椎前屈により病変が増悪しうる組織が腰痛の原因と考えられる。

　椎間板、特に線維輪外層、後縦靱帯、椎間関節障害の一部、後方靱帯（棘上・棘

間靱帯、その他）の障害、背筋の疲労・変性、脊椎骨への過剰なストレスなどがこの中に含まれ得る。

しかし個々の障害部位を区別して診断するより、まず同一の臨床症状、治療法である同じグループの腰痛として認識し、次に述べる後屈障害型腰痛と区別して治療することが重要である。

2）変形性脊椎症や高齢者の腰痛に多い後屈障害型腰痛

前屈障害型腰痛に対して、腰椎後屈が制限されていたり、後屈により腰痛が誘発され、前屈制限があまりないグループの腰痛がある。これらは後屈障害型腰痛としてまとめることができる。

後屈障害型腰痛の中には、椎間関節障害の一部、変形性脊椎症などの脊椎加齢性疾患の多く、脊椎分離症、すべり症などの器質的疾患の多くが含まれる。また脊柱管狭窄症も広義の後屈障害型腰痛の一部といえる。

3）いわゆるぎっくり腰

中腰による重量物の挙上や、中腰での腰のひねりなどの動作により、急性の腰痛を呈した場合には、一般にぎっくり腰と呼ばれる。誘因と発症時期がはっきりしている。

一般に脊柱不撓性が強く、腰椎は前屈も後屈も制限され、腰椎の前彎は消失し、やや前屈位となる。側彎を認めることも多い。椎間板障害も一部含まれていると思われるが、多くは椎間関節に何らかの外傷、障害が存在している可能性が高い。

腰痛症の治療法

医療機関と民間治療院を問わず、実に多種類の治療法が現在行われている。しかし、各治療法のうち有効性に関して科学的、統計学的な裏付けのあるものは少ない。腰痛症については、安静臥床、急性期の薬物療法、姿勢と運動の指導、腰痛学校、体操療法、職場環境の整備などが有効性ありとされているが、他の療法では統計学的な裏付けはない。しかし、たとえ臨床経過を短縮することはなくても、疼痛の軽減に有効と考えられる装具療法（コルセットの装着）、理学療法（牽引療法、温熱療法など）、ブロック療法が症例により用いられる。

1）安静臥床

ぎっくり腰を含め急性腰痛症に対しては、唯一の治療法であることが多い。安静期間は2〜3日で十分である。以後は可及的早期より、通常の日常生活に復帰するようにし、運動療法、姿勢や生活指導を行う。

2）薬物療法

①非ステロイド消炎鎮痛剤

②筋弛緩剤
③精神安定剤：ジアゼパム、三環系抗うつ剤など
3）装具療法
　腰椎装具の効果として、腰椎運動の制限、腰椎彎曲の調整、体幹筋の緊張を減らす、腹圧を加えて椎間板内圧を減少させるなどがあげられる。短期的には有効な治療法であり腰痛症、椎間板ヘルニア、すべり症、変形性脊椎症などに広く適応され、主に軟性コルセットが用いられる。
4）理学療法
　a　**牽引療法**：頸椎疾患に比べ、腰椎疾患では一般的に牽引療法の効果は少ない。また椎間板ヘルニアで激痛を訴え、腰椎の運動が前屈、後屈とも強く制限されている例では、間欠牽引、持続牽引とも適用できない場合が多い。後屈障害型腰痛に対しては、腰椎が伸展しないよう、前屈位で牽引することが重要である。
　b　**物理療法**：温熱療法と寒冷療法があり、局所の血行改善と筋緊張の軽減を期待して施行される。
5）急性腰痛症に対する自重牽引法
　従来の牽引法に比べ、患者自身の体重の一部を利用することにより、腰椎の適切なカーブを維持しつつ、十分な牽引力を作用させることができる。ぎっくり腰などの急性腰痛症に対しては、直後より著効を示すこともある。土居式伸展位下肢自重牽引法[3]や 90-90 牽引法[4]などが報告されている。
6）ブロック療法
　疼痛が激しいとき、速効性を期待するとき、他の治療法が無効なときに腰部硬膜外ブロックが用いられる。通常は仙骨裂孔より刺入している。1％リドカイン5cc、リンデロン®4mg、生食水 10 cc を混注している。
　後屈障害型腰痛のうち、椎間関節性腰痛が疑われる例には、椎間関節ブロックも行われる。

腰痛症に対する運動療法、姿勢、生活動作の指導
　急性腰痛症の多くは、自然に軽快していくものであるが、不良姿勢や不適切な日常生活動作や作業姿勢が、腰痛の原因となっている場合には、適切な運動療法、姿勢、生活動作の指導が必要である。運動療法、姿勢、生活動作の指導が、より有効である前屈障害型腰痛を中心に、治療法を述べる。
1）前屈障害型腰痛の治療
　前屈障害型腰痛の原因は、ほとんどが不良姿勢や不適切な日常生活動作であるため、姿勢や日常生活動作、作業環境の改善が最も重要な治療法であるとともに、予

防法でもある。

　さまざまな姿勢や日常生活動作についての注意があるが、すべてに共通する最も重要な注意は、腰椎の生理的前彎を常に維持することである。

　次に可及的急性期よりMcKenzie[5]の運動療法（他動的伸展運動）に基づき、腰椎伸展運動、ストレッチングを開始する。

　もちろんいわゆるぎっくり腰のような、急性期の激しい腰痛に対しては、腰椎伸

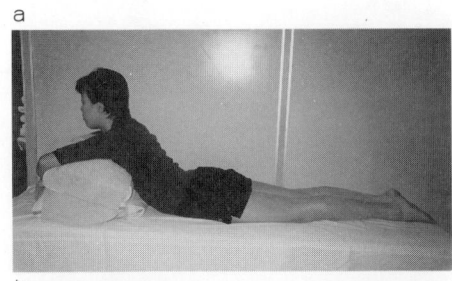

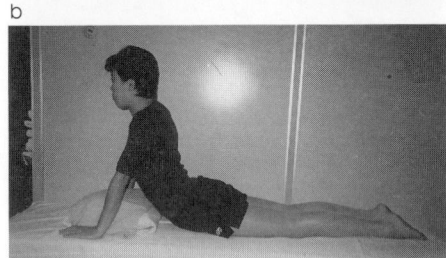

図1　腰椎前彎維持を重視したLLST法の治療手技
　a, b：McKenzie法に基づく他動的腰椎伸展運動
　c：壁押し運動による腰椎伸展運動
　d：ウエストポーチを用いた坐位時の腰椎前彎維持

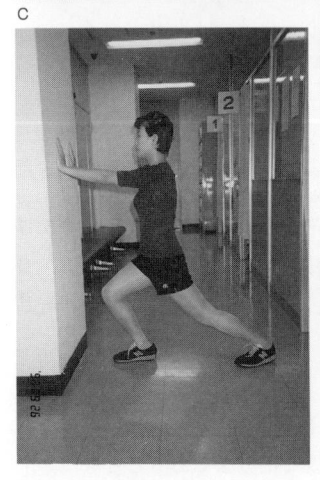

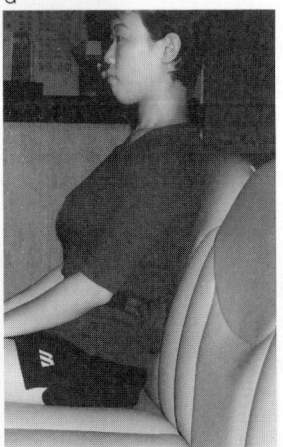

展運動、ストレッチングはできない場合が多いので、2～3日の安静により腰痛が軽減してから開始する。最も軽い前屈障害型腰痛は長時間の坐位や中腰、車から降りたときにみられるが、通常簡単な腰椎伸展運動、ストレッチングの直後に腰痛は軽快し、腰椎前屈制限や前屈による腰痛も軽減する。

筋力増強訓練については、軀幹を安定化させるための最小限の等尺性運動を中心に行う。すなわち背筋、腹筋の協調的な適度な緊張を常に保ち、筋肉の力で骨・椎間板・靱帯性脊柱を保護することを目的とする。筋力強化訓練の間も、腰椎の生理的前彎を維持するよう注意する。

この腰椎前彎維持を最も重視した治療法を、著者はLLST法（lumbar lordosis supporting treatment）と呼んでいる。一般的な腰痛に対する姿勢の指導と共通するところが多いが、あらゆる動作の指導で、腰椎の生理的前彎を常に維持することを優先している点、そしてこの治療の対象として、前屈障害型腰痛というサブグループを区別した点が異なる。

自験例についての検討では、前屈障害型腰痛例ではLLST法により、従来のWilliamsの体操[6]を施行した例より、早期に腰痛を軽減させることが可能であった[2]。

2）LLST法に基づいた姿勢、日常生活動作指導（図1）

姿勢、日常生活動作指導の基本となっているポイントは以下のとおりである。
①適度な腰椎前彎が維持された、よい姿勢を保つこと。
②中腰や腰椎の前屈をできるだけ減らすために、膝関節や股関節をうまく使うこと
③手に物を持つ動作では、できるだけ体幹に近付け、モーメントのレバーアームを短くする。
④背筋、腹筋の協調的な適度な緊張を常に保ち、筋肉の力で脊柱を保護する。
⑤腰をひねったまま、強く前屈したり後屈したりしない。
⑥たとえよい姿勢でも、30分以上同じ姿勢を続けない。

3）後屈障害型腰痛の治療

現在、適切な運動療法の確立されていない、後屈障害型腰痛に対しては、前記の薬物療法、装具療法、理学療法、ブロック療法を適切に併用し、腰痛が軽減してから、腰椎固定筋の強化、その後腰椎可動域の増大訓練、ストレッチングを処方するのが好ましい。

久野木順一

【文献】

1）佐藤勝彦，菊地臣一：神経根性腰痛（仮称）の検討．日本腰痛会誌 2 (1)：33-39, 1996.

2) 久野木順一, 蓮江光男, 真光雄一郎, ほか：脊柱所見からみた腰痛症の分類と治療. 第7回日本腰痛研究会抄録, p21, 1999.
3) 土居通泰, 佐野茂夫：急性腰痛を即時的に軽快させることを目的とした新しい牽引療法（土居式伸展位下肢自重牽引法）について. 日本腰痛会誌 4 (1)：48-54, 1998.
4) 吉田 徹：いわゆるぎっくり腰のX線所見；椎間関節の「ずれ」を中心に. 日本腰痛会誌 4 (1)：42-47, 1998.
5) McKenzie RA：McKenzie腰痛治療法. 鈴木信治（監訳), 医歯薬出版, 東京, 1985.
6) Williams PC：Lesions of the lumbosacral spine. Part II. Chronic traumatic (postural) destruction of the lumbosacral intervertebral disc. J Bone Joint Surg 19：690-703, 1937.

❷ 慢性腰痛症

はじめに
3カ月以上続く腰痛、あるいは急性（1〜2週で治癒）の腰痛発作を頻回に繰り返す例を慢性腰痛症とすると、原因として表1のような疾患があげられる。

分節不安定症
①1カ所の椎間板が極端に老化し、そこで脊柱がぐらついてしまう。
②20〜40歳に多く、多くがL4/5であり、L5/Sが続く。
③腰椎椎間板症、孤立性椎間板崩壊（isolated disc collapse）、などともいわれる。

1）診断のポイント
a　症状：腰痛のみで下肢症状はない。
①繰り返す腰痛発作：いわゆるぎっくり腰で、1回の発作は1週間程度の持続である。
②起床時の腰痛：起床後30分から1時間程度、腰が定まらないと訴える。
③中腰ができない：掃除機、ゴルフのアプローチ、パターなど
④衝撃で痛い：くしゃみ、段差を降りるなど

b　理学的所見：腰椎運動制限もなく、所見に乏しい。

c　X線所見：椎間腔狭小化、椎間腔楔状化、側方すべり、前方あるいは後方すべり、終板下骨硬化、骨棘（traction spur）、椎間板内ガス像。
①上記変性所見が、1椎間板にのみ認められ、他の椎間板には変性所見がない。
②不安定性を有する部で軽度の側弯を呈する。
③前後屈機能撮影では可動域の増強は認められない（図1、2）。

d　MRI所見：当該椎間板のT2強調画像での輝度低下（black disc）、終板下椎体輝度変化。他の椎間板は正常。

2）鑑別診断
化膿性椎間板炎、カリエス初期：発熱、血沈、CRP上昇、腰椎運動制限顕著。X線で終板に骨溶解像。

表1　各世代の慢性腰痛症の代表的原因疾患

10歳代	腰椎椎間板ヘルニア、腰椎分離症、腰椎前弯過多
20〜30歳代	腰椎椎間板ヘルニア、腰椎分節不安定症（腰椎椎間板症）、強直性脊椎炎
40〜50歳代	腰椎分離すべり症、腰椎変性すべり症、転移性脊椎腫瘍、多発性骨髄腫
60歳代〜	多分節不安定症（腰椎変性側弯症、腰椎変性後弯症）、骨粗鬆症性圧迫骨折偽関節

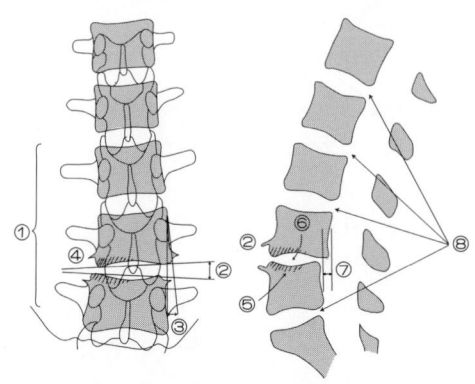

①軽度の側彎　②椎間腔楔状化　③側方すべり　④traction spur　⑤終板下骨硬化　⑥椎間腔狭小化　⑦前方あるいは後方すべり　⑧他椎間に変性所見なし
(中井修：腰椎不安定症，ペインクリニック第20巻別冊，pp106, 1999より引用)
図1　分節不安定症のX線所見の特徴

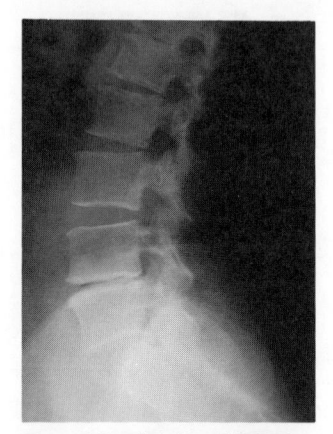

図2　分節不安定症のX線側面像
椎間板内ガス像がみえる。

3）治療

a　コルセット：ダーメンコルセット、あるいは簡易コルセット。2カ月は就眠時以外常に装着、腰痛がおさまっても継続させる。それからはずす時間を少しずつ、増やしながら離脱。再発するようであれば、再び装着させる。

b　運動療法：腹筋、背筋強化。コルセット装着による二次的筋力低下の防止である。前彎不足例には背筋を強化。前彎過多例には腹筋強化。柔軟性を高めるような運動はさせない。

c　薬物療法：長時間作用性の消炎鎮痛剤。

　処方例-1　アンピロキシカム（フルカム）（27 mg）　1錠　分1
　処方例-2　オキサプロジン（アルボ）（200 mg）　2錠　分2

d　理学療法：温熱療法は対症治療として有効。牽引は無効。

e　ブロック療法：腰痛増悪時には、仙骨裂孔ブロック。診断的意味合いを込めて、椎間関節ブロック、椎間板ブロック。

f　手術療法：典型的症状とX線所見があり、コルセット治療が有効であるが、継続困難であったり、改善不十分である場合に行う。単椎間の分節不安定症には前方固定術がよい。

4）注意事項

分節不安定性は骨棘や椎間関節の増殖性変化で自然修復され安定化する。柔軟性

を高めるような運動療法はこの自然経過に逆効果。

すでに安定化した例では、特徴的なX線像があっても無症状なので、他に慢性腰痛の原因が潜んでいないか注意。

多分節不安定症

①いくつもの椎間板にがたつきがきて、体幹を支える脊柱の役割が破綻。
②50歳以上、70歳を超える例が多い。
③不安定性の結果生じた脊柱変形から腰椎変性側彎症、腰椎変性後彎症と呼ぶ。

1）診断のポイント

a　症状：腰痛のみでなく、下肢痛やしびれを伴うことがある。
①起床時の痛み：30分から1時間痛い。
②臥床時の痛み：寝床に入ってしばらく痛む。
③立位の持続困難：台所では肘で支え、立ち話しもどこかにつかまらないとつらい。
④歩行の持続困難：歩行していると、前あるいは横に倒れてきて、立ち止まって姿勢を戻さないと歩き続けられない。
⑤胃下垂：腰椎後彎が進むと、内臓が下垂、逆流性食道炎も多い。

b　X線所見：側彎あるいは後彎変形。立位の2方向と背臥位での2方向撮影を比較するのが重要。立位の変形が背臥位で矯正される例ほど不安定で症状が強い（図3）。

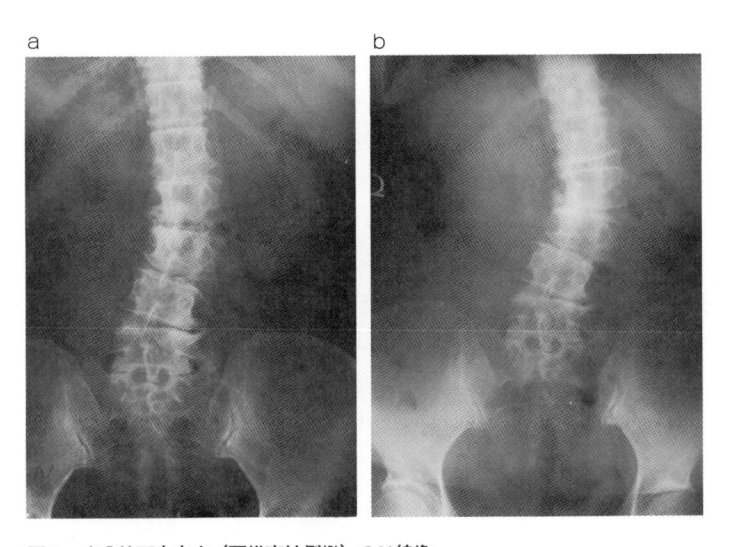

図3　多分節不安定症（腰椎変性側彎）のX線像
a：背臥位正面像　b：立位正面像　臥位では矯正され、立位で変形が増す。

c　MRI所見：下肢痛やしびれを伴う例では脊柱管狭窄、椎間孔狭窄の診断に必要。
　2）鑑別診断
　①胸椎部の圧迫骨折：骨粗鬆症例の腰痛では見逃しのないように、常に胸椎X線も撮影。
　②転移性脊椎腫瘍、多発性骨髄腫、後腹膜腫瘍：脊柱変形に気をとられ見逃すことのないようMRIが有用。
　3）治療
　　a　コルセット：ダーメンコルセット、胸腰椎硬性コルセット。変形矯正維持の目的なので長めにして、胸骨まで含む。歩行や立位のときのみ装着でもかまわない。
　　b　運動療法：脊柱自体が不安定なため、無効。固い棒はひもを張って立てることができるが、ぐにゃぐにゃした棒は立てることができない。
　　c　薬物療法：長時間作用性の消炎鎮痛剤。
　　　　処方例-1　ジクロフェナクナトリウム徐放剤（ボルタレンSR）（37.5 mg）
　　　　　　　　　2カプセル　分2
　　　　処方例-2　エトドラク（オステラック）（200 mg）2錠　分2
　　d　理学療法：温熱療法は対症治療として有効。牽引は無効。
　　e　ブロック療法：下肢痛やしびれのある場合には、仙骨裂孔ブロック。神経根ブロック。
　　f　手術療法：不安定性の強い脊柱変形の最も有効な治療法。近年発達した脊椎インストルメンテーションにより、高齢者でも可能となった。
　4）注意事項
　①"腰まがり"と老化現象で片づけられているが、日常生活の不自由度ははたからみるよりはるかに強い。有効な治療が求められている。
　②骨粗鬆症の合併例も多い。圧迫骨折によってさらに変形が増強することがあるので、予防的な薬物治療も重要。
　　　　処方例-1　エルカトニン（エルシトニン）10単位　週2回筋注
　　　　処方例-2　エチドロン酸二ナトリウム（ダイドロネル）（200 mg）1錠　分1（食間）2週間投与、10〜12週休薬
　　　　処方例-3　アルファカルシドール（ワンアルファ）（1 μg）1錠　分1
　　　　処方例-4　L-アスパラギン酸カルシウム（アスパラ-CA）（200 mg）6錠　分3

中井　修

【文献】

1) McCulloch J, Transfeldt E : Macnab's Backache. Williams & Wilkins, Baltimore, 1997.
2) Porter RW : Management of back pain. Churchill Livingstone, New York, 1986.
3) 山本博司（編）：整形外科痛みへのアプローチ6 腰背部の痛み．南江堂，東京，1999．

❸ 腰椎椎間板ヘルニア

診断のポイント

1）問診のポイント

発症機転、痛みの特徴、痛み以外の愁訴などを聴取し、詳細な問診により腰椎椎間板ヘルニア（lumbar disc herniation，ヘルニア）の多くは診断がつけられる。

a　発症機転：ヘルニアでは契機のみられる急性発症が一般的であり、特に若年者ではスポーツなどの何らかの外傷が契機になることが多い。一方、高齢者では大した契機もなく発症することが多い。

b　痛みの特徴

①急性または慢性に増悪傾向をもつ腰痛や片側性の下肢放散痛を生じる。
②急性増悪の際、疼痛性側彎を生じ自分で矯正できない。
③咳、くしゃみにより下肢放散痛が再現する（Déjerine sign）。
④痛みは安静で軽減するが、動作、坐位、前屈姿勢などで増悪する。

c　痛み以外の愁訴

①片側性の下肢しびれ感を伴う。
②踵歩行や爪先歩行が困難になる。
③両側運動麻痺による歩行障害や膀胱直腸障害を伴うことがある。

2）臨床症状

a　腰部症状：腰痛、脊柱変形（疼痛性側彎）、腰椎前屈制限を生じる。

b　神経根症状

①片側性の殿部から下肢の神経根支配域への放散痛、しびれ感、異常知覚などを生じる。
②神経根刺激症状の下肢伸展挙上テスト（SLR test）陽性、大腿神経伸展テスト（FNS test）陽性がみられる。
③神経根麻痺症状の神経根支配域の知覚障害、筋力低下、下肢腱反射（膝蓋腱反射、アキレス腱反射）の低下・消失がみられる。

c　馬尾症状：両側下肢知覚障害、両側運動麻痺による歩行障害、膀胱直腸障害を上位2椎間ヘルニアで比較的高率に生じる。

d　高位別神経症候：自験手術899例の単椎間ヘルニアの神経症候を**表1**に記す。

必要な検査

ヘルニアの診断は画像診断が不可欠であるが、日常診療では単純X線撮影とMRIが優先される。非侵襲性、高い診断能などの利点からMRIが第一選択の検査である。

表1 腰椎椎間板ヘルニアの神経症候

高位	症例数	下肢放散痛 両側	下肢放散痛 片側	歩行障害	膀胱障害	SLRT 両側	SLRT 片側	FNST 両側	FNST 片側	下肢腱反射低下・消失 PTR 両側	PTR 片側	ATR 両側	ATR 片側	知覚障害 両側	知覚障害 片側	筋力低下 両側	筋力低下 片側
L1-2	8	⧣	+	⧣	⧣	⧣	±	+	+	⧣	+	+	±	⧣	±	⧣	+
L2-3	16	⧣	⧣	+	+	⧣	⧣	+	⧣	⧣	+	+	±	+	⧣	+	⧣
L3-4	58	±	⧣	±	±	+	⧣	+	⧣	±	±	±	±	±	⧣	±	⧣
L4-5	483	±	⧣	±	±	±	⧣	±	±	±	±	±	⧣	±	⧣	±	⧣
L5-S	334	±	⧣	±	±	+	⧣	±	±	±	±	±	⧣	±	⧣	±	⧣

⧣：80〜100％、⧢：60〜70％、＋：40〜59％、＋：20〜39％、±：0〜19％　　(文献3より引用)
SLRT：straight leg raising test, FNST：femoral nerve stretch test
PTR：patellar tendon reflex, ATR：Achilles tendon reflex

1）MRI

T1強調像でヘルニア腫瘤の形態が、またT2強調像で椎間板変性の程度とヘルニア腫瘤による硬膜管の圧迫状態が確実に描出され診断できる(図1)。しかし、多椎間ヘルニアの責任高位診断には限界がある。

2）単純X線像

ヘルニアの診断価値は確立されていない。側面像の椎間腔狭小、骨棘形成、椎間不安定性は有用な所見とされているが、椎間に変化のないものもある。

3）脊髄造影、椎間板造影、CT、神経根造影

いずれの画像診断も特徴をもち、ヘルニアの診断には有用であるが、必ずしも必要としない。MRIで責任高位診断に限界のある多椎間ヘルニア、外側ヘルニア(椎間孔外ヘルニア)には椎間板造影、CTD、神経根造影が、また脊柱管狭窄の併存例には脊髄造影の動態撮影が有用である。

鑑別診断

急性または慢性の腰痛と下肢放散痛や下肢しびれ感をきたす疾患が鑑別の対象となる。多くは脊椎や神経に起因する。内臓や血管に起因するものの中には緊急を要する疾患もある。また心因性腰痛は常に念頭におき鑑別する必要がある。

1）脊椎に起因する疾患

炎症性疾患(化膿性脊椎炎、結核性脊椎炎、椎間板炎)、腫瘍(原発性腫瘍、転移性腫瘍)、骨粗鬆症性脊椎骨折、変性性疾患(分離すべり症、変性すべり症、脊柱管狭窄症)、筋・筋膜炎、突発性腰痛症(ぎっくり腰)など。

2）神経に起因する疾患

腫瘍(脊髄腫瘍、馬尾腫瘍)、脊髄係留症候群、糖尿病性末梢神経障害など。

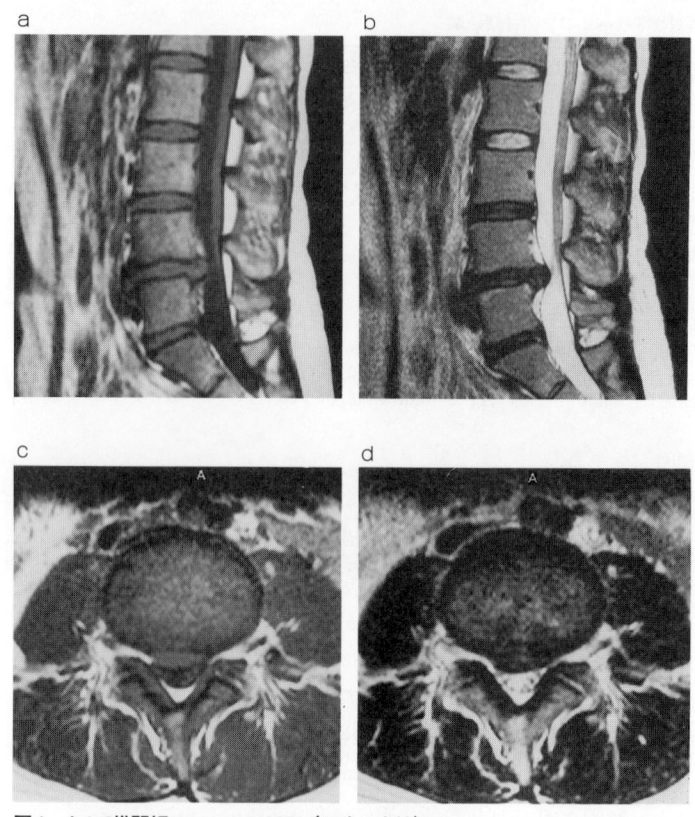

図1 L4-5椎間板ヘルニアのMRI（28歳、女性）
a：MRI 矢状断 T1強調像、b：MRI 横断 T1強調像
c：MRI 矢状断 T2強調像、d：MRI 横断 T2強調像

3）内臓や血管に起因する疾患

急性腹症（尿管結石、膵炎、子宮内膜症）、腹部大動脈瘤などは急性の腰痛発作を生じることがあり、早期診断と迅速な治療が求められる。

治療の実際

ヘルニアの腰痛と神経根症状に対する予後は良好であるので保存療法が第一選択される。その方法も安静、薬物療法、ブロック注射（硬膜外腔ブロック、選択的神経根ブロック）、装具療法、物理療法（寒冷療法、温熱療法、牽引療法など）、運動療法など多岐にわたる。

1）内服療法

薬物療法の基本である。腰痛や根性下肢痛には消炎鎮痛剤、筋の疼痛性緊張には

筋弛緩剤、神経根麻痺症状には神経賦活剤を投与し、心因性要素の強い患者には向精神薬を併用する。しかし、内服療法の主目的は除痛対策であるので、急性発作時には抗炎症、鎮痛効果が強力な非ステロイド性消炎鎮痛剤を短期集中投与し、急性期が過ぎると長期処方に適したプロピオン酸系薬剤のプロドラッグを投与する。

①重症例の処方の実際

　　　処方例-1　ジクロフェナクナトリウム（ボルタレンSR）37.5 mg　3カプセル
　　　　　　　　エペリゾン（ミオナール）50 mg　3錠
　　　　　　　　毎食後　1日3回分服

　　　処方例-2　ジクロフェナクナトリウム（ボルタレンサポ）50 mg　1個
　　　　　　　　就寝前　1日1回

▶処方1と2を3日間併用する。

　　　処方例-3　ロキソプロフェンナトリウム（ロキソニン）60 mg　3錠
　　　　　　　　エペリゾン（ミオナール）50 mg　3錠
　　　　　　　　メコバラミン（メチコバール）500 μg　3錠
　　　　　　　　毎食後　1日3回分服

▶処方3を2〜4週間投与する。

　重症例では非ステロイド性消炎鎮痛剤の内服と併用して、硬膜外腔ブロックを仙骨裂孔穿刺法で行う。塩酸リドカイン（1％キシロカイン®）5 ml＋ベタメタゾン（リンデロン®）4 mg＋生理食塩水10 mlを週1〜2回、合計4〜5回注入する。
　硬膜外腔ブロックが無効の頑固な根性下肢痛には選択的神経根ブロックを行う。神経根造影で確認後、塩酸リドカイン（1％キシロカイン®）4 ml＋ベタメタゾン（リンデロン®）4 mgを注入する。

②中等症、軽症の処方の実際

▶処方3を2〜4週間投与するが、除痛効果の乏しいものには硬膜外腔ブロックを行う。

2）物理療法

　急性期の激痛には安静が不可欠であり、安静は最も楽な体位での臥床がよい。局所安静のためには軟性コルセットがよい。
　物理療法の急性期の適応は冷寒療法のみに限られ、温熱療法や牽引療法などの適応はない。急性期が過ぎると物理療法とともに運動療法が適応になる。同時に日常生活動作の指導も重要である。

治療上の注意事項

①ヘルニアの治療は保存療法が原則であるが、保存療法に抵抗する重症の神経根

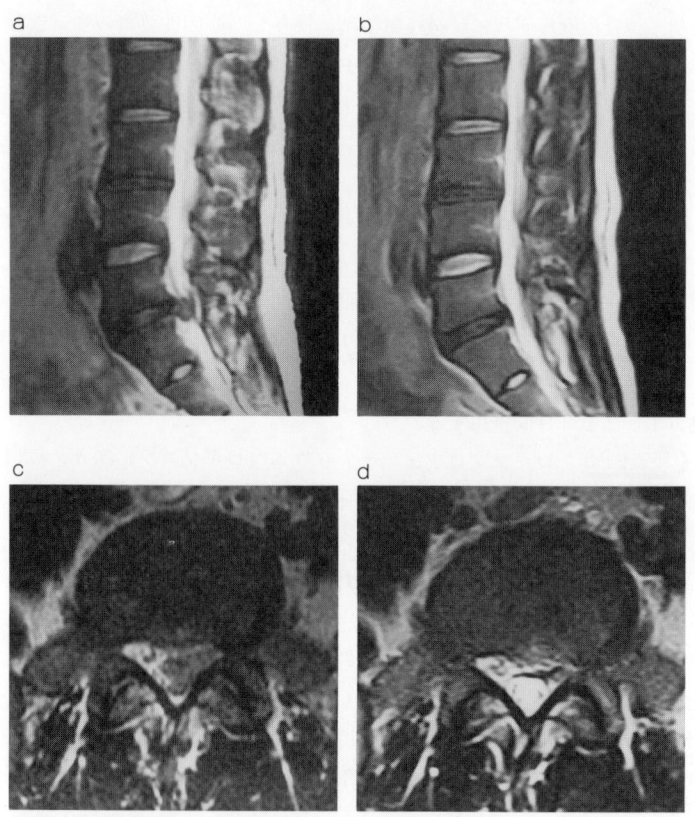

図2 L5-S 椎間板ヘルニア消失例の MRI（37歳、男性）
a、b：L5-S 椎間の脱出ヘルニア（1996年5月31日）
c、d：L5-S 椎間のヘルニア消失（1996年11月15日）

症状、両下肢運動麻痺や膀胱直腸障害などの馬尾症状は手術適応となる。

②保存療法のそれぞれの方法は至適時期での選択が重要であり、特に急性期の温熱療法、牽引療法、運動療法は禁忌である。また軟性コルセットの長期使用は体幹筋の廃用性萎縮を招く恐れがあるので避ける。

③硬膜外腔への脱出・遊離型ヘルニアは縮小・消失する可能性が高く、保存療法が第一選択となる（図2）。

藤村祥一

【文献】
1）藤村祥一ほか：腰痛．最新医学 43：2423-2429, 1988.
2）藤村祥一ほか：急性腰痛症，根性坐骨神経痛．MB Orthop 35：149-157, 1991.

3）藤村祥一ほか：腰部椎間板ヘルニアの高位別神経症候. 末梢神経 7：101-105, 1996.
4）小森博達ほか：腰椎椎間板ヘルニアの自然経過. 保存療法中の MR 画像変化. 脊椎脊髄 7：103-109, 1994.
5）Postacchini F：Management of herniation of the lumbar disc. J Bone Joint Surg 81-B：567-576, 1999.

❹ 腰部脊柱管狭窄症

はじめに

脊柱管狭窄症の病態[1]は、1975年頃からよく理解されるようになった比較的新しい疾患概念である。

診断のポイント

1）脊柱管狭窄症と変形性脊椎（腰椎）症（図1）

脊柱管狭窄症の原因は先天性、後天性に大別されるが、加齢退行変性を基本として発症する変性性のものが圧倒的に多い。変性性狭窄症の病態は、主として椎間板変性や椎間関節症の進展に伴い脊椎管や椎間孔が狭窄し腰痛や下肢痛を呈する疾患である。さらに脊椎に異常可動性を随伴し増悪因子となるときもある。単純X線では椎間板腔の狭小化やすべり、骨棘の形成、椎間関節の肥大などがみられ変形性脊椎症と診断される。変形性脊椎症はX線診断病名であり、脊柱管狭窄症は病態に即した臨床診断病名といえる。

2）問診のポイント

詳しい病歴の聴取と理学的所見により診断は比較的容易である。脊柱管狭窄症は前屈で軽快し、後屈で症状は増悪するからである（図2）。

a　腰痛と下肢痛の特徴の聴取：腰痛は中腰や重量物挙上時に強くなり、下肢痛は神経根性であり階段を降りるときや平地歩行時に訴えるものが多い。逆に階段の

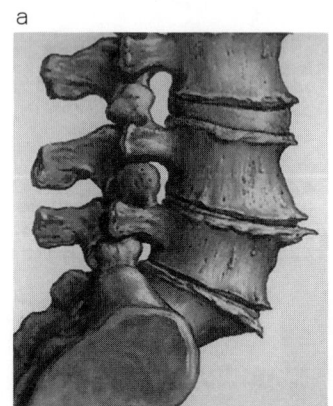

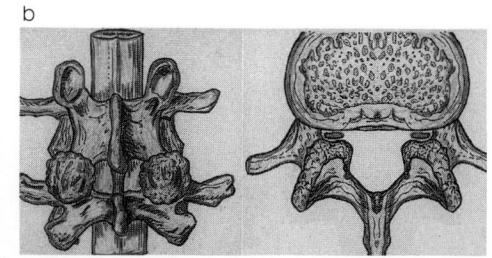

図1　変形性脊椎（腰椎）症と脊柱管狭窄症
a：椎間板腔の狭小化と椎間関節の肥大による脊柱管狭窄症である。X線診断は変形性腰椎症である。
b：肥大した椎間関節は後方から神経根を圧迫する。

昇りは平気であることが多い。

　b　間欠跛行の内容を聴取：特徴は腰椎前屈位の休息で軽快することである。自転車ならば普通に乗れるのも典型的エピソードである。

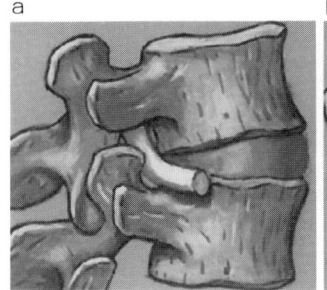

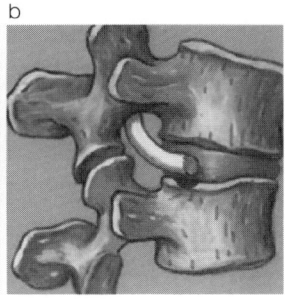

図2　脊椎の運動と脊柱管狭窄症
脊柱管は後屈で狭くなり(a)、前屈で拡大する(b)。

3）痛みの特徴（臨床症状）

腰痛と下肢痛の双方を訴える例が多い。疼痛には椎間板性、椎間関節性、神経根性、そして関連痛がある。本症ではLasègue徴候は陰性である。

　a　椎間板性疼痛：腰椎の前屈時や坐位で出現する腰痛が多い。
　b　椎間関節性腰痛：腰椎後屈により惹起される。
　c　神経根性下肢痛：下肢痛は歩行により出現または増悪し、蹲踞や坐位姿勢で軽快する。殿部から大腿外側、腓腹筋部、足趾へと走るのが特徴であり、休み休み歩くという間欠跛行の原因である。自転車は無症状で利用できるものがほとんどであるが、常時下肢痛がありほとんど歩行できない重症例もある。
　d　腰椎の関連痛：椎間関節由来が多く、鼠径部や大腿前面に感じられ、特徴は領域がはっきりしない運動痛である。
　e　馬尾症状：会陰部のしびれや膀胱直腸障害を訴える馬尾症状は、手術例の約10％に認める。

必要な検査

1）単純X線

4方向の単純X線撮影で椎間関節の形状、椎間板腔の狭小程度、すべりや異常骨化の存在などを調べる。前後屈側面X線で椎間の不安定性を調べる。

2）MRI

椎間板の状況や側方に位置する椎間孔狭窄の診断によい。近年発達したMRI-脊髄造影（MR-myelography；MR-M）は、通常の脊髄造影に匹敵する精度をもちきわめて有用である（図3）。MR-Mは外来で可能で、しかも注射を使用しないので患者の苦痛も少なく罹患椎間の同定に有用である。しかし、多椎間の変性所見をもつ例の責任レベル診断には限界があり、画像のみでは誤診に連なりやすい。

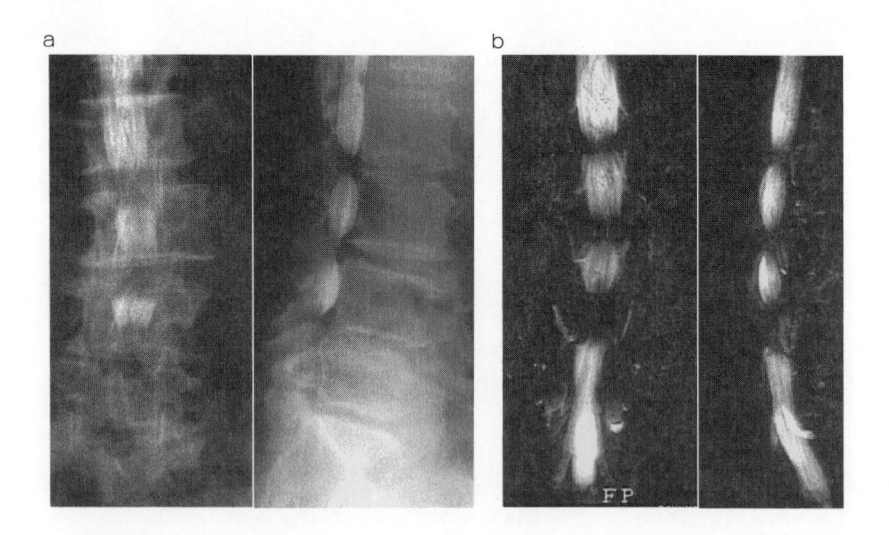

図3　MRI-myelography　a：脊髄造影　b：MRI-myelography（同一例）
多椎間にブロックがみられるとき MRI-myelography はよりすぐれた情報を与える。もちろん、針や造影剤は使用しない。

3）CT
椎間関節症と回旋変位の形状を把握するのによく、神経根は描出されにくいが脊柱管狭窄の程度を理解しやすい。脊髄造影検査後 CT（CT-M）は硬膜柱の形態把握に有用である。

4）脊髄造影
入院で行う。術前の脊髄造影は狭窄レベルを見るのによく、多椎間病変のスクリーニングやブロックの程度などの理解にはいまだ重要と思われる。しかし、前述の MR-M が普及すると適応は少なくなると思われる。

5）神経根ブロック
臨床症状に加え前記の画像診断をもってしても正確な診断が困難なとき、X線透視下に行う神経根ブロックはきわめて有用である。

6）トレッドミル歩行負荷試験
トレッドミルの床面を 5～10°傾斜させて後ろ向きに歩行させると間欠跛行を誘発しやすい。その直後に診察すると神経根症状が明確になり責任病巣の把握に役立つ。入院術前評価として行う。

鑑別診断

1）閉塞性血行障害

血行障害の場合は自転車などでも下肢に疼痛は起こる。足背動脈や後脛骨動脈の拍動が消失または減弱している。

2）末梢神経炎

X線で変性すべりがあり、糖尿病やサルコイドーシスなどの合併疾患をもつとき特に鑑別を要する。腰椎の運動で下肢痛は出現するか、その下肢痛は神経根性か、などは簡便な鑑別点である。神経学的に明確に鑑別できないときは手術をしてはならない。

3）転移性骨腫瘍・骨粗鬆症など

無症状の変性すべりが偶然発見されることはよくあり、骨腫瘍や骨粗鬆症が見落とされることがある。特に、高齢者では"すべり"に惑わされずに腫瘍や軽微な骨折などを見落とさないようにする。

治療の実際

1）内服療法

薬剤は消炎鎮痛剤、筋弛緩剤、ビタミンB製剤などを処方するが長期にわたる連用は避ける。疼痛が持続性でなく間欠的であれば、内服も疼痛時のみ使用とすることもある。強い疼痛には非ステロイド性抗炎症剤の坐剤がよい。

2）保存療法

急性発症のものと慢性経過でも日常生活の制限が少ないときは、年齢に関係なくまず保存療法を行う。

a 安静療法：急性発症の疼痛は安静をとらせる。腰椎前彎を減少させた体位は一般的に疼痛を緩和させるが、患者の好む楽なものでよい。

b 装具療法：間欠跛行にはWilliams[2]のflexion braceが有効で歩行距離が延長する。一般に使われている軟性コルセットはあまり有効でない。

c 温熱療法：腰部ホットパック、携帯カイロなどの温熱療法が有効である。外用剤も温湿布を使う。入浴はきわめて有効であり温泉療法などは積極的に取り入れてもよい。

d 骨盤牽引：椎間板ヘルニアと同様の牽引は無効でむしろ下肢痛を悪化させることもある。もし患者の希望が強ければ、または拘縮の除去を目的としたときには行うが、意識的に腰椎を屈曲（前屈）させる方向に牽引する（図2参照）。

e ブロック療法：椎間関節注射は腰痛に有効である。根性の下肢痛には神経根ブロックはきわめて有効であるが、高位診断が正確でなければ無効である。

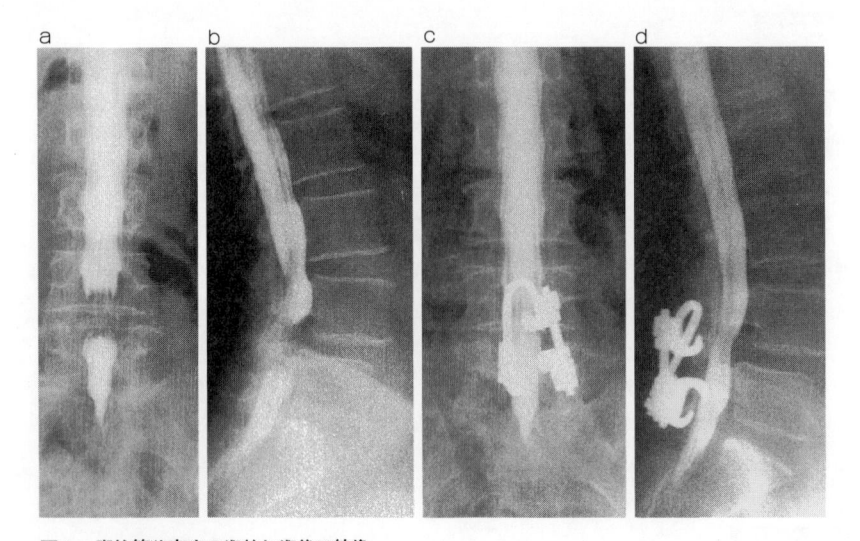

図4 脊柱管狭窄症の術前と術後X線像
a、b：術前　c、d：術後
完全な除圧と固定が得られており、術後成績はきわめて良好である。

　　f　**腰痛体操と日常生活指導**：症状の寛解期は腰痛体操で再発を防止させる。特に腹筋筋力訓練が重要であるが、背筋訓練は腰椎の後屈を増強させ疼痛を誘発しやすいので避ける。日常生活動作では腰椎後屈など症状増悪の姿勢を自覚させることも肝要で、具体的な指導を行う[2]。

3）手術療法

　脊柱管狭窄症の手術は、単独または固定術を併用した腰椎後方除圧手術[3-5]が一般的になされている（図4）。近年の手術成績はきわめて良好である。

　a　**手術の適応**：上記保存療法に反応せず日常生活動作の障害が強いとき手術適応となる。手術適応は症状の程度、患者の年齢・全身状態・社会的活動性などの多因子を総合判断して決定する。最も重要なことは、臨床症状・所見が画像診断と一致し、術者が術後成績に自信をもてること、そのうえで手術の要否を患者自身に判断させることである。手術適応に関する一応の目安を下記に示す。

　①急性発症であっても麻痺の強いとき（下垂足、膀胱直腸障害）は手術を急ぐ。

　②保存療法が無効であり500m以内の間欠跛行を示すもの、高齢者でも間欠跛行が100m以内であるときは手術適応である。

　③睡眠障害をきたすほどの持続性安静時下肢痛のみられるものは、活動性の低い高齢者であっても手術適応である。

注意事項（禁忌）

1）硬膜外ブロック

脊柱管狭窄症は硬膜外にも通過障害をもつことがあり、強い圧を加えてブロックをすると麻痺を生じることがある。筆者は硬膜外ブロックは特に高齢者の脊柱管狭窄症では危険であると考えており、神経根ブロックをすすめる。

2）牽引療法

通常の腰椎牽引では腰椎は伸展（後屈位）しやすいので、本症では症状が悪化することがある。

おわりに

社会は高齢化し、しかも高齢者の社会的活動性が高くなった現在、脊柱管狭窄症はますます重要な疾患となってきた。退行変性を基盤とした病態であり、保存療法にも一定の限界があるので、症状が高度であるときは長期間むやみに通院治療するのではなく、手術によって社会復帰させることを考慮すべきであろう。

野原　裕

【参考文献】

1) Verbiest H : A Radicular syndrome from developmental narrowing of the lumbar vertebral canal. J Bone Joint Surg 36-B : 230-237, 1954.
2) Williams PC: Examination and conservative treatment for disc lesions of the lower spine. Clin Orthop 5 : 28-40, 1955.
3) 野原　裕, ほか：変性すべり症に対する椎間関節内側切除と後側方固定術；distraction と compression rod の併用. 脊椎脊髄 1：317-324, 1988.
4) 野原　裕：腰部脊柱管狭窄症の神経除圧と固定術；Spinal instrumentation 応用の適応と実際. 手術 45：537-544, 1991.
5) 野原　裕：誌上パネル Debate 腰椎変性疾患に対する固定術の適応と術式の選択；後側方固定術を第一選択とする立場から. 日脊椎外会誌 9 (2)：461-466, 473-475, 480-481, 1998.

❺ 椎体椎間板炎

はじめに

　血行性感染により椎体軟骨板近傍に感染巣が形成され、椎体および椎間板に炎症が波及して椎体椎間板炎(Spondylodiscitis)を引き起こす。Mayerが1925年にはじめて報告して以来1960年代には抗生物質の進歩により克服されたかにみえたが、起炎菌の変化とともに再び注目されている。最近の傾向として高齢者や、糖尿病、肝硬変、悪性腫瘍などを合併し、免疫能の低下したと考えられる患者に発生することが多い。また、脊椎手術に続発したメチシリン耐性黄色ブドウ球菌（MRSA）による脊椎炎の報告も散見される。

診断のポイント

1）発生部位

　腰椎部に約70％、胸椎部に約30％で、頸椎部では星状神経節ブロックに続発する医原性のもの以外の報告は少ない。好発年齢は10歳代と40歳以上の中高年に分かれ、男女比は約3：1で男性に多い。

2）臨床症状

　急性化膿性脊椎炎の特徴は39℃前後の高熱と激烈な腰痛あるいは背部痛であり、わずかな振動にて疼痛は誘発される。傍脊柱筋の緊張、脊柱運動制限、局所圧痛および叩打痛を認める。黄色ブドウ球菌の場合と弱毒菌では症状の強さが異なる傾向をみる。硬膜外へ膿瘍が及ぶことは結核性脊椎炎と異なり比較的まれであるため、下肢麻痺の合併は少ない。亜急性や慢性の経過をとり腰背部痛がそれほど激烈でない例も存在する。

必要な検査

1）初期X線所見

　急性化膿性脊椎炎では、激烈な腰痛発作後1～2週で椎体軟骨下骨の不規則な骨吸収像や椎体隅角部の溶骨性変化をみる。その後1～2カ月で椎間板狭小化とともに骨破壊が進行する。

2）MRI所見

　病変部の椎間板を挟む2椎体が広範にT1強調像で低信号強度、T2強調像で高信号強度に撮像される（図1）。実際の病変部よりも広範囲に変化がみられ、発症早期の化膿性脊椎炎と結核性脊椎炎を鑑別することは困難である。

3）CT所見

　結核性脊椎炎では病巣椎体周囲の膿瘍形成、病巣部の石灰化像が特徴である。

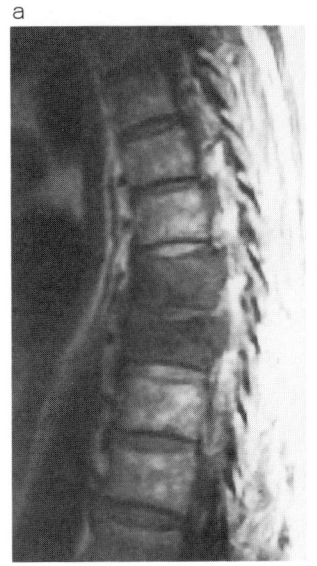

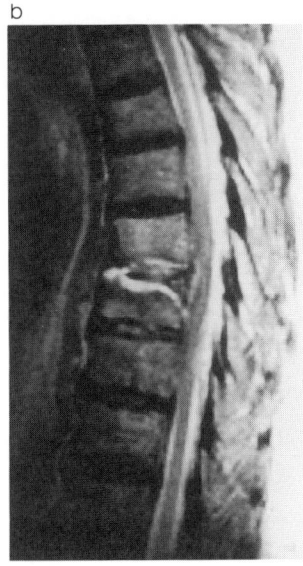

図1　化膿性胸椎椎体椎間板炎のMRI所見
a：T1強調画像では、病巣部のT7-8椎間板およびそれを挟む2椎体で広範に低信号強度の変化を示す。
b：T2強調画像では、椎間板および頭側の椎体に信号強度の増加をみる。尾側の椎体内には部分的に信号強度が増加した部位を認める。

4）椎間板造影所見
病巣部の穿刺吸引で培養を行うと同時に造影剤を注入し、病巣の広がりを確認し、膿瘍形成の有無もみることができる。

5）臨床検査所見　急性化膿性脊椎炎では赤沈亢進、白血球増多、核の左方移動、CRP値上昇などの急性炎症所見を呈する。

6）起因菌
起因菌の検出される割合は約50％で、そのうち1/3は黄色ブドウ球菌である。近年、消化器外科手術後や長期の中心静脈栄養下に、カンジダなどの真菌や表皮ブドウ球菌などの弱毒菌による椎体炎の増加傾向がある。最近、脊椎手術の中でもインスツルメントを用いた手術に続発したMRSAによる脊椎炎の報告がみられる。

鑑別診断のポイント
初期のX線変化が乏しいこともあるが、症状経過でおおよそ疑うことができる。腰背部痛患者を診る際に本疾患も念頭におくことが早期診断に必要である。結核性脊椎炎との鑑別のため、ツベルクリン反応を行い、穿刺吸引物の塗抹、培養、polymerase chain reaction (PCR) 法による結核性脊椎炎の鑑別診断を行う。単純X線上、椎体

破壊の広がりは椎体の1/2以上に及ぶものは化膿性脊椎炎では少なく、病巣周囲の反応性骨硬化像がみられることが結核性脊椎炎に比べて多い。傍脊柱膿瘍陰影は結核性脊椎炎に特徴的である。椎間板の狭小化は転移性脊椎腫瘍や骨粗鬆症性圧迫骨折でみられることは少ない。診断に難渋した場合には針生検や経椎弓根の切開生検なども考慮されるべきである。

治療の実際

1）治療方針

①糖尿病、肝疾患、他の部位での感染症などの基礎疾患を有していることも多く、それらのコントロールを行いつつ治療方針を決める。

②原則として床上安静と抗生物質の全身投与を行う。症状の程度、患者の年齢、全身状態、活動性、職業などを考慮して治療を計画すべきである。

③神経症状の出現、激烈な腰背部痛の持続、高度の椎体破壊、確実かつ早期の治癒を望む例などは手術適応となる。

2）保存療法

①症状があまり激烈でなく椎体破壊程度が軽くかつ長期入院可能な例に施行される。諸家の報告では臥床期間は2～3カ月で、抗生物質投与は4～8週間であるが、臨床症状、検査所見、X線所見の経過により判断するべきであろう。

②適切な抗生物質の選択が必要であるが、穿刺吸引による菌の検出率は低く、経験的に用いることも多い。通常、黄色ブドウ球菌と考えてセフェム系、アミノグリコシド系あるいはその両者を併用するが、弱毒菌や真菌の場合は有効でない。最近の傾向として、黄色ブドウ球菌よりも弱毒菌の比率が増加傾向にある。2～4週の抗生物質投与で効果が思わしくない場合には、観血療法も考慮されるべきと考える。

③臨床症状、赤沈値、CRP値を目安に軟性固定装具を付けて起立歩行とする。

3）手術療法

①腰椎部では腹膜外路による前方侵襲、胸椎部では胸膜外あるいは開胸による前側方侵襲により椎体に到達する。病巣部の椎間板を摘出した後、椎体病巣の郭清を行う。椎体病巣はあらかじめ断層撮影、CT、MRIなどで確認された広がりまで切除する。MRIの信号強度変化は広く出現する傾向があり、反応性骨硬化の部分を切除し、海綿骨からの出血を確認できる部分までの切除で十分と考えられる。最近、胸腔鏡や腹腔鏡視下に小切開で病巣に到達し、郭清と骨移植を行う手技も報告されている。

②基本的には四肢骨の急性化膿性骨髄炎と同一であり、壊死組織すなわち血行不良組織の切除と十分な骨移植および術後の適切な化学療法が不可欠である。

③後療法は3～4週の床上安静後、体幹ギプスあるいは硬性コルセットを装着し起立歩行とする。臥床中も下肢の等尺性運動を行うよう指示する。局所X線所見、炎症反応を参考にして体幹ギプスあるいは硬性コルセットを1～2カ月間装着した後、軟性コルセットに変える。この時点で坐位労働は可能である。本症での骨癒合は十分に壊死骨が切除されていれば良好である。

④菌種に応じて感受性のある抗生物質を2～4週静脈投与の後、経口で数カ月、臨床症状、赤沈、CRPの改善をみながら間欠的に投与する。再発の危険性もあり、慎重な経過観察が必要である。

注意事項

①病巣穿刺や椎間板造影を行う際には、経硬膜的に行うと髄膜炎を引き起こす危険性があるため傍脊柱から行うべきである。

②転移性脊椎腫瘍や結核性脊椎炎が疑わしい場合でも、鑑別診断として本疾患を念頭におくべきである。

松井寿夫

【文献】

1) 樫本 修ほか：脊椎感染症：MRIによる結核性脊椎炎と化膿性脊椎炎，転移性脊椎腫瘍との鑑別．MB Orthop 7：131-140, 1994.
2) 国分正一ほか：化膿性脊椎炎；診断と治療について．臨床整形外科 13：303-316, 1978.
3) Modic MT, et al: Vertebral osteomyelitis：Assessment using MR. Radiology 157：157-166, 1985.
4) 坂口幸宗ほか：化膿性椎体椎間板炎40例の臨床像と最近の傾向．整形外科 45：1352-1357, 1994.

6. 関節の痛み

❶ 慢性関節リウマチ

はじめに

　慢性関節リウマチ (rheumatoid arthritis ; RA) は結合織を中心に、慢性の炎症をきたす女性に多い全身性の疾患である。発症の病因に関しては不明な点が多く、細菌感染説やウイルス感染説などが唱えられているが、いまだに同定されていない。診断においても特異的な所見に乏しく、臨床症状や除外診断をもとにしたアメリカリウマチ学会の診断基準（表1）が用いられている。
　慢性関節リウマチは手指などの末梢関節の腫脹疼痛で発症する。可動関節を中心に慢性の関節炎をきたし、軽快と増悪を繰り返しながら、関節の破壊、変形や機能障害をきたす。慢性関節リウマチの治療においては、全身性のリウマチのコントロールと同時に、罹患関節の疼痛や腫脹、機能障害に対する治療が必要である。特に疼痛のコントロールはリウマチ患者のADL（日常生活動作）やQOL（生活の質）の改善と同時に、リハビリテーションの実施においても必要不可欠である。

痛みの機序

　慢性関節リウマチは全身性の疾患であるが、病変や症状は主に関節を中心に発現する。滑膜のある関節では、どの関節にも発症する可能性はあるが、可動性のある

表1　慢性関節リウマチの診断に用いられているアメリカリウマチ学会の診断基準
1987年改訂・RA診断基準（アメリカリウマチ学会）

＊1．朝のこわばり、少なくとも1時間以上
＊2．3関節領域以上の腫脹
＊3．手関節またはMP、またはPIP関節領域の腫脹
4．対称性腫脹
5．手指、手関節のX線所見
6．皮下結節
7．リウマトイド因子
〔判定〕上記7項目中、4項目以上：RAと診断してよい
〔注〕(1) ＊印の関節症状は、6週間以上持続
(2) 除外項目は、不要とされているが、
i) 全身性エリテマトーデス（SLE）
ii) 乾癬性関節炎
iii) 混合性結合組織病（MCTD）の3疾患は、RAと分類される率が高いので注意を要する

関節で、よく使用される関節ほど罹患しやすい。日常最もよく使用される手指の小関節が最初に罹患し、次第に大関節に病変が及ぶ。上肢では手関節、肘関節、肩関節が罹患し、下肢では膝関節、足関節、股関節が罹患する。脊椎においてもよく動く頸椎などが罹患する。

図1に示したように、罹患関節ではまず滑膜に炎症が発現し、T細胞を中心としたリンパ球浸潤と形質細胞の出現がみられる。滑膜の線維芽細胞の増殖を伴い、これらにより形成された肉芽組織は軟骨に浸潤しパンヌスを形成しながら軟骨を破壊する。炎症に伴うサイトカインの影響により関節周辺の骨の萎縮や靱帯不全がみられるようになり、関節破壊は進行する。軟骨が消失し、炎症が沈静化すると、関節は線維性に癒合し関節の機能を消失すると同時に疼痛腫脹なども軽快する。

関節の疼痛は発症初期においては、炎症と同時に関節にうっ血、浮腫、滑膜の増殖を伴うため、疼痛と腫脹がみられる。関節は腫れぼったく、動きにくい状態となり、この現象をこわばりという。慢性関節リウマチでは特にこのこわばり現象が特徴的である。関節を動かす前に症状が著明になるため、起床時にこの現象が起きやすい。この症状を朝のこわばりといい、リウマチの診断基準の項目にも取り上げられている。こわばりは動かしにくいと同時に腫脹感、軽度の鈍痛と運動痛を伴うが、疼痛自体はそれほど強くない。

炎症が軟骨を破壊し、関節自体に影響してくると、関節自体の疼痛が出現する。股関節、膝関節、足関節では歩行時に強い疼痛を伴い、歩行不能になることもある。上肢の関節においても、洗顔や食事などのADLが著しく制限される。疼痛は滑膜自

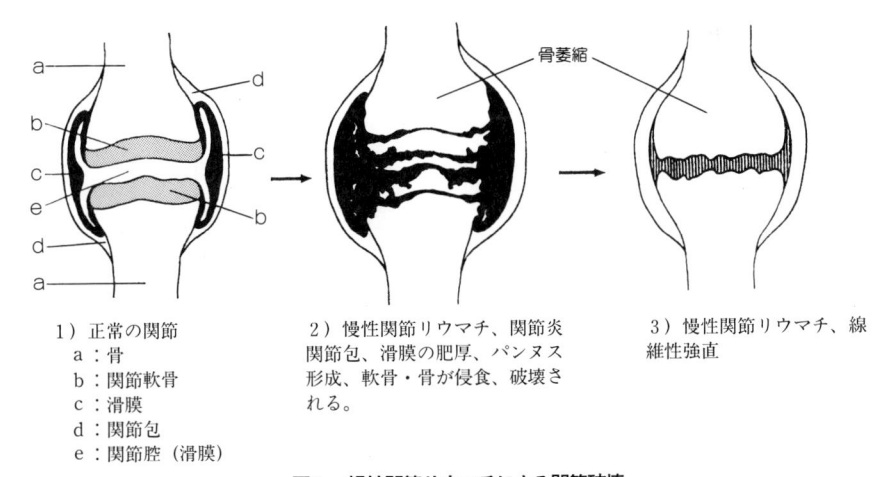

1) 正常の関節
　a : 骨
　b : 関節軟骨
　c : 滑膜
　d : 関節包
　e : 関節腔（滑膜）

2) 慢性関節リウマチ、関節炎関節包、滑膜の肥厚、パンヌス形成、軟骨・骨が侵食、破壊される。

3) 慢性関節リウマチ、線維性強直

図1　慢性関節リウマチによる関節破壊

体の炎症の痛みと、破壊された関節に無理な力が加わることにより出現する疼痛が重なる。

疼痛への対策

1) 全身に対する対策

慢性関節リウマチは全身疾患であることから、疼痛の治療も慢性関節リウマチ全体の治療体系の中に含まれる。全身に対する炎症のコントロールが、局所における疼痛の抑制につながる。

慢性関節リウマチの治療体系は従来より図2で示したSmythのピラミダルプランとして知られている。ピラミダルプランの基本的な考え方は、患者教育を含めた基礎的治療のうえに、副作用の少ない薬から、漸次作用の強い薬にstep upしていく方法である。最近では新しい薬剤の開発や、メトトレキサート(MTX)などの効果の確実な薬剤の使用が可能になったことから、Wilskeらの提唱しているステップダウン療法が取り入れられるようになった。ステップダウン療法とはステロイドやMTXなどの作用の強い、ただし副作用のある薬剤から始め、金製剤やその他の比較的副作用の少ない抗リウマチ薬(DMARDs)に切り換え、非ステロイド消炎鎮痛剤(NSAIDs)の投与を含め炎症のコントロールを維持していく方法である。実際には強いRA反応を示し、CRPや血沈の高値を示す症例ではステップダウン療法が有効であり、RA

(Smyth, 1972)

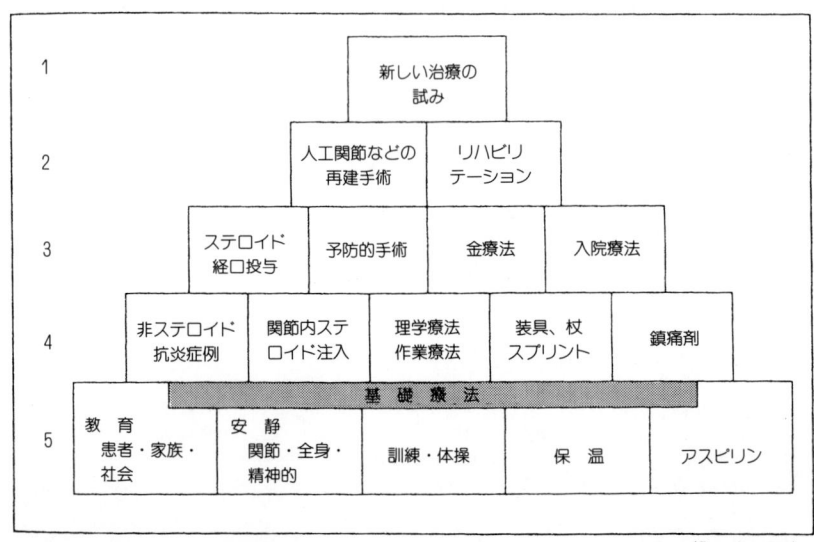

図2 慢性関節リウマチの治療におけるピラミダルプラン

反応や炎症反応が軽度の場合、ピラミダルプランに従って全身管理を行う。全身に対する治療が有効な場合は、局所における関節の疼痛のコントロールは容易となる。

２）局所に対する疼痛の管理

それぞれの関節により、疼痛の管理は若干異なる。手指の小関節に対しては、不安定を改善することにより、除痛とADLの改善が得られる。膝などの荷重関節では炎症の範囲も大きく、それぞれの関節に対し、抗炎症治療を行い、歩行を可能にさせる治療を行わなければならない。

局所に対する疼痛の治療方法は多く、患者や各関節に適した方法を選択する。NSAIDsを中心とした薬物療法、理学療法や装具などによる方法、注射による関節内への薬物療法、手術療法などがある。通常はいくつかの方法を組み合わせて治療を行う。

a **全身的に薬剤を投与する方法**：一般臨床においては比較的容易に行える方法であり、最もよく行われている。すでに全身的に金療法やリウマチ治療薬、NSAIDsが投与されているうえで、特に疼痛の管理が困難なときに、それらの薬剤に上乗せするようにNSAIDsを用いる。NSAIDsは鎮痛作用の強いインドメタシン（インダシン®）、ジクロフェナク（ボルタレン®）、ロキソプロフェン（ロキソニン®）などがよく用いられている。鎮痛作用の強いNSAIDsは、いずれも消化管潰瘍を形成する副作用があるため、サイトテック®のようなNSAIDsに対する抗潰瘍剤と併用して投与しなければならない。長期間使用する場合は、プロドラッグやCOX-2選択阻害性のある薬剤が、消化管潰瘍形成が少ないことから、従来のNSAIDsの代わりに用いられるようになってきた。しかし、鎮痛を期待する場合は、これらの薬剤は効果が少ないため、従来のNSAIDsを使用せざるをえない。これらの副作用を少しでも軽減するため、坐剤による投与が好まれており、疼痛に対する速効性があることから、頓用で坐剤を処方することが多い。インドメタシンやジクロフェナクの坐剤がよく用いられる。すでに経口でNSAIDsが投与されている場合、少ない用量から使用する。坐剤においても潰瘍形成作用がある。高齢者ではNSAIDsにこだわらないで、微量のステロイド（プレドニン®で1～2 mg/日）を投与することにより、NSAIDsの量を増やさずに疼痛をコントロールできることがある。

b **局所に対する外用薬の使用**：リウマチ性疾患に対し、古くより、局所を暖めたり冷やしたり、薬草を直接塗ったりする治療法が行われてきた。局所へ直接薬剤を塗布する治療は、局所に温熱や冷却を加える効果と薬剤の浸透による薬理効果、心理的な効果が期待できる。慢性関節リウマチにおいても、外用薬による治療はよく行われている。近年、**表2**に示した多くのタイプの外用剤が開発され、特にNSAIDs

表2 慢性関節リウマチに用いられる外用剤の種類と特徴

調形		特徴
貼付剤	パップ剤	①水分を多く含んでいるので、冷却効果もある。 ②適度な伸縮性と粘着性があり可動部位にもフィットする。
	プラスター剤	①粘着性にすぐれ、動きの激しい関節部位でも剥がれにくい。 ②薄くて軽くてかさばらない。 ③水分を含有しないので患部を冷やさない。
軟膏剤	固形軟膏剤 （スティック剤）	①使用が簡便で、手を汚すことなくマッサージしながら塗れる。 ②コンパクトで使いやすいプラスチック容器入りである。
	軟膏剤（ゲル剤） クリーム剤	①塗っていることが目立たない。 ②マッサージ効果がある。
液剤	ローション剤	①塗っていることが目立たない。 ②首すじなどの有毛部や疼痛部位にも簡単に塗れる。 ③清涼感がある。

を含有した外用剤の開発により、慢性関節リウマチなどの炎症性疾患の治療に効果を発揮している。

外用薬は大きく分けてシップなどの貼付剤、クリームやゲルなどの軟膏剤、液状のローションに分かれる。

貼付剤は水分を含んだパップ剤とフィルム状になっているプラスター剤がある。パップ剤は水分を含んでいることから冷却効果がある。慢性関節リウマチでは冷却効果より、温熱効果による循環改善が除痛に有効なことがある。カプサイシンを主成分とするトウガラシエキス入りのパップ剤やプラスター剤が、それらの目的のために使用される。プラスター剤は接着力が強いため、関節周辺の貼付剤としてよく使用されるが、慢性関節リウマチでは手指に力のない患者が多いため、パップ剤のほうが好まれる。

慢性関節リウマチでは多数の関節に腫脹や疼痛が生じ、小関節にも疼痛が生じる。貼付剤では多くの枚数が必要になったり、貼付できない場所だったりするので、塗布剤が用いられることが多い。**表3**に塗布剤の種類を示したが、NSAIDsやステロイドを含有している塗布剤が慢性関節リウマチによく用いられている。軟膏剤と外用液剤（ローション）があるが、軟膏剤のうち、ゲル剤が浸透性もよく、刺激性も少ないことからよく用いられる。ただし、剤形による効果には大差がないため、患者の好みに合わせて処方されることが多い。

貼付剤や塗布剤は局所に用いることから、全身的な副作用を気にしないで使用できる利点がある。しかし、局所に対しては刺激性があり、場合によりアレルギー反

表3 慢性関節リウマチに用いられる塗布剤の種類と含有成分

種類		含有成分（薬剤）	ジクロフェナク	ケトプロフェン	インドメタシン	フェルビナク	副腎エキス・サリチル酸配合剤	サリチル酸、L-メントール、DL-カンフル、グリチルリチン酸	プレドニゾロン
軟膏剤	ゲル		ボルタレンゲル ナボールゲル	セクターゲル		ナパゲルン軟膏	モビラートゲル		ファルネゾンゲル
	クリーム			セクタークリーム	インテバンクリーム		モビラート軟膏 ゼスタッククリーム		
固形軟膏剤（スティック）						スミルスチック アスゼスチック フェルビスチック		スチックゼノールA サリメチックS	
外用液（ローション）				セクターローション エパテックローション	インテバン外用液	ナパゲルンローション スミルローション	ゼスタックローション コルチコローション		
適応疾患			変形性関節症、筋・筋膜性腰痛症、肩関節周囲炎、腱・腱周囲炎、上腕骨上顆炎（テニス肘など）、筋肉痛、外傷後の腫脹・疼痛				変形性関節症（深部関節を除く）、関節リウマチによる小関節の腫脹・疼痛の寛解、筋・筋膜性腰痛、肩周囲炎、腱・腱鞘・腱周囲炎、外傷後の疼痛、腫脹、血腫	打撲、捻挫、筋肉痛、関節痛、骨折痛、虫さされ	慢性関節リウマチによる指・手・肘関節の腫脹・疼痛

応をきたすことがある。皮膚面のチェックと不用意に長期間外用剤を使用しないようにする。湿疹やかぶれが生じたときには、使用を中止し、薬剤を十分に拭き取り、ステロイドを含んだ外用剤を使用する。

　c　**理学療法**：慢性関節リウマチ全体に対しては関節機能の温存や全身の運動機能改善のリハビリテーションが行われる。局所の疼痛に対する理学療法は温熱などを中心とした物理療法が中心となる。疼痛が強い場合、関節に対する機能訓練ができなくなるため、除痛を目的とした理学療法が中心となる。冷却により痛みを取り除く方法等が提唱されているが、局所の凍瘡などの合併症があり、専門の医療施設での実施が必要である。通常はマイクロウエーブや近赤外線などによる局所の温熱療法による除痛治療が行われている。温熱療法は炎症が強い場合、むしろ痛みを増強することがあるので、症状に応じて実施する必要がある。最近では低反応レベルレーザー治療（LLLT）が慢性関節リウマチに有効であるという報告が多い。LLLTは除痛、抗炎症、循環改善効果があるので、慢性関節リウマチの新しい物理療法の1つとして有用である。

　d　**装具療法**：関節機能が温存されているときには、関節の可動域の改善等のリ

ハビリテーションが行われるが、関節機能が破壊され、軟骨の消失に伴う痛みは、関節の固定により除痛が得られる。各種の関節固定装具が工夫され、使用されている。手指の関節はスプリント装具による固定が容易であり、除痛とADLの改善効果は高い。肘関節や膝関節では可動域を確保しながら、側方動揺性を改善する装具が用いられ、足関節では靴型装具が用いられる。膝関節や足関節に疼痛がある場合、荷重による負荷が痛みの原因になっているので、肘から手で力を受けるロプシュトランド杖などを用い、下肢の疼痛を軽減させる。

　　e　**関節内注射**：関節に炎症があると、腫脹と疼痛が出現し、関節液の貯留が増加する。関節水腫内には炎症によるサイトカインやプロスタグランジンがみられ、それらが疼痛や関節破壊を導く原因となる。膝関節では水腫が顕著となりやすく、水腫自体で疼痛も増悪する。直接関節内に抗炎症作用のある薬剤を投与し、関節液を排出することは、局所の関節の疼痛の治療に有効である。通常、排液後に局所麻酔剤（キシロカイン® もしくはカルボカイン® 1～2 ml）とステロイド（デカドロン® 2 mg程度）を関節内に週1回程度注射する。関節水腫がない場合は排液せず、直接関節内に注射する。効果を持続させるため、懸濁ステロイド剤が使用されることがある。

　最近では関節内注射剤にヒアルロン酸が使用されるようになった。ヒアルロン酸は抗炎症・鎮痛作用のあることが知られており、変形性膝関節症の最もポピュラーな関節注射剤となっている。慢性関節リウマチに対しては保険適応がなかったが、慢性関節リウマチの関節痛に保険適応のある高分子ヒアルロン酸（スベニール®）が使用できるようになり、慢性関節リウマチの新しい関節内注射剤として期待されている。

　関節内注射は速効性があり、鎮痛効果も強く、日常診療ではよく用いられているが、いくつかの問題点がある。関節内への注射は、関節自体が感染に対し弱く、感染が成立すると治癒が困難で、破壊も高度となり、最終手段である人工関節置換の手術が不能となる。安易に関節内に注射を行うと、感染の危険性は増大する。注射手技の習熟とイソジン®などの殺菌作用のある消毒液を用いた十分な消毒が必要であり、排液後に素手で注射針を持たないよう、コッヘルなどの鉗子で針の固定やシリンジの付け換えを行うなど、細心の注意が必要である。またそれらの手技は看護婦にも十分熟知してもらう必要がある。

　関節内注射は、薬剤の関節内への蓄積が起こり、軟骨や骨に影響を与える。ステロイドの長期使用は関節の易感染性と軟骨や骨の代謝に影響し、脆弱化が起こる。関節内注射を安易に長期間継続させないで、効果がない場合は手術的治療法なども

選択する。

 f **手術的治療法**：手術的治療法には、滑膜切除術と人工関節置換術がある。関節内注射の効果が減弱したり、滑膜増殖が強く、排液が困難となり、そのために関節痛が増悪している場合に、滑膜切除術の適応となる。滑膜切除術は軟骨の破壊が少なく、初期の段階では、有効な症例が多い。最近では関節鏡視下で、滑膜切除が可能となったため、最小侵襲手術としてよく行われる。手関節、肘関節、肩関節、膝関節が滑膜切除術の対象となる。

 人工関節手術は関節破壊に伴う疼痛や機能障害の最終的な治療法である。炎症の元になっている滑膜や軟骨を完全に切除し、人工関節に置換するので、除痛と関節機能の回復を図れる。手指の関節はスワンソン型のシリコン挿入物による関節置換が行われる。肘関節、肩関節、股関節、膝関節、足関節ではそれぞれの関節に応じた人工関節が開発され手術に用いられている。膝関節、股関節、肘関節が最も一般的に用いられている部位であり、足関節は固定術が行われている。

 手術療法は最終手段であり、効果も高いが手術侵襲による全身への影響や感染の問題などを、十分に患者とインフォームド・コンセントされたうえで、手術療法を行う必要があり、手術は術後のリハビリテーションが十分に行える、専門の施設での施行が勧められる。

まとめ

 慢性関節リウマチの痛みの対策は、基本的には、全身における疾患の進行をいかにコントロールするかにかかっている。現時点では慢性関節リウマチの診断がつけば、早期に抗リウマチ剤を中心とした薬物療法を行い、少しでも慢性関節リウマチの進行を抑えることが、疼痛の根本的な治療となる。

 局所に対する疼痛治療は、罹患関節の部位や、関節破壊の程度により異なる。選択可能な多くの治療法があり、症例に応じ、いくつかの方法を組み合わせて対処していかなければならない。保存的療法が無効な場合、手術的療法も念頭において検討する。局所の疼痛の治療はあくまでも慢性関節リウマチ全体の治療の流れの中で対応するのが原則である。

楊 鴻生

❷ 変形性膝関節症

はじめに

　変形性膝関節症は膝関節の変性疾患であり、膝関節軟骨の寿命が70～75年と考えられるので、高齢社会では激増する。痛みは①軟骨下骨、②骨、③滑膜、④靱帯、⑤関節包、⑥半月板（一部分）の炎症性変化・変性性変化に由来する（図1）。

問診

　1）痛み──いつ・どういうときに・どこが（膝の部位）痛むのか？
　①いつから痛みを感じていたか？
　②運動開始時（起立時・歩行開始時など）の痛みの有無
　③安静時の痛みの有無
　④階段昇降時（昇るときに痛むのか・降りるときに痛むのか）の痛みの有無
　⑤正座時（容易・困難・不能）の痛みの有無
　⑥しゃがみこみ時（容易・困難・不能）の痛みの有無
　⑦膝内側の痛み
　⑧膝前面の痛み
　⑨膝窩部の痛み
　⑩膝外側の痛み・しびれ感
　2）歩行可能距離
　3）歩行時不安定感・嵌頓現象の有無

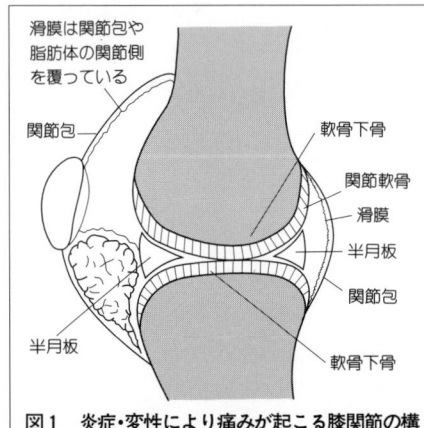

図1　炎症・変性により痛みが起こる膝関節の構成体

痛みの特徴

　運動開始時に疼痛が出現することが多く、特に歩行開始時や階段降下時に多い。疾患の初期では運動の継続により痛みは軽減するが、疾患の進行とともに、運動の中止によっても痛みは遺残する。

検査

　1）視診
　①変形の有無：変形は内反変形（O脚）がほとんどであり、変形が増大するとともに伸展障害（屈曲拘縮）を生じる。

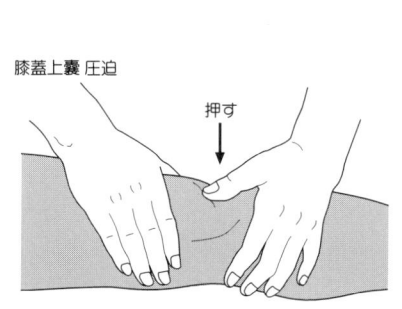

図2　膝蓋骨跳動検査

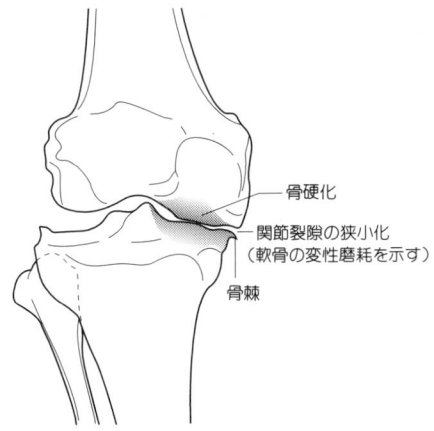

図3　内側型変形性膝関節症
O脚を示す。

②腫脹の有無
③発赤の有無
2）触診
①膝蓋骨跳動（図2）
②熱感
③圧痛の部位
④可動域（特に屈曲拘縮）
⑤動揺性（前後、内外反）
3）X線上の変化（図3、4）
①関節裂隙の狭小化
②顆間隆起尖鋭化
③骨棘形成
④軟骨下骨の硬化像
⑤大腿骨扁平化
⑥嚢腫形成
⑦脛骨陥凹
⑧関節内遊離体
⑨FTA(大腿骨軸と脛骨軸のなす角の増加、180°以上の内反変形がほとんどである）

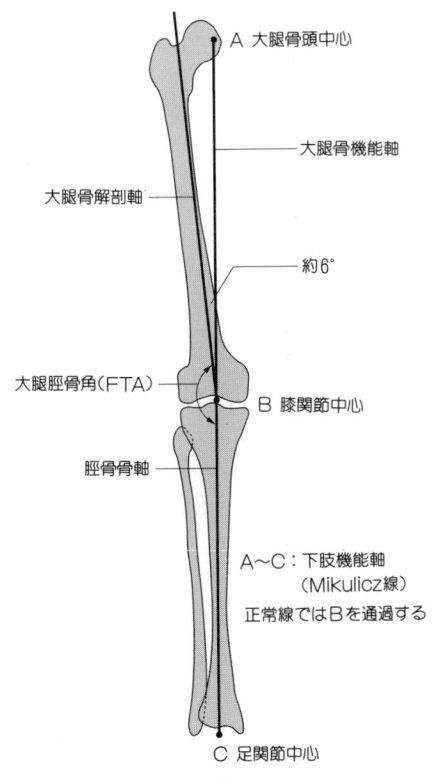

図4　ミクリッツ線

⑩ミクリッツ線（大腿骨頭中心から足関節の中心を結ぶ線で荷重が膝のどこを通っているかがわかる）の変化

4）MRI
①関節液の貯留
②半月板の損傷
③靱帯損傷
④軟骨磨耗度
⑤骨壊死

鑑別診断とポイント

①慢性関節リウマチ（手のこわばりなど手部の関節炎と血液検査による全身性炎症所見、リウマトイド因子陽性）
②代謝性疾患（ピロリン酸カルシウム・ハイドロキシアパタイトなどの代謝異常によりX線上、関節軟骨・半月板に石灰化を認める以外症状は類似する）
③脊椎疾患（変形性腰椎症・脊柱管狭窄症では膝より下腿の症状が強い）
④股関節疾患（大腿骨頭壊死、変形性股関節症などで股関節の動きが悪くなると膝の動きが大きくなり、ストレスが増加し膝痛が発症する）
⑤足関節疾患（股関節疾患ほど多くないが、症状のある足関節を保護するために、膝関節の動きが大きくなり、ストレスの増加により痛みが出る）
⑥血行障害（動脈閉塞性血管炎では血行不全部下肢全体に痛み・間欠性跛行を認める。大腿骨内顆部局所の血行障害による特発性骨壊死は特徴的X線像を示す）

治療

1）保存療法

a　大腿四頭筋力強化：大腿四頭筋力強化により膝関節が安定化し、膝関節の局所に集中していた荷重ストレスが分散し、屈曲拘縮が軽減して痛みが軽減する。セッティング法（等尺性運動）が膝蓋大腿関節にストレスをかけないため望ましい。セッティング法は床に足を投げ出して坐り膝の下にタオルをまるめて置き、膝を伸ばして10秒間持続する（図5）。これが1回で1日に計100回。注意としては足関節に力を入れないように行う。

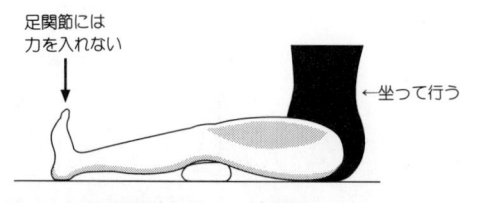

図5　大腿四頭筋セッティング運動

b　非ステロイド系消炎鎮痛剤（NSAID）：経口剤、坐剤、貼布・軟膏剤、静注剤
①経口剤
・ジクロフェナックナトリウム（ボルタレン・ボルマゲン・ナボール　25 mg　3 T 3×、SR カプセル　37.5 mg　2 C 2×）
・インドメタシン（インダシン・インテバン　25 mg　2 C 2×、R カプセル 25・37.5 mg　2 C 2×）
・アセメタシン（ランツジール　30 mg　3 T 3×）
・エトドラク（ハイペン　100・200 mg　2 T 2×）
・スリンダク（クリノリル　50・100 mg　2 T 2×）
・ナブメトン（レリフェン　400 mg　1 T 1×）
・モフェゾラク（ジソペイン　75 mg　3 T 3×）
・アルミノプロフェン（ミナルフェン　100・200 mg　3 T 3×）
・ケトプロフェン（メナミン　60 mg、オルヂス　25・50 mg 3C3×、SR カプセル 150 mg　1 C 1×）
・ロキソプロフェンナトリウム（ロキソニン　60 mg　3 T 3×）
・オキサプロジン（アルボ　100・200 mg　1 T 1×または 2 T 2×）
・ザルトプロフェン（ソレトン、ペオン　80 mg　3 T 3×）
・ナプロキセン（ナイキサン　100 mg　3 T 3×）
・アンピロキシカム（フルカム　13.5・27 mg　1 C 1×）

　NSAID は胃腸障害が起こりやすいので患者と相談のうえ、胃粘膜保護剤、プロスタグランジン製剤（サイトテック　100～200 μg　3 T 3×）と一緒に投与することが望ましい。最近では COX-2 選択的阻害剤に近いナブメトン・ザルトブルフェンなどを胃腸障害の出やすい人に使用するが、鎮痛効果はやや弱い。
　痛みの程度・痛みの出現する時間帯によって投与方法も異なる。また、患者の生活習慣・生活環境によっても投与方法が異なってくる。

②坐剤
　経口剤で痛みのコントロールがつきにくい場合には坐剤がよい。
・ジクロフェナクナトリウム　1 日 50～75 mg　×1～2（ボルタレン坐　12.5 mg・25 mg・50 mg）
・インドメタシン　1 日 50～75 mg×1～2（インダシン・インテバン坐　25 mg・50 mg）
・ケトプロフェン　1 日 75 mg　×1～2（オルヂス・エパテック坐　50 mg・75 mg）
・ピロキシカム（フェルデン坐　20 mg）

c　**貼布・軟膏剤**：また、疼痛部位に湿布・軟膏剤を使用するとよい。貼布剤には消炎鎮痛作用の含まれているものといないものがあるので、患者の状態をよく観察しながら使用する。貼布剤は皮膚がかぶれることがあるので、皮膚の状態をみながら使用する。また、冷湿布と温湿布があるので、患者の状態や希望によって使い分ける。温湿布は皮膚がかぶれやすいので長時間の貼付は避ける。マッサージ効果を期待する場合、使用感、湿布の外観を気にする場合などには塗布剤を使用する。塗布剤には軟膏、クリーム、ゲル、ローションがある。患者の使いよさを参考に基剤の選択を行う。

　①貼布剤
　ⅰ NSAID の入っている冷湿布
・ケトプロフェン（ミルタックス®・モーラス®・モーラステープ®）
・フルルビプロフェン（アドフィード®・ステイバン®・ゼポラス®）
・インドメタシン（カトレップ®・セラスター®）
・フェルビナク（セルタッチ®）
　ⅱ NSAID の入っていない冷湿布
・シンパス
・ドリース
・セクール
　ⅲ NSAID の入っている温湿布
・ラクティオン®
　ⅳ NSAID の入っていない温湿布
・モムホット
　②軟膏剤
・インドメタシン（インテバン®軟膏・クリーム、イドメシンゲル®・クリーム）
・ケトプロフェン（エパテック®ゲル・クリーム・ローション、セクター®ゲル・クリーム・ローション）
・ピロキシカム（フェルデン®軟膏）
・フェルビナク（ナパゲルン®軟膏・ゲル・ローション、セルタッチ®軟膏・ローション）
・モビラート®軟膏・ゲル

　　d　**軟骨保護剤（ヒアルロン酸）関節内注入**：アルツ®、ヒアロス®などを軟骨保護のため1～2週に1回注入、5回施行しても効果がなければ中止を考慮する。局所麻酔剤との併用はヒアルロン酸の濃度を変化させて効果が減弱する。

e　**ステロイド関節内注入**：水腫が頻回に発生する場合、1カ月に1回1～2回試みるのもよい。デカドロン® 2 mg、1回の関節注入でもステロイド関節症の危険がある。

　f　**装具療法**：膝を安定させるサポーター、荷重の分散を期待するアーチサポート付楔型足底装具

　g　**その他**：体重の減量を指導するとよい。

2）手術療法

　保存療法で症状の改善が得られず、日常生活に支障が出た場合手術療法が検討される。手術侵襲の少ない順に

　①関節鏡視下手術
　②高位脛骨骨切り術
　③人工膝関節片側置換術
　④人工膝関節全置換術

がある。症状、X線像変化などを総合して手術法を選択する。

井上和彦、樋口頼子

7. 全身の痛み

❶ 多発性筋炎

はじめに

　多発性筋炎は、主として四肢近位筋群、頸筋、咽頭筋などに対称性筋力低下をきたす横紋筋のびまん性炎症性疾患である。本症においては筋力低下、筋萎縮が主症状となることが多く、痛みが主訴となることは比較的まれであり、また、その痛みもステロイド治療によりまず消失することがほとんどであるため、痛みの治療に難渋することはない。しかし、痛みは本症の診断、特に他の膠原病との鑑別診断、治療経過の指標として重要である。本稿では、痛みを中心に多発性筋炎の診断、治療について概説する。

　骨格筋は多数の筋束の集合したもので、いくつかの筋線維が筋内膜に包まれ筋束 (bundle) をつくり、これらの筋束が内筋周膜に包まれ筋束 (fasciculus) をつくり、さらに外筋周膜が筋束を包み、筋を形成している。

　多発性筋炎においては、炎症により筋内膜、内・外筋周膜の緊張が高まり、また、炎症細胞から産生される chemical mediator により疼痛が認識されるものと考えられている。また、慢性期においては筋萎縮、拘縮により、可動時の痛みが生じる。したがって、急性期の痛みにはステロイドが有効であり、慢性期の痛みに対しては理学療法が主体となる。

診断のポイント

　診断には厚生省(**表1**)、および Bohan の診断基準[1]が用いられる。いずれの診断基準においても要点は臨床症状（筋力低下）、検査成績（筋原性酵素＋筋電図＋筋生検）によって総合的に診断する。

必要な検査

1）診察法

　多発性筋炎の診断、経過観察のための診察のポイントは筋痛と筋力、筋萎縮の評価である。自発痛は軽度で、把握痛としてとらえられることが普通であるが、注意深い診察によってはじめて明らかとなる場合もある。特に、上腕、大腿の筋の把握痛が重要である。筋の緊張を除いた状態で診察することが大切であり、ベッド上で仰臥位での診察が基本である。筋力は、徒手筋力テストの手技に基づき、四肢、体幹、頸部の筋力を治療経過を通じて評価していくことが重要である。また、咽頭筋、

喉頭筋の筋力低下所見として、嚥下障害、鼻声なども見逃してはならない。

2）筋原性酵素

①筋逸脱酵素のCK、アルドラーゼ、LDH、ミオグロビンなどの測定は、診断、治療効果判定、再燃の診断に重要である。CK上昇の軽度な例もあり、注意が必要である。

②尿中クレアチン係数〔クレアチン（1日尿中排泄量）/〔クレアチン（1日尿中排泄量）＋クレアチニン（1日尿中排泄量）〕×100（％）〕も有用なデータとなる。正常値は10％以下。40％以上で診断的意義がある。

3）自己抗体

50～70％の症例で抗核抗体が検出される。本症に特異的な抗体としては、抗Jo-1抗体があげられる。この抗体は、本症の20～30％に陽性となり、肺線維症との関連が深く、肺線維症の合併は予後を左右することから重要な抗体といえる。そのほか、抗PM-Scl抗体、抗Ku抗体は筋力低下、指端硬化症、レイノー現象、肺症状などの臨床所見と相関し、PM-PSS（多発性筋炎－進行性全身性強皮症）重複症候群としての特徴を有する患者にみられる。

4）筋電図

本症に特徴的な筋電図所見は、①安静時にみられるfibrillationとpositive "sawtoothed" potential、②随意収縮運動時のcomplex polyphasic short-duration potential、③爆撃様の高頻度反復性活動電位などの筋原性パターンである。

5）MRI

MRIは早期あるいは潜行性の疾患の変化を検出し、斑状筋肉病変を示し、筋生検部位を決定するためにも優れていると考えられている[2]。

6）筋生検

採取部位としては、筋電図で異常のあった筋の同名反対側で行うのが一般的で、三角筋、上腕二頭筋、大腿四頭筋で採取されることが多い。萎縮の強い筋肉では終末像しか得られない可能性が高く、避けるべきである。表1の診断基準の中に示したような組織像がみられる。本症に特徴的な所見として、endomysiumの浸潤細胞はCD8陽性T細胞が多くB細胞が少ないことと、非壊死性筋線維をCD8陽性T細胞が取り囲む所見があげられる。皮膚筋炎と異なり、毛細血管の数の減少はみられない。

鑑別診断

封入体筋炎、レトロウイルスによる筋炎、代謝性筋疾患（McArdle病、acid maltose欠損、debranching酵素欠損など）があげられる。筋痛が主体の疾患としてリウマチ

表1　多発性筋炎・皮膚筋炎の改訂診断基準（1992年）

診断基準項目
（1）皮膚症状
　　　　（a）ヘリオトロープ疹：両側または片側の眼瞼部の紫紅性浮腫性紅斑
　　　　（b）ゴットロン徴候：手指関節背側面の角質増殖や皮膚萎縮を伴う紫紅色紅斑
　　　　（c）四肢伸側の紅斑：肘、膝関節などの背面の軽度隆起性の紫紅色紅斑
（2）上肢または下肢の近位筋の筋力低下
（3）筋肉の自発痛または把握痛
（4）血清中筋原性酵素（クレアチンキナーゼまたはアルドラーゼの上昇）
（5）筋電図の筋原性変化
（6）骨破壊を伴わない関節炎または関節痛
（7）全身性炎症所見（発熱、CRP上昇、または血沈促進）
（8）抗Jo-1抗体陽性
（9）筋生検で筋炎の病理所見：筋線維の変性および細胞浸潤

診断基準判定
皮膚筋炎：（1）の皮膚症状の（a）～（c）の1項目以上を満たし、かつ経過中に（2）～（9）の項目中4項目以上を満たすもの
多発性筋炎：（2）～（9）の項目中4項目以上を満たすもの

鑑別を要する疾患
感染による筋炎、薬剤性ミオパチー、内分泌異常に基づくミオパチー、筋ジストロフィーその他の先天性筋疾患

性多発筋痛症、血管炎症候群、fibromyalgia も鑑別診断のうえで重要である。本症の25％の症例に関節症状を認めるが、その場合、他の膠原病の合併に注意が必要である。関節症状は、小関節の関節痛が主で、ステロイド療法により速やかに軽快する。

治療の実際

　初期の基礎療法としては安静の保持が重要である。ただし、筋萎縮を防止する意味で関節の屈伸運動を行わせることはよい。筋力低下が著しい場合、良肢位の維持、誤嚥の防止が必要となる。後述する理学療法は慢性期に入ってから行うべきである。

1）薬物療法

　副腎皮質ホルモンの経口投与が行われる。筋痛、筋把握痛は治療早期に消失するが、そののち筋原性酵素の回復がみられ、筋萎縮の程度に応じてさらに遅れて、筋力の回復がみられる。治療中の筋原性酵素の再上昇は、ステロイドの減量が早すぎるか、運動負荷のかけすぎ、あるいは急性増悪の前兆であるので、注意が必要である。

　ステロイド剤に反応が悪い場合には、免疫抑制剤［メトトレキサート（週5～15

mg、経口投与あるいは筋注）かアザチオプリン（50～100 mg 経口投与）］が用いられる。また、ガンマグロブリン大量静注療法（1 g/kg/日を毎月2日間あるいは400 mg/kg/日を毎月5日間）も有効と報告されている。間質性肺炎合併例ではシクロホスファミド（50～75 mg）、シクロスポリン（2.5～7.5 mg/kg/日）の有効性[3]も報告されている。しかし、現時点ではステロイド剤以外は保険適応外である。

2）物理療法

慢性期に入ってからの理学療法としては concentric exercise（エアロバイク、平地でのウォーキング、ジョギングなど）が勧められる。ウェイトトレーニングのような eccentric exercise は筋負荷が大きく適さない[4]。理学療法の、痛みに対する効果を評価した文献は少ないが、慢性期の在宅での理学療法についての報告の中で、疼痛改善を示唆するデータが示されている[5]。理学療法の開始時期については、文献的には慢性期であれば、CPK が正常範囲まで低下していない例でも再燃は認めていない[4]が、十分な管理下で、慎重に開始すべきである。

処方例-1 ステロイドの初回投与量：プレドニゾロン換算で1日40～60 mg。

処方例-2 減量スケジュール：2～4週間にわたって初回投与量を継続した後、理学的所見、検査所見の改善を確認した後、2週間に10%の割合で漸減する。

処方例-3 初期投与量に対して反応が悪い場合：投与量の50%増しのステロイド剤を経口投与、あるいはステロイドパルス療法が行われる。

注意事項

本症では、悪性腫瘍、間質性肺炎、心筋炎、嚥下障害の合併に注意が必要である。悪性腫瘍は本症の約15%に合併するといわれるが、特に関連の深い悪性腫瘍はない。間質性肺炎は重篤な合併症であり、早期診断は重要である。心病変による心不全も重要な合併症であり、心筋由来の筋原性酵素の上昇（CK-MB アイソザイム、ミオシン軽鎖Ⅰ、トロポニンTなど）、心筋シンチグラフィーが有用な検査である。嚥下障害は後部咽頭横紋筋の筋力低下に伴うもので、誤嚥性肺炎のリスクとなるので注意が必要である。

安藤聡一郎、橋本博史

【文献】

1) Bohan A, et al：A computer-assisted analysis of 153 patients with polymyositis and dermatomyositis. Medicine 56：255-286, 1977.

2) Park JH, et al：Magnetic resonance imaging and P-31 magnetic resonance spectroscopy provide unique quantitative data useful in the longitudinal management of patients with

dermatomyositis. Arthritis Rheum 37：736-746, 1994.
3 ）安藤聡一郎ほか：シクロスポリンの併用が有効と考えられた多発性筋炎に合併した間質性肺炎の2症例．リウマチ 35：95-99, 1995.
4 ）Wiesinger GF, et al：Improvement of physical fitness and muscle strength in polymyositis/dermatomyositis patients by training programme. Br J Rheumatol 37: 196-200, 1998
5 ）Alexanderson H, et al：Safety of a home exercise programme in patients with polymyositis and dermatomyositis : a pilot study. Rheumatology 38 : 608-611, 1999.

❷ 皮膚筋炎

診断のポイント[1-3]

　皮膚筋炎は特有の皮膚症状と横紋筋の広範囲にわたる非化膿性炎症という2つを主体とする系統的、全身的な疾患である。したがって、罹病期間中には炎症性の筋痛、関節痛、および皮膚の疼痛などを伴うことが多い。患者血清中には多様な自己抗体が認められることから、膠原病の1つに分類されている。発症は5〜15歳に小さなピーク、40〜60歳に大きなピークがあるといわれる。女性が男性よりも2〜3倍多く発症し、有病率は10万人あたり1〜5人といわれており、比較的まれな病気である。

1）皮膚症状[1-3]

　皮膚筋炎の初発症状は浮腫、皮膚炎などを中心とした皮膚症状と、発熱、全身倦怠感、関節痛などの全身症状である。特に、皮膚症状は80％以上の患者で初発症状として出現している。したがって、関節痛や筋力低下を伴う全身性の筋痛を主訴として患者が来院した場合に皮膚症状の診断的な価値は非常に高い。皮膚筋炎の皮疹は多彩であるため、以下にその皮膚症状を述べる。

①上眼瞼部のヘリオトロープ疹（heliotrope rash）（図1）。
② Gottron の徴候（手指関節背面の暗紫紅色病変）（図2）。
③四肢関節伸側の紅斑。肘、膝関節などの背面の軽度隆起性の紫紅色紅斑。
④ Keining 徴候（爪上皮は角化し、圧迫すると疼痛が強い。爪囲紅斑も合併する）
⑤体幹、四肢の対側性の浮腫性紅斑、または鱗屑を伴う湿疹病変。強い浮腫のため、皮膚には瘙痒や疼痛を伴う（図3）。これらは、陳旧化するに従って、落屑性紫紅色斑となり、多形性皮膚萎縮（ポイキロデルマ；poikiloderma、図4）がみられる。
⑥その他：レイノー症状、網状皮斑、脂肪織炎、皮膚潰瘍の形成など。

2）筋、関節症状[1-3]

　筋痛は全身性で筋力低下、関節痛を伴う。筋症状は対側性に近位側骨格筋より侵されることが特徴である。多くの場合は下肢から症状が始まってくる。以下にその詳細を述べる。

①近位筋を中心とした筋力の低下：歩行困難、四肢の挙上困難などが認められ、咽喉頭筋などが侵され嚥下困難、発声障害を伴うこともある。
②筋の自発痛、圧痛、萎縮：筋痛の頻度は高く（約60％）、また激痛を訴えることもまれではない。一般に筋肉の炎症に伴って発症初期にみられることが多い。自発

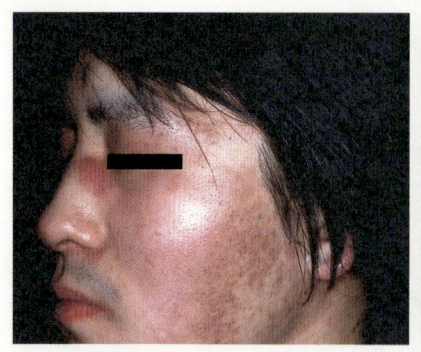

図1　上眼瞼部のヘリオトロープ疹

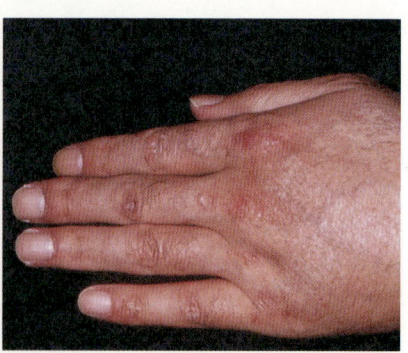

図2　Gottronの徴候（手指関節背面の暗紫紅色病変）

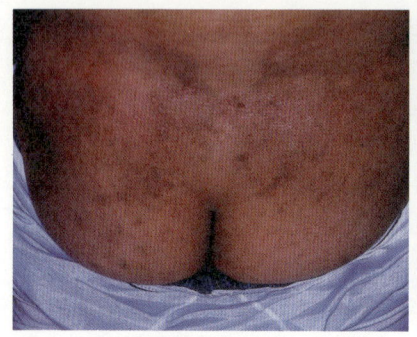

図3　体幹の対側性の浮腫性紅斑、湿疹病変

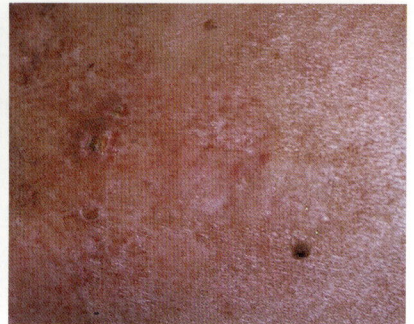

図4　多形性皮膚萎縮（ポイキロデルマ）
表皮の萎縮、色素沈着、色素脱出、および血管拡張を伴っている。

痛もあるが、圧痛も強い。頸、四肢にみられることが多いが、背部や胸部にみられることも少なくない。悪性腫瘍併発例では顕著な筋力低下のみで筋痛は少ないとの説があるので、注意を要する。

③関節痛：約30％に認められ、主に膝関節、指関節などにみられる。まれに多発性関節痛や関節変形をきたすことがある。

なお、筋症状のみで皮膚病変を欠く場合は多発性筋炎と呼ばれるが、皮膚筋炎と多発性筋炎はともに筋力低下を主体とする筋障害が認められ、皮膚症状以外は臨床所見、病理組織学的所見、病態のいずれに関しても同一疾患という考え方が一般的である。近年では、筋症状を欠き皮膚症状のみが認められるamyopathic dermatomyositisの報告[4]もされている。

表1 PM および DM の診断基準

1. 数週から数カ月間にわたり進行する体幹近位筋群の両側性の筋力低下
2. 筋生検で、筋線維の壊死、貪食像、再生、萎縮、大小不同および炎症細胞浸潤の存在
3. 血清 CPK の上昇
4. 筋電図で安静時における fibrillation、随意収縮時の低電位、short duration および多相電位
5. ヘリオトロープ疹、Gottron 徴候、膝、肘、頸、顔面の紅斑

definite PM	: 5を除く4項目
probable PM	: 5を除く3項目
possible PM	: 5を除く2項目
definite DM	: 5を含む4～5項目
probable DM	: 5を含む3項目
possible DM	: 5を含む2項目

(Bohan ら、1975／文献2より引用)

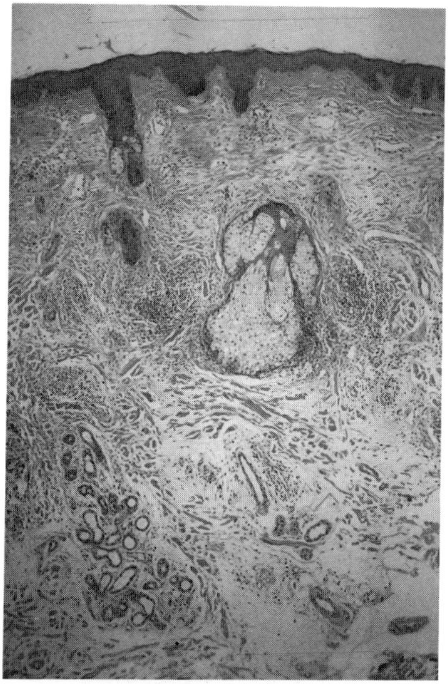

図5 皮膚筋炎の組織学的所見
顔面の紅斑部より生検を行った。
真皮内の血管、付属器周囲に小円形の細胞浸潤が認められる。

3）他臓器の病変[1-3]

①間質性肺炎、心筋炎、関節炎などを伴うこともまれでない。
②悪性腫瘍の合併：成人例の約30～40％にみられる。
③皮内、皮下の石灰沈着：小児例で44％、成人では15％に認められる。

皮膚筋炎/多発性筋炎の診断については、厚生省特定疾患調査研究班で作成された診断の手引きがあるのでこれにしたがう（II-7-①「**多発性筋炎**」**表1、276頁**参照）。診断基準によれば、皮膚症状と筋症状に加えて、検査所見を踏まえて総合的に診断する。国際的には Bohan らの基準案が広く使用されている（**表1**）。

必要な検査 [1-3]

1）皮膚生検（図5）

表皮では角質増生、皮膚の萎縮、基底膜の液状変性が認められる。
一般に浮腫は全身性エリテマトーデス（SLE）より高度で、軟らかい組織ではムチンの沈着が著明であることが特徴である。

2）筋生検

筋線維の変性、細胞浸潤、結合組織増加。筋線維の壊死、再生像などが比較的特異的な組織像である。特に筋線維の大小不同や壊死、筋外膜にみられる結合組織増加などは診断上の価値が高い。

3）筋電図

Myogenic pattern で多相性、short duration, spontaneous fibrillation などが認められる。

4）臨床検査所見

CPK（MM 型）、アルドラーゼ、GOT、GPT、LDH などの筋原性酵素の増加。尿中クレアチン排泄量増加。

抗 Mi-2 抗体などが皮膚筋炎に対する特有の抗体として注目を浴びている。一方、抗 PM-1 抗体、抗 Jo-1 抗体は多発性筋炎で特徴的といわれている。

鑑別診断 [1-3]

皮膚筋炎/多発性筋炎と同様に「筋力低下を伴う、全身性の筋痛」を主訴とする疾患が主な鑑別の対象となる。

1）感染性筋炎（ウイルス性筋炎、細菌性筋炎、寄生虫による筋炎）

感染によるものではトキソプラズマ症がよく知られている。これは皮膚筋炎/多発性筋炎の一部でも血清中トキソプラズマ抗体が高いことから、その病因の一部である可能性もある。

2）リウマチ性多発性筋痛

50 歳以上の女性に多くみられ、筋痛、筋のこわばりが主体で、早朝にみられることが多い。運動によって軽減されることが多い。筋力低下や CPK の高値は認められない。

3）好酸球性多発性筋炎

筋生検では好酸球の浸潤を呈した多発性筋炎像がみられるのが特徴的である。

4）サルコイドミオパチー

通常、サルコイドーシスで慢性経過をとる場合に出現しやすい。筋肉中にもサルコイド病変を認めることがある。

5）ANCA 関連血管炎

pANCA 高値。CPK 正常範囲。筋生検で壊死性血管炎の像がみられる。

治療の実際 [1-3]

皮膚筋炎では皮膚、横紋筋を含む広範囲にわたる炎症が主体となっている。これによって生じる炎症性の化学物質が筋痛、関節痛、および皮膚の疼痛の主原因であ

ると思われる。したがって、原疾患の治療が疼痛に対する主な治療法となる。

1）安静
筋炎の活動性が高ければ絶対安静とする。紫外線への曝露を避ける。

2）内服療法

a　副腎皮質ホルモンの投与：薬物治療の基本はステロイド内服（プレドニン®40～60 mg/日程度で開始、プレドニン® 10 mg/日程度で維持）である。急速に進行する症例や重症例に対してはステロイドパルス療法を行う。高血圧、胃潰瘍、糖尿病、骨粗鬆症、大腿骨頭壊死、圧迫骨折などの副作用に注意しながら十分量の投与を行うことが大切である。

b　免疫抑制剤：ステロイド投与のみで十分な効果が得られないときに使用される。通常ステロイドと併用する場合が多い。最近、アザチオプリン（50 mg/日）、メソトレキセート（5～7.5 mg/週）、シクロホスファミド（50 mg/日）などに加えて、シクロスポリン（3～5 mg/kg/日）、FK 506 などの免疫抑制剤の適応症例が報告されているが、腎機能の障害には十分の注意が必要である。

c　ガンマグロブリン大量療法：難治例に有効。1日0.4 g/kgを5日間、1カ月に2日間1 g/kgを行う方法が紹介されている。

d　血漿交換療法（二重濾過膜法）：難治例で、副作用などによりステロイドを増量できない例や、ステロイド抵抗性の皮膚筋炎に有効であることが報告されている[5)6)]。

e　非ステロイド消炎剤：頭痛、筋肉、関節症状に有効である。腎機能の障害を合併する症例では注意が必要である。

f　リハビリテーション：筋原性酵素、尿中クレアチン排泄量が正常化してきた場合、リハビリにより筋萎縮を防ぎ、筋力増加を図る。

3）外用療法
皮膚筋炎では関節痛、筋痛などの疼痛を伴うが、皮膚にも浮腫が起こり、瘙痒、灼熱感やときに疼痛を伴うことがある。この場合、ステロイド含有軟膏（ジフラール軟膏®、メサデルムクリーム®など）の外用を行う。

また、皮膚に網状皮斑、脂肪織炎が合併する例では、有痛性の動脈性潰瘍を形成する症例があり、皮膚科的にはこれらの治療、および疼痛管理も重要である。皮膚潰瘍に対しては、アクトシン軟膏®、オルセノン軟膏®など潰瘍修復剤の外用を行う。硬膜外ブロックを併用して、除痛、血行改善が必要となることもある。また、抗生剤含有軟膏やイソジンシュガー®などを使用して二次感染の予防も心がける。血行改善剤の点滴静注も行う。

注意事項(禁忌事項)

中年以降の症例ではまず悪性腫瘍検索が大切である。成人例の約30〜40%に肺癌、子宮癌、乳癌、胃癌等の内臓悪性腫瘍が合併する。特に50歳以上の男性ではこの頻度が高いという報告がある。腫瘍の摘出により皮膚筋炎自体の寛解をみる例が多いことは、両者の強い関連性を示唆している。ただし、小児の皮膚筋炎ではこの合併はほとんど報告されていない。

須賀　康、小川秀興

【参考文献】

1) 龍川雅浩：V. 膠原病 6.皮膚筋炎. 皮膚疾患最新の治療1999-2000, 南江堂, 東京, pp64-65, 1999.
2) 植木宏明：第9章　膠原病とその類症3. 皮膚筋炎, 皮膚科専門医テキスト, 南江堂, 東京, pp376-378, 1992.
3) 祖父江逸郎, 大橋　勝：現代皮膚科学大系　18エリテマトーデス. 皮膚筋炎, 強皮症, 肉芽腫, A8. 多発性筋炎, 皮膚筋炎. 中山書店, pp129-154, 1985
4) Euwer RL and Sontheimer RD : Amyopathic dermatomyositis. J Invest Dermatol 100(1) : 124S-127S, 1993.
5) Suga Y, Yamada H, Takamori K, Ogawa H : New trial of double filtration plasmapheresis for treatment of steroid-resistant dermatomyositis. Therapeutic Plasmapheresis, 10. Ota T, et al (eds), ISAO Press, Cleveland, USA, pp101-106, 1990.
6) Suga Y, Ikeda S, Yamada H, Ogawa H : Double filtration plasmapheresis for the treatment f dermatomyositis. Eur. J. Dermatol. 3 : pp438-441, 1993.

❸ 筋・筋膜性疼痛症候群

はじめに

　筋・筋膜性疼痛症候群（myofascial pain syndrome；MPS）は、きわめてありふれた症候の1つであるが、その罹患頻度の高さに反して、病態についての認識は十分ではなく、適切な治療が行われているとはいいがたい。

筋・筋膜性疼痛症候群とは

1）分類

　MPSは、その原因により2つに大別される。

　a　筋・筋膜自体の障害：生活様式の変化により、現代人では相対的な筋・筋膜の脆弱化が進行していることと相まって、近年、このタイプのMPSは増加傾向にある。骨格筋やそれを取り巻く筋膜が過度の負荷（伸展などの）を受けると、この筋・筋膜を貫いている脊髄神経後枝が刺激され、反応性に運動神経、交感神経への下行性インパルスを生じ、筋肉の攣縮、疼痛をもたらす。さらには、痛みの悪循環（viscious cycle of reflexes）が形成される。例えば、いわゆる腰痛症は慣れない労作後に発症をみることが多いが、この場合は脊柱起立筋に沿って持続痛を訴える。また、中高年者が高所の物を取ろうと腕を伸ばした際に側胸部痛を生じた場合には、肋間筋の障害によるMPSを考える。

　b　二次的な筋緊張：例えば、腰椎椎間板ヘルニアや腰部脊柱管狭窄症などにおいても、二次的な筋緊張を生じ、脊柱起立筋に沿った疼痛を訴えることが多く、また、癌性疼痛患者でも約60％にMPSを認めることが知られている。このような疼痛は基礎疾患の治療なくしては完治しないが、二次的なMPSに対する治療により軽減を得る。

2）トリガーポイントと関連痛

　MPSはトリガーポイント（trigger point；TP）と関連痛（referred pain）の存在をその特徴とする。

　a　トリガー・ポイント：MPSでは筋肉中に索状の過敏点を触れるが、この過敏点がTPである。筋緊張が虚血を招来し、内因性発痛物質を蓄積した結果、筋肉に密に分布するCポリモーダル侵害受容器が過敏点を形成する。TPとは「圧迫や針の刺入、加熱または冷却などにより関連域（reference zone）に関連痛を引き起こす部位」と定義され、疼痛を自覚している領域ないしはかけ離れた部位に見い出される[1]。したがって、TPは単なる圧痛点ではない。TPの多くは骨格筋またはその筋膜の緊張帯中に存在するが、この緊張帯は骨格筋のサルコメア（正常では均一）が

短縮し、離れた部位で伸長するために生じる。さらに TP は靱帯、腱、骨膜、関節包などにも存在する。なお、MPS と鑑別を要する線維性筋痛症候群(fibromyalgia syndrome) [2])では、全身の広い範囲に筋肉痛を訴え、対称性に圧痛点を認める。

　b　関連痛：TP が刺激されるとフィードバックによって脊髄反射弓が完成され、関連域の体表面または深部に関連痛を生じる。この関連痛は脊髄分節にも神経の分布にも一致しない。関連域には自発痛、運動時痛を認め、血管収縮、温度低下、発汗異常などの交感神経系の異常興奮による症状を伴っていることが多い。また、内臓疾患では、支配髄節と同レベルの体壁組織に関連痛を生じる。

　c　トリガーポイントと経穴との関係：TP の多くが東洋医学的な経穴に一致することが経験上知られており、Melzack ら[3])は、3 cm の誤差範囲で 71％の対応を認めるとしている。さらに TP のつながりは経絡と一致する。

診断

　診断にあたっては触診が最も重要であり、TP を触知し、圧迫による関連痛の発現を確認しておく。一方、基礎疾患の存在が疑われる場合には、その検索を行う。これら MPS の永続因子としては水溶性ビタミンの欠乏症、甲状腺機能低下症、更年期障害の存在などがあげられる[4])。Simons による診断基準を**表 1** に示す[4])。

治療

1）トリガーポイント注射

　MPS では、TP への局所注射 (trigger point injection；TPI) が奏効するが、施行にあたっては東洋医学的な経穴、経絡に関する知識を若干必要とする[5])。この TPI の奏効機序は、交感神経系の異常興奮が関与する痛みの悪循環を不活化して局所血流を改善し、筋緊張の緩和により発痛物質を洗い流し、さらには生体のホメオスターシスを賦活することによる。

　a　注射の実際：TP の探索を行い、25 G 針をすばやく刺入し、筋膜直下まで針を進める。吸引によって針先が血管内、部位によっては肺を穿刺していないことを確かめて、

表 1　筋・筋膜性疼痛症候群の診断基準（Simons）

主基準
1. 痛みの訴えが局在的である
2. トリガーポイントへの刺激によって関連痛が生じ、関連域には知覚状態の変化も認める
3. 筋肉内に緊張帯（taut band）を触れる
4. 緊張帯内に圧痛点が存在する
5. 測定可能な場合には、ある程度の ROM 制限がみられる

副基準
1. 圧痛点を押すと、痛みや知覚状態の変化が再現される
2. 緊張帯を横方向に弾くと、局所攣縮反応（local twitch response；LTR）が起こる
3. 針の刺入によっても LTR が起こる
4. ストレッチ運動や圧痛点への注射により、痛みが緩和される

（文献 4 より引用）

0.1％ジブカイン（ネオビタカイン注®）5 mlとメチルプレドニゾロン5 mgの混和液を、1カ所につき1〜5 ml注入する。TPに命中すると、患者は注入により「ひびき」を訴える。なお、針を刺入する際に、刺入部位の近傍をあらかじめ指で圧迫しておくと、刺入痛は軽減する。このテクニックを東洋医学では「押し手」と呼ぶが、「押し手」はAβ線維を刺激し、痛みのモジュレーションを招来して、Aδ、C線維からの入力を抑制する。

b　**注射部位**[5]：以下に代表的なMPSとその注射部位をあげる（図1）。

図1　経穴と一致するトリガーポイント

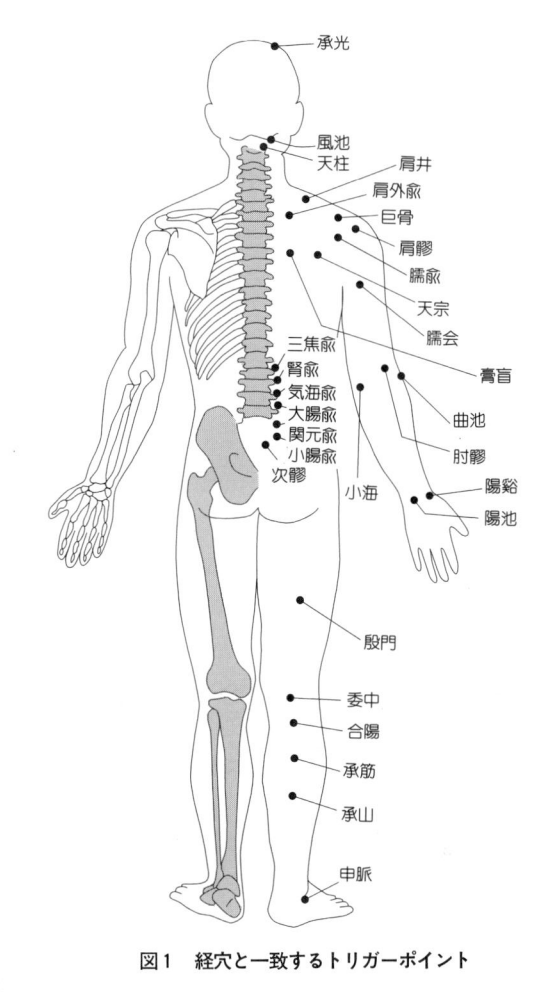

①後頸部痛：後頸部〜肩の痛みでは、肩甲挙筋、小菱形筋、大菱形筋、その深層に存在する棘上筋、棘下筋の腱膜が肩甲骨内側縁に付着する部位にTPを見い出すことが多い。これらの部位は肩外兪、膏肓といった経穴に一致するが、肩甲骨内側上縁に付着する肩甲挙筋、上部菱形筋、僧帽筋の慢性的な労使による筋攣縮または結合織炎に起因するものを肩外兪症候群（肩甲肋骨症候群）、下部菱形筋、僧帽筋の急激な労使によるものを膏肓症候群としてとらえる。

②緊張型頭痛、大後頭神経三叉神経症候群：後頸部〜肩の筋肉の緊張により引き起こされる緊張型頭痛、または眼精疲労、眼の奥の痛みを伴う大後頭神経三叉神経

症候群（great occipital trigeminal syndrome；GOTS）では、僧帽筋が後頭隆起に付着する部位の外縁に存在する天柱へのTPIが奏効する。なお、天柱が属する足太陽膀胱経には、前頭部の承光、眉毛内側の攅竹、内眼角部の睛明があり、GOTSではこれらへのTPIを併せて行う。

　③肩関節部痛：肩関節部痛では上腕二頭筋短頭筋と烏口腕筋が起始する烏口突起、関節裂隙の前面、肩甲下筋の腱板炎では上腕骨の小結節、長頭腱炎の場合には二頭筋長頭が通過する結節間溝、棘上筋腱炎では大結節部の外側にそれぞれTPを認めることが多い。三頭筋長頭筋腱部の炎症では臑兪に一致してTPが存在する。

　④腰痛、腰下肢痛：腰部では疲労やストレス、または内臓疾患からの関連痛によって脊柱起立筋、多裂筋、腰方形筋などが持続的に緊張して、MPSを発生する。これらの場合、第1〜5腰椎棘突起より2横指外側（脊柱起立筋の筋腹部）にTPのつながりを認める。これらのTPは足太陽膀胱経に属する経穴と一致する。つまり、第1腰椎外側部に三焦兪、以下、腎兪、気海兪、大腸兪、関元兪である。殿部では中殿筋、下肢では大腿二頭筋、外側広筋、中間広筋、内側広筋などにMPSを生じやすい。

　⑤膝関節部痛：膝関節の内側では内側側副靱帯の大腿骨内側顆への付着部、内側下方では縫工筋、半膜様筋、半腱様筋によって形成される鵞足、外側では腸脛靱帯の脛骨外側顆への付着部にTPを認めることが多い。

2）その他の治療法

　TPIの施行が不可能な場合には、鍼治療、さらにはTPへのsilver spike point (SSP)療法、圧粒子の貼付などを行う。これらではTPを覆う組織に密に分布するAδやC線維を興奮させて、Cポリモダール侵害受容器からの入力を抑制する。また、温熱治療をはじめとする理学療法は筋緊張を緩和して血流を改善する。三環系抗うつ薬や抗不安薬によるストレス・マネージメントを行う意義も大きい。

おわりに

　MPSでは、診断的意義を含めてTPIを行う。このTPIは普遍性に富んでおり、かつきわめて効果の高い治療法といえるが、施術者の知識と経験により、その効果に大きな差異を生じる。したがって、正しい知識に基づいて多くの患者を経験することが重要である。

森本昌宏

【参考文献】

1) Sola AE, Bonica JJ：Myofascial pain syndrome. The management of pain, 2nd ed, Vol.1, Bonica JJ (ed), Lea & Febiger, Philadelphia, pp352-367, 1990.

2) Aronoff GM：Myofascial pain syndrome and fibromyalgia:A critical assessment and alternate view. Clin J Pain 14：74-83, 1998.

3) Melzack R, Stillwell DM, Fox EJ : Trigger points and acupuncture points for pain : correlations and implications. Pain 3 : 3-23, 1977.
4) Calodney A, Schwarzbach J, Lorren T : Characteristics, pathogenesis, and management of myofascial pain syndrome. Current review of pain, Current medicine, Philadelphia, pp141-154, 1994.
5) 森本昌宏：トリガーポイント注射．ペインクリニック；痛みの理解と治療，宮崎東洋（編著），克誠堂出版，東京，pp169-177, 1997.

❹ びまん性筋・筋膜性疼痛症候群

はじめに

びまん性筋・筋膜疼痛症候群はIASP（International Association for the Study of Pain）の分類による名称であり、別名 fibromyalgia（筋線維性疼痛）と呼ばれている。全身の疼痛とこわばり、一定の部位に明確な圧痛点を認める疾患で、慢性に経過する。1904年にfibrositis（結合織炎）として最初に報告されたが、その後、病理学的に炎症所見が認められないことから、fibromyalgiaという名称が受け入れられている。

本疾患には特発性である一次性と、慢性関節リウマチ、外傷などに続発する二次性があるが、アメリカリウマチ学会（American College of Rheumatology；ACR）はこれを区別しないことを助言している[1]。

診断のポイント

1）診断基準[1]（図1）

ACRによる「全身の痛み」と「18のうち11の圧痛点のあること」という2つの基準を併用すると感度、特異度はそれぞれ88.4％、81.8％と最も高く、診断の信頼性が高く、他の類似疾患との鑑別も可能である[1]。

2）問診のポイント

①家族歴の聴取：発症素因に遺伝的要因の関与も考えられている[2]ので、近親者で類似した症状を有する者がいるかを確認する。

②どのような症状が存在するかを聴取：次項で述べる臨床症状の有無を確認する。

③疼痛を左右する因子の聴取：本疾患の60〜79％の症例が天候（湿度、寒さ）、ストレス、疲労、睡眠障害などによる影響を受けやすい[1]ので、これら因子と疼痛との関連性を確認する。

④外傷の既往歴の有無に関する聴取：外傷に続発することもあるので、疼痛の出現と外傷との関連性につき聴取する。

⑤心理的因子の有無の確認：心理的因子が関与していることなどから、別名心因性リウマチとも呼ばれている[3]。うつ病や強い不安感を伴うこともあるので、そのことを念頭におき問診を行う。

3）痛みの特徴（臨床症状）

①性別と年齢：男性より女性に多く、症状は男性よりも女性で強い。20〜60歳で発症するが、小児にも認められる。発生率は加齢とともに増加する[4]。

②疼痛：疼痛が主症状である。通常の筋・筋膜性疼痛症候群とは明らかに異なる

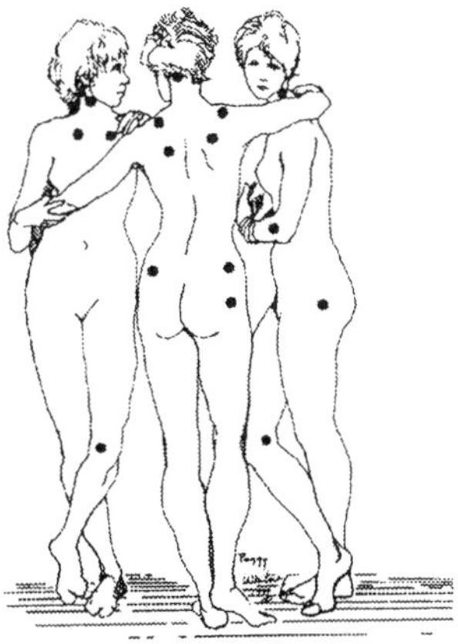

図1　アメリカリウマチ学会における fibromyalgia の診断基準

1. 全身の痛みの既往
   全身の痛みに加え、中軸骨格（頸椎、前胸部、胸椎、腰椎）の痛みも存在すること。
2. 次の18のポイントのうち少なくとも11カ所に圧痛点が存在すること（約4 kgの指の力で押して確認する）。
   1) 後頭部（両側）：後頭下筋の付着部位
   2) 下部頸部（両側）：C5-7横突起間の前方
   3) 僧帽筋部（両側）：僧帽筋上縁の中点
   4) 棘上筋部（両側）：肩甲棘の内側端付近の上方起始部
   5) 第2肋骨部（両側）：肋軟骨移行部のやや外側上縁
   6) 上腕骨外側上顆（両側）：外側上顆の2 cm遠位
   7) 殿筋部（両側）：前部殿溝に一致した殿部の上外側1/4
   8) 大転子部（両側）：転子間稜の後方
   9) 膝部（両側）：関節線近位の内側脂肪組織
   ● 1、2を満足していれば fibromyalgia。
   ● 全身の痛みは少なくとも3カ月間続いていること。

上図は18カ所の圧痛点を示す。
（文献1より引用）

病態であり、患者は全身の筋肉、関節の強い痛みを訴え、頸部、脊椎、肩、殿部など多数の圧痛点が認められる。疼痛は診断基準として重要な位置を占めている。疼痛以外にも以下にあげる随伴症状を伴うことがある。

③睡眠障害：約75％の症例に認められ[1]、本疾患の進行を促進させる因子でもある。入眠することに支障はないものの、深睡眠が障害されているため患者は眠りが浅いと訴える。

④全身倦怠感：約87％の症例に認められる[1]。慢性疲労症候群でも同様の疲労感が認められる。

⑤胃腸障害：腹部膨満、下痢と便秘を繰り返すといった過敏性大腸症様の症状が約35％の症例に認められる[1]。

⑥頭痛：約50％の症例が慢性的な再発性の片頭痛、緊張性頭痛を訴える。

⑦うつ病：うつ病を合併する割合は報告者によって異なるが、10〜15％が一般的のようである[5]。

⑧その他：記憶障害、集中力の減退、めまい、手足のしびれ、頻尿のほか、患者が女性の場合には強度の生理痛を訴える場合もある。また、睡眠中にミオクローヌス、手足の筋の攣縮、歯ぎしりなどが認められる場合もある。

必要な検査

確定診断するための検査方法は確立されていないのが現状である。

1）血液検査、X線撮影

びまん性筋・筋膜性疼痛症候群では特に異常所見は認められない。これら検査に異常が認められるのであれば、別の疾患の存在を疑うべきである。

2）心理学的検査

うつ状態が疼痛増強の一因となっている可能性もあるので、矢田部・ギルフォード性格検査（Y-G test）、Cornel Medical Index（CMI）、ミネソタ多面人格目録（Minnesota Multiphasic Personality Inventory；MMPI）などの心理学的検査を行い患者の心理状態を十分に把握する。

3）脳波検査

深い睡眠相である4相(ノンレム睡眠相の1つ)が障害される。正常であれば0.5～3.5 Hzのδ波がこの4相の50%以上を占めるが、8～13 Hzのα波が混在する。

鑑別診断

1）慢性疲労症候群

主症状は疲労である。臨床症状は共通している部分もかなりあるため鑑別診断が難しい。診断基準を**表1**に示した。原因についてはいまだ不明な点が多い。

表1　厚生省による慢性疲労症候群の診断基準

日常生活や仕事ができないような重い疲労感が6カ月以上続いていた人で、次の症状の8項目以上、または6項目以上と身体所見2項目以上を満たす場合

<症状>
1. 微熱または悪寒
2. ノドの痛み
3. 首あるいは腋の下のリンパ節が腫れる
4. 原因不明の筋力低下
5. 筋肉痛または不快感
6. 軽い運動後に24時間以上続く全身倦怠感
7. 頭痛
8. 移動性関節炎
9. 精神神経症状
10. 眠れない、または眠りすぎ

<身体所見>
1. 微熱
2. 咽頭炎
3. 首あるいは腋の下のリンパ節が腫れる

以上の状態が1カ月以内の間隔をおいて2回以上

2）筋・筋膜性疼痛症候群

筋・筋膜性疼痛症候群との鑑別を**表2**に示した。

3）その他の疾患

骨関節炎、慢性関節リウマチと誤診することもある[5]。これらの疾患では血液・生化学検査で異常所見が認められること、圧痛点への圧迫で疼痛がさほど増強されないこと、ACRによる診断基準などにより鑑別できる[1]。

4）うつ病

うつ病の場合、経過中に疼痛を訴える場合があるので混同しないよう注意が必要である。

治療の実際

特効的な治療法はない。治療に対する効果は症例により異なる。個々の症例に適した治療法を見つけ出し治療を

表2　びまん性筋・筋膜性疼痛症候群と筋・筋膜性疼痛症候群の鑑別

項目	びまん性筋・筋膜性疼痛症候群	筋・筋膜性疼痛症候群
発生率	一般内科患者の4〜6％	慢性疼痛外来の患者の30〜60％
性比	10：1で女性に多い	男：女＝1：1
発症機転	50％：特発性 20％：外傷 20％：ウイルス性 10％：情緒障害	外傷、緊張
睡眠障害、疲労	常時存在	たびたび
疼痛	全身性	局在性
関連痛	？	独特のパターン
圧痛点	腱付着部位、筋腹、骨の上などに多数	筋腹にのみ数カ所
索状の筋組織の触知	？	触れる
治療	薬物療法、運動、生活様式の改善	筋緊張緩和、原因除去
予後	慢性	一定の期間で治癒

(Aronoff GM：Myofascial pain syndrome and fibromyalgia：a critical assessment and alternate view. Clin J Pain 14：74-85, 1998より引用)

進めていく。睡眠障害は本疾患の症状の増悪因子なので、これを改善すべく睡眠の環境を整える。

1）内服療法

　　a　**抗うつ薬の投与**：少量の三環系抗うつ薬の投与が行われる。

　　　（処方例-1）　アミトリプチリン（トリプタノール）：10 mg　就眠前内服　1日量 50 mg（分服）まで増量

睡眠、疼痛の改善にも有用。ただし、全例に有効というわけではない。

　　　（処方例-2）　トラゾドン（レスリン）　75 mg 就眠前内服　1日量 200 mg まで増量（分服）

　　b　**非ステロイド性抗炎症薬**：一部の症例で有用な場合がある。

　　　（処方例-1）　アスピリン（アスピリン）　1日量 1〜4.5 g　1日3回分服
　　　（処方例-2）　イブプロフェン（ブルフェン）　1日量 600 mg　3回に分服

2）注射療法

　　a　**トリガーポイント注射**：圧痛点に局所麻酔薬（1％メピバカイン、0.25％ブピバカイン、ネオビタカイン®）の浸潤（1〜2 ml/1カ所）を行う。

3）物理療法

　　a　**運動療法**：ストレッチ運動よりも、散歩、水泳、自転車などの酸素を消費す

る運動（有酸素運動）のほうがよい結果が得られる。

　　b　**その他**：鍼治療、マッサージ、指圧、経皮電気的神経刺激（transcutaneou electrical nerve stimulation；TENS）などが有効な場合もある。

4）心理療法

　心理的な因子の関与も考えられるので、心療内科、精神神経科の協力を得て心理的アプローチに基づく治療を進めていく必要がある。

注意事項

　鎮静薬（ジアゼパム：セルシン®）、睡眠導入薬（トリアゾラム：ハルシオン®）は深睡眠（4相）の質を障害するので、常用することは避けるべきである。

おわりに

　本疾患は慢性の難治性の経過をたどることもあり、長期間にわたり経過観察が必要である。医師のみでなく看護婦、臨床心理士、理学療法士をはじめとするパラメディカルの協力のもと、治療を進めていくことが必要である。

佐伯　茂

【参考文献】

1) Wolfe F, Smythe HA, Yunus MB, et al：The American College of Rheumatology 1990 Criteria for the Classification of Fibromyalgia. Report of the Multicenter Criteria Committee. Arthritis Rheum　33：160-172, 1990.

2) Yunus MB, Khan MA, Rawlings KK, et al：Genetic linkage analysis of multicase families with fibromyalgia syndrome. J Rheumatol 26：408-412, 1999.

3) 村上正人, 宗像和彦：全身の慢性的な痛みを訴える結合織炎症候群(fibrositis syndrome). ペインクリニック　18：211-216, 1997.

4) Wolfe F, Ross K, Anderson J, et al：The prevalence and characteristics of fibromyalgia in the general population. Arthritis Rheum 38：19-28, 1995.

5) Wolf F: Fibromyalgia. Anesthesia：Biologic foundation, Yaksh TL (ed), Lippincott-Raven, Philadelphia, pp905-920, 1998.

❺ スポーツによる筋肉痛（明らかな筋線維の断裂と不全断裂による筋肉痛以外の、いわゆる筋肉痛について）

スポーツによる筋肉痛の種類
　スポーツによる筋肉痛には運動時および運動直後、短時間に出現して短時間に消失する痛みと翌日から2～3日続く痛みがある。

スポーツによる筋肉痛の原因
　2種の筋肉痛の原因は、仮説ではあるが異なると考えられる。

1）運動時・運動直後から出現する疼痛の原因
　筋肉が収縮するときのエネルギーはATPの高エネルギーリン酸結合で供給される。運動を行うと筋肉の収縮がたくさん行われて当然たくさんのATPが必要となる。ATPの産生には好気性解糖と嫌気性解糖がある。初期は好気性解糖によりATPはクレアチンリン酸が、クレアチンとリン酸に分解して、ADPをリン酸化してATPのレベルを維持する。クレアチンリン酸を使い果たすと嫌気性解糖によるATP産生が行われる。嫌気性解糖によるATP産生の結果、乳酸が産生される。乳酸は筋肉に2つの悪影響をもたらす。第1は乳酸が蓄積するために筋肉の収縮力が弱まる。第2は痛覚線維の興奮に対する影響である。乳酸から解離した水素イオンが蛋白と結合する。蛋白と結合していた陰イオンが細胞膜を通過し等量のK^+イオンが流出する。酸素欠乏によるNa^+/K^+ポンプの活性も低下し細胞外のK^+イオン濃度の上昇を助長し、神経線維を脱分極して興奮性が高まる。それに加えて、筋肉の収縮が行われると酸素が多く使われ、局所は酸素欠乏となり、アシドーシスに陥る。アシドーシスは発痛物質であるブラジキニンの分解を阻害し、ブラジキニンが蓄積して痛覚線維を刺激する。この状態は運動直後に出現し、短時間に消失する。しかしながら、筋の収縮が繰り返し行われると、これらの状態が解消されないで継続することによって痛覚線維の興奮を持続増悪させる。

2）遅く出現する疼痛の原因
　運動の翌日から徐々に出現して2～3日続く痛み。筋肉の収縮の種類は等尺性収縮・等張性収縮・伸長性収縮がある。スポーツの後遅れて出る筋肉痛は、主として伸長性収縮によるものに等尺性収縮が加味されたものである。
　人体の筋肉の半分は骨格筋である。骨格筋は筋原線維が筋線維を構成し、筋線維が収束し筋束となり、形成している。骨格筋を構成する最小単位の筋原線維はミオシンとアクチンが規則正しく配列して横紋構造を示す。横紋構造は、鉄ヘマトキシリン染色で暗いA帯と明るいI帯で構成される。A帯はミオシンとアクチンが絡み合い、A帯の真ん中にミオシンのみからなるH帯を有する。I帯はアクチンからな

る。Ⅰ帯の真ん中にアクチンの付着部であるZ帯がある。筋の収縮はトロポミオシンと他の蛋白体のもとで、アクチンとミオシンの相互作用によって行われている。等張性収縮ではZ-Zの短縮が起こり、A帯の長さは一定で、H帯が消失しⅠ帯も短縮する。等尺性収縮ではZ-Zの長さが一定でA帯は短縮しⅠ帯も延長する。

筋線維は基本的には2種類に分類される。徐々に収縮するⅠ (SO) 型と急に収縮するⅡB (FG) である。Ⅰ (SO) 型は筋収縮に必要なエネルギーを好気性解糖によるATPから供給する。ⅡB (FG) 型は嫌気性解糖によるATPから供給する。伸長性収縮を続けるとATP不足により一番はじめにⅡB (FG) 型が疲労する。しかしながら、Ⅰ (SO) 型は筋活動を続ける。この収縮の歪みによりⅡB (FG) 型線維が他動的に引き伸ばされて障害される。筋線維からの逸脱酵素 (CPK) の血中濃度が上昇する。やがて、障害された筋線維の壊死が起こり白血球・マクロファージが浸潤する。障害された筋線維の細胞膜からCa^{2+}イオンが流入する。Ca^{2+}イオンがホスフォリパーゼとカルパインを活性化する。ホスフォリパーゼが細胞膜のリン脂質を分解して脂肪酸を遊離する。脂肪酸は細胞内で過酸化されて、活性酵素を出す。活性酵素は脂質を酸化し、膜成分をさらに障害させる。

トレーニングによる筋線維の再生について(仮説)

トレーニングを行った人体の筋肉には、Ⅰ (SO) 型線維とⅡB (FG) 型線維とⅡA (FOG) 型の3種があると考えられている。運動により筋が収縮するとき、Ⅰ (SO) 型線維とⅡB (FG) 型線維の収縮の歪みが生じる。ⅡB (FG) 型線維がⅠ (SO) 型線維に引き伸ばされて、筋線維の障害が生じる。その障害部に生じた壊死に対してマクロファージが浸潤し無菌性炎症反応が起こり、筋線維は修復再生する。トレーニングで獲得するⅡA (FOG) 型線維の多い筋肉は、運動を繰り返すと筋収縮に必要なエネルギーを好気性解糖と嫌気性解糖によるATPから供給する疲労しにくい特長をもつ筋肉である。

診断のポイント

トレーニング中の患者すなわちスポーツ選手の感覚的な訴えである「筋肉のよい張り」「筋肉の違和感」を、治療者がどう理解すべきかが重要である。前述のとおり筋線維の修復を繰り返し疲労しにくい筋肉を獲得するには、必ず「筋肉の張り」「違和感」「疼痛」を自覚する時期を有する。筆者は「筋肉のよい張り」「筋肉の違和感」の段階で疼痛の原因の解消のため局所循環改善を促す。スポーツ選手の「筋肉の張り」「違和感」および「疼痛」は他の箇所の故障および障害の誘因となるため、早期に除痛を図るべきであると考える。

鑑別診断
① 筋損傷・筋断裂
② 靱帯損傷
③ 骨傷
④ 神経損傷
⑤ 心因性疼痛

問診による病歴聴取および明らかな外傷歴の有無、故障の既往、画像検査等に異常のないことを確認したのち診断を行う。

治療法
1）薬物療法
① 非ステロイド剤
② ステロイド剤
③ ビタミン剤
④ 循環改善剤
⑤ 消炎酵素剤

2）神経ブロック療法
① 硬膜外ブロック
② 交感神経節ブロック（頸部・胸部・腰部）
③ 星状神経節ブロック
④ トリガーポイントブロック
⑤ 筋肉内注入法

3）光線療法（LLLT）
① 星状神経節近傍照射
② トリガーポイントブロック（pain counter act point）

4）物理療法
① 温熱療法
　a 表在性温熱：1）伝導パラフィン…ホットパック、2）対流…水治療（渦流浴）、3）輻射…赤外線
　b 深達性温熱：変(転)換、超短波、極超短波、超音波
② 寒冷療法：1）通常低温…アイスパック、2）極低温…極低温療法
③ その他：温水と冷水、交代浴
④ 電気治療法：低周波、高周波刺激療法
⑤ 光線療法

⑥特殊物理療法：マッサージ、鍼灸

治療の実際

　局所の循環状態は、運動に伴う筋肉痛と大きな関係を有する。慢性化する疼痛は交感神経系の活動を低下させ局所循環状態を増悪させる。疼痛の予防および除痛には局所循環状態の改善が必要である。［治療法］に示す治療法の併用を行っている。

　薬剤投与はドーピング検査時の擬似陽性の可能性が高く慎重投与が必要である。筆者は本疾患において、ステロイド剤内服投与は施行していない。

　ブロック療法は支配領域の除痛とともに局所循環改善が期待できる治療法である。しかしながら、overindication でかつ overtreatment である。またスポーツ選手の環境に神経ブロック治療の施行は困難である。

　筆者は神経ブロック療法の代用として光線療法(LLLT)を施行している。光線療法(LLLT)は現在、非侵襲で無痛の副作用が少ない治療法である。治療法も簡便である。

　物理療法のホットパック・アイスパック・超音波・低周波は現場で頻用され有効である。

　トレーナーによる特殊なマッサージは有効であるが、適切でないマッサージは筋疲労の増悪因子となりえる。

注意事項

　1．スポーツ選手における薬剤投与は、ドーピング検査の擬似陽性となりうる薬剤があり慎重投与が必要である。薬物投与は最小限度に止めるべきである。

　2．以下のことが治療効果に大きな影響をもたらす。

①損傷箇所の解剖学的部位の説明によるトレーニングの検討

②症状をトレーニングの過程ととらえるか故障ととらえるかの、選手・指導者の病識の一致

③選手の精神的安定

④経過観察の期間設定と環境整備

佐藤のり子

【参考文献】

1) 横田敏勝：臨床医のための痛みのメカニズム．改訂第2版．南江堂，東京，pp91-111, 1998.
2) DJ Newham, DA Jones, PM Clarrkson：Repeated high-force eccentric exercise：effects on muscle pain and damage. The American Physiological Society, pp1382-1386, 1987.
3) RB Armstrun, GL Warren, JA Warren：Mechanism of Exercise-Induced Muscle Fibre Injury：Sports Med 12(3)：184-207, 1991.
4) 上田　敏，千野直一，大川嗣雄：筋の収縮機構，リハビリテーション基礎医学，第2版，医学

書院，東京，pp95-104, 1996.
5）佐藤のり子，楊鴻生，圓尾宗司，村川和重，梅田信一郎：半導体レーザーによる星状神経節照射の効果．ペインクリニック 15：97-101, 1994.

8．進行がんの痛み

はじめに

　がんに伴う痛みの治療は、WHOがん疼痛治療指針が報告されて以来、急速に改善された。しかし、依然として、痛みに苦しむがん患者は多い。その最大の要因は、副作用対策を含めてモルヒネの投与法のまずさである。それは、モルヒネ、特にMSコンチン®を投与することがWHOがん疼痛治療指針と誤解して、自己流のがん性疼痛治療が行われているからである。

　次いで痛みの性格と病気の時期により鎮痛方法が異なるにもかかわらず、モルヒネ一辺倒の治療しか行われていないことがあげられる。

　WHOがん疼痛治療指針に沿って鎮痛薬を使用すれば、少なくとも3/4以上のがん性疼痛は治療できる。そこで、本稿では、痛みの治療の経験が少ない実地医家が行える薬物治療を中心に述べるとともに、痛みの性格や病気の時期により痛みの治療の専門家（ペインクリニック）に紹介する適応についての指標も提示する。

がん性疼痛の薬物治療の基本概念

1．WHOがん疼痛治療指針の特長

　疼痛制御科学の立場からWHOがん疼痛治療指針を検討すると、従来の鎮痛治療に比較して、段階的使用法、定時的投与法、藪医者方式、そしてダブルブロックの4つの特長があると考えられる。

1）段階的使用法 (by the ladder)

　WHO方式では、痛みの強さに応じて、非ステロイド系鎮痛薬 (nonsteroidal anti-inflammatory drugs；NSAIDs) から開始し、リン酸コデイン、モルヒネと段階的投与を推奨しているが、最初からモルヒネ、特にMSコンチン®から開始するよりは、臨床経験上、段階的に用いるほうが吐き気などの副作用も少なく、最も安全である。最近ペンタゾシンの内服薬が発売されたが、MSコンチン®から開始するよりは、明らかに吐き気・嘔吐が少ない結果が得られている。

　お酒をおぼえるときも、お酒の強さに応じて、まずはビール、大学祭などでお酒を憶え、そしていつの間にかウィスキーを飲むようになったが、はじめて使用するオピオイドも段階的に使用するのが最も安全である。

2）定時投与 (by the clock)

　オピオイドを安全かつ有効に効かせるには、血中濃度を常に鎮痛有効領域内に止めなければならない。そのためには痛みの有無に関係なく定時に投与することが大

切である。この点に限れば、血中濃度が一定な持続皮下・静注法が最もよい方法ともいえる。次いで血中濃度の変動が少ない定時的な経口投与で、疼痛時頓用のみの投与は、たとえ注射でもよくない。

3）藪医者方式

ある薬で副作用が起きたら、その薬を中止するか減量するのが原則である。しかしオピオイドの場合はあえてこの原則を破り、鎮痛に必要な量のモルヒネは決して減らさない。

便秘には緩下剤、吐き気には制吐薬というように、あたかも金儲け主義の藪医者が行う方式で副作用にはあらかじめ対症薬剤を加えておく。

▶**基本配合薬または基礎併用薬**：便秘に対する緩下剤、吐き気・嘔吐に対する制吐薬、そして、オピオイドの鎮痛力を増加させるNSAIDsはオピオイド使用時には必要不可欠な薬剤なので、これらを基本配合薬あるいは基礎併用薬と呼んでいる。

4）ダブルブロック

WHO方式では曖昧な表現になっているが、発痛物質の合成阻害による末梢作用性の鎮痛薬NSAIDsと痛みの伝達や認識など中枢作用性の鎮痛薬モルヒネなどオピオイドを同時に使用すべきである（ダブルブロック）。これによって鎮痛効果が増強され、オピオイドの必要量も減るので、二次的に副作用も少なくなるからである。

経口投与によるがん性疼痛の治療（図1）

MSコンチン®が普及した本邦の実状に合わせてWHO方式の3段階シェーマを図1のように改変した。段階的投与として、NSAIDsで効果不十分な症例に、リン酸コデインから始め、rescue薬を用いながら至適量を求め、240 mg/日まで増量し、その後MSコンチン®に移行する方法である。

1．非ステロイド系抗炎症鎮痛薬（NSAIDs）の定時投与（毎食後＋就寝前＝4回/日）

疼痛時頓用でNSAIDsが投与されており、これらの薬を用いると痛みがおさまるが、持続時間が短い場合だけが、NSAIDsの定時投与の適応となる。NSAIDsの使用が多くなるので、NSAIDsの副作用予防として胃粘膜保護薬を併用する。

4回/日でも鎮痛不十分な場合はNSAIDsを増量するのではなく、オピオイドに移行すべきである。

2．リン酸コデインの定時投与

1）リン酸コデイン配合薬（表1）

リン酸コデイン120 mg/日に、副作用予防の酸化マグネシウム（カマ）とドンペリドンそしてNSAIDsのアセトアミノフェン（基本配合薬）を混ぜて一包化した配合薬を6分割し、4時間毎に服用させる。

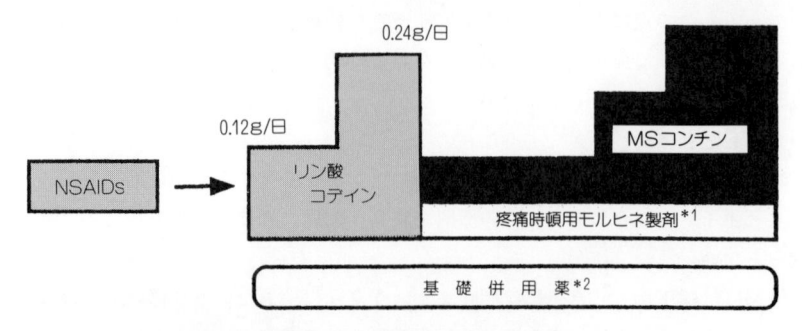

*1：定時投与の1/6量のモルヒネ散剤（or 水溶液，錠剤）
*2：基礎併用薬：NSAIDs，制吐薬，緩下薬

図1　鎮痛薬の経口投与法
第1段階：頓用投与の NSAIDs が鎮痛効果(＋)、持続時間↓に限って定時投与＋頓用に変更
第2段階：リン酸コデインを使用（＋基礎併用薬）→至適量まで増量（疼痛時頓用加算法）
第3段階：リン酸コデイン→ MS コンチン
　　　　リン酸コデイン0.24 g/日以下で至適量
　　　　　　　→1/6量の MS コンチン（＋基礎併用薬）に移行して維持
　　　　リン酸コデイン0.24 g/日以上でも鎮痛不十分
　　　　　　　→40 mg/日のMSコンチン（＋基礎併用薬）に切り替え至適量まで増量
　　　　　　　→疼痛時頓用(－)の定時投与量を至適量として維持

表1　リン酸コデイン配合薬

	薬　剤	1回量	1日量
	リン酸コデイン(×10)	0.2 g (原末20 mg)	1.2 g (原末120 mg)
基本配合薬	アセトアミノフェン	0.3 g	1.8 g
	ドンペリドン	0.5 g	3.0 g
	酸化マグネシウム	0.25 g	1.5 g
	計	1.25 g	7.5 g

服用方法	6:00、10:00、14:00、18:00→1包、22:00→2包

リン酸コデインに基本配合薬を加えて一包化し、4時間毎に投与する（就寝時のみ2回分）。

▶**リン酸コデイン配合薬の作製が難しい場合（表2）**：リン酸コデイン20 mg 錠剤と基礎併用薬を用いる。麻薬使用に抵抗がある場合には、非麻薬扱いの100倍散リン酸コデインあるいはペンタゾシン錠剤を用いるのがよい。

a　開始時処方：定時投与分として、10倍散リン酸コデイン0.2 g/包を含む配合薬を6包/日、疼痛時頓用薬としてリン酸コデイン錠剤3錠/日と、患者の希望に応じてジクロフェナクナトリウム坐薬50 mgを1～3個/日を処方する。

定時投与分のリン酸コデイン配合薬を6時、10時、14時、18時に1包、22時に

2包服用する。

b 疼痛時頓用薬の服用：痛みがあるときには随時疼痛時頓用分のリン酸コデインを服用する。それでも痛みが残る場合にはジクロフェナクナトリウム坐薬を用いるようにする。いずれの薬剤の使用も、1時間程度の間隔をあけるように指導する。

c 至適投与量の決め方（疼痛時頓用加算法：図2）：疼痛時に頓用で使用したリン酸コデイン20 mg錠剤の平均総量を定時投与量に加え、定時投与量を増量する。そして疼痛時頓用薬のリン酸コデイン20 mg錠剤を使用しなくなった時点（1〜2回/3日程度）での定時投与量を至適量とする。

疼痛時頓用薬としてリン酸コデインより、ジクロフェナクナトリウム坐薬のほうを好んで用いる場合には、配合薬のアセトアミノフェンの量を増やすか、ジクロフェナクナトリウムの経口薬などのNSAIDsを別に処方する。

▶疼痛時頓用加算法：定時投与量に、使用した疼痛時頓用薬の量を加えながら増量し、疼痛時頓用薬を必要としなくなった時点での定時投与量を至適量とする方法を、疼痛時頓用加算法という。

10倍散リン酸コデインの増量は2.4 g/日（原末分240 mg/日）までとする。

3．MSコンチン®への移行（図3）

リン酸コデイン240 mg/日以下で至適量に達したら、1/6量のモルヒネ徐放剤に移行する。240 mg/日でも鎮痛不十分な場合には、40 mg/日（リン酸コデイン240 mgの1/6）のモルヒネ徐放剤に変えて、頓用薬にモルヒネ水溶液（散剤または錠剤）を用いて、疼痛時頓用加算法によって至適量を求める。

▶ MSコンチン®など徐放剤は疼痛時頓用には不適（図4）。

モルヒネ製剤の血中濃度-時間曲線を図4に提示するが、Tmaxは、水溶液ではおよそ0.5時間、坐薬は1時間、MSコンチン®は1.5〜2時間である。痛みを我慢できる時間は人によっても、痛みの強さによっても異なるが、その限界は約40分とい

表2 リン酸コデイン錠剤による投与法

定時投与分

リン酸コデイン20 mg錠剤	4時間毎に1錠（就寝前のみ2錠）

基礎併用薬	NSAIDs*1	毎食後＋就眠前に1回分
	ドンペリドン（ナウゼリン）：1.0 g錠	毎食後に1錠ずつ
	酸化マグネシウム（カマ）：0.5 g包	毎食後に1包ずつ

疼痛時頓用分*2

リン酸コデイン20 mg錠剤とジクロフェナクナトリウム50 mg坐薬

＊1：NSAIDsは従来使用していた薬物を、そのまま利用するのがよい。
＊2：定時投与分と区別するために、疼痛時頓用分を100倍散リン酸コデインにしてもよい。

開始時の処方

定時服用分（リン酸コデイン20mg×6回分/日）

+

疼痛時頓用分（リン酸コデイン20mg錠剤 3回分/日）

↓ 頓用分としてリン酸コデイン20mg錠剤を2錠/日追加服用

2回目投与時の処方

初回投与時の120mg＋頓用分40mg＝160mgが1日必要量となる（＝定時服用6回分/日＋頓用服用2回分/日）を、分包の都合上6の倍数にする。

新処方の定時服用分＝150mg/日
（リン酸コデイン25mg×6回分/日）

+

疼痛時頓用分（リン酸コデイン20mg錠剤 3回分/日）

↓ 頓用分としてリン酸コデイン20mg錠剤を1錠/日追加服用

3回目投与時の処方

2回目定時投与の150mg＋頓用分20mg＝170mgが1日必要量となるが、前回10mg少なく処方しているので、6の倍数として180mgとする。

新処方の定時服用分＝180mg/日
（リン酸コデイン30mg×6回分/日）

+

疼痛時頓用分（リン酸コデイン20mg錠剤 2回分/日）

↓ 頓用時服用はなかった→至適量

4回目投与時の処方（至適量の処方）

至適量の定時服用分＝180mg/日
（リン酸コデイン30mg×6回分/日）

+

予備の疼痛時頓用分（リン酸コデイン20mg錠剤 1錠）

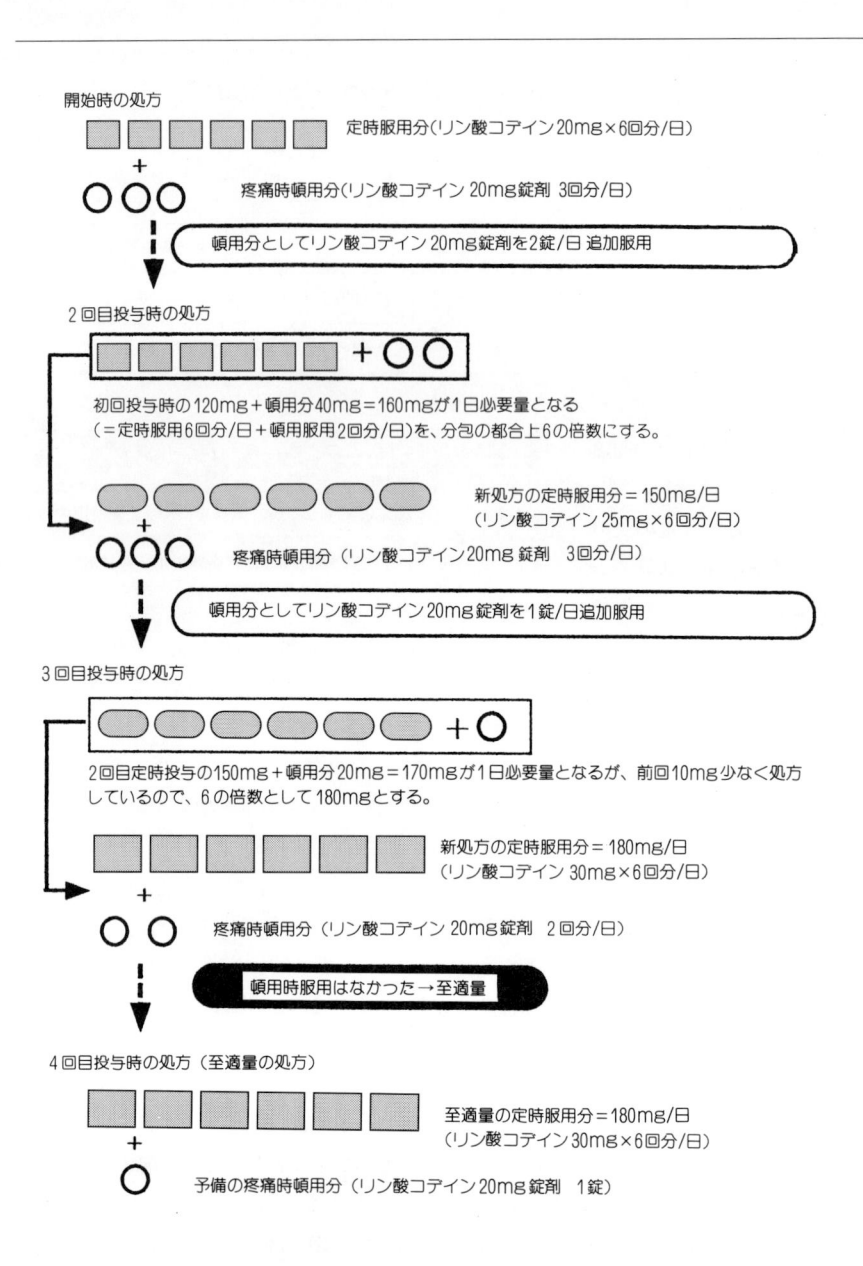

図2　オピオイドの疼痛時頓用加算法

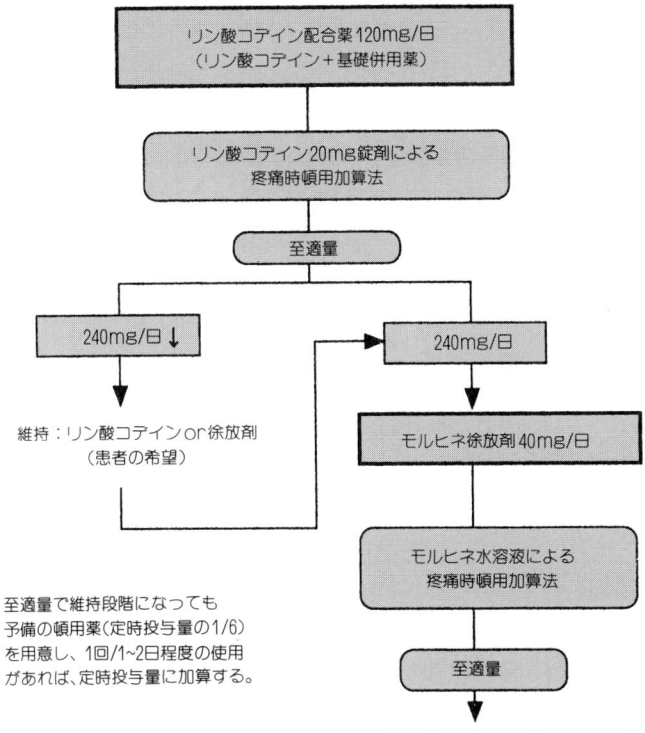

図3 リン酸コデインからモルヒネ徐放剤への移行と維持

われている。したがって、注射薬を除けば水溶液以外には間に合わないことになる。そこで定時投与量の1/6のモルヒネ水溶液(散剤または錠剤)を、頓用薬として用いている。

モルヒネ製剤の血中濃度-時間曲線を参考として、モルヒネ製剤の特徴を図5に提示した。

4．MS コンチン® での維持（図3）

至適量の MS コンチン® による維持に入っても、疼痛時頓用薬として MS コンチン® 1日量のモルヒネ散剤あるいは錠剤を、予備として 2～3回/週分渡しておき、頓用薬の服用が定期的になるようならば、疼痛時加算法により適宜 MS コンチン® の定時投与量を増量する。

副作用対策として用いている緩下剤や制吐薬についても同様にチェックして、必要に応じて増減あるいは中止する。

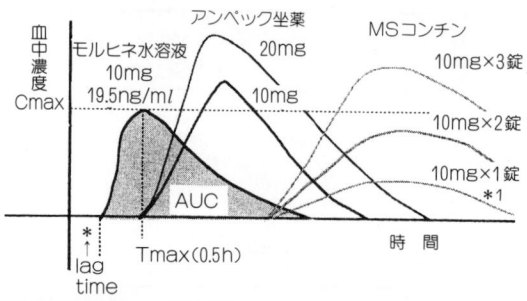

図4　モルヒネ製剤の血中濃度－時間曲線

モルヒネ水溶液は服用後8分くらい（lag time）で血中に吸収され始め、約30分（Tmax）で最高濃度（Cmax＝19.5 ng/m*l*）に達する。その後約3時間で血中濃度は1／2に減少する。
アンペック坐薬®（10 mg）を直腸投与すると投与後20分くらい（lag time）で吸収され始め、約90分（Tmax）で最高濃度（Cmax＝25.8 ng/m*l*）に達する。その後約4時間で血中濃度は1／2まで減少する。
MSコンチン®（20 mg）は1時間30分頃から吸収が開始され、3時間でようやく最高濃度に達する。しかし血中濃度の減少も緩慢なので鎮痛効果は長く持続する。
＊1：MSコンチン® 10 mg服用時の薬物動態は個人差が多く、また単回投与と反復投与では薬物動態が異なるので、ここでは初回投与で検討した数値を参照とした。

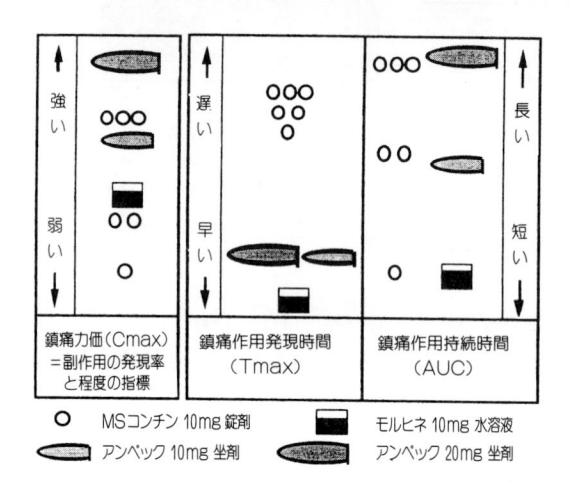

図5　各モルヒネ製剤のパラメーター毎の順序図譜

各モルヒネ製剤の薬物速度論的パラメーター、すなわちCmax（最高血中濃度）、Tmax（Cmaxまでの時間）、AUC（血中濃度時間曲線下面積）、吸収開始までの時間などを参照に、鎮痛力価、鎮痛作用発現時間、鎮痛作用持続時間について各製剤を使用したときの順序を示した。

非経口投与法

1．積極的利用法

WHO方式では可能な限り経口投与を勧めているが、経口投与可能症例でも、至適量が定まらない、吐き気が強い、精神症状がみられるなど不都合が生じた場合には、その時点で最もよい投与ルートを用い、症状が改善したら経口投与に戻すなど投与ルートに関しては柔軟に考え、非経口的投与法の積極的利用も考慮する。**表3**に非経口投与の積極的利用法の例を、**図6**に経口投与に対する各ルートの力価を提示した。

▶皮下・静注による至適量の決め方（図7）：痛みが強い場合には、便利な方法である。

モルヒネ2〜3mg/回/5〜10分の皮下または静注、あるいはモルヒネ10mg/100mlの生理的食塩水あるいは5％糖液を約5ml/分での持続点滴投与により、少しボーッとして痛みが軽減してきたら、投与を中止する。その時点で注入されたモルヒネの4倍量が持続皮下・静注の、8倍量が経口投与の1日至適量になる。

1）経直腸投与法（坐剤）

経直腸投与では、一部が直腸部位の脈管系から直接体循環に入るため、モルヒネの有効利用率は経口投与よりも多い。

したがって経口投与よりはCmaxは高くなる。その結果、鎮痛効果は強くなるが、同時に過量投与による副作用も発現しやすくなる。

現時点では経口投与法と持続皮下・静注法の狭間にあって定型的な使用法が確立されていないが、坐剤の薬理動態的な特徴をうまく利用すれば、モルヒネ鎮痛法のよき潤滑油になると思われる。

▶坐剤の吸収経路による効果のばらつき：坐薬は挿入方法によって効果が異なる。

浅く挿入した場合には肛門周囲の静脈から吸収されて直接血中に入るので、静脈投与と同じ効果を現す。しかし腹膜を越えてより深く挿入される（およそ3cm以上）

表3 非経口的投与の積極的利用法

患者の症状ならびに状況	投与経路の変更
手術・検査などのための絶食 中心静脈ルートの確保	持続静注
激しい痛みに対する緊急の除痛	静注 局麻薬と混ぜて硬膜外腔投与
痛みのコントロールが不安定 （経口投与での至適量が決められない）	持続皮下・静注
吐き気・嘔吐↑	坐剤、皮下・静注
経口・直腸投与量↑↑	持続皮下・静注
精神症状↑	硬膜外腔投与
便秘↑・腸管運動↓	局麻薬と混ぜて硬膜外腔投与

経口　1
皮下・静注　1/2〜1/3*1
硬膜外腔　1/10〜1/15*2
坐薬　1〜2/3*2

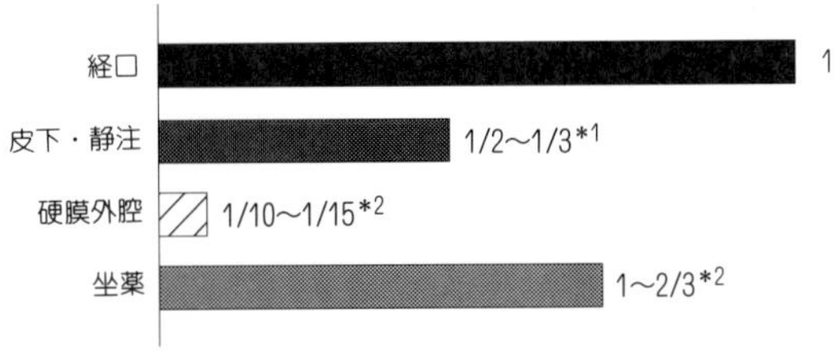

*1：1回投与に較べて、連続投与の場合は力価が下がるので、1/4〜1/3増しで換算する。
*2：挿入方法によって効果が異なる（本文参照）。

図6 投与経路によるモルヒネ力価の比率

と、下腸間膜静脈から吸収されるため、モルヒネは門脈を介して肝臓を経由してから全身に回るので、経口投与と同じになる（図8）。

2）持続皮下・静注法（表4）

ADLの制限などから、経口投与不能例が適応となるが、血中濃度が一定で鎮痛効果が安定しており、疼痛時にも早急に鎮痛が得られる。この利点を活かしたのが前述した至適量を決める方法である（図7）。

さらに持続皮下・静注法は、嘔気・嘔吐も少ないなどの利点も多い。また当初経口不能と思われた症例でも、本法によって良好な鎮痛が得られると、飲食可能となりモルヒネの経口投与が再開できる症例も多い。したがって、管理や薬物供給などの体制が整えば、もっと積極的に用いられてよい方法である。

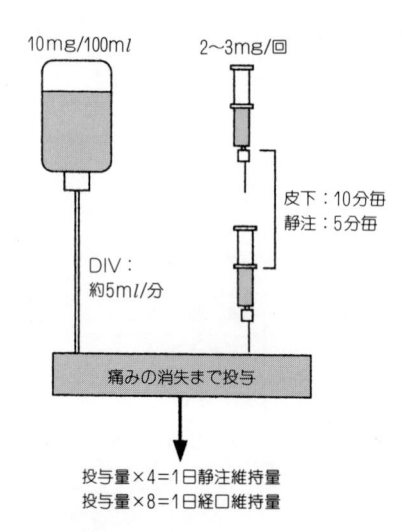

図7　静注または皮下注によるモルヒネの至適量の決め方

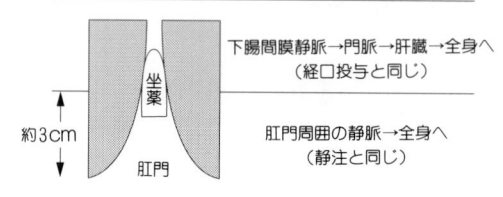

図8　坐薬の挿入位置による効果の違い

表4　持続皮下・静注法の実施

	モルヒネの溶媒	経口投与からの移行（鎮痛良好例）	便宜的開始方法
皮下	2％キシロカイン	経口投与量のモルヒネ1日分×1/2×1/24量＝1時間注入量↓経口薬の服用予定時間に合わせて注入開始	モルヒネ20 mgを用意 モルヒネ2〜3 mgを1回投与
静注	生理的食塩水 or 5％糖液		残18〜17 mgモルヒネ/24 mlの溶液として、1 ml/時で開始
当初は流量可変の注入器を使用し、疼痛時には1時間注入量/回を追加注入し、疼痛時加算法にて至適量を決める。			

経口からの移行例でも、最初から皮下・静注開始例でも、痛みが強ければ図7に示した方法で至適量を決めてから、開始する。

3）spinal analgesia

硬膜外腔とくも膜下腔注入法があり、いずれもモルヒネと局所麻酔薬混合溶液が用いられることが多い。

モルヒネの注入量が少ないにもかかわらず、強力な鎮痛効果が得られる。モルヒネの全身投与による副作用が少ないが、特有の呼吸抑制や排尿障害などがみられる。さらに、穿刺、カテーテルの留置および維持には専門的な知識が必要である。最近は携帯用持続注入器やPCA（patient controlled analgesia）ポンプや皮下埋込み型硬膜外投与システムが開発され、入浴なども可能になり、本法によるADLは著しく改善された。

a 硬膜外腔注入：現在、本邦のペインクリニックで最も多用されているがん性疼痛の治療法の1つである。

中枢神経系や消化器系の副作用が強く出現した場合や局所麻酔薬併用による体動時痛に有効である。

b くも膜下腔注入：くも膜下腔にモルヒネと局所麻酔薬を注入すると非常に強力な除痛効果があり、難治性のがん疼痛治療に対する有効な方法として注目されている。局所麻酔薬の濃度や量を調節すれば歩行も可能であり、硬膜外鎮痛法を含めて他の鎮痛法では管理ができない症例には期待される方法である。皮下埋込み方式で長期管理も可能である。

副作用対策

臨床上問題となるモルヒネの副作用は、モルヒネを使用している限り続く便秘と開始時あるいは増量時に一定期間（2～3週間）みられる吐き気・嘔吐症状、そして過量投与による呼吸抑制の3つに分けられる。

1）便秘（表5）

便秘には緩下剤が用いられるが、便を軟らかくする薬剤と腸管粘膜を刺激して蠕動亢進を促す薬を併用し、排便があるまで増量しなければならない。しかし腸管蠕動亢進作用をもつ薬剤は服用によって腹痛をきたすこともある。そこで薬の変更・増量と同時に、早朝時の水の飲用など患者にとって苦痛の少ない方法を検討すべきである。それでも排便がなければ積極的に浣腸を行い、少なくとも3日に1回の排便を確保すべきである。

▶**難治性の便秘**：持続硬膜外ブロックとプロスタルモン・F®の併用

硬膜外ブロック自体の腸管蠕動亢進とプロスタルモン・F®による腹痛にも対応できるので、試みるべきである。

表5　便秘の治療と予防

1．緩下薬の種類

1) 機械的緩下薬（腸管内への水分移行↑……水分摂取↑併用が有効）
　　重炭酸マグネシウム（カマ粉末）
2) 大腸刺激性緩下薬（大腸粘膜を直接刺激）
　　センノシド（プルゼニド）、センナ（アローゼン）、
　　ピコスルファートナトリウム（ラキソベロン）
3) 直腸刺激性緩下薬（直腸粘膜を直接刺激）
　　ビサコジル坐薬（テレミンソフト）、レシチン坐薬（レシカルボン）
4) その他
　　シサプリド（リサモール）、ジメチルポリシロキサン（ガスコン）、大黄甘草湯
5) 注射薬
　　ジノプロスト（プロスタルモン・F）

（　）内は商品名

2．便秘の予防と治療

	排便	カマ粉3	プルゼニド	摘便	直腸刺激緩下剤
当日	×	1.5g			
1日目に	＋	1.5g			
1日目に	−	1.5g	1錠		
2日目に	＋	1.5g	1錠		
2日目に	−	1.5g	2錠		
3日目に	＋	1.5g	2錠		
3日目に	−	1.5g	3錠	○	1個
4日目に	＋	1.5g	3錠	維持量になる	
4日目に	−	1.5g	4錠	浣腸で排便	

＊：緩下剤の最高使用量
　プルゼニド24錠/日、ラキソベロン50mℓ/日、カマ3.0g/日

- オピオイドの処方と同時に、排便の有無に関係なくカマ1.5g/日を分3で投与。
- 翌日から下痢になるようならカマの服用を中止。
- 翌日排便があればカマ1.5gのみを継続。
- 排便がなければプルゼニド1錠/日ずつ排便があるまで追加投与する。
- 排便があった日の投与量を維持量とする。
- 排便がなければ3日目に摘便を行い、
　便が硬いとき……カマを2倍量↑
　便が軟らかいとき……直腸刺激性緩下剤
- 4日目にも排便がなければ浣腸する。
- 5日目よりプルゼニドを1錠/日で増量し4日目には浣腸する。

2）吐き気・嘔吐

　吐き気・嘔吐は便秘と異なり短期間で耐性が生じるので、2週間前後を指標に中止することもできる。開始時・増量時には基礎併用薬として必ず制吐薬を予防的に投与するが、足りない場合は増量・追加する。薬剤としては嘔吐中枢に直接作用するドンペリドンが使われるが、チミペロンが最も有効である。ただし、本剤には健康保険上は精神分裂病以外の適応はない。
　また吐き気・嘔吐があるときには経口的投与自体が症状を増悪させる場合がある

ので、一時的に非経口的投与ルートを用いるのもよい（**表3**）。

3）その他
睡眠時の呼吸数が10回/分以上あれば、モルヒネの過量投与を疑う必要はない。

a　眠気：オピオイドによる傾眠は、数日間で耐性ができる場合が多い。持続する場合にはメチルフェニデート10 mgを、朝・昼のみ1錠ずつ投与し、経過をみながら増量する。

b　見当識・記憶障害、幻覚、妄想などの精神症状：高カルシウム血症を除外する。ハロペリドール0.75 mg錠を1.5 mg/日で投与する。これでも改善がみられなければ、ハロペリドールを増量するが、精神科の往診を依頼するべきである。

対応としては、精神科的な障害が認められない場合には、硬膜外腔投与に切り替えるのが、最も有効である。

モルヒネの効かない、または効きにくい痛み

1）WHO方式は一網打尽の鎮痛法
がん患者の訴えるほとんどが痛みがモルヒネによって鎮痛されるので、痛みの検査などでいたずらに患者を苦しめるよりは、「まずは鎮痛薬を投与する。それでも鎮痛されなければ、躊躇なく麻薬を使用せよ！」というのがWHO方式の基本概念である。すなわち、モルヒネの効かないあるいは効きにくい痛みが含まれるのを承知のうえで、一網打尽方式でモルヒネを投与するという、通常の痛みの治療の概念を覆すすばらしい英断である。

そのためには「どのようにしてモルヒネの効かない痛みを判定するのか？」という明確な基準が必要となる。しかし、モルヒネの効果が少ないといえば、「モルヒネの使用量が少ないからだ。モルヒネにはceiling effectがないのだから、もっと増量しろ！」といわれる。眠気などの副作用が強いのでモルヒネの増量をためらうと「副作用対策が不十分だ！」という答えが返ってくるだけである。

2）モルヒネによる鎮痛治療の見直し基準
a　モルヒネ投与の限界：強い眠気あるいは傾眠が1つの指標とされているが、あまりにも主観的、曖昧な症状である。さらに、モルヒネの効果は個人によって異なるので、投与量で一律に限界を定めることはできない。そこで、筆者らは呼吸数を第1の指標、瞳孔径

表6　モルヒネ増量のturning pointの基準

相対的基準	
モルヒネの増量を含めて併用療法、他の鎮痛法について再検討する	経口投与に換算して 120 mg/日↑：鎮痛不十分 副作用↑
絶対的基準	
モルヒネ投与の限界	投与量に関係なく 呼吸数6回/分（瞳孔径2 mm↓）

を参考指標としている。睡眠時の呼吸数が 10 回/分以下、瞳孔径が 3 mm 以下になれば警戒、呼吸数 6 回/分以下あるいは瞳孔径が 2 mm 以下はモルヒネ投与の限界としている（表6）。

▶オピオイド開始時の眠気などの副作用：オピオイド投与開始時の呼吸数の減少を伴わない眠気は除痛によるための代償性の症状と考えられるので、オピオイドを減量する必要はない。便秘・吐き気はモルヒネ投与時の必発症状なので、基礎併用薬の予防的投与とともに対症療法で対応すべきで、オピオイドを減量してはならない。

b　モルヒネによる鎮痛の見直し：経口投与量に換算して、120 mg/日でも痛みのコントロールが不十分な場合には、モルヒネの増量を含めて、鎮痛補助薬の追加や神経ブロックの併用など他の鎮痛法の適応も考慮すべきである。

|鎮痛補助薬|

単独の薬理作用として鎮痛作用はないが、鎮痛薬と併用すると鎮痛効果の増強が期待できる薬剤を指す。

基礎併用薬あるいは基本配合薬に含まれる緩下剤、制吐薬など、オピオイドの副作用を抑制する薬剤は鎮痛補助薬とはいわない。

これらの薬剤は鎮痛補助薬の名前のとおり、十分な鎮痛薬および副作用への対症薬剤の投与が前提となってはじめて有効な薬剤である。

鎮痛補助薬の使用はモルヒネ投与の turning point の相対的基準である 120 mg/日を指標とするのがよい。

表7　鎮痛補助薬

	薬品名	鎮痛作用の特徴	臨床的適応事項	代表的薬剤（商品名）
1	ステロイド	抗炎症作用	NSAIDs≫モルヒネ↑*	デキサメサゾン（デカドロン）
2	抗痙攣薬	神経の異常発火↓	安静時に発作的に繰り返される電気が走る、ピリッとくるような痛み	カルバマゼピン（テグレトール）
3	抗うつ薬	抗うつ作用より少量で早期に鎮痛作用が発現	疼痛に伴う苦痛の軽減作用↑しびれ感、締めつけ感、つっぱり感を伴う痛み	イミプラミン（トフラニール）
4	抗不安薬	不安による痛みの増強↓	薬剤使用前に不安の原因を検討	ヒドロキシジン（アタラックスP）

＊：ステロイドは抗炎症作用によって二次的に鎮痛効果を示す。そこで炎症機転が原因と考えられる痛み、臨床的にはモルヒネよりも NSAIDs のほうが鎮痛効果がある場合には試用すべきである。

① 局在性の痛み

限られた部位の痛み
（散在性でも　1カ所の痛み＞＞他の部位の痛み）

② モルヒネの投与結果からの判定

モルヒネ120mg/日↑でも痛みのコントロール↓
（呼吸数6回/分でも鎮痛不十分例→モルヒネ120mg/日↓も適応）

③ 痛みの特徴からの判定

入浴　→痛み↓ ── →交感神経ブロック*2
体動*1→痛み↑ ── →知覚神経ブロック

④ 神経ブロックの条件

1. 患者の同意と協力が得られること
2. 出血傾向(-)、ブロック針刺入経路に感染巣や腫瘍・転移巣(-)
3. 全身状態と予後から神経ブロックの有効性↑
4. 局所麻酔薬による神経ブロックが有効

*1：呼吸や排便・排尿に伴う痛み、あるいは治療や処置に伴う痛みなど、新しく加えられる刺激によって起こる痛みを総括して体動時痛とする。
*2：交感神経ブロック、特に腹腔神経叢ブロックはモルヒネ120/mg↓でも適応があれば行うべきである。

図9　神経ブロックの適応と条件

　WHO方式の提唱する鎮痛補助薬はステロイド、抗痙攣薬、抗うつ薬、抗不安薬の4群だが、睡眠薬を加えて5群としている（**表7**）。がん性疼痛治療だからといって特別視せず、通常の使用法でよい。

神経ブロック（図9）

　WHO方式では、神経因性疼痛など、モルヒネの効果が期待できないがん性疼痛が神経ブロックの適応とされている。しかし、モルヒネよりもよい鎮痛効果が得られるがん性疼痛も少なくない。

1）神経ブロックの適応

　モルヒネの増量より神経ブロックを先行させるべき痛みとして2つの痛みをあげ

図10-a　がん性疼痛治療における神経ブロックの役割
がん性疼痛の治療において、神経ブロックの絶対的適応はモルヒネの効かない痛みだが、最も多いのはモルヒネと神経ブロックを併用することによって鎮痛効果の増強や副作用が減少する相対的適応例である。

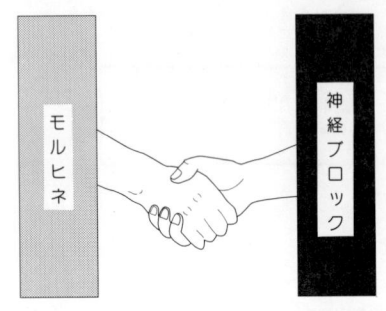

図10-b　モルヒネと神経ブロックはがん性疼痛治療の車の両輪

たい。1つは温暖、入浴によって軽減・消失し、寒冷やクーラーによって悪化する痛みである。もう1つは、じっとしているときには痛みはないが、動くと痛みが襲う体動時痛である。この中には排便・排尿・深呼吸時の痛み、あるいは治療や処置時の痛みなど、新たに加わる刺激によって起こる痛みはすべて含まれる。

前者の痛みは、アルコールなどの神経破壊薬による交感神経節ブロック、後者は知覚神経ブロックの適応である。

交感神経のブロックなので、知覚神経や運動神経障害は起こらない。むしろ二次的な血流改善による温感や臓器の機能改善も期待できる。

交感神経節ブロックのうちで最も有効なのは、腹部臓器癌に起因する上腹部・背部痛に対する腹腔神経ブロックである。本法はモルヒネ以外の鎮痛手段として、WHOも第1に推奨している方法である。したがって、適応があれば、モルヒネに先行して行ってよい神経ブロックと考えられる。

体動時痛に対して、モルヒネは痛みを和らげることはあっても、意識を清明に保ったままで完全に抑えることは不可能である。なぜなら、体動時痛は、新たにに加わる侵害刺激によって起こる痛みだからである。これらの痛みには、局所麻酔と同じ知覚神経ブロックが有効だが、当該部位の知覚麻痺ばかりでなく、痛みの部位によっては運動神経障害を合併する。したがって、確実な除痛と合併症のtradeと考え、患者の同意を得るのは当然で、適応を慎重に選ぶべきである。

2）がん性疼痛治療における神経ブロックの役割（図10）

神経ブロックは、最後の手段と考えられているようだが、それは誤りである。知

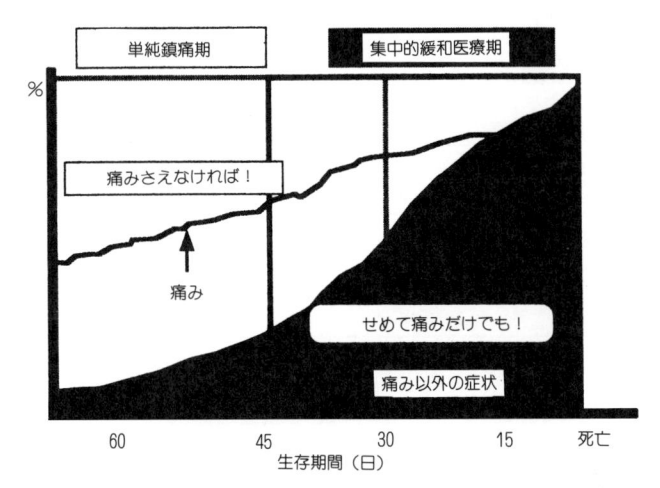

図11 病期による痛みの治療の違い
がんの痛みは、全身倦怠感、呼吸困難などの症状に較べて早期から出現する（単純鎮痛期：「痛みさえなければ」普通の生活が可能）。死亡1カ月前後になると、痛みの増強ばかりでなく多くの症状が悪化する（集中的緩和医療期：痛み以外の症状もあるが「せめて痛みだけでもとってほしい」）。
単純鎮痛期は、WHO方式にしたがって鎮痛薬を投与すれば、そのほとんどに対応できる。
集中的緩和医療期の痛みの治療には、痛みの治療自体の難しさに加えて他の症状との兼ね合いもあり、痛みの治療の専門家が必要である。

覚神経ブロックのように、モルヒネが効かない痛みに限定される最終手段としての神経ブロックもあるが、モルヒネに先行させたほうがよい腹腔神経叢ブロックもある。最も多いのが、モルヒネと神経ブロックを併用することによってモルヒネの鎮痛効果の増強や副作用を軽減することが期待できる痛みである。その意味で、神経ブロックとモルヒネはがん性疼痛治療における車の両輪といえる。

病期による痛みの治療（図11）

　がんによる痛みは、全身倦怠感、呼吸困難など痛み以外の症状が少ない時期から出現する（単純鎮痛期）。したがって「痛みさえなければ」日常生活が可能である。しかし、死亡1カ月前後になると、痛みの増強ばかりでなく、多くの症状が悪化する。悪化した多くの症状の1つとしての痛みの治療となる（集中的緩和医療期）。したがって「せめて痛みだけでもとってほしい」という状況下での痛みの治療なので、ペインクリニックなど専門的な知識と技術が必要となる。
　それにもかかわらず、単純鎮痛期と同じくモルヒネと鎮痛補助薬のみで対応しようとするので、sedationという名の強制的な睡眠を強いられることになる場合も少なくない。

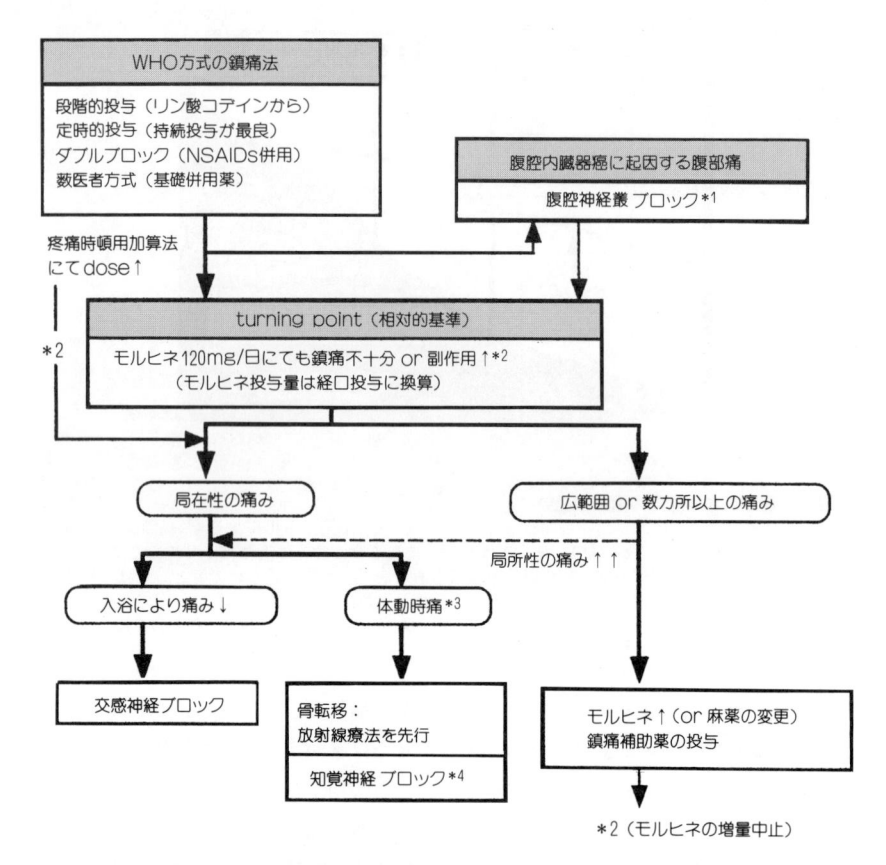

```
┌─────────────────────────┐
│     WHO方式の鎮痛法      │
│ 段階的投与(リン酸コデインから) │
│ 定時的投与(持続投与が最良)   │
│ ダブルブロック(NSAIDs併用)  │
│ 藪医者方式(基礎併用薬)     │
└─────────────────────────┘
         │          ┌──────────────────────────┐
疼痛時頓用加算法    │  腹腔内臓器癌に起因する腹部痛  │
にて dose↑         │   腹腔神経叢ブロック*1      │
    │ *2           └──────────────────────────┘
    │      ┌─────────────────────────────┐
    │      │  turning point (相対的基準)  │
    │      │ モルヒネ120mg/日にても鎮痛不十分 or 副作用↑*2 │
    │      │  (モルヒネ投与量は経口投与に換算)    │
    │      └─────────────────────────────┘
         ┌──────────────┐     ┌──────────────────────┐
         │  局在性の痛み │     │ 広範囲 or 数カ所以上の痛み │
         └──────────────┘     └──────────────────────┘
         ←------ 局所性の痛み↑↑
    ┌─────────┐  ┌─────────┐
    │入浴により │  │体動時痛*3│
    │痛み↓    │  │         │
    └─────────┘  └─────────┘
    ┌─────────┐  ┌─────────┐   ┌──────────────────┐
    │交感神経  │  │骨転移:  │   │モルヒネ↑(or 麻薬の変更)│
    │ブロック  │  │放射線療法│   │鎮痛補助薬の投与      │
    └─────────┘  │を先行   │   └──────────────────┘
                 │知覚神経 │
                 │ブロック*4│       *2(モルヒネの増量中止)
                 └─────────┘
```

*1：腹腔神経叢ブロック可能な施設では、WHO方式に先行させる。
*2：モルヒネの投与量にかかわらず、呼吸数6回/分以下になっても鎮痛↓あるいは副作用↑の場合はモルヒネの増量は中止(turning pointの絶対的基準)。
　　神経ブロック、spinal analgesia などを考慮する。
*3：肋骨骨折に伴う呼吸時痛または直腸癌による排便時痛あるいは治療・処置に伴う痛みなど、新しく加わる侵害刺激による痛みを総括して体動時痛とする。
*4：神経破壊薬による知覚神経ブロックは鎮痛と副作用との trade と考えるべきである。

図12　がん性疼痛治療のフローチャート

ペインクリニックへの紹介

　①腹部臓器癌による上腹部および背部痛で、入浴など温暖効果により痛みが軽減・消失する場合(腹腔神経叢ブロックの適応)
　②経口投与にしてモルヒネ 120 mg/日でも鎮痛不十分あるいは副作用が強い場合
　③体動時痛などに代表される、侵害刺激によって起こる痛み
　④集中的緩和医療期で、痛みのために sedation を考える場合

まとめ

がん性疼痛治療にモルヒネを用いる4つの基本事項と、それに基づいた実施法をフローチャートとして図12に提示した。

①モルヒネによる麻薬中毒や依存・耐性などについては、がん性疼痛患者に鎮痛必要量を正しく用いる限り、問題にはならない。

②モルヒネの至適量は、体重あたり○△mgというような投与方法はない。症例毎に、また同じ症例でも病気の時期や体調などによっても異なる。

③モルヒネは、元来、鎮痛、腸管蠕動運動抑制、呼吸抑制作用をもつ薬剤である。

④モルヒネは、強力な鎮痛薬であるが、鎮痛薬でしかない。

おわりに

がんの医療にかかわるすべての医療従事者は、がん性疼痛の治療を行う義務と責任がある。

しかし、本邦では、モルヒネの徐放剤が、あたかもがん性疼痛の特効薬のようにして販売され、最初から高い水準の治療を要求されたため、かえってモルヒネによるがん性疼痛治療の普及を妨げたように思われる。

そのためには我流ではなく、WHOがん疼痛治療指針に従って、自分のできる範囲での治療から始め、必要に応じて痛みの治療の専門家に紹介するのが、最も容易である。それでも、実際に患者を診ていくうちに、必ず次のステップに進むようになる。それは、初歩的な方法でも、必ず治せるがん性疼痛があるからである。

山室　誠、中保利通

【文献】

1) 山室　誠：がん患者の痛みの治療. 第2版. 中外医学社, 東京, 1997.
2) 山室　誠：癌患者の疼痛コントロール, 疼痛コントロールのABC. 日本医師会雑誌特別号119：S314-S320, 1998.
3) 山室　誠：癌性疼痛治療法の実際. 治療 79：2169-2181, 1997.
4) 日本緩和医療学会・癌疼痛治療ガイドライン作成委員会：Evidence-Based Medicineに則った癌疼痛治療ガイドライン. 1999.
5) 国立がんセンター中央病院薬剤部：モルヒネによる癌疼痛緩和. ミクス, 東京, 1997.

9. 術後・外傷後などに遷延する痛み

❶ 反射性交感神経性ジストロフィー

はじめに

　反射性交感神経性ジストロフィー（reflex sympathetic dystrophy；RSD）は灼熱痛やアロディニアなどの特徴的な疼痛に加え、初期には浮腫や血管運動異常、発汗、運動機能障害を、末期には結合組織のジストロフィックな変化などの機能障害をきたす慢性疼痛症候群である。1994年、RSD の疾患概念の変化に伴い国際疼痛学会は RSD を複雑性局所疼痛症候群（complex regional pain syndrome；CRPS）のタイプ I という新しい用語に変更した（**表1**）。本稿では、CRPS の診断基準には取り上げられていないが従来 RSD の症状として重視されてきた症状を含め、実践的な観点から RSD の診断・治療法について述べる。

1）RSDの概念[1-4]

　RSD はその病因ははっきりしないが特徴的な複数の症状を呈する疼痛症候群である。RSD はその臨床像によって3つの病期に分けることができる。第1、2病期は約3～6カ月持続するとされるが、個々の症例でその症状の程度や進行は異なっており、また患者は必ずしもすべての病期を経験するわけではない。その症状の組み合わせは患者によってまちまちであり、RSD には異なったいくつかの病態が関与しているものと考えられる。

表1　複雑性局所疼痛症候群(CRPS)タイプ I の定義と診断基準

【定義】
CRPS タイプ I は、きっかけとなる侵害的な出来事の後にみられる症候群で、単一の末梢神経分布に限局せず、明らかにきっかけとなった出来事と不釣り合いな強い症状を示す症候群である。経過中に、浮腫、皮膚血流量の変化、発汗異常が、疼痛部位、アロディニアまたは痛覚異常過敏の場所に認められる。

【診断基準】
1) きっかけとなる侵害的な出来事あるいは運動制限の原因が存在する。
2) きっかけとなった出来事と不釣り合いな強い持続する痛み、アロディニアまたは痛覚異常過敏がある。
3) 浮腫、皮膚血流量の変化または異常発汗が疼痛部位にみられる。
4) この診断は疼痛や運動機能異常の程度が他の状況から説明できる場合は除外される。

注）CRPS タイプ I の定義や診断基準には疼痛以外に浮腫、血管運動障害や発汗異常など自律神経様症状が採用されている。しかし爪、発毛、皮膚、骨、軟部組織などの組織変化の要素は浮腫以外には取り上げられていない。
(Merskey H, Bogduk N：Descriptions of chronic pain syndromes and definition of pain terms. Classification of chronic pain, 2nd ed, IASP press, Seattle, pp.40-42, 1994より引用)

【第1病期：急性期】
・急性期は組織損傷直後に始まることもあるが、数日、数週間あるいは数カ月を経過して発症することもある。
・組織損傷の程度に比して異様に強い灼熱痛やうずくような疼痛があり、アロディニア、痛覚異常過敏などの感覚過敏や知覚低下がしばしば認められる。
・患肢に浮腫がある。皮膚は温かく、血管拡張のために赤色を呈している。逆にチアノーゼ様に暗紫色となることもある。発汗は増加あるいは低下、皮膚温は高いことも低いこともある。罹患部位の体毛あるいは爪の異常な成長がある。関節の可動制限がある。
・筋の攣縮や振戦が起こることもある。

【第2病期：亜急性期】（ジストロフィー期）
・持続性で灼熱様あるいはうずくような疼痛があり、アロディニア、痛覚異常過敏が著明である。
・皮膚は冷たく灰白色を呈しており、つるつるとして光沢を帯びる。浮腫は硬結となる。関節の肥厚、筋の萎縮により、さらに可動制限が強くなり運動能力が低下する。体毛は成長が悪くなり、爪は脆弱となり亀裂、溝の形成がみられる。

【第3病期：末期】（アトロフィー期）
・疼痛、アロディニア、痛覚異常過敏はその程度が軽くなることもあるが、その範囲が広がり罹患肢全体に及ぶ。
・心理的感情的傷害が主要症状を占める。
・皮膚はつるつるとスムースになり、光沢があり、ガラス様になったり、引きつったり、蒼白あるいはチアノーゼをきたし、冷たくなったりしている。筋肉や皮下組織に不可逆性の萎縮性の変化が生じ指は細く先が尖って肉厚感がなくなり、屈筋腱の拘縮が起こる。関節は可動域が小さくなり、弱くなって、強直性の変化をきたす。爪は脆く固くなる。

診断のポイント[1-4]

1）問診のポイント（表2）
▶いつ、何を契機として起こったのか？
外傷、疾病、手術など痛みの原因や契機となった出来事を詳しく問診する。また受傷後の処置、例えばギプス固定や腱縫合術などの治療自体も RSD の契機となることがあるので、これらの治療についても詳しく問診する。
▶どこに、どのような、どのくらいの痛みがあるのか？
①痛む場所が契機となった組織損傷の場所と一致するか、それとも離れて存在す

表2　RSDの症状別診察と検査

	システム	症状	診察と検査（コメント）
1	痛みと感覚	灼熱痛、アロディニア、痛覚異常過敏	問診、触覚検査、温冷覚検査（末梢の侵害受容器が過敏な状態や中枢のニューロンの刺激に対する異常な興奮状態を反映している）
2	血管	皮膚温上昇または低下、色調の変化	サーモグラフィー、患肢の下垂による色調変化（交感神経の興奮を反映するとは限らない）
3	発汗	疼痛部位やその周囲の発汗増加または低下	視診、発汗計、ヨード澱粉反応
4	運動神経	筋の攣縮、振戦、ジストニー	視診、神経学的検査（中枢神経の機能異常？）
5	筋・軟部組織	浮腫*、ジストロフィー（*浮腫は初期の最も特徴的所見）	四肢径、関節周囲の左右差
6	関節	関節屈伸制限や関節の圧痛（早期）関節拘縮（末期）	圧痛検査、関節可動域
7	骨	骨の圧痛	X線検査：骨粗鬆 骨シンチグラフィー：関節周囲の異常集積像（早期から認められる→図1参照）
8	爪、体毛、皮膚	爪の成長異常・変形、体毛発育促進または遅延、皮膚の菲薄化	視診

るのか。

②焼けるような、刺されるような、締めつけるような、うずくような、など痛みの性質。

③感覚異常：アロディニアがあるか、あればいつから出現したか。
(痛みの程度は visual analogue scale (VAS)や verbal rating score (VRS)で表示。)

▶痛みはどのようなときに軽減し、あるいは増強するのか？

①体動や関節の伸展屈曲あるいは体重負荷によって増悪する疼痛の有無 (RSDの骨関節病変を疑わせる)。

②熱い湯や寒冷刺激に対する過敏性（感覚過敏）。

▶随伴症状の有無

経過中の痛み以外の、浮腫、皮膚色調の変化、発汗、爪や体毛の変化などの症状の有無。

2）検査のポイント（日常診療で可能な検査：表2）

▶触覚の異常

触覚検査は簡便で得られる情報が多い検査である[5]。

①アロディニア：通常痛みを惹起しないような触覚などの非侵害性の刺激に対して痛みを感じる状態の有無とその範囲。
②触覚低下：疼痛部位やその周囲をチェック。

▶圧痛

浮腫のある関節周囲を調べる（図1）。圧痛はRSDに合併する筋・筋膜性疼痛や、軟部組織の炎症によって生じることもある。筋・筋膜性疼痛には特徴的なトリガーポイントがある。

▶サーモグラフィー

サーモグラフィーによって疼痛部位の皮膚温が測定できる。皮膚温上昇は、炎症の存在、血流増加や血管拡張を示唆する。温度低下は皮膚血流の低下、あるいは交感神経の緊張状態を表す場合がある。しかし、皮膚温の低下が必ずしも交感神経の緊張を表すわけではない（Wakisaka et al. Pain　46：299, 1991）。

▶単純X線検査

関節周囲の骨に斑状骨粗鬆が認められる症例がある。この変化は浮腫のある急性期からみられることもある。この時期には関節周囲に骨シンチグラフィーで広範囲に集積が認められる（図1）。末期にはX線上、びまん性の骨粗鬆がみられる。

鑑別診断（急を要する対象外の疾患）[1-3]

〈骨・関節病変〉
・剥離骨折・関節炎・非感染性壊死・骨腫・糖尿病性骨病変・腱や靱帯の骨化

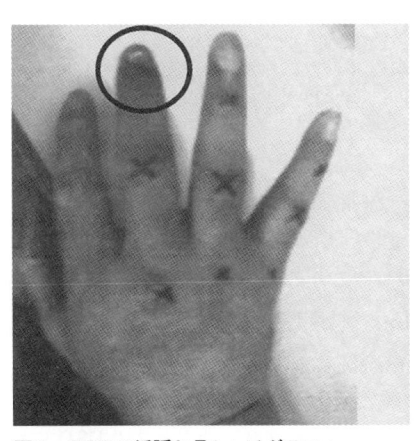

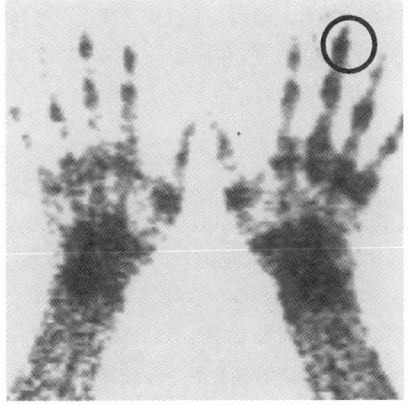

図1　RSDの浮腫と骨シンチグラフィー
4カ月前の右中DIP関節より末梢での挫滅創を契機として生じた手のRSD。中指、環指、小指指節関節周囲に圧痛（×）を認め、患指のMIP、PIP関節周囲骨ばかりでなく、環指、小指の指節関節周囲の骨や中手骨にも骨シンチグラフィーで集積像が認められる。

表3 RSDの症状別治療

	症状	急性期、ジストロフィー早期	ジストロフィー期、アトロフィー期
1	痛みと感覚異常 ・灼熱痛 ・アロディニア ・痛覚異常過敏	・硬膜外ブロック ・星状神経節ブロック ・腰部交感神経節ブロック ・局所静脈内交感神経ブロック 　（グアネチジン、レセルピン）	ニューロパシックペインに対する内服薬 ・イミプラミン、アミトリプチリン ・カルバマゼピン
2	四肢血行障害	・交感神経ブロック（局所麻酔）	・交感神経ブロック（神経破壊薬使用）
3	運動神経・振戦	・鎮痙薬 　（バクロフェンなど）	・鎮痙薬 　（バクロフェンなど）
4	浮腫、間質のジストロフィー性変化	浮腫に対して ・局所静脈内ステロイド治療 ・経口ステロイド治療 ・理学療法	ジストロフィー、アトロフィーに対して ・理学療法 ・補助器具
5	発汗	（治療の対象となることは少ない）	（治療の対象となることは少ない）
6	関節病変	・局所静脈内ステロイド治療 ・経口ステロイド治療 ・理学療法	・理学療法
7	骨病変	・局所静脈内ステロイド治療 ・経口ステロイド治療 ・カルシトニン製剤筋注	・理学療法 ・カルシトニン製剤筋注
8	爪、体毛、皮膚変化	不明	不明

〈筋・皮膚・結合組織病変〉

・蜂窩織炎・嚢胞炎・捻挫・挫傷・腱鞘炎・強皮症・凍傷

〈血管系病変〉

・外傷性血管収縮・レイノー病・バージャー病・血栓・塞栓症

〈神経病変〉

・末梢ニューロパチー・卒中後疼痛症候群・帯状疱疹後神経痛

治療の実際

　RSDの治療法は急性期とその後の病期に分けて考える。またRSDは複数の病態からなると考えられるので、治療法は、痛み、血行障害、浮腫、ジストロフィー、アトロフィーなどそれぞれの病態に対して計画する（**表3**）。

　1）局所麻酔薬を用いる交感神経ブロック

　星状神経節ブロック、腰部交感神経ブロック、硬膜外ブロック：上肢のRSDに星状神経節ブロック、下肢のRSDに腰部交感神経ブロックが行われる。上下肢のRSDに対して持続硬膜外ブロックによる入院治療を行うことが多い。

2）局所静脈内交感神経ブロック

局所に交感神経遮断薬を投与して局所の交感神経遮断を行う手法もある。リドカインなどの局所麻酔薬とグアネチジン（上肢10～20 mg，下肢20～30 mg）やレセルピン（上肢1 mg，下肢2 mg）などを静脈内に投与する。生理食塩水などに溶解して通常上肢20 ml，下肢40 ml を用いる。リドカインは50～100 mg を用いる。薬剤が全身的な副作用を起こすリスクを最小限にとどめるために，駆血は最低20分間行う。
（注意：起立性低血圧や血栓性静脈炎，下痢，失神，抑うつ状態などの副作用，合併症）

3）静脈内ステロイド投与[2]

デキサメサゾン20～30 mg とリドカインを局所静脈内交感神経ブロックと同様の方法で投与する。

4）薬物治療

①三環抗うつ剤（アミトリプチリン，イミプラミン，デシプラミン）：うつ状態，心気症，睡眠障害，絶え間ない激しい疼痛などの症状緩和に有用である。

- 処方例-1　イミプラミン（トフラニール®）10 mg 就眠前投与
  5～7日毎に徐々に増量し副作用に注意しながら最大150mgまで増量。
- 処方例-2　アミトリプチリン（トリプタノール®）10 mg　就眠前投与
  5～7日毎に徐々に増量し副作用に注意しながら最大150 mg まで漸次増量。

②抗てんかん薬（カルバマゼピン、バルプロ酸、ゾニサミド）：突き刺すような慢性的疼痛に有用である。

- 処方例　カルバマゼピン（テグレトール®）初回200 mg～400 mg を1日2分服　最高1200 mg まで増量。

③ステロイド：初期のRSDの浮腫や疼痛を緩和し症状の進行を抑える効果が期待できる。

- 処方例　プレドニゾロン（プレドニン®など）を60～80 mg/日で3日間投与し，毎日20～5 mg ずつ減量、数週間投与する方法がある。

④カルシトニン：RSDにみられる骨粗鬆の防止に用いられる。カルシトニンや合成カルシトニン誘導体エルシトニンなどが用いられる。

⑤非ステロイド性消炎鎮痛剤：疼痛を劇的に抑えることは少ないが，多少の疼痛緩和効果が得られることがある。

⑥麻薬：ジストロフィー期の患者で痛みが激しいもので，薬剤の自己コントロー

ルが可能な症例で用いられることがある。

⑦その他：$α_1$-ブロッカー（フェノキシベンザミン、プラゾシン）、カルシウム拮抗薬（ニフェジピンなど）投与の報告もある。また局所的に塗布されたカプサイシンは、知覚神経末梢のサブスタンスPの増加を抑制することによって鎮痛作用を示す。振戦にはバクロフェン（リオレサール®）などが用いられる。

5）理学療法

運動能力を最大限に引き出すために理学療法が重要。理学療法には、重量負荷、能動的あるいは受動的運動、筋の刺激とプール治療などがある。理学療法中の痛みは最小限にとどめる。理学療法を行う前に、例えば筋・筋膜性の疼痛がある場合は、トリガーポイントに注射など神経ブロックを行うことによってスムースに治療が行えることがある。

6）心理学的療法

心理学的あるいは精神医学的な因子がRSDの原因や症状を長引かせる要因となることがある。治療に反応しない患者では心理学的評価を行う。患者の不安除去、回復への動機付けが重要である。バイオフィードバック、リラクゼーション療法も有効な場合がある。

注意事項

1）交感神経とRSD

1980年代までRSDは外傷後に交感神経の過緊張状態を伴って四肢に起こる持続性の疼痛（Merskey H ed., Classification of chronic pain (Suppl) 3：S29，1986）であると一般に理解され信じられていた。しかし、1980年代の中頃からRSDの痛みには交感神経遮断によって必ずしも改善されない種類の痛み（交感神経非依存性疼痛；sympathetically independent pain）が存在することが認識されるようになり、また交感神経遮断によって逆に増悪する現象（angry backfiring C‐nociceptor syndrome；ABC syndrome）も知られるようになった。交感神経の過緊張がRSDの痛みの原因であるとは単純に考えられなくなってきたのである[3]。1994年、国際疼痛学会がCRPSという新しい用語をつくりRSDをそのタイプIとした背景には、このようなRSDに対する考え方の変化がある。しかし、局所麻酔薬を用いた交感神経ブロックが早期のRSDの治療法として有用であることは、多くのペインクリニシャンの意見が一致するところである。問題は神経破壊薬を用いたり外科的に行う交感神経遮断術の適応である。

2）恒久的交感神経切除術や外科手術の適応

上肢のRSDに対して胸腔鏡的交感神経節遮断術が、下肢のRSDに対して神経破

壊薬を用いた腰部交感神経ブロックが行われる。これらはジストロフィーやアトロフィー期の虚血が顕著な症例では、強い血流改善効果が期待できる。しかし、疼痛に関してその緩和効果が、6カ月から1年程度しか持続しないことが多く、逆に疼痛が増悪することもある。したがって治療を行う場合には、これらのことを十分に説明し同意を得る必要がある。

脊髄後根入力路遮断術や、神経根切断術、脊髄切断術、視床切断術 (thalamotomy)、脳皮質切除術などの外科的切除術については、長期的な有効性はよくわかっていない。四肢の切断術が重度の疼痛に行われてきたが、切断により除痛が得られる症例はほとんどない[1]。

おわりに

最近、RSDの徴候を見逃したために医療者が訴えられ裁判で敗訴したケースが報道された。RSDは医原性にも起こりうる病態であるので、RSDの臨床像を知っておくことは臨床医にとって大切なことである。RSDの病態生理学は不明であるが、筆者らはRSDは大きく分けると、遷延する炎症とニューロパシックペインの2つの病態から成り立っていると考えている[4]。RSDでは組織損傷後の創傷治癒過程が異常で、初期には強い炎症が広範囲にみられ、その後炎症が鎮まると組織にはジストロフィー様変化が残される。一方、激しい疼痛や感覚の異常はニューロパシックペインそのものであるといってよいだろう。臨床医は、これらの異常に早く気付いて早期に積極的な治療を行ったり、RSDの治療を専門とする施設へ患者を紹介する必要がある。不幸にしてジストロフィーやアトロフィーに至った症例では、適切な薬物療法に加え根気強い心理的サポートとリハビリテーションが必要となる。

森脇克行、弓削孟文

【文献】

1) Hughes JH : Reflex sympathetic dystrophy ; causalgia. Chapter 4 in Part 2. Pain Clinic Manual, Dolin S, Padfield N and Pateman J, (eds), Butterworth, Heinemann, Oxford, pp17-37, 1996.
2) 古瀬洋一、松田英男、楠 正敬：上肢の反射性交感神経性ジストロフィーの治療. 臨床整形外科 29：175-183, 1994.
3) Veldman PHJM, Reynen HM, Arntz IE, et al : Signs and symptoms of reflex sympathetic dystrophy : Prospective study of 829 patients. Lancet 342 : 1012-1016, 1993.
4) Moriwaki K, Yuge O, Tanaka H, et al : Neuropathic pain and prolonged regional inflammation as two distinct symptomatological components in complex regional pain syndrome with patchy osteoporosis ; a pilot study. Pain 72 : 277-282, 1997.
5) Moriwaki K, Yuge O : Topographical features of cutaneous tactile hypoesthetic and hyperesthetic abnormalities in chronic pain. Pain 81 : 1-6, 1999.

❷ カウザルギー

はじめに

　カウザルギー（causalgia）とは末梢神経損傷後に強い疼痛と損傷された神経支配領域を含んだ領域の浮腫、皮膚温の変化、発汗異常を伴う症候群である。比較的まれな病態であるが、後遺症を残したり、きわめて難治性の疼痛が生涯残存したりする可能性があるので、日常臨床上の対処法も慎重でなければならない。カウザルギーの治療は、疼痛の専門病院で行うべきものであるのでその治療法は後述するとして、まずは診断法について述べる。最近、国際疼痛学会ではカウザルギーのことをcomplex regional pain syndrome（CRPS）type IIと呼ぶことを推奨している。

症状

　南北戦争の兵士で銃弾による神経損傷後に激しい疼痛、皮膚温の変化をきたした症例をSW. Mitchellが1864年に報告しカウザルギーと命名した。Causalgiaという名前はギリシア語kausis＝灼熱の、とalgos＝痛みに由来する。最初の報告例がそうであったように、戦争中の兵士に発症することが多く、その場合の症状は比較的均一であったようだが、わが国の日常臨床で遭遇する症例の原因はさまざまで症状も多彩である。打撲や骨折後などで比較的軽微な外傷では神経損傷の有無を明らかにすることが困難な例が多く、前項目の反射性交感神経性ジストロフィーとの区別は事実上不可能な場合も多い。しかし、神経損傷を伴う症例ではそうでない例に比べて一般に疼痛が強いことが多く、皮膚をさわるだけで痛んだり（allodynia）、刺激の後に痛みがしばらく続いたりする症状を伴うことが多い。反射性交感神経性ジストロフィーが受傷後数週間に発症するのに対し、カウザルギーは受傷直後より発症することが多い。

　原因としては、注射や手術、神経ブロックなどの医療行為、挫傷（特に鋭的な）、ギプスによる神経圧迫などが多い。

　症状を箇条書きにすると

①損傷した神経の支配領域を含んでときにはより広い領域に疼痛、痛覚過敏が認められる。

②浮腫、皮膚温の異常（初期に上昇し、数週間後に徐々に低下する）、発汗の異常（初期に低下し、数週間後に徐々に上昇する）が認められる。

③重傷例では経過とともに筋の萎縮、皮膚の光沢、関節の拘縮が生ずる。

　いったん疼痛が遷延化し筋萎縮や関節拘縮を伴うようになると治療はきわめて困難であるので、できる限り早期に専門病院での治療を行うことが必要である。近年、

反射性交感神経性ジストロフィーやカウザルギーの診断と治療が不適切であり後遺症を残したということで、医療機関が訴訟に破れるという例も増加してきている。

診断のポイント

1）問診のポイント

受傷機転を詳細に聞くことにより神経に損傷が加わったかどうか、もし加わったとすればどの神経に加わったかを明らかにするように努める。痛みはいつからどんな痛みがあるかを問診する。また、受傷後どの程度安静にしていたか、あるいは固定していたかを聞き取る。症例によってはギプスなどの固定により神経損傷をきたす例もある。

2）痛みの特徴

受傷部位のみならず、より広範囲に痛みがあったりさわっただけでも強い痛みを訴えるときにカウザルギーを疑う。患者によっては、精神的に不安定である場合にはカウザルギーと鑑別がきわめて困難な疼痛を訴えることもある。

必要な検査

①受傷後数週間経過していればX線検査にて骨萎縮がみられることもある。

②神経損傷を明らかにするための神経伝導速度の評価は特殊検査であり、専門病院で適応例に行う。

③皮膚温の異常をサーモグラフィーで確認できる。

鑑別診断

感染性疾患、骨折が残存している場合、指の場合にはグロームス腫瘍、閉塞性動脈硬化症やレイノー病などの虚血性疾患などが鑑別の対象となる。鑑別すべき疾患の多くは治療により改善する疾患が多いので、誤診した場合の損失は大きい。しかし、鑑別困難な例も多く経過を観察しながらみる姿勢が重要である。

▶参考：悪性腫瘍に対する開胸術後の肋間神経痛など遷延する疼痛があり、画像診断にて悪性腫瘍の再発が確認されない場合、神経損傷後の疼痛と診断されることが多いが、これらの中には画像診断でとらえられない腫瘍による疼痛の場合もある。またその逆の場合もあるので、両者を念頭において経過をみることが重要である。

治療の実際

1）神経ブロック療法

交感神経ブロックが痛みの軽減に有効な例があるので積極的に行う。痛みの軽減には知覚神経のブロックも必要な例があるので、硬膜外ブロックやその他の末梢神経ブロックも適応となる。ただし、神経に直接針を当てるブロックは病態を悪化させる危険があるのでその適応は慎重でなければならない。施行する場合は神経穿刺

による paresthesia を最小限に抑えるよう細心の注意を払って行う。長期になるとカテーテルの維持が困難となったり注入抵抗が強くなったりしてブロックの施行が困難となるので、期間を決めて行うことも重要である。

　　　処方例-1　　星状神経節ブロック　　1％リドカイン　　7～10 ml
　　　処方例-2　　硬膜外ブロック　　　　1％リドカイン　　7～10 ml

2）電気刺激療法

経皮的電気刺激（TENS）、脊髄硬膜外電気刺激法、末梢神経電気刺激法の有効性が報告されているので難治例には試みてもよい方法である。しかし、刺激により逆に痛みが増加する例もある。

3）薬物療法

①三環系抗うつ薬：持続性の痛みに対して適応となる。三環系抗うつ薬は口渇や倦怠感など副作用のわりに痛みに対する効果は緩徐で、経験のない医師には使いにくい薬剤である。

　　　処方例　　アミトリプチリン（トリプタノール）30 mg　眠前

②抗てんかん薬：カルバマゼピンは発作性の疼痛に有効である。顆粒球減少やStevens-Johnson症候群、ふらつきなどの副作用がある。

　　　処方例　　カルバマゼピン（テグレトール）300～600 mg　分3

③抗不整脈薬：メキシレチン（メキシチール®）は神経損傷後の疼痛に対して有効性が示されているので、カウザルギーに対しても有効な例があると考えられる。

　　　処方例　　メキシレチン　300 mg　分3

④ケタミン：近年ケタミン（タケラール®）の少量投与の有効例が報告され注目されている。

▶**注意**：長期間経過した強いカウザルギーはきわめて治療抵抗性である。不眠を呈する場合も多く、睡眠薬が過量になりがちなので注意が必要である。

4）理学療法

痛みが軽度な例は理学療法の必要がないほどであるが、一方痛みが強い例では罹患肢に触れることすらできないので理学療法の施行が困難である。知覚神経ブロックの併用などにより改善を図る。

注意事項

①現在では外傷後あるいは手術後の症例が多く、補償問題が関係する場合もあり対応には注意を要する。

②理学療法や神経ブロックなどで患者が望まない方法を無理に行うと、かえって治療関係が悪くなることがあるので注意が必要である。

③病態に関しては理解が困難な部分が多いので、家族を含めた十分な説明が必要である。

柴田政彦

10. 帯状疱疹の痛み

はじめに

　水痘・帯状疱疹ウイルスは、水痘感染後に三叉神経節および脊髄神経節に潜伏感染をきたし、図1に示すように不顕性の再活性化を繰り返し、水痘・帯状疱疹ウイルスに対する細胞性免疫が臨界値以下に低下したときに、臨床症状を伴った帯状疱疹を発症させる[1]。

　帯状疱疹を発症した後に、水痘・帯状疱疹ウイルスに対する細胞性免疫の賦活が起こる。帯状疱疹の再発が起こるまでに水痘・帯状疱疹ウイルスに対する細胞性免疫が再度低下するのは、10～20年が必要と思われる。現在よりも短命であった以前は、帯状疱疹を50歳あるいは60歳で発症すると、次の帯状疱疹を発症するまで生存する人が少なかったことから、帯状疱疹は一生に一度の疾患であるといわれていたようである。平均寿命が延びている現在では、帯状疱疹の再発は以前に比べまれでない。今後は、患者に帯状疱疹の再発の可能性について説明しておく必要があると思われる。

　帯状疱疹の発症誘因として最も重要な因子は加齢である。図2に示すように、帯状疱疹の発症頻度は、50歳以降に急上昇し、80歳以上では20～40歳代のほぼ6倍高い頻度となっている[2]。このような加齢に伴う帯状疱疹発症頻度の急上昇は、加齢に伴う水痘・帯状疱疹ウイルスに対する細胞性免疫の特異的な低下によるものである。

　帯状疱疹では急性帯状疱疹

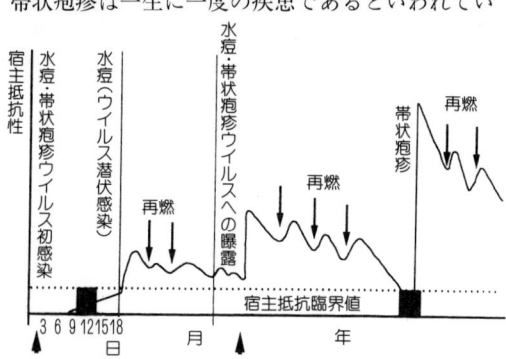

図1　水痘・帯状疱疹ウイルス感染の推移
(文献1より引用)

図2　帯状疱疹の発症頻度
(文献2より引用)

痛を伴うことが多く、帯状疱疹後神経痛に移行すると痛みのためだけで日常生活が困難になることも少なくない。帯状疱疹は、本邦では、年間に 30 万〜50 万例の発症が推測されており、高齢者が増加している先進国では重要な疾患となっている。

診断

帯状疱疹は多くの症例で、皮疹が発現する 4〜5 日前に片側性の違和感が生じ、痛みに変化する。三叉神経領域の帯状疱疹では片側性の頭痛として発現する。痛みは最初はひりひりする程度であり、次第に増強し、そして神経支配領域に限局した皮疹を生じることが多い。

皮疹は、紅斑、丘疹、水疱、膿疱、そして痂皮を形成し、重症の帯状疱疹であっても、免疫異常がなければ、ほぼ 4 週間で治癒する。

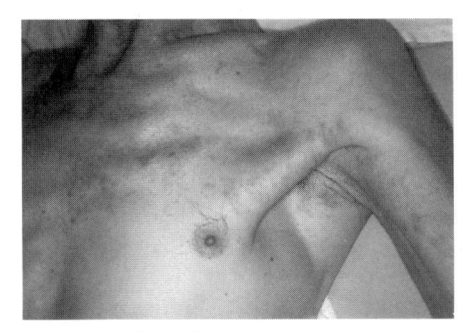

図 3　帯状疱疹の皮疹

図 3 に示すように、疼痛を伴う神経支配領域に限局した、片側性の典型的な皮疹により診断は容易である。疼痛が激しくなる症例では、ずきんずきん、うずく、焼ける、びりびりとする痛みに変化し、睡眠障害が起こる。痛みのある部位を軽く触れると痛みが誘発されるアロディニアが認められることがある。確定診断に必要な検査を表 1 に示す。

表 1　帯状疱疹の診断に必要な検査

巨細胞の証明	簡便である。単純ヘルペスウイルス感染症との鑑別は不可能。
水痘・帯状疱疹ウイルス抗原の証明	モノクローナル抗体による蛍光法。確実である。
ウイルス DNA の証明	polymerase chain reaction (PCR)。痂皮形成の皮疹でも検出できる。
ウイルス分離	抗ウイルス薬に対する抵抗性が調べられる。感受性のある細胞が限定され、長時間必要であり、ウイルス分離は容易ではない。
抗体の証明	補体結合抗体は感度が鈍い。時間の経過とともに検出できなくなる。上昇は最近の活動的な感染を意味する。 ELISA は感度が高い。IgG 抗体で過去の感染の証明が可能。帯状疱疹でも IgM 抗体の上昇があることがある。 蛍光抗体は感染細胞を必要とし、煩雑である。 中和抗体は感染細胞を必要とし、煩雑である。

表2　帯状疱疹の鑑別疾患

- 片頭痛
- 群発頭痛
- 頸椎椎間板ヘルニア
- 心筋梗塞
- 気胸
- 胸膜炎
- 胆嚢炎
- 消化管穿孔
- 虫垂炎
- 腰椎椎間板ヘルニア
- ▶皮疹を呈する疾患
- 帯状疱疹様単純ヘルペス感染症
- 膿痂疹
- 接触性皮膚炎

皮疹の発現前に帯状疱疹の診断をすることは困難なことが多い。皮疹発現前の鑑別疾患を**表2**に示す。片側性の痛みでは、帯状疱疹を疑うことが重要であり、痛みのある神経支配領域に限局した感覚鈍麻を認めることがある。皮疹を呈する疾患で、鑑別をしなければならないのは、帯状疱疹様単純ヘルペス感染症、膿痂疹と接触性皮膚炎である。

片側性の痛みがあり、水痘・帯状疱疹ウイルスに対する抗体価の上昇はあるが、全経過を通して皮疹を伴わない無疹性帯状疱疹がまれにある。

治療

帯状疱疹の治療は皮疹、合併症の予防、痛みの治療の3つに分けられる。

抗ウイルス薬の使用により帯状疱疹の皮疹の治癒は促進し、合併症の頻度は低下する。水痘・帯状疱疹ウイルスに有効な抗ウイルス薬として、本邦ではビダラビン（アラセナ-A®）とアシクロビル（ゾビラックス®）が現在使用されている。アシクロビルは、ビダラビンに比べ、皮疹新生の抑制、合併症の防止効果が高く、急性帯状疱疹痛の持続も短縮するので、第一選択薬である。本邦でも近い将来臨床使用されることが予想される抗ウイルス薬として、バラシクロビルとファンシクロビルがある。

1. 帯状疱疹に関連した疼痛

帯状疱疹に関連した疼痛は急性帯状疱疹痛と帯状疱疹後神経痛に分けられる。急性帯状疱疹痛は炎症に起因する侵害性疼痛であり、帯状疱疹後神経痛は神経障害に起因する神経因性疼痛であり、疼痛の起こる機序は異なっており、治療法は異なる。

2. 急性帯状疱疹痛の治療

急性痛を十分に除去しておかなければ、疼痛の増強、疼痛部位の拡大が起こる。急性帯状疱疹痛が遷延しやすい症例に対する急性期の集中的な治療が重要である。

急性帯状疱疹痛が遷延しやすいのは、高齢者と三叉神経領域であるとされていた。しかし、近年の解析では、高齢あるいは三叉神経領域という理由だけで急性帯状疱疹痛が遷延し、帯状疱疹後神経痛に移行しやすいのではなく、帯状疱疹の重症度、痛みの強度が急性帯状疱疹痛の予後を決定する重要な因子であることが示されている[3)4)]。

1）一般的治療

帯状疱疹が軽症で、軽度の急性帯状疱疹痛であれば、アセトアミノフェン（カロナール®）1.2〜2.0 g/日、非ステロイド性消炎鎮痛薬のロキソプロフェン（ロキソニン®）180 mg/日、あるいはジクロフェナク（ナボール®、ボルタレン®）の徐放剤75 mg/日を投与する。非ステロイド性消炎鎮痛薬は常用量以上を用いても、鎮痛作用の増強はないので、常用量で急性帯状疱疹痛の軽減が得られないときにはリン酸コデイン（80〜160 mg/日、1日4回に分服）を併用する。

非ステロイド性消炎鎮痛薬、リン酸コデインは急性帯状疱疹痛が持続している期間は投与する。急性帯状疱疹痛が軽減し、非ステロイド性消炎鎮痛薬、リン酸コデインを減量するときには、夜間に疼痛で覚醒することを避けるために、夕方ならびに就寝時に鎮痛薬を服用し、朝、昼の鎮痛薬をまず中止する。朝、昼の服薬を中止して、日中に疼痛の再燃があれば、鎮痛薬を再度服用する。

非ステロイド性消炎鎮痛薬は、上部消化器症状を呈することがある。リン酸コデインは副作用に便秘があり、高齢者では、緩下剤の併用が必要なことが多い。

非ステロイド性消炎鎮痛薬は帯状疱疹後神経痛には無効であり、リン酸コデインも帯状疱疹後神経痛には効果がないことが多い。痛みの性質が、後述する帯状疱疹後神経痛の特徴を示すようになったら、非ステロイド性消炎鎮痛薬、リン酸コデインを中止し、帯状疱疹後神経痛としての治療を早い時期に開始する。

2）アシクロビル（ゾビラックス®）

アシクロビルはウイルス感染細胞に取り込まれ、抗ウイルス作用を発現する。帯状疱疹発症早期にアシクロビルの投与を開始することが、急性帯状疱疹痛を短縮するために必要である。**図4**にアシクロビル経口投与後の急性帯状疱疹痛の消失[5]を示している。

免疫異常のない症例の帯状疱疹では、**表3**に示すように、アシクロビルを1回800 mgを1日5回、7日間の経口投与を行う[6]。免疫不全例の重症帯状疱疹にはアシクロビル15〜30 mg/kg/日の静脈内投与を7〜10日間行う。免疫不全があっても、帯状疱疹が重症でない

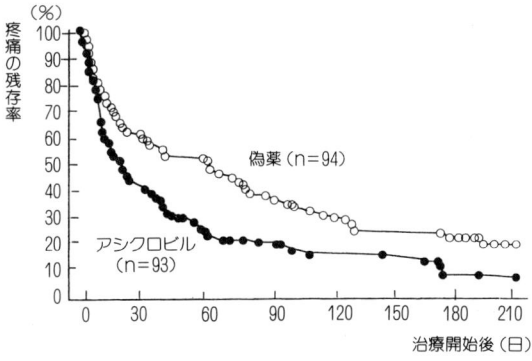

図4　アシクロビル投与後の急性帯状疱疹痛の推移
（文献5より引用）

表3 免疫正常者での急性帯状疱疹痛の治療

1. 60歳以上で、発症72時間以内の症例には、アシクロビル（800 mg×5回/日　7日間）を内服。
2. 60歳以下でも、激しい痛みのある発症72時間以内の症例には、同処方。
3. 三叉神経第1枝領域で発症72時間以内の症例には、年齢にかかわらず、同処方。

注）1. 免疫正常者へのアシクロビル注射は不適当。　　　　　　　　　　（文献6より引用）
　　2. アシクロビル軟膏の効果は期待できない。

表4　腎機能障害時の帯状疱疹に対するアシクロビルの投与量

クレアチニン クリアランス (m*l*/分)	アシクロビル 経口投与	投与間隔	静脈内投与	投与間隔
>50	800 mg	1日5回	10〜15 mg/kg/日	8時間毎
25〜50	800 mg	1日5回	10〜15 mg/kg/日	12時間毎
10〜25	800 mg	8時間毎	10〜15 mg/kg/日	24時間毎
<10	800 mg	12時間毎	5〜7.5 mg/kg/日	24時間毎

（文献7より引用）

場合には経口投与でもよい。

　アシクロビルは腎より排泄される。腎障害時には**表4**に示すように、アシクロビルを減量する[7]。アシクロビルにより中枢神経障害が起こることがあり、静脈内投与を受けた症例に起こっていることが多い。しかし、アシクロビルの経口投与後にも、中枢神経障害が観察されている。アシクロビルによる中枢神経障害は、投与2〜3日後に発現することが多く、振戦、ミオクローヌス、錯乱、傾眠が起こる。アシクロビルによる中枢神経障害は、腎機能障害がない症例では、投与中止により数日で自然に改善する。腎機能障害を有していた症例では、死亡例があり、血液透析が必要である。

　アシクロビルによる中枢神経障害は、帯状疱疹による髄膜脳炎との鑑別が必要である。アシクロビルによる中枢神経障害では、発熱、頭痛、巣症状はなく、頭部MRIで異常は認められない。

　免疫不全患者に対しアシクロビルを長期間投与し、アシクロビル抵抗性のウイルスが発現することがある。骨髄移植を受けた症例で、アシクロビルの長期服用後に、アシクロビル抵抗性の水痘・帯状疱疹ウイルスが4％に検出されている[8]。

3）副腎皮質ステロイド

　副腎皮質ステロイドは急性帯状疱疹痛を軽減し、帯状疱疹後神経痛を防止できる

とされていた。しかし、近年の検討では、図5に示すように急性期の疼痛を軽減するが、帯状疱疹後神経痛の予防効果はないことが示されている[9]。疼痛軽減のためなら、副腎皮質ステロイドを使用するより、リン酸コデインを投与することが、勧められる。

4）実際の症例

激しい急性帯状疱疹痛に対して治療を行った症例を図6に示す。症例は79歳の男性で、三叉神経第1枝の重症帯状疱疹である。受診の8日前に右前額に皮疹が出現し、4日前にぴりぴりする痛みを生じ、疼痛で入眠障害をきたしたので、紹介され入院となった。

皮疹発症より8日を経過しており、帯状疱疹は重症であったが、皮疹の新生は認められなかったので、抗ウイルス薬の投与は行っていない。急性帯状疱疹痛の強さは、痛みの visual analog scale（VAS）では61mmであった。頭・頸部への交感神経ブロックをするために上胸部の持続硬膜外ブロックを行い、リン酸コデインを初期に併用した。疼痛は急速に軽減したが、びりびり、ずきんと走る痛みが新たに発現してきた。リン酸コデインを中止し、後述する帯状疱疹後神経痛の治療としてメキシレチン、ノルトリプチリンの経口投与を行った。帯状疱疹に関連した疼痛がほぼ消失するのに、2カ月を必要とした。

5）バラシクロビル

バラシクロビルは、現在は、本邦で臨床使用されていない。臨床使用が早い時期

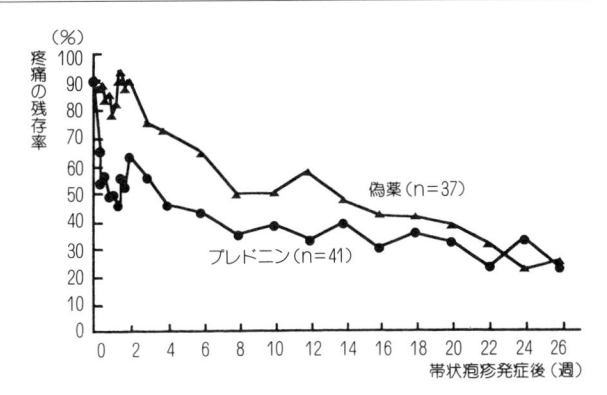

図5　急性帯状疱疹痛に対するステロイドの効果
（文献9より引用）

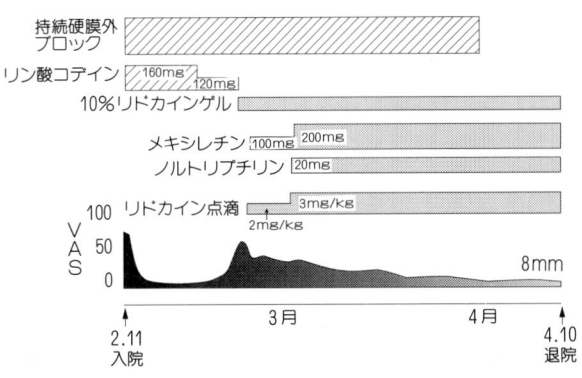

図6　急性帯状疱疹痛の治療経過

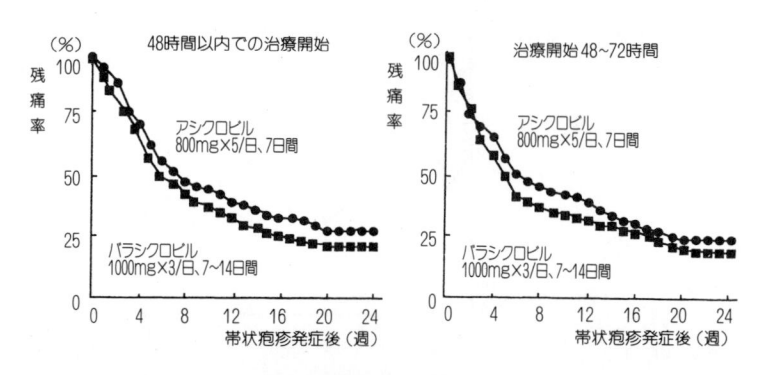

図7 バラシクロビル投与後の急性帯状疱疹痛の推移
(文献10より引用)

表5 腎機能障害時の帯状疱疹に対するバラシクロビルの投与量

クレアチニン クリアランス (m*l*/分)	バラシクロビル	
	投与量 (mg)	投与間隔
≧50	1000	8時間毎
30~49	1000	12時間毎
10~29	1000	24時間毎
<10	500	24時間毎

(文献11より引用)

に可能になることが予想されるのでバラシクロビルについて述べる。

バラシクロビルは経口投与後に、腸管より容易に吸収され、腸管壁、肝で加水分解を受け、アシクロビルになる。バラシクロビルは、1回1gを1日3回、7日間投与する。バラシクロビル1g、1日4回の服用により、アシクロビル5 mg/kg、1日3回の静脈内投与とほぼ同じ血中濃度を維持することができる。バラシクロビルの投与により**図7**に示すように、急性帯状疱疹痛の持続期間は短縮する[10]。

腎機能障害によりバラシクロビル投与後のアシクロビルの半減期は延長するので、バラシクロビルの過剰投与となり、中枢神経障害を呈することがある。腎機能障害時のバラシクロビルの投与量[11]を**表5**に示す。

6）ファンシクロビル

ファンシクロビルも、現在は、本邦で臨床使用はされていない。臨床使用が早い時期に可能になることが予想されるのでファンシクロビルについても述べる。

ファンシクロビルは経口投与後に、消化管壁、肝臓で代謝され、水痘・帯状疱疹ウイルスに対して抗ウイルス作用を有するペンシクロビルになる。ファンシクロビルは1回500 mgまたは750 mgを1日3回、7日間投与する。ファンシクロビルの投与により**図8**に示すように、急性帯状疱疹痛の持続期間は、アシクロビルによる治療よりも短縮する[12]。

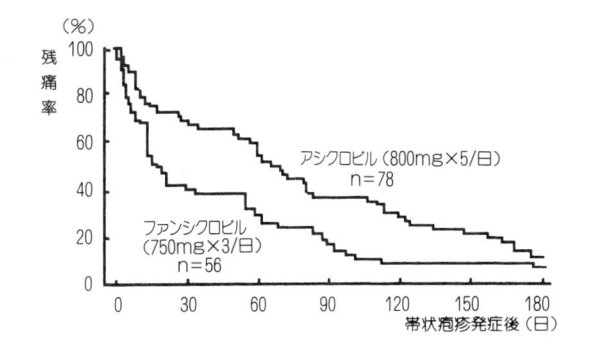

図8 ファンシクロビル投与後の急性帯状疱疹痛の推移
(文献12より引用)

表6 腎機能障害時の帯状疱疹に対するファンシクロビルの投与量

クレアチニンクリアランス (ml/分)	ファンシクロビル 投与量	投与間隔
≧60	500 mg	8時間毎
40~59	500 mg	12時間毎
20~39	500 mg	24時間毎
<20	報告不十分	報告不十分

(文献13より引用)

表7 帯状疱疹の合併症の頻度(%)

	1945~1959 (n=590)	1990~1992 (n=859)
何らかの合併症	13.0	11.6
帯状疱疹後神経痛	9.3	7.9
細菌感染	―	2.3
皮膚壊死	0.5	―
神経麻痺	1.0	0.9
髄膜炎, 中枢神経障害	1.0	0.5
Hunt症候群	0.2	0.2
他の合併症	―	0.2

(1945~1959年は文献14より、1990~1992年は文献15より引用)

ファンシクロビルはペンシクロビルとしてほぼ50%が尿中に排泄される。腎機能障害時のファンシクロビルの投与量[13]を**表6**に示す。

7) 神経ブロック療法

急性帯状疱疹痛は交感神経ブロックにより確実に軽減する。重症帯状疱疹では、抗ウイルス薬による急性帯状疱疹痛の軽減には週の単位を必要とするが、激しい急性帯状疱疹痛でも、交感神経ブロックにより数分で軽減することができる。しかし、数回の交感神経ブロックで、重症帯状疱疹の激しい急性帯状疱疹痛をコントロールすることはできない。

疼痛のために不眠、食欲低下をきたしている症例は、薬物療法だけで急性帯状疱疹痛をコントロールすることは困難なことが多く、麻酔科への紹介が勧められる。

3. 帯状疱疹の合併症

帯状疱疹は**表7**に示すように種々の合併症を起こす[14)15)]。回顧的な検討では、何ら

表8 三叉神経第1枝帯状疱疹の眼合併症 (n=86)

眼瞼の瘢痕形成	11
角膜炎	47
強膜炎	4
鼻涙管瘢痕形成	2
ブドウ膜炎	37
二次性緑内障	12
白内障	7
脳神経麻痺	3
対側麻痺	2
肉芽性血管炎	2

(文献16より引用)

表9 三叉神経第1枝領域の帯状疱疹の治療

1. 鼻尖部に皮疹がある症例は、眼合併症が起こりやすい。
2. 年齢に関係なく、発症72時間以内に、アシクロビルを経口投与する。
3. 眼症状があれば、眼科医による精査と治療が必要。

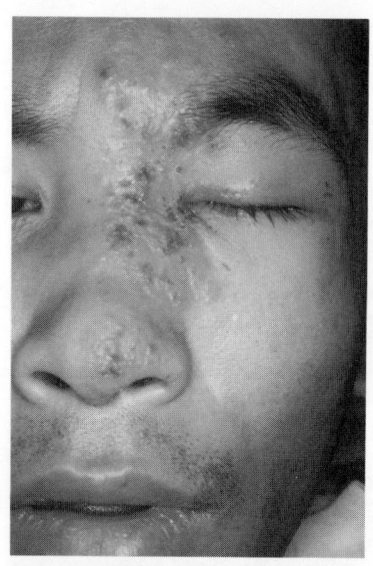

図9 三叉神経第1枝帯状疱疹による鼻尖部の皮疹

(文献20より引用)

かの合併症が11～13.0%に起こっている。最も問題となるのは帯状疱疹後神経痛で、7.9～9.3%に認められている。他の合併症は、皮膚の細菌感染症以外は、1%程度である。三叉神経、頸部神経領域の帯状疱疹では、皮疹発症数日後に、同側の顔面神経麻痺（Hunt症候群）が起こることがある。

三叉神経領域の帯状疱疹は眼合併症を起こすことがある。眼合併症の有無の精査が発症後早期に必要である[6]。鼻尖部の神経支配は鼻毛様体神経であり、眼内の神経支配と同じである。図9に示すように鼻尖部に皮疹があると、眼合併症の頻度は高くなる。三叉神経第1枝の帯状疱疹で眼合併症が起こっていた症例の、眼合併症の詳細[16]を表8に示している。頻度が高いのは角膜炎、ブドウ膜炎である。三叉神経の帯状疱疹のまれな合併症として、帯状疱疹による肉芽性血管炎による血栓が中大脳動脈領域に起こり、皮疹発症と対側の麻痺が遅れて発現することがある。

三叉神経領域の帯状疱疹の治療は表9に示すように、年齢に関係なく、発症72時間以内に、アシクロビル（ゾビラックス®）を経口投与する。アシクロビルの経口投与により眼合併症の頻度は低くなる。

帯状疱疹後神経痛

1. 帯状疱疹後神経痛の定義

国際疼痛学会は帯状疱疹後神経痛を、「帯状疱疹後の皮膚分節の変化を伴った痛み」

と定義しているだけで、発症からの時期について定義をしていない。帯状疱疹発症後の時期による帯状疱疹後神経痛の定義は、多くの研究者が**表10**のように、皮疹治癒時に疼痛が残存しているものから帯状疱疹発症1年後に疼痛が存在しているものとしており、統一された見解はいまだ得られていない。

表10 疼痛残存時期による帯状疱疹後神経痛の定義

皮疹治癒時	発症10週後
発症1カ月後	発症3カ月後
発症6週後	発症6カ月後
発症2カ月後	発症1年後

表11 帯状疱疹後神経痛の性状（228例）

ひりひり、ちかちか、焼ける	58.3%
ずきずき、針で刺す	37.8%
しぼられる、締めつけられる、鈍い	37.3%
電気が走る、えぐられる、切り裂かれる	28.5%

（文献17より引用）

2．帯状疱疹後神経痛の性状

帯状疱疹後神経痛の痛みの特徴を**表11**に示す。ひりひり、ちかちか、焼けるという痛みが最も多く、ずきずき、針で刺す、しぼられる、締めつけられる、鈍いという不快感に近い痛みと、電気が走る、切り裂かれるという痛みが混在していることが特徴である[17]。

帯状疱疹後神経痛の痛みの性状は個々の症例により、また個々の症例においても帯状疱疹後神経痛の部位により、また時期によっても、異なっている。

3．帯状疱疹後神経痛の診断

帯状疱疹の既往と皮膚分節に沿った痛みがあり、皮膚瘢痕が認められれば、帯状疱疹後神経痛の診断は容易である。まれではあるが、皮膚瘢痕が不明瞭で、疼痛だけが残存している症例もある。

帯状疱疹後神経痛の部位は**表12**に示すように、触覚、痛覚、温冷覚の低下があり、軽微な触刺激により疼痛が誘発されるアロディニアが認められ

表12 帯状疱疹後神経痛患者の皮膚感覚

種類	比較部位	平均の差	P値
触刺激	疼痛最大部-健常部	1.38	P<0.00001
	疼痛最小部-健常部	1.12	P<0.00001
ピンプリック	疼痛最大部-健常部	3.6 g	P<0.00001
	疼痛最小部-健常部	1.3 g	NS
温覚	疼痛最大部-健常部	4.6℃	P<0.00001
	疼痛最小部-健常部	1.8℃	P<0.001
冷覚	疼痛最大部-健常部	-3.75℃	P<0.00001
	疼痛最小部-健常部	-1.5℃	P<0.001

NS：有意差なし　　　　　　　　　　（文献18より引用）

表13　帯状疱疹後神経痛の病理所見

症例	発症部位	有痛期間	末梢神経（有髄線維）		知覚神経根	知覚神経節		脊髄後角
			軸索消失	線維化	有髄線維消失	有髄線維消失	線維化	萎縮
72歳、男性	T7	5週前（2週後より疼痛なし）	＋		正常	正常		−
81歳、女性	T6,7	9カ月前（2週後より疼痛なし）	＋		＋	採取できず		−
67歳、女性	T7,8	5年間			＋	＋		＋
84歳、女性	T5,6	18年間	＋		＋	＋	＋	＋
86歳、女性	T9-10	22年間	＋	＋	＋	＋	＋	＋
82歳、女性	T3	24年間	＋		＋	＋	＋	＋

（文献19より引用）

ることが特徴である[18]。軽度の疼痛刺激を頻回に繰り返すことにより、疼痛の増強と残痛現象がみられることがある。皮膚感覚の異常は、帯状疱疹後神経痛の皮膚分節内でも一様でなく、部位により異なっている。このような現象は、神経因性疼痛に特徴的な所見である。

4．帯状疱疹後神経痛の病理

帯状疱疹後神経痛の病理学的所見を**表13**に示している。帯状疱疹を発症して急性帯状疱疹痛が短期間で消失した症例と、疼痛が残存した症例の末梢神経に明らかな違いは認められていない。帯状疱疹を発症して短期間で疼痛が消失した症例では、知覚神経節の有髄線維の消失あるいは線維化はなく、脊髄後角の萎縮も認められていない。一方、帯状疱疹後神経痛に移行した症例では、知覚神経節の有髄線維の消失と線維化ならびに脊髄後角の萎縮が認められている[19]。

きわめて長期間持続している帯状疱疹後神経痛の発症機序は、末梢神経の異常よりも、脊髄知覚神経節より中枢側の異常により生じていると推測されている。

5．帯状疱疹後神経痛の治療[20,21]

帯状疱疹後神経痛に対して有効であったとされる治療法を**表14**に示している。多くの治療法が有効であったとされている。しかし、二重盲検法で有効であったことが示されているのは、薬物療法では、三環系抗うつ薬、四環系抗うつ薬、抗痙攣薬、抗不整脈薬、局所麻酔薬クリーム、カプサイシン軟膏、静脈内局所麻酔薬投与と麻薬だけである。**表15**に帯状疱疹後神経痛に現在用いられている内服薬を示している。

1）三環系抗うつ薬

三環系抗うつ薬は、帯状疱疹後神経痛によるうつ状態の改善ではなく、三環系抗うつ薬自体が有する疼痛制御機序により、帯状疱疹後神経痛を軽減する。三環系抗

表14　帯状疱疹後神経痛の治療

薬物療法	外科手術
◎ 三環系抗うつ薬	× 瘢痕部切除
◎ 四環系抗うつ薬	× 神経冷凍凝固術
◎ 抗不整脈薬	× 末梢神経切除
◎ 静脈内局所麻酔薬	× 神経根切除
◎ 局所麻酔薬クリーム	× 交感神経切除
◎ カプサイシン軟膏	× 脊髄後根侵入部破壊術
抗痙攣薬	硬膜外電気刺激
◎ 麻薬	× コルドトミー
非ステロイド性消炎鎮痛薬	視床刺激
副腎皮質ステロイド	× 前頭葉切断術
フェノチアジン	その他
バクロフェン	ジアテルミー
神経ブロック	超音波
局所浸潤ブロック	鍼, 灸
末梢神経ブロック	経皮的電気刺激
硬膜外ブロック	
交感神経ブロック	

◎ 二重盲検法で有効. × 長期観察で無効

うつ薬による帯状疱疹後神経痛の軽減は服用直後に認められず、作用発現まで早くても4～5日を必要とする。

帯状疱疹後神経痛に最も有効な三環系抗うつ薬は、アミトリプチリン（トリプタノール®、ラントロン®）である。アミトリプチリンは若年者では25 mgから始め、治療効果と副作用をみながら、2週間程度で50～75 mgまで漸増する。高齢者では10 mgから始める。アミトリプチリンは半減期が長いので、睡眠を良好にし、日中の眠気を防止するために1日1回の就寝時投与にする。

アミトリプチリンでは、服用開始後早期に眠気、眩暈感、倦怠感、口内乾燥が起こることが多い。これらの副作用を患者に十分説明しておく。便秘、尿閉、視力障

表15　帯状疱疹後神経痛に対する内服薬

三環系抗うつ薬
　アミトリプチリン（トリプタノール、ラントロン）
　ノルトリプチリン（ノリトレン）
四環系抗うつ薬
　マプロチリン（マプレス、ルジオミール）
抗不整脈薬
　メキシレチン（メキシチール、ヒスタチオール）
抗痙攣薬
　バルプロ酸（デパケン、バレリン）

（　）は商品名

害、振戦、起立性低血圧をきたすことがある。眠気、眩暈感、倦怠感、視力障害は服用を継続することにより軽減することが多い。アミトリプチリンの副作用が強く継続ができない症例は、ノルトリプチリン（ノリトレン®）、四環系抗うつ薬のマプロチリン（マプレス®、ルジオミール®）に変えると、副作用が減弱することがある。

　三環系抗うつ薬を突然中止すると、倦怠感、かぜ様症状、筋肉痛を伴う退薬現象が起こることがあるので、漸減する。高齢者では神経弛緩薬による遅発性ジスキネジーの危険があり、アミトリプチリンと神経弛緩薬との併用は好ましくない。

2）選択的セロトニン再取り込み阻害薬

　抗うつ薬の選択的セロトニン再取り込み阻害薬は副作用が少ないので、帯状疱疹後神経痛に対する効果が期待されている。しかし、選択的セロトニン再取り込み阻害薬が帯状疱疹後神経痛を軽減することは確実でない。

3）抗不整脈薬

　帯状疱疹後神経痛の発生機序として、神経細胞の異常発火が想定されている。リドカインの静脈内投与により帯状疱疹後神経痛は軽減する。経口可能な局所麻酔薬として、メキシレチン（メキシチール®、ヒスタチオール®）が有効である。メキシレチンは150～300 mg/日（3回に分服）を投与する。

　メキシレチンの副作用で最も多いのは心窩部不快感、心窩部痛、手指の振戦である。これらの副作用により、メキシレチンの継続が困難になることがある。

4）局所麻酔薬の局所塗布

　局所麻酔薬のクリームは帯状疱疹後神経痛でアロディニアがある症例に有効なことがある。臨床使用が可能になることが期待される。

5）カプサイシンクリーム

　カプサイシンは末梢神経の疼痛伝達物質のP物質を枯渇させ、疼痛を軽減すると考えられている。本邦では帯状疱疹後神経痛に対するカプサイシンクリームが現在治験中である。

6）抗痙攣薬

　抗痙攣薬が帯状疱疹後神経痛の走る痛みに有効である。カルバマゼピン（テグレトール®）が使用されることが多いが、帯状疱疹後神経痛を軽減することは少ない。アミトリプチリンにバルプロ酸（デパケン®、バレリン®）を併用することで、疼痛の軽減が得られる症例がある。バルプロ酸は100 mgを朝、夕の2回服用し、副作用をみながら増量する。バルプロ酸の徐放剤で400～800 mg/日に増量する。

　バルプロ酸では投与早期に肝障害が起こることがあり、投与後の血液生化学の検査が必要である。

7）麻薬

麻薬により帯状疱疹後神経痛が軽減する症例がある。悪性疾患でない帯状疱疹後神経痛に麻薬を投与することに関しては、長期投与、薬物依存という解明しておかなければならないことが残されている。

帯状疱疹後神経痛の治療に麻薬を使用するには、疼痛治療専門施設で行うことが望ましい。

8）他の薬剤

非ステロイド性消炎鎮痛薬、副腎皮質ステロイド、フェノチアジンが帯状疱疹後神経痛を軽減したとする報告もある。しかし、これらの薬剤が帯状疱疹後神経痛を確実に軽減することは確認されていない。

帯状疱疹後神経痛を発症しやすい高齢者では、非ステロイド性消炎鎮痛薬による消化管出血をきたしやすく、疼痛の軽減が得られない場合には、非ステロイド性消炎鎮痛薬は早期に中止にすることが必要である。

9）神経ブロック

帯状疱疹後神経痛が激しい症例では、神経ブロックにより疼痛をまず軽減し、三環系抗うつ薬などを併用する。図10に65歳の男性で、第2腰髄神経領域に発症した帯状疱疹で、急性期には痛みはなく、皮疹が消失してから火がついたような痛み、着衣がこすれるとじがじがする痛みが次第に増強してきた症例の治療経過を示している。

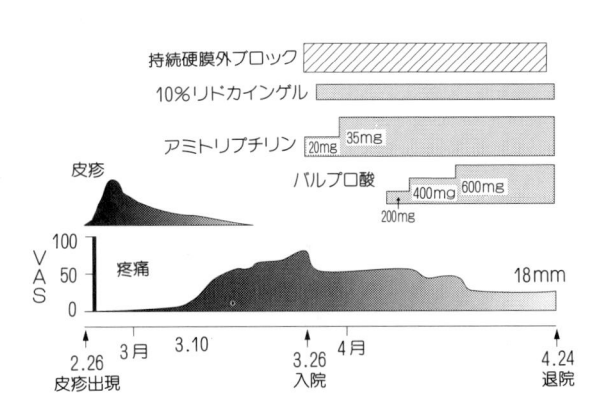

図10　帯状疱疹後神経痛の治療の実際

神経ブロックには腰部持続硬膜外ブロックを行い、局所麻酔薬のリドカインゲルとアミトリプチリンの併用を行った。アミトリプチリンを20 mg/就寝時から35 mg/就寝時に増量し、バルプロ酸（デパケン®）を200 mg/日から600 mg/日に増量することにより、帯状疱疹後神経痛の軽減が得られた。

10）外科治療

帯状疱疹後神経痛の瘢痕部切除、末梢神経切除などが行われ、帯状疱疹後神経痛の軽減が得られたとする報告がある。しかし、長期観察では、帯状疱疹後神経痛の

増強がみられている症例が多く、破壊的治療は実施すべきでない。

おわりに

　加齢とともに発症頻度が高くなる帯状疱疹に関連した痛みである急性帯状疱疹痛ならびに帯状疱疹後神経痛は、きわめて積極的な社会生活をしていた人が、痛みのためだけで社会生活が困難になることが少なくないので、先進国で大きな問題となっている。

　急性帯状疱疹痛の治療ならびに帯状疱疹後神経痛の予防ということで、抗ウイルス薬が大いに期待された。しかし、抗ウイルス薬の早期投与によっても、急性帯状疱疹痛を速やかに軽減することはできず、また帯状疱疹後神経痛への移行を完全に防止することもできていない。今後は帯状疱疹を発症する可能性が高い高齢者あるいは免疫低下症例における、水痘ワクチンの接種による帯状疱疹の発症防止効果の検討が待たれている。

比嘉和夫、岩切重憲、山里正智

【参考文献】

1) Oxman MN : Varicella and herpes zoster. Medical Microbiology and Infectious Diseases, Al Braude, CE Davis, J Fiere (eds), WB Saunders, Philadelphia, pp1652-1671, 1981.

2) Hope-Simpson RE : The nature of herpes zoster : a long-term study and a new hypothesis. Proc Roy Soc Med 58 : 9-20, 1965.

3) Higa K, Mori M, Hirata K, et al : Severity of skin lesions of herpes zoster at the worst phase rather than age and involved region most influences the duration of acute herpetic pain. Pain 69 : 245-253, 1997.

4) Whitley RJ, Weiss HL, Soong SJ, et al : Herpes zoster : risk categories for persistent pain. J Infect Dis 179 : 9-15, 1999.

5) Huff JC, Drucker JL, Clemmer A, et al : Effect of oral acyclovir on pain resolution in herpes zoster : a reanalysis. J Med Virol (Suppl 1) : 93-96, 1993.

6) Johnson R, Mandal B, Bowsher D, et al : Guidelines for the management of shingles : report of a working group of the British Society for the Study of Infection (BSSI). J Infect 30 : 193-200, 1995.

7) Ernst ME, Franey RJ : Acyclovir- and ganciclovir-induced neurotoxicity. Ann Pharmacother 32 : 111-113, 1998.

8) Reusser P, Cordonnier C, Einsele H, et al : European survey of herpesvirus resistance to antiviral drugs in bone marrow transplant recipients. Bone Marrow Transplant 17 : 813-817, 1996.

9) Esmann V, Geil JP, Kroon S, et al : Prednisolone does not prevent post-herpetic neuralgia. Lancet 2 : 126-130, 1987.

10) Wood MJ, Shukla S, Fiddian AP, et al : Treatment of acute herpes zoster : effects of early (<48 h) versus late (48-72 h) therapy with acyclovir and valaciclovir on prolonged pain. J Infect Dis 178 (Suppl 1) : s81-s84, 1998.

11) Perry CM, Faulds D : Valaciclovir : a review of its antiviral activity, pharmacokinetic

properties and trerapeutic efficacy in herpesvirus infections. Drugs 52 : 754-772, 1996.
12) Degreef H, Famciclovir Herpes Zoster Clinical Study Group : Famciclovir, a new oral antiherpes drug : results of the first controlled clinical study demonstrating its efficacy and safety in the treatment of uncomplicated herpes zoster in immunocompetent patients. Int J Antimicrob Agents 4 : 241-246, 1994.
13) Perry CM, Wagstaff AJ : Famciclovir : a review of its pharmacological properties and therapeutic efficacy in herpesvirus infections. Drugs 50 : 396-415, 1995.
14) Ragozzino MW, Melton LJ, Kurland LT, et al : Population-based study of herpes zoster and its sequelas. Medicine 61 : 310-316, 1982.
15) Gaill K, Choo PW, Donhue JG, et al : The sequelae of herpes zoster. Arch Intern Med 157 : 1209-1213, 1997.
16) Womack LW, Liesegang TJ : Complications of herpes zoster ophthalmicus. Arch Ophthalmol 101 : 42-45, 1983.
17) 山村秀夫, 檀 健二郎, 若杉文吉ほか：ノイロトロピン錠の帯状疱疹後神経痛に対する効果；プラセボ錠を対照薬とした多施設二重盲検試験. 医学のあゆみ 147 : 651-664, 1988.
18) Nurmikko T, Bowsher D : Somatosensory findings in postherpetic neuralgia. J Neurol Neurosurg Psychiatr 53 : 135-141, 1990.
19) Watson CPN, Deck JH, Morshead C, et al : Post-herpetic neuralgia : further post-mortem studies of cases with and without pain. Pain 44 : 105-117, 1991
20) Higa K : Acute herpetic pain and post-herpetic neuralgia. Eur J Pain 14 : 79-90, 1993.
21) Johnson RW : Herpes zoster and postherpetic neuralgia : optimal treatment. Drugs Aging 10 : 80-94, 1997.

11. 血行障害による痛み

❶ 閉塞性動脈硬化症

はじめに
閉塞性動脈硬化症は、四肢動脈（主に下肢）に硬化性変化を生ずることにより狭窄、閉塞を起こし下肢に疼痛、潰瘍などの虚血症状を呈する疾患である。

診断
問診や視診など以下に述べる項目を参考に診断を進める。

表1　閉塞性動脈硬化症の特徴的な症状と治療方針

Fontaine 分類
1度：しびれ、冷感—保存療法
2度：間欠性跛行—保存療法または血行再建術
3度：安静時疼痛—血行再建術、交感神経遮断
4度：潰瘍、壊疽—血行再建術、交感神経遮断

1）問診：下肢の特徴的症状の有無
①しびれ、冷感
②間欠性跛行：歩行で下肢にだるさや痛みが出現し歩行困難となり、短時間の休憩で再び歩行可能となる症状。
③安静時疼痛：夜間に多く下肢を下垂することで症状は軽減する。
④潰瘍形成、壊疽：夜間に激痛を訴える。
①～④は Fontaine 分類の重症度に一致する（**表1**）。

2）視診
①下肢の色調変化
蒼白：虚血（急性および慢性動脈閉塞）
赤色：炎症や血管拡張
紫色：静脈血うっ滞や末梢動脈閉塞
②皮膚萎縮、脱毛、筋萎縮、潰瘍の所見

3）触診
大腿動脈、膝窩動脈、足背および後脛骨動脈の拍動の有無、左右差を診る（**図1**）。

4）聴診
狭窄病変の存在により血管雑音として聴取されることが多い。

5）外来検査
　a　**挙上試験**：仰臥位で下肢を挙上し足関節の屈曲運動を30秒間させるか、下腿を強くこすると動脈に狭窄や閉塞があれば蒼白を呈する（**図2-a**）。
　b　**下垂試験**：挙上試験の後、坐位で下腿を下垂させる。健肢の場合は10秒程度

11‥‥‥‥血行障害による痛み

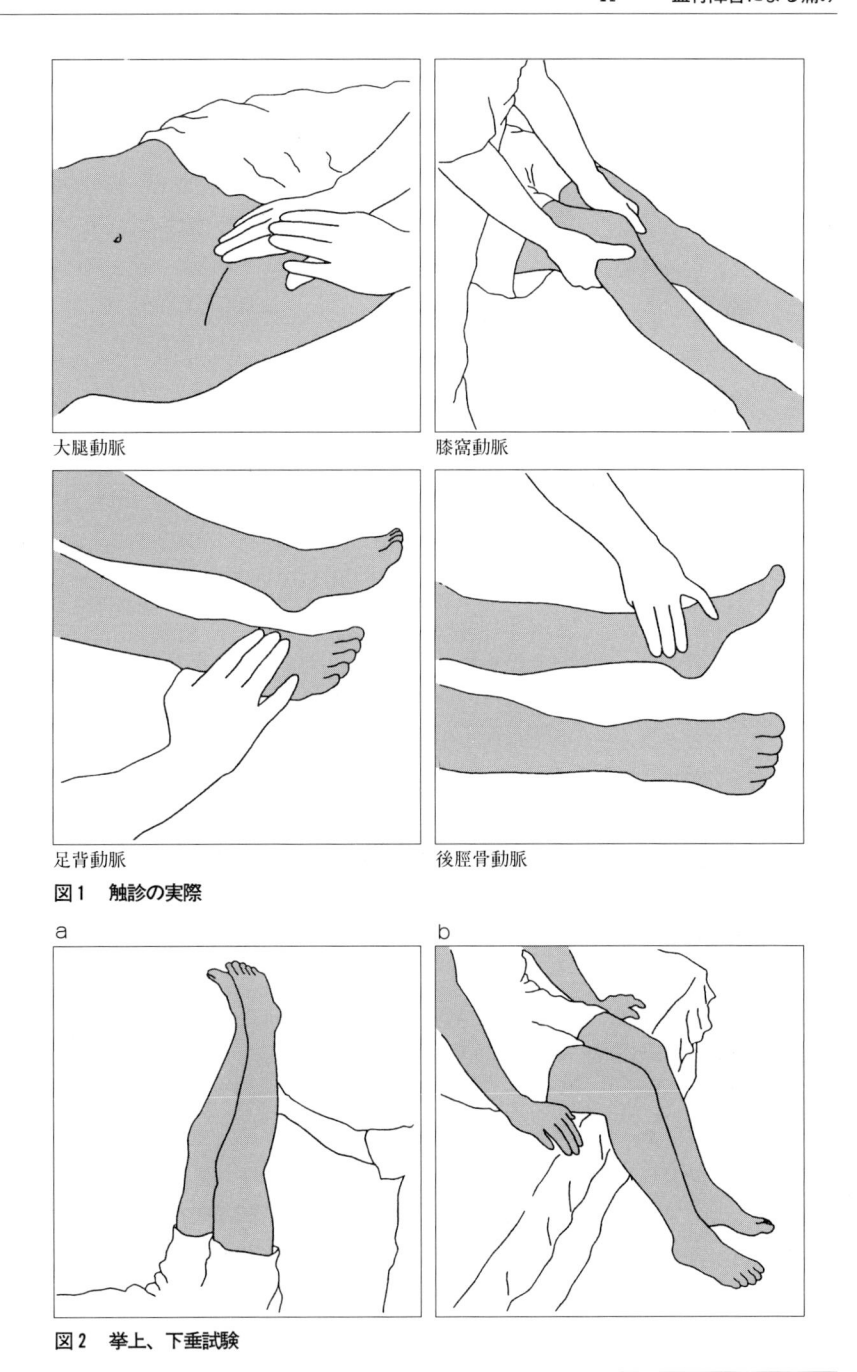

大腿動脈　　　　　　　　　膝窩動脈

足背動脈　　　　　　　　　後脛骨動脈

図1　触診の実際

a　　　　　　　　　　　　b

図2　挙上、下垂試験

で元の色調に戻るが、患肢では1分以上かかる（図2-b）。

　　c　足関節血圧比：ドップラー聴診器を用い上肢と下肢の収縮期血圧を測定し(図3)、以下の式で圧比を計算する。

$$\frac{足関節部収縮期血圧}{上肢収縮期血圧}$$

正常では下肢の血圧が高く1.0以上、下肢動脈に狭窄や閉塞があると0.9以下になり、低下とともに虚血症状は強くなり0.5以下では複数の動脈閉塞があると判断される。

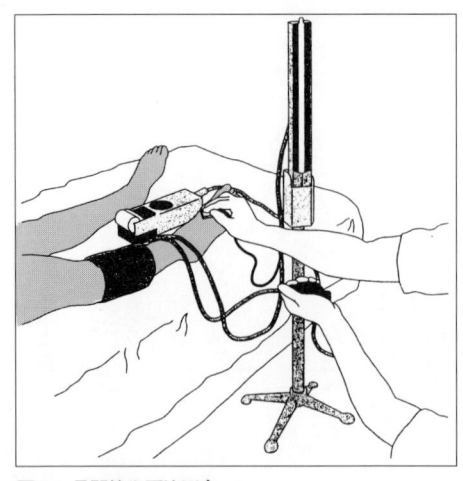

図3　足関節血圧比測定

検査

　　a　**指尖容積脈波**：波形は閉塞病変の進行に伴い平低化する。特に病変が末梢か、広範囲の場合は平坦になる。

　　b　**サーモグラフィー**：体表温度の変化を客観的に示す。

　　c　**超音波検査**：パルスドップラーを併用することで狭窄、閉塞病変の診断が可能。

　　d　**CT検査**：ヘリカルCTによる三次元構築で病変部や周囲組織との関係が立体画像として得られる。

　　e　**血管撮影**：動脈の狭窄や閉塞病変、側副血行など正確な情報が得られ、治療方針決定のために重要である。

　　f　**近赤外線分光法**：患肢の客観的な重症度の評価が可能。

　　g　**その他**：RIアンギオや経皮組織酸素分圧測定など。

鑑別診断

1）バージャー病

血管炎のために慢性動脈閉塞をきたす疾患で、本症と同様の症状を呈する。

▶ポイント：若年者（20～40歳代）であること、上肢動脈の罹患や遊走性静脈炎を伴うこと、下腿以下の末梢病変が多いこと、喫煙と症状増悪に関連があるなど。確定診断は血管造影所見による。

2）腰部脊柱管狭窄症

間欠性跛行を呈し年齢層が類似しているため詳細な問診による鑑別が必要。

▶ポイント：前傾姿勢をとるような登坂や階段などの下肢に負担のかかる歩行ではかえって症状が出現しにくく、脊椎を後方に反らすような姿勢（後屈）により腰痛や下肢痛、しびれが増強する。また触診で動脈拍動は正常に触れ、アキレス腱反射は減弱していることが多い。

3）急性動脈閉塞症

下肢の虚血症状を呈するが血栓、塞栓により突然の疼痛、患肢蒼白、動脈拍動触知不可、知覚鈍麻、運動麻痺など急速に症状が悪化する。時間の経過により色調は斑紋状から紫色を呈するに至り緊急処置を要する。

しかし、閉塞性動脈硬化症が根底に存在し血栓症のため急性増悪をきたす場合も同様の症状を呈する。この場合は発症前の症状の有無が鑑別に重要である。

4）糖尿病性神経障害

知覚低下や知覚過敏のためしびれや疼痛を訴えるが、左右対称的であり動脈拍動は触知することが多い。しかし、しばしば閉塞性動脈硬化症に糖尿病が合併することも多く重症化しやすい。

治療

保存療法、血行再建術、交感神経遮断がある。原則としてFontaine分類1度、2度は保存療法を選択するが、2度の間欠性跛行では社会的活動度の制限状況を考慮して血行再建術も選択される。3度、4度は血行再建術を前提として検査を行う（**表1**）。

末梢血行不良な場合は交感神経遮断や保存療法を選択せざるをえない。

1）保存的療法

a　日常生活管理

①患肢の保温（加温は症状悪化の恐れ）
②歩行の習慣（痛みの出ない歩行距離）
③危険因子の排除（食習慣、禁煙など）

b　薬物療法

①危険因子是正：降圧剤、高脂血症剤
②血流改善（**表2**）

▶方針：凝固系亢進状態にあるため血管拡張剤と抗血小板剤を併せて用いる。効果不十分な場合は併用投与やワーファリンを追加投与する。

▶注意：血行再建や抜歯などの外科処置が必要な場合は、出血傾向是正のためワ

表2　閉塞性動脈硬化症に対する薬物療法

<経口薬>
1. 抗血小板作用
    - 塩酸チクロピジン　　（パナルジン）　　　　　　　300〜600 mg/日
    - アスピリン　　　　　（小児用バファリン）　　　　81 mg/日
2. 抗血小板作用＋血管拡張作用
    - シロスタゾール　　　（プレタール）　　　　　　　200 mg/日
    - ベラプロスト　　　　（ドルナー、プロサイリン）　120 μg/日
    - リマプロスト　　　　（オパルモン）　　　　　　　30 μg/日
    - 塩酸サルポグレラート（アンプラーグ）　　　　　　300 mg/日
3. 抗血小板作用＋抗高脂血症作用
    - イコサペント酸エチル（エパデール）　　　　　　　1800 mg/日
4. 抗凝固作用
    - ワーファリンカリウム（ワーファリン）　　　　　　1〜5 mg/日
        - プロトロンビン時間：INRで1.8程度
        - トロンボテスト　　：20%前後

<注射剤>
1. 血管拡張作用＋抗血小板作用
    - PGE_1製剤　　　　（プロスタンディン）40〜60 μg×2/日 静注、10〜15 μg/日 動注
    - Lip-PGE_1製剤　　（パルクス、リプル）5〜10 μg/日 静注
2. 抗トロンビン作用
    - アルガトロバン　　　（ノバスタン）　　　　　　　10 mg×2/日
3. 抗凝固作用
    - ヘパリン　　　　　　　　　　　　　　　　　　　　10 IU/kg/時
4. 線維素溶解作用
    - ウロキナーゼ　　　　　　　　　　　　　　　　　　6〜24万 IU/7時間
5. 血液粘度改善作用
    - バトロキソビン　　　（デフィブラーゼ）　　　　　10バトロキソビン単位/隔日

（　）内は商品名

処方例　1
　小児用バファリン　　　1錠；分1
　アンプラーグ(100 mg) 3錠；分3

処方例　2
　小児用バファリン　　　1錠；分1
　ドルナー　　　　　　　6錠；分3
　プレタール(100 mg)　　2錠；分2

処方例　3
　パナルジン　　　　　　3錠；分3
　ドルナー　　　　　　　6錠；分3
　アンプラーグ(100 mg) 3錠；分3

ーファリンは4日前、抗血小板剤は7日前に中止する必要がある。

　注射剤はPGE_1製剤や抗トロンビン剤が経口剤で効果が不十分な場合、血行再建の術前後や重症虚血肢で血行再建の適応のない症例などに投与され、さらにバトロキソビンなどの投与も試みられる。またヘパリンやウロキナーゼは術直後の抗血栓療法や血栓による急性増悪の場合に投与される。

2）血行再建術

　血管造影の所見により血行再建の可否や以下の再建方法を選択する。

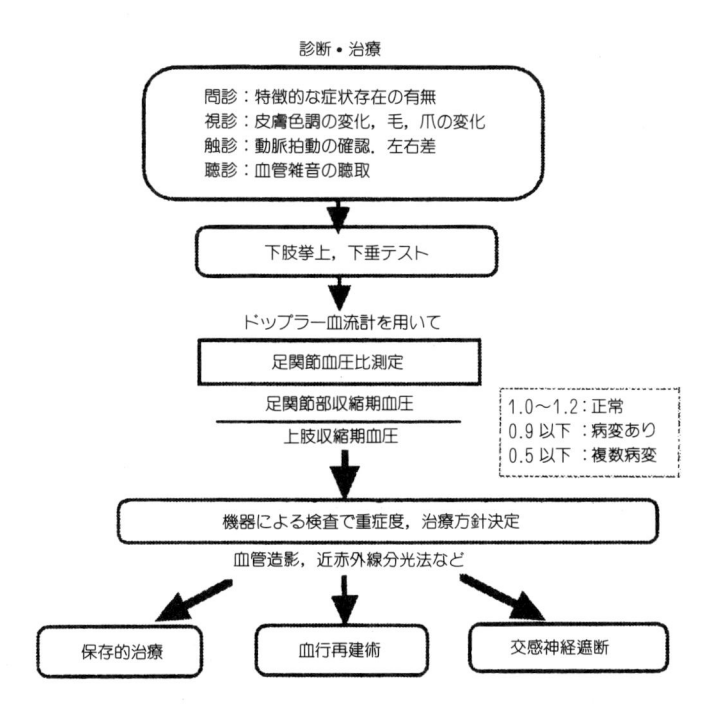

```
             診断・治療
    ┌──────────────────────┐
    │ 問診：特徴的な症状存在の有無      │
    │ 視診：皮膚色調の変化，毛，爪の変化  │
    │ 触診：動脈拍動の確認，左右差      │
    │ 聴診：血管雑音の聴取          │
    └──────────────────────┘
              ↓
       ┌──────────────┐
       │ 下肢挙上，下垂テスト │
       └──────────────┘
              ↓
       ドップラー血流計を用いて
       ┌──────────────┐
       │  足関節血圧比測定  │
       └──────────────┘
        足関節部収縮期血圧        ┌─────────────────┐
       ─────────────        │ 1.0〜1.2：正常      │
         上肢収縮期血圧          │ 0.9 以下：病変あり    │
              ↓              │ 0.5 以下：複数病変    │
                             └─────────────────┘
   ┌──────────────────────────┐
   │ 機器による検査で重症度，治療方針決定  │
   └──────────────────────────┘
       血管造影，近赤外線分光法など
     ↙          ↓           ↘
 ┌────────┐ ┌────────┐ ┌────────┐
 │ 保存的治療 │ │ 血行再建術 │ │ 交感神経遮断│
 └────────┘ └────────┘ └────────┘
```

図4 閉塞性動脈硬化症の診断・治療

①手術療法：バイパス術、血栓内膜摘除術
②非手術療法：経皮血管形成術、アテレクトミー、ステントなど
術後は原則としてワーファリンや抗血小板剤による永続的な抗凝固療法が必要である。

3）交感神経遮断術

Fontaine 3度、4度で血行再建術の適応のない症例に対して、疼痛コントロールや血管拡張を目的として試みられることがある。
①神経節ブロック：薬剤注入による遮断
②交感神経切除：手術的に神経節遮断

まとめ

閉塞性動脈硬化症の診断・治療の流れを図示する（図4）。

秋山謙次

❷ 閉塞性血栓性血管炎

はじめに

　閉塞性血栓性血管炎（thromboangiitis obliterans）は1908年、L. Buergerが脱疽患者の切断肢を検索し、血栓と血管壁に炎症性病変を伴う一群を認め、動脈硬化によるものとは区別し、thromboangiitis obliterans（閉塞性血栓性血管炎）として発表した。Buerger病、バージャー氏病とも呼ばれるゆえんである。

　以来この疾患は[1]四肢の中小動脈が侵され、非化膿性血管全層炎で始まり、血栓を形成する[2]。病巣は一般に分節的な内腔閉塞部をつくり、四肢の所々に再燃する[3]。閉塞部の上下に豊富な副血行路を生じる[4]。臨床症状は閉塞の部位と範囲で異なり、急速な閉塞では広い範囲に強い症状が起こる[5]。若い男性の下肢に起こりやすいなどの観念がつくられ、閉塞性動脈硬化症や糖尿病性潰瘍などの動脈閉塞疾患とは区別された。厚生省ビュルガー病研究班の全国集計では患者数は5,000人で、そのうち女性は3～4％程度で、圧倒的に男性に多い。1990年の調査でもほぼ同様の結果が得られている。閉塞性動脈硬化症との比較では1970年頃までは本疾患の頻度が高かったが、生活様式の変化とともに最近ではその頻度が1対4～5と逆転している。

病因と病態

　血管炎の病因についてはいまだに明らかではなく、炎症性サイトカインの関与も考えられている。動脈閉塞の部位や範囲、病変の進行速度と副血行路の発達の程度により、さまざまな臨床症状を呈する。臨床的な病態の程度はFontaineの分類として利用される。I度：冷寒、しびれ感、II度：間欠性跛行、III度：安静時の疼痛、IV度：虚血性潰瘍、壊死、虚血性潰瘍を伴う壊死まで、I度からIV度までの分類がされている。閉塞性動脈硬化症ではI度5.4％、II度72.0％、III度10.6％、IV度12.0％で間欠性跛行が多いのに比べて、本疾患ではI度13.0％、II度33.3％、III度18.9％、IV度34.8％と大部分は

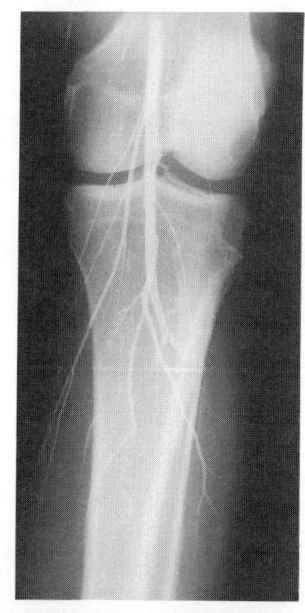

図1 閉塞性血栓性血管炎の動脈造影
膝窩動脈直下での閉塞（前脛骨動脈、後脛骨動脈、腓骨動脈）がみられ、さき細り状、コイル状の所見を認める。

Ⅲ度以上の重症肢である。動脈造影では途絶状、さき細り状、コイル状の所見が特徴的で、開存している動脈壁は平滑である(図1)。その他に、間欠性跛行、皮膚色状の変化、チアノーゼ、虚血性紅潮、脆弱爪、筋萎縮、逍遥性静脈炎の有無などがみられる。患肢の皮膚の色調は特有の暗紅色（バージャー色）となり、動脈系ばかりではなく、静脈系の関与も示唆される。

検査・診断

検査法として四肢動脈拍動の触知は末梢循環障害を診断するために最も基本的な手技で、下肢では総大腿動脈、膝窩動脈、後脛骨動脈、足背動脈を触診することが大切である。定量的診断として最も用いられるものは超音波ドップラーによる下肢の血圧の測定で、足関節部と上腕の圧の比（ankle pressure index；API）で正常値は1.0以上である。0.7以下で間欠性跛行が現れ、0.3以下では安静時疼痛が出現する。指先容積脈波(plethysmography)による肢血圧では30 mmHg以下は重症虚血肢とされる。トレッドミルによる間欠性跛行の客観的評価は、近赤外線分光法により筋肉組織の酸素動態を直接観察することができる[6]。無侵襲で反復可能なカラードップラーによる超音波診断は狭窄病変ばかりでなく血行動態も評価できる[7]。

治療

1）手術的な治療

a　血行再建術：大部分の症例では末梢側の開存を認めず、手術の適応にはならない。経験的にも増悪期の動脈系に侵襲を加えることは得策ではない。

b　交感神経節切除術：胸部、腰部の交感神経節の切除は血流の改善効果が著しく大きいが、最近では神経ブロックの手技の発達により行われない。

c　四肢の切断：社会復帰を早めるためと、疼痛除去の目的で肢の切断が考えられるが、安易な切断はかえって症状の増悪を招くことも多い。瘡部の回復も悪く、痛みを助長させることになり、さらに上位での切断に至ることも多い。

2）内科的な薬物治療

最近ではプロスタグランジン製剤や抗血小板薬が発売されている[8]。内服、あるいは静脈内投与によってかなりよい結果が得られるようになってきた。

3）神経ブロックによる治療

神経ブロックの利点は目的とする患肢に選択的な効果が得られ、迅速な治療の開始ができることである。治療の要点としては、①疼痛のコントロールと末梢循環の改善、②瘡部の清潔、③副血行路の形成とを重視しなければならない。

患肢の疼痛は虚血痛によるものと、瘡部痛による2種類が混在している。さらに疼痛によって（虚血－疼痛－交感神経緊張－血管収縮－虚血）という悪循環が形成

され、症状を助長する。硬膜外ブロックを行い、交感神経が遮断されると、血管が拡張し、血流が改善される。また知覚神経が遮断されることにより瘡部の疼痛が緩和される。上肢の閉塞症例ではT1、下肢ではL2椎体にカテーテルの先端が位置するように挿入すると交感神経ブロックの効果が大きい。疼痛の激しい場合にはC7やL4椎体にカテーテルを挿入し、知覚神経のブロックを試みることもある。

硬膜外ブロックによって血行の改善と疼痛の軽減を図りながら交感神経節をアルコールやフェノールなどの神経破壊薬を用いて遮断し、長期的な効果を期待することができる。上肢ではT2、下肢ではL2交感神経節を目標にする。筆者の成績ではアルコールによるブロックの効果期間は約20カ月であった。大きな切断に至らず社会復帰ができたものは97%であった。交感神経節アルコールブロックの再発例の治療成績は87%であったが、交感神経節切除術後の再発例では25%以下となり、大きな差が認められた。また交感神経節アルコールブロック後の再々発例での治療効果も再発時と同等に有効であった。このことから神経ブロック治療を優先し、交感神経切除術[9]は選択するべきではないと考えられる。

虚血性の難治性潰瘍の瘡部は感染に対して無力であり、抗生物質の投与や軟膏類の塗布も効果的ではない。瘡部は乾燥させ、痂皮の形成を図ることでよい結果が得られる。0.02%ヒビテングルコネート液を微温湯にした足温浴に5%炭酸ガスでバブリングを加えると血行の改善効果とともに気泡による洗濯効果が得られ、瘡部を清潔に保つことができる。また患者には清潔、不潔の観念を教育するためによい期間である。

治療中は当然、禁煙を厳命する。交感神経節アルコールブロックを行った後に、内科的な薬物の使用と併行して主に散歩、ジョギングを励行させる。副血行路の形成は寛解期にこそ可能であって、潰瘍があるときには痛みのため難しい。積極的にリハビリテーションを行うことによって神経ブロックでは得られないとされる筋血流に改善効果がみられる[10]。腓腹筋、足底筋の疼痛による間欠性跛行は次第に改善されてくる。

おわりに

閉塞性血栓性血管炎は血管外科の領域の疾患とされ、血行再建術がさまざまに試みられてきているが実際には治療成績はよくない症例が多い。神経ブロックによる治療は保存的であるとして疼痛の治療のみが依頼されているのが現状である。神経ブロックを中心とした治療を積極的に行い、増悪期に対処し、limb salvageすることによって、手術的な方法よりもよい結果が得られる。

遠田正治

【文献】

1) 重松 宏ほか：重症虚血肢の病態と治療；日本の現状と診断基準．重症虚血肢，田辺達三（編），ライフサイエンス社，東京，pp59〜69，1993．
2) Brewster DC : Aortoiliac occlusive disease. Current Diagnosis and Treatment in Vascular Surgery, Dean RH, et al(eds), Appleton & Lange, USA, 193〜207,1955.
3) 西村昭男ほか：遊離自家大網移植による下腿の血行再建術．手術 28：441〜452 1974．
4) 石川浩一：バージャー病の今昔．外科 48：814〜819 1986．
5) 遠田正治：Thromboangiitis obliterans に対する chemical sympathectomy の効果について．麻酔 29(8)：793〜799，1980．
6) 国原 孝ほか：近赤外線分光法による閉塞性動脈硬化症の新しい術前術後評価；特に Occlusion Test の有用性について．日血外会誌 5：13〜16，1996．
7) 伊藤雅史，三島好雄：超音波法による末梢動脈病変の評価．呼吸と循環 43：147〜153，1995．
8) 島田孝夫，磯貝行秀：プロスタサイクリン（PGI2）．Medical Practice 10：213〜219，1993．
9) 石飛幸三：腰部交感神経節切除術．ペインクリニック 8：295〜298，1987．
10) 藤田達士ほか：腰部交感神経節ブロックの間欠性跛行に対する効果；下肢血流に関する研究．臨床麻酔 1：20〜30，1977．

❸ レイノー病

はじめに

レイノー現象とは、末梢血管の攣縮によって手指が蒼白となることで、蟻走感、しびれ感、疼痛などを伴い、基礎疾患が明らかでない場合をレイノー病という。

発生機序

レイノー病では、寒冷や精神的ストレスが誘因となって手指が蒼白となり、さらに紫藍色に変色するが、数分あるいは数十分程度で回復し、このとき反応性充血として手指が紅潮する。

発生機序としては、交感神経系の異常興奮による血管攣縮があげられるが、その他に末梢血管の狭小化や反応性の異常、血液粘稠度の亢進、局所での化学伝達物質の遊離なども関与する[1]。自覚的には知覚麻痺や軽度の疼痛を伴うことがある。そして、明らかな基礎疾患がない場合をレイノー病といい、基礎疾患に伴うレイノー症候群と区別している。レイノー病は若い女性に多く、手指以外にもまれに足趾、耳介、鼻翼などにも出現し、寒冷期に多くみられる。また、まれに小潰瘍を形成することがあるが、膠原病の初期症状であることが多い。

診断

レイノー病の診断基準を**表1**に示す。本疾患では、明らかな基礎疾患がなく、寒冷あるいは精神的ストレスによって誘発され、症状は両側性に出現し、上肢の動脈拍動は正常で、潰瘍は通常みられないという特徴を有する。

鑑別診断としては、**表2**のように多くの疾患がある。特に膠原病の初期症状として手指にレイノー現象がみられるので、注意しなければならない。その他に、電気鋸や圧搾空気による鋲打ちなどによる反復振動、閉塞性血栓性血管炎（バージャー病）や閉塞性動脈硬化症などの動脈狭窄あるいは閉塞、胸郭出口症候群のような鎖骨下動脈や腕神経叢への器械的圧迫、重金属中毒、血液疾患、反射性交感神経性ジストロフィーなどがある。

表1　レイノー病の診断基準

1. 2年以上経過しても明らかな基礎疾患がない。
2. 寒冷あるいは精神的ストレスによって誘発される手指の血管攣縮による一過性の色調変化がみられる。
3. 対称性（両手）に出現する。
4. 動脈に器質的変化がなく、動脈拍動は正常である。
5. 潰瘍はないか、あってもきわめて小さい。

表 2　鑑別診断

1. 膠原病
   進行性全身性硬化症（強皮症）、全身性エリテマトーデス、混合性結合組織病、皮膚筋炎、関節リウマチなど
2. 反復振動
   電動工具による振動、ピアニスト、タイピストなど
3. 動脈狭窄あるいは閉塞
   閉塞性血栓性血管炎、閉塞性動脈硬化症、動脈塞栓症など
4. 血管・神経への圧迫
   胸郭出口症候群、手根管症候群など
5. 神経疾患
   脊髄空洞症など
6. 中毒
   ニコチン、重金属（鉛、砒素）など
7. 薬物
   エルゴタミン、β-ブロッカーなど
8. 血液疾患
   クリオグロブリン血症、多血症、寒冷凝集素症など
9. その他
   反射性交感神経性ジストロフィー、甲状腺機能低下症など

　鑑別診断のポイントは**表 3**に示した。膠原病では特徴的な臨床症状と血液検査によって鑑別し、電動工具による反復振動では職業歴の聴取が重要である。末梢性血管障害では罹患肢での動脈拍動の減弱あるいは消失、間欠性跛行の有無を調べ、さらに閉塞性血栓性血管炎では喫煙の既往、遊走性静脈炎がみられ、閉塞性動脈硬化症では高血圧、糖尿病、虚血性心疾患などの既往を聴取する。胸郭出口症候群や手根管症候群では各種の誘発テストが陽性となる。脊髄空洞症では患側上肢の温痛覚異常と筋萎縮がみられ、MRIによって診断できる。ニコチンや重金属中毒では喫煙歴や職業歴を調べ、薬物では服薬歴を聴取する。クリオグロブリン血症では、原発性と膠原病や血液疾患などと合併して発症するものがある。血液疾患によるレイノー症状では、血液検査を行って鑑別する。反射性交感神経性ジストロフィーは外傷後にみられ、罹患肢に強い疼痛を訴え、甲状腺機能低下症では特有の顔貌と、T_3あるいはT_4の低下がみられる。

必要な検査

　検査法としては、サーモグラフィー、氷負指尖容積脈波によって皮膚温を調べ、レイノー病の場合は喫煙の有無、職業、服用薬剤、血液検査、画像診断などによって基礎疾患のないことを確認しなければならない。

表3　鑑別診断のポイント

1. 膠原病
   皮膚硬化、関節痛、色素沈着、顔面紅斑、原因不明の発熱などの症状が現れ、血液検査では赤沈亢進、CRP陽性、抗核抗体陽性、LE細胞陽性、リウマトイド因子陽性などがみられる。

2. 反復振動
   職業歴を聴取する。

3. 動脈狭窄あるいは閉塞
   患側肢での動脈拍動の減弱あるいは消失、難治性潰瘍がみられる。下肢の病変では間欠性跛行となる。閉塞性血栓性血管炎では喫煙の有無、遊走性静脈炎を確認し、閉塞性動脈硬化症では高血圧、糖尿病、高脂血症、虚血性心疾患などの既往歴を聴取する。そして血管造影によって閉塞部位を調べ、特徴的な造影像を得る。

4. 血管・神経への圧迫
   胸郭出口症候群ではWright test陽性（肩関節90°外転、90°外旋位で橈骨動脈の拍動消失と症状の出現）、またMorley test陽性（前斜角筋の第1肋骨付着部の圧迫により圧痛と放散痛の出現）となる。手根管症候群ではPhalen test陽性（手関節を1分間屈曲位にすると症状の増悪）となり、また手根管内へのキシロカイン3～5 mlの注入で疼痛が減弱する。

5. 神経疾患
   脊髄空洞症では患側上肢の温痛覚低下、筋萎縮がみられ、MRIによって空洞を確認する。

6. 中毒
   喫煙の既往、職業歴を聴取する。

7. 薬物
   服薬歴を聴取する。

8. 血液疾患
   クリオグロブリン血症は原発性と続発症（膠原病、血液疾患、感染症、腎疾患、血管炎）があり、血清γ-グロブリン値上昇、補体価低下、リウマトイド因子陽性などとなる。多血症では赤血球増多、ヘマトクリット値上昇、また寒冷凝集素症では寒冷凝集素価上昇、網赤血球増加、Coombs試験陽性となる。

9. その他
   反射性交感神経性ジストロフィーでは外傷の既往があり強い疼痛を訴え、甲状腺機能低下症では浮腫状顔貌、緩慢な動作、乾燥肌、無気力などの症状があり、血液検査でT_3・T_4低下、血漿TSH増加を認める。

表4　治療のポイント

1. 寒冷、ストレスを避ける。
2. 保温に努める。
3. 禁煙を実行させる。
4. 物理療法として温熱療法を行う。
5. 内服療法を行う。

治療法

　レイノー病の治療のポイントは、寒冷やストレスを避け、保温に努め、禁煙を実行させる。そして、薬物療法や温熱療法を行う（**表4**）。

　薬物療法では内服治療を優先する。**表5**のように血管拡張薬、プロスタグランジン系薬剤、漢方薬の中から1剤を処方する。効果がない場合はプロスタグランジンの点滴静注や神経ブロックを行う。

　プロスタグランジンはリポPGE_1製剤であるアルプロスタジル（パルクス®、リプル®）1日1回5～10μgを緩徐に静注するか、プロスタグランジンE_1製剤であるプ

表5 内服療法

1. 血管拡張薬
   (1) ニコチン酸トコフェロール（ユベラN®）（100 mg）1日3～6錠、分3
      副作用：食欲不振、下痢、便秘、発疹など
   (2) ニフェジピン（アダラートL®）（10 mg）1日2～4錠、分2
      副作用：顔面紅潮、頭痛、動悸、熱感、肝障害など
   (3) 塩酸ブナゾシン（デタントール®）（1 mg）1日3～6錠、分3
      副作用：めまい、頭痛、眠気、動悸、嘔気・嘔吐、口渇など
2. プロスタグランジン系薬剤
   (1) ベラプロストナトリウム（ドルナー®、プロサイリン®）（20 μg）1日6錠、分3
      副作用：頭痛、嘔気・嘔吐、胃腸障害、肝障害、顔面紅潮など
   (2) リマプロストアルファデクス（オパルモン®、プロレナール®）（5 μg）1日6錠、分3
      副作用：下痢、嘔気・嘔吐、顔面紅潮、頭痛、発疹、肝障害など
3. 漢方薬
   当帰四逆加呉茱萸生姜湯（2.5 g）1日7.5 g、分3
   副作用：偽アルドステロン症、ミオパチーなど

ロスタンディン® 40～60 μgを500 mlの輸液に溶解して2時間かけて点滴静注する。われわれのイヌを用いた研究では、プロスタグランジン E_1 は交感神経ブロックと同様の血流増加作用がある[2]。

神経ブロックとしては局所麻酔薬を用いた交感神経ブロックを行い、上肢の場合は星状神経節ブロック、下肢の場合は腰部硬膜外ブロックを行う。

レイノー病は冬季に多くみられるので、この時期に治療を行い、症状が消失したならば治療を中止する。そして、膠原病の初期症状であることが多いので定期的に検査を行い、また職歴、喫煙歴、既往歴、服薬歴は必ず聴取することが重要である。

北島敏光

【参考文献】
1) 高崎芳成：レイノー病・レイノー症候群．ペインクリニック20(別冊)：S34-S36, 1999.
2) Okuda Y, Kitajima T: Comparison of stellate ganglion block with intravascular infusion of prostaglandin E_1 on brachial artery blood flow in dogs. Anesth Analg 84：1329-1332, 1997.

12. 慢性愁訴としての痛み

❶ 心理的な痛み

はじめに

　痛みは単なる自覚症状であって病気そのものではない。同じ自覚症状であっても、例えば熱は体温計で測定することにより客観的な評価が可能だが、痛みではそれができない。そしてそこのところに、医療者が痛みを主訴とする患者を扱うことの難しさがある。患者の苦痛表現（言葉や表情など）や、冷汗、頻脈、頻呼吸など痛みに伴う生体反応、あるいは痛みをコントロールするためにどのような薬がどれだけ必要であるかなどの治療反応性などから間接的に評価していくしかない。さらに、痛みには心理面との相互作用があるので、なおさら厄介である。
　本稿では、「心理的な痛み」がテーマであるが、厳密には「心理的な痛み」というものの存在は疑わしい。以下にその理由を示したうえで、痛みを心理的側面から論じ、さらに行動医学的見地から、痛みの臨床像や治療について述べたい。

心理的な痛みとは

　痛みをその原因により分類する場合、「心理的なもの」あるいは「心因性」というものを、原因となる他の疾病と同様に扱うことはできない。詐病を別にすれば、痛みを訴える患者は、痛みを歴然たる事実として認知しているのであり、そこには器質的なものであるにしろ機能的なものであるにしろ、痛みが発生するための身体的なメカニズムが必ず存在している。例えば、うつ病や心気症などの精神疾患に起因する痛みは、疼痛閾値の低下や過敏性により、わずかな侵害刺激によって誘発されると考えられる。つまり、痛みが発生したとき、その強さは必ずしも侵害刺激の大きさに単純に比例するのではなく、不安、恐怖といった感情や、集中、期待、学習などによって修飾される[1]。そして、この修飾こそが、痛みと心理的なものを結び付ける本質といえる。すなわち、痛みは、身体的側面と心理的側面の両方をもっており、純粋にどちらか一方のみで論じられるべきではない。
　われわれは、1999年9月から3カ月間に当科外来を受診した疼痛患者14名に対し、アンケートと面接による調査を行った。その結果、疼痛の発症要因として、身体的因子のみが8名、心理的因子のみが5名、両方とも関与していたものが1名であった。病悩期間は8～168カ月（平均53.0カ月）に及んでいたが、慢性化する要因としては、身体的因子のみであったのは1名もおらず、心理的因子のみが5名、両方

ありが9名であった。発症要因が身体的因子のみであった8名には、慢性化する中で新たに心理的因子が加わっていったことになる。

この調査結果から明らかなことは、慢性化した痛みには心理的要因の関与が確実で、心理的な痛みと慢性疼痛は共通する臨床像を示しているということである。このことは、見方を変えれば、疼痛の発症の原因が身体的なものであるか否かは、心理的な痛みを診断するうえではあまり重要ではないということかもしれない。調査結果をみても、疼痛発症の原因はむしろ身体疾患であることのほうが多い。現実の臨床の場では、身体的な原因を追求しがちのゆえに、心理・社会的な背景が見逃され、遷延・難治化してしまう疼痛患者も多いように見受けられる。したがって、心理的要因と痛みとを関連付ける場合は、関連のあるなしではなく、その結び付きの強さが問題となってくる。問診や心理テストなどを行った結果、心理・社会的問題が明らかとなり、さらには痛みを十分に説明できるだけの身体的要因に乏しいことがある。そのようなものを心理的な痛みととらえるべきであろう。

精神病理

心理的な痛みと関連付けられる病前性格、心理機制、精神疾患、社会的背景には以下のようなものがある。

1）病前性格

アレキシシミア (alexithymia；失感情症) は葛藤の言語化、情動の体験や表現が乏しく、内面を直接、痛みなどの身体症状として出しやすい。このほか、まじめ、几帳面、徹底性などは、後述する心気症や抑うつの病前性格として、間接的に心理的な痛みとの関連がある。

Sternbach らは、ミネソタ多面的人格目録 (Minnesota Multiphasic Personality Inventory；MMPI) により、疼痛患者の心理特性を示した (図1)[2]。それによると、急性疼痛患者群（痛みの持続が6カ月未満）と比べ、慢性疼痛患者群（痛みの持続が6カ月以上）では、心気症尺度 (Hs)、抑うつ尺度 (D)、ヒステリー尺度 (Hy) が有意に高かった。Cailliet も MMPI を用いて

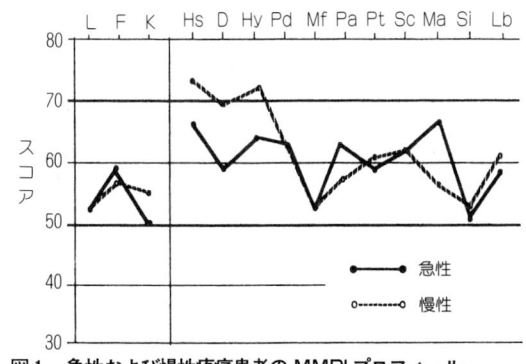

図1　急性および慢性疼痛患者の MMPI プロフィール
(文献2より引用)

同様の指摘をしている[1]。これらの尺度が高いことが、慢性疼痛の原因であるのか結果であるのかは明確には示されていない。しかし、急性疼痛患者ではこれらの尺度が正常範囲にあったことを考慮すれば、痛みが慢性化していく中で、二次的に生じた可能性を示唆する。

2) 心理機制

行動医学的立場からみると、痛みの慢性化にかかわる心理機制で最も重要なものは、回避と疾病利得である。回避とは、嫌悪的刺激や活動を、痛みを理由に避けることである。例えば、学校生活になじめない子供が、登校時間になると頭痛や腹痛を訴えて、学校を休む場合などがあてはまる。疾病利得とは、疾病により自分にとって快適な報酬（例えばきつい仕事を休める）を得ることであり、痛みを訴えることで周囲の同情、注目を得たり、交通事故の後遺症で賠償を得る場合などもあてはまる。回避も疾病利得も、症状（痛み）によって自分が求める結果がもたらされるという点は同じであり、そのような体験を繰り返す中で、症状や誤った行動が強化され、痛みは難治化・遷延化していくことになる。

このほか暗示、とらわれ（注意集中）、攻撃性の内攻などがあげられる。暗示は、検査結果の些細な異常や医療者などの不用意な言動が暗示となって、痛みを誘発する場合であり、とらわれ（注意集中）は、自己の身体的感覚に意識を向けすぎるあまり感覚過敏となって、痛み（例えばガスによる腸管の痛み）が発生ないし増強するものである。攻撃性の内攻とは、相手に対する激しい敵意や攻撃心が抑圧された結果、自分自身の痛みとなって表出されることである。

3) 精神疾患

心理的な痛みを引き起こす精神疾患には、身体化障害、転換性障害、心気症、気分障害（うつ病ないし抑うつ状態）、自己罰（マゾヒズム）、精神分裂病などがある。

身体化障害、転換性障害、心気症はいずれも、1994年にアメリカ精神医学会(The American Psychiatric Association ; APA) から出された『精神疾患の診断・統計マニュアル第4版 (Diagnostic and Statistical Manual of Mental Disorders 4th ed. ; DSM-IV)』[3]において、身体表現性障害の中に分類されている精神疾患である。その共通する特徴は、身体症状が主体であるが、それを説明するだけの身体疾患や物理的刺激がないということである。

身体化障害は、痛み、胃腸症状、性的症状、偽神経学的症状の組み合わせによる多症状性の障害であり、何年にもわたって持続する。

転換性障害は、随意運動または感覚機能の障害を主体とする症状であり、心気症は、身体症状または身体機能に対する患者自身の誤った解釈に基づき、重篤な病気

にかかる恐怖、または病気にかかっているという観念へのとらわれがあるものである。

気分障害は、痛みに先行する場合と、痛みの経過中、二次的に併発する場合がある。前者の場合、痛みは気分障害の一症状と考えられるが、後者の場合、Tamarらが述べたように、痛みもうつのようなネガティブな心理状態も、患者のもつ素因（脆弱性）、社会的ストレス、無力感などを含めた相互作用的なシステムの上に成り立っていると考えられる（図2）[4]。

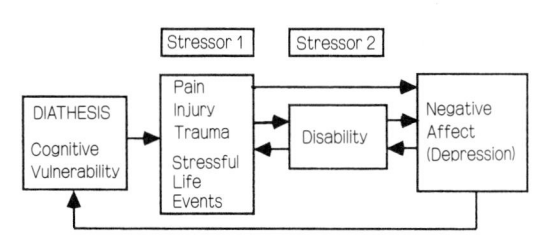

図2 認知、無力感、感情の多段階モデル
(文献4より引用)

自己罰は痛みにより贖罪感がもたらされることであり、マゾヒズムではさらに性的倒錯を伴う。

精神分裂病では体感異常や妄想により痛みが生じることがあるが、頻度は少ない。

4）社会的背景

多忙による心身疲労状態、解決困難な問題への直面による葛藤状態は、気分障害や心気症などの神経症反応の原因となり、痛みを引き起こす。

また、事故による受傷の場合、被害者か加害者かの違いによって、痛みの程度はかなり違ってくる。前者の場合、加害者の不親切な態度が患者の怒りや不満を生み、痛みを増強させる。賠償の有無も影響を与える。

診断

心理的な痛みかどうかを診断するためには、上記の精神病理を十分理解したうえで、詳しい問診がなされなければならない。また、器質的病変を除外するための検索が十分にされなければならない。その結果、多愁訴があって慢性化し、多彩な治療歴を有し、症状を説明できる身体所見に乏しいなどが明らかになった場合、心理的痛みの可能性が高い。心理・社会的要因が当初から明らかになることは少ない。痛みを訴える患者は、内面を探られたくないという意図があったり、ストレスなどの心理・社会的背景への気づきに乏しく、自己防衛的で、課題への直面を避ける傾向があるからである。

心理的な痛みを診断するための診断基準については、1980年にAPAから出された『精神障害の分類と診断の手引き第3版（DSM-Ⅲ）』[5]があった。そこでは、身体表現性障害（somatoform disorders）の中で、心因性疼痛障害（psychogenic pain disorder）として分類されていた。その診断基準（**表1**）は心理的な痛みの性質をよく表していたと思うが、その後第3版改訂版（DSM-III-R）で、身体表現性疼痛障害（somatoform pain disorder）として分類され[6]、痛みと心理的かかわりの表現が曖昧になってしまった。さらに、1994年に出された第4版（DSM-IV）では、単に疼痛性障害（pain disorder）として扱われるようになった。その診断基準（**表2**）[3]では、心理的要因と一般身体疾患がそれぞれ疼痛の発症、重症度、悪化、または持

表1 心因性疼痛障害の診断基準（DSM - III）

A. 重症で遷延化した疼痛が優勢な障害である。
B. 一症状として現れる疼痛は、神経系の解剖学的分布に従わないか、精密検査の後でも原因となるような器質的病変ないし病態生理的機序が見い出されえないか、ある程度関連する器質的病変が存在する場合に疼痛の訴えがこのような身体的所見から期待されるものを非常に上回っているかである。
C. 心理的要因が病因的に疼痛とかかわると判断され、以下のうち少なくとも1項目によって明らかにされる：
　(1) 心理的葛藤ないし欲求と明らかに関連する環境刺激と、疼痛の発現ないし増悪との間の時間的関係
　(2) 疼痛によって患者が自分にとって有害な活動を避けることが可能になること
　(3) 疼痛によって患者が他の方法では獲得できないような支持を周囲から得るのが可能になること
D. 他の精神障害に起因しない

(文献5より引用)

表2 疼痛性障害の診断基準（DSM - IV）

A. 1つまたはそれ以上の解剖学的部位における疼痛が臨床像の中心を占めており、臨床的関与に値するほど重篤である。
B. その疼痛は、臨床的に著しい苦痛または、社会的、職業的、または他の重要な領域における機能の障害を引き起こしている。
C. 心理的要因が、疼痛の発症、重症度、悪化、または持続に重要な役割を果たしていると判断される。
D. その症状または欠陥は、（虚偽性障害または詐病のように）意図的につくり出されたり捏造されたりしたものではない。
E. 疼痛は、気分障害、不安障害、精神病性障害ではうまく説明されないし、性交疼痛症の診断基準を満たさない。

心理的要因と関連した疼痛性障害
　心理的要因が、疼痛の発症、重症度、悪化、または持続に重要な役割を果たしていると判断される（一般身体疾患が存在している場合、疼痛の発症、重症度、悪化、または持続に重要な役割を果たしていない）。身体化障害の基準も満たしている場合には、この病型の疼痛性障害とは診断されない。
　急性　持続期間が6カ月未満
　慢性　持続期間が6カ月以上

心理的要因と一般身体疾患の両方に関連した疼痛性障害
　心理的要因と一般身体疾患の両方が、疼痛の発症、重症度、悪化、または持続に重要な役割を果たしていると判断される。
　急性　持続期間が6カ月未満
　慢性　持続期間が6カ月以上

(文献3より引用)

続にどの程度重要な役割を果たしているかによって、心理的要因と関連した疼痛性障害、または心理的要因と一般身体疾患の両方に関連した疼痛性障害のいずれかに分類される（なお、心理的要因が存在しないか、存在しても、それが疼痛の発症、重症度、悪化、または持続に重要な役割を果たしていない場合は、一般身体疾患と関連した疼痛性障害として、鑑別診断的扱いとなっている）。これらAPAによる疼痛性障害の診断基準の流れは、痛みの原因を単に身体的なもの、あるいは心理的なものと区別して考えるのではなく、疼痛患者を診たときに、常に身体的側面と心理的側面の両方から病態を評価しておくことの必要性を示したものと思われる。ただ、疼痛という症状に着目した心因性疼痛障害を、病気や病態という観点から分類された身体化障害、転換性障害、抑うつ性障害などと同等に扱うDSM-IVの分類には無理があるようにも感じられる。すなわち、DSM-IVでは、疼痛性障害に心理的要因を関連付ける一方で、気分障害、不安障害、精神病性障害を除外したり、身体化障害や転換性障害と鑑別するようになっている。しかし実際には、身体疾患の不明な疼痛患者には、抑うつなどの気分障害や、不安障害、心気症などが存在することが多く、むしろそのような精神疾患と関連する痛みも心理的な痛みとしてとらえるべきであろう。このような分類に固執すると、実際の診療場面では混乱をきたすことも考えられる。痛みが臨床像の中心を占めているのであれば、疼痛性障害と気分障害などは同時に診断されてもよいのではないかと考える。

本邦では、1991年に山内らが示した心因性疼痛の定義があり（**表3**）[7]、診断基準としても用いられている。

表3 心因性疼痛の定義（山内祐一ら、1997年）

1. 理学所見と臨床症状が一致せず、器質的、機能的障害が除去できる。
2. 痛みに動揺性（日内、日差変動）がある。
3. 痛みが長期間続く。
4. ムードの変化（抑うつ、攻撃性など）がある。
5. ドクターショッピングと不満が存在。
6. 自・他覚症状の不一致。
7. 痛みの成立機序への気づきが悪く、対人問題や環境問題に無自覚。
8. 周囲に強化因子が存在しがち。

（文献7より引用）

治療 [8-12]

心理的な痛みをもつ患者は、自己防衛が強かったり、痛みの原因が身体的なものであると信じ、心因の関与を認めようとしない傾向がある。したがって、治療者はまず患者の訴えに十分耳を傾け、訴え（症状）を正当に評価し、身体的に可能な処置があれば行う。このような受容的・共感的対応をすることで、治療者-患者の信頼関係が得られ、その後治療者が患者の内面へのアプローチをしていくことを容易にする。

治療手技としては、カウンセリング、薬物療法、リラクゼーション、バイオフィ

ードバック、行動療法、絶食療法などがあげられる。

1）カウンセリング

患者の内的葛藤を吐露させることが重要である。心身相関への気づきを促し、病気に対する誤った認知を修正するための中心的役割を果たす。

2）薬物療法

通常用いられる鎮痛薬(NSAIDs、ステロイド、オピオイド、局所麻酔薬)のみでは、心理的な痛みのコントロールは困難である。患者は経過中に痛みに対する身構えから不安、緊張を生じ、また二次的に抑うつ状態にもなりやすい。そのような場合や、痛みに先行する気分障害がある場合は、抗不安薬や抗うつ薬を併用することが効果的である。特に三環系抗うつ薬は、鎮痛薬との併用により、鎮痛効果の増強が期待できる。また向精神薬も痛みの閾値を上昇させると同時に、抗不安作用や筋弛緩作用を有しており、MMPIで精神病質性が高い結果が得られた場合などには使用することもある。

3）リラクゼーション

自律訓練法、筋弛緩法などがある。自律訓練法は、Schultzにより体系化されたセルフコントロール技法であり、筋弛緩法はJacobsonにより開発された科学的リラックス法である。訓練の具体的方法については専門書を参照されたい。いずれも毎日2～3回繰り返し行うことが大切である。

4）バイオフィードバック

筋電図、皮膚温、心拍、血圧などをモニタリングすることで、生体反応を客観化し、セルフコントロールの習得に役立てるものである。例えば、筋電図の振幅を音に変換し、筋肉の緊張が強くなると音も強くなるようにセットしておく。患者は、その音を聞きながらリラクゼーションの訓練を行うことで、訓練の効果を自ら確認できる。また、ストレスインタビューを併用することで、心理的要因を明らかにし、患者の心身相関への気づきも深められる。

5）行動療法

治療に先立ち、行動分析を行う。痛みの訴えと鎮痛を目的に、患者がとるあらゆる行動を、疼痛行動という。また、疼痛行動を誘発する刺激を先行刺激、持続させる刺激を強化刺激という。まず、疼痛行動がどのような刺激で起こり、またどのような強化を受けて持続しているかを明らかにする。例えば、仕事に強いストレスを感じている人が、出社前になると頭痛を訴えるようになった場合、仕事（出社）が先行刺激といえる。そしてさらに、痛みのために仕事を休んだり（ストレスからの回避）、家族や同僚が気遣ってくれたり、病院で鎮痛処置をしてもらう(不安・緊張

の軽減)といった体験を繰り返す中で、頭痛が慢性化していった場合、それらの体験(周囲の対応)が強化刺激となっている。

行動療法では、このような行動分析を踏まえ、まず患者を刺激統制下(娯楽、手紙、電話、面会などを禁止)におき、疼痛行動の先行刺激となるものを排除する。患者の疼痛行動に対しては、受容的でも無視でもない、「中立的」立場で接して、鎮痛剤は自己管理させ、疼痛行動が軽減したときには、段階的に禁止事項を解除していき(オペラント消去)、また、痛みの軽減に結び付く望ましい行動や、認知・考え方の変容が行われたときには、注目と賞賛を示すことで正の強化を与える。

6) 絶食療法

絶食という強烈なストレス状態に患者をおくことで、情動洪水を起こして痛みへのとらわれを転換させ、あるがままに自己対決させる。絶食中は被暗示性も高まり、認知の修正も行いやすい。転換性障害や回避的行動をとりやすい患者にはよい適応となる。

おわりに

痛みを訴える患者を診る場合、そこに心理・社会的要因がどの程度、またどのようにかかわっているかを知ることが重要である。evidence based medicine (EBM)が叫ばれる中、心理テストやバイオフィードバック法などが活用できるような、心療内科を含めたチーム医療が、一般臨床に普及することが望まれる。

出口大輔、野添新一

【文献】

1) Rene Cailliet : Pain Mechanisms and Management Edition 1. 1993. (荻島秀男訳:痛み;そのメカニズムとマネジメント 原著第1版. 医歯薬出版, 東京, 1994.)
2) Sternbach RA, Worf SR, Murphy RW, and Akenson WH : Traits of Pain Patients, The Low Bach "Loser". Psychosom, 14 : 226-229, 1973.
3) American Psychiatric Association : Diagnostic and Statistical Manual of Mental Disorders 4 th ed. American Psychiatric Association, Washington, D.C., 1994. (高橋三郎, 大野 裕, 染矢俊幸訳:DSM-IV 精神疾患の診断・統計マニュアル. 医学書院, 東京, pp451-468, 1996.)
4) Tamar P and Amanda W : Models and Measurements of Depression in Chronic Pain. J Psychosom Res 47 : 211-219, 1999.
5) The American Psychiatric Association : Diagnostic and Statistical Manual of Mental Disorders 3rd ed. American Psychiatric Association, Washington, D.C., 1980. (高橋三郎, 花田耕一, 藤縄 昭訳:DSM-III精神障害の分類と診断の手引き. 医学書院, 東京, pp129-133, 1982.)
6) The American Psychiatric Association : Diagnostic and Statistical Manual of Mental Disorders 3rd. ed. reviced. American Psychiatric Association, Washington, D.C., 1987. (高橋三郎, 花田耕一, 藤縄 昭訳:DSM-III-R 精神障害の分類と診断の手引き 第2版. 医学書院, 東京, pp131-135, 1988.)

7) 山内祐一, 青山　宏, 平泉武志：慢性の疼痛性障害とその治療. 現代のエスプリ No361：160-170, 1997.
8) 野添新一：心因的痛みと判断するポイントおよびその特徴を教えてください. 治療 75(5)：69-71, 1993.
9) 野添新一, 菅原功一郎：痛みのコントロール；行動療法の立場からの対処. メディカル・ヒューマニティ 8：61-64, 1987.
10) 長井信篤, 野添新一：慢性疼痛の心身医学的治療 総説；心療内科の立場から. 心身医療 6(12)：13-17, 1994.
11) 鷲山健一郎, 野添新一：慢性疼痛；中年女性の症例を中心に. 心療内科 3：83-88, 1999.
12) 野添新一, 鷲山健一郎：リハビリテーション 行動療法. ペインクリニック 20（別冊）：152-154, 1999.

❷ 会陰部・肛門部痛

はじめに

　会陰部とは、広義では、骨盤出口全体を示すと解剖学的には定義されている。したがって、会陰部痛には、婦人科、泌尿器科、外科などの疾患が関与している可能性があるが、本稿では、理解しやすいように会陰部痛（女性性器・男性性器）と肛門部痛に分けた。

診断のポイント（表1）

　実際には、会陰部・肛門部痛を慢性愁訴に受診する患者において、早急な治療を必要とする器質的疾患を有するものは少ない。したがって、診断を進める際の第1のポイントは、問診や諸検査から、迅速に治療を開始すべき腫瘍性病変や炎症性疾患の有無を確認することにある。そこで明らかな異常所見が認められない場合には、

表1　会陰部・肛門部痛の診断のポイント

■問診上のポイント
1. 年齢、性別、職業
2. いつから痛いのか
3. 明らかな痛みの原因が存在するか
   手術後、外傷後、疾病罹患後、社会・家庭環境の変化、その他
4. 痛み以外の症状の有無
   発熱、血尿、膿尿、排尿障害、便通障害、血便、月経異常、射精時痛の有無、その他
5. 他に慢性痛を有する部位が存在するか
   頭痛、肩こり、下腹部痛、その他
6. 家庭・社会生活への影響の程度
   家事や仕事、学校生活、どの程度支障をきたしているか
7. 痛みに対して過去に受けた検査や治療の内容
8. 精神科受診の既往の有無
9. 睡眠障害の有無
10. 性生活に対する影響の有無
    （女性のみ：出産や流産経験の有無、回数、状況）

■痛みの特徴
1. 痛みの性状
   チクチク、ズキズキ、ピリピリなどの具体的な言葉での表現
2. 痛みの種類
   絞扼痛/灼熱痛/鈍痛など
3. 痛みの持続時間
   発作痛/間欠痛/持続痛、絞扼痛/灼熱痛/鈍痛
4. 夜間痛の有無、日内変動の有無
5. 誘発・増強または軽減因子の有無
   体位（仰臥位、腹臥位、坐位、立位、歩行）、日常生活（外出、仕事、家事、勉学）、寒暖による影響、排尿、排便、射精による影響、入浴など

表2 会陰部・肛門部痛の診断に必要な検査と鑑別疾患

■腫瘍性病変や炎症性疾患との鑑別に必要な検査
1. 視診、触診、指診
2. 血液検査（特にWBC、CRP、腫瘍マーカーなど）
3. 尿検査：性状、沈渣、培養、検体4分割採取法
4. 画像診断：X線写真、内視鏡、超音波、MRI、CT
5. 機能検査：尿流量、膀胱内圧、直腸内圧
6. 性格・心理テスト

■鑑別診断時に考えるべき疾患
1. 肛門部
   肛門管・直腸癌、直腸粘膜脱症候群、肛門部皮膚疾患、クローン病、痔核、痔瘻、裂肛、尾骨骨折、仙骨部腫瘍、梨状筋症候群など

2. 会陰部
   男女とも：尿道・膀胱の腫瘍、硬化性病変、憩室、結石、炎症性病変、鼠径ヘルニアなど
   女性：外陰部の皮膚粘膜疾患、膣・外陰部炎、外陰部癌、子宮内膜症、卵巣嚢腫、子宮筋腫、子宮・卵巣癌など
   男性：副睾丸・睾丸・亀頭・前立腺炎、副睾丸・睾丸・前立腺腫瘍、陰嚢・陰茎の皮膚疾患、陰嚢水腫、精索静脈瘤、前立腺肥大症など

慢性愁訴としての痛みがどのような病態に属しているかを、問診で得られた詳細な情報から判別していくことが診断の第2のポイントである。

|必要な検査と鑑別診断|

表2参照。

|治療の実際|

1. 慢性愁訴としての肛門部痛

1) 一過性直腸神経痛（proctalgia fugax）

①年齢・性差：30〜50代、女性に多い。

②原因：肛門括約筋の肥厚・攣縮、肛門挙筋の攣縮。33％に過敏性大腸炎などの胃腸疾患を合併する。

③症状：数分間の発作性の痙攣様の痛みで、肛門部の奥から上方に感じる。閉脚前屈位、摂食や飲水、入浴、直腸診で痛みが軽減する。自然寛解することがある。

④治療：種々の治療が試みられている（血管拡張剤、筋弛緩薬、吸入麻酔薬、抗不安薬）が、最も重要な治療は、自然寛解することもあり命に危険を及ぼす疾患ではないことを、患者に十分に理解させて、心理的にサポートしていくことである。

2）尾骨痛（coccygodynia）

①年齢・性差：中年以降の細身の女性に多い。

②原因：仙尾骨に打撲などの外傷の既往があることも多いが、X線写真上では異常所見は認められない。肛門挙筋の攣縮が一因とされている。

③症状：仙尾部-肛門周囲の持続性の鈍痛で、坐位や排便で誘発・増強する。直腸診では、尾骨周囲に圧痛や仙尾関節の過剰な可動域が認められることもある。

④治療：坐位時の尾骨部の保護クッション・円座の使用。内服療法では、ジクロフェナクナトリウム（ボルタレン®）錠75 mg/分3、また長期服用時にはエトドラク（ハイペン®）400 mg/分2、坐剤は頓用でジクロフェナクナトリウム坐剤25 mgまたは50 mg/回。神経ブロック治療では、圧痛点への局注や仙骨硬膜外ブロックを2％メピバカイン（カルボカイン®）3 mlとデキサメタゾン（デカドロン®）4 mgを用いて施行。外科的尾骨切除の適応例はまれである。

3）会陰下垂症候群（descending perineum syndrome）

①年齢・性差：中年以降、高齢の女性に多い。

②原因：骨盤底筋群・外肛門括約筋の筋力低下による下垂と支配神経の変性による。多産、難産も影響する。

③症状：肛門-会陰部の持続する不快な鈍痛であり、夕方に多く、排便、立位、歩行で増悪する。便秘を伴うことが多い。

④治療：排便習慣の改善、高繊維食の摂取、便意誘発坐剤（新レシカルボン坐剤®1回1～2個、2～3個/日）。

4）慢性特発性肛門部痛（perineal neuralgia）

①年齢・性差：中年以降の女性に多い。

②原因：肛門手術や坐骨神経痛の既往のある患者も認められるが、痛みに相当する直接的原因は不明であり、心因性要素が大きい。陰部神経の絞扼に起因するとの説もある。

③症状：痛みの訴えは多彩であり、坐位で増悪することが多く、神経学的異常や直腸診での圧痛も認められない。

④治療：診療内科的アプローチが必要である。内服療法では抗うつ薬であるアミトリプチリン（トリプタノール®）またはクロミプラミン（アナフラニール®）30 mg/分3と抗不安薬であるアルプラゾラム（ソラナックス®）0.8 mg/分2などを併用。

2．慢性愁訴としての男性の会陰部痛

1）プロスタトディニア（prostatodynia）

①年齢：20～60歳に好発し、前立腺に由来する痛みの中で、炎症所見や圧痛など

前立腺に関する病的所見がまったく認められない症候群をプロスタディニアという。前立腺炎の分類においても、細菌性（急性、慢性）と非細菌性前立腺炎とは区別して独立した疾患として扱われている。

②原因：明らかではない。近年では骨盤内静脈血流のうっ滞(intrapelvic venous congestion syndrome；IVCS)や間質性膀胱炎に起因するとも考えられている。

③症状：排尿時不快感、残尿感、会陰・鼠径・下腹部の痛みや不快感、射精時痛。

④治療：内服療法では、抗菌剤であるオフロキサシン（タリビット®）300 mg/分3の投与が一般的であるが、効果は薄い。駆瘀血剤である桂枝茯苓丸や四物湯、桃核承気湯3包分3食前や、α交感神経遮断薬であるプラゾシン（ミニプレス®）1.5 mg分3の処方も試みられている。物理療法として、前立腺温熱療法や経皮的電気刺激（TENS)、仙骨神経根電気刺激療法がある。

2）慢性睾丸（精巣）痛（chronic orchialgia）

①年齢：中年以降に多く、まったく異常所見が認められないにもかかわらず、睾丸の痛みを訴えるものである。

②原因：明らかな原因は不明であり、うつ状態の早期症状としても認められる。

③症状：痛みの訴えは多彩であり、部位は片側性または両側性である。陰嚢、陰茎、下腹部、腰下肢にも痛みが放散する。なかには交感神経依存性の痛みも認められる。

④治療：内服療法では、抗うつ薬であるアミトリプチリン（トリプタノール®）またはクロミプラミン（アナフラニール®）30 mg/分3、抗痙攣薬であるカルバマゼピン（テグレトール®）300 mg/分3、またはその併用療法。神経ブロックでは、交感神経依存性の痛みに対して局所麻酔薬を使用した腰部交感神経ブロック。物理療法では、TENSなど。

3．慢性愁訴としての女性の会陰部痛

1）特発性陰部痛（dysaesthetic vulvodynia）

①年齢：閉経期、または閉経後に好発する。

②症状：持続した痛みであり、知覚過敏が外陰部のみならず、会陰部全体にびまん性に存在するが、外陰部に異常所見は認められない。

③原因：明らかではなく、心因性と考えられている。

④治療：内服療法として、アミトリプチリン（トリプタノール®）30 mg/分3、抗痙攣薬であるカルバマゼピン（テグレトール®）300 mg/分3がある。症状が軽減しないときには心療内科的治療が必要である。

2）骨盤うっ滞（Taylor)症候群

①症状：会陰部痛、腰痛、下腹部痛、難治性帯下、その他の全身症状（頭重感、眩暈、のぼせ感など）など多彩である。内診で、子宮腟部のうっ血、仙骨子宮靱帯の肥厚などが認められる。

②原因：長期に及ぶ骨盤内静脈系のうっ血による結合織の増殖と線維化による。

③治療：男性のプロスタトディニアと類似した IVCS という見地から、同様に駆於血剤の処方や TENS などを施行。

3）下部尿路症候群（urethral syndrome）

①年齢：出産に適した年齢相に比較的多いが、閉経後の女性や子供、男性にも認められる。

②症状：尿路感染の所見を欠く、尿意切迫、頻尿、排尿時痛と会陰部痛、腰痛。高率＞ 80％以上に自然寛解が認められる。

③原因：明らかではない。

④治療：内服療法としては、抗コリン作用のあるアミトリプチリン（トリプタノール®）またはクロミプラミン（アナフラニール®）30 mg/分 3 や、α 交感神経遮断薬であるプラゾシン（ミニプレス®）1.5 mg 分 3 などが、物理療法では TENS が、心理療法としてバイオフィードバック療法が用いられている。また、それらの併用療法はより効果的である。

注意事項

慢性愁訴としての会陰部痛・肛門部痛を生じる疾患は、すべて生命に危険を及ぼすものではない。したがって、治療に際しては、副作用や合併症を併発させないよう、留意すべきである。内服療法でも、抗うつ薬や抗不安薬の投与は、高齢者には眠前 1 回から始めるのがより安全であり、α 交感神経遮断薬の投与も慎重に行うべきである。また、効果が認められない場合や寛解時には漸減して中止する。いずれにせよ、内服療法・神経ブロック・物理療法など、どの治療も通常は劇的な効果は乏しく、患者は慢性の痛みにより抑うつ的になり、ドクターショッピングに走る傾向にあるので、精神的な支持療法をおろそかにしてはならない。

井関雅子、宮崎東洋

【参考文献】

1) Wesselmann U, Burnett AL, Heinberg LJ : The urogenital and rectal pain syndrome. Pain 73 : 269-294,1997.
2) Parks AG, Porter NH,Hardcastle JD : The syndrome descending perineum. Proc Roy Soc Med 59 : 477-482,1966.
3) 荒川創一，松井　隆，守殿貞夫：慢性前立腺炎．カレントテラピー 14：23-29,1996.

4) Taylor HC : Vascular congestion and hyperemia. Am J Obstet Gynecol 57 : 211-230, 1949.
5) 鴨井和実：骨盤内静脈うっ滞症候群（Intrapelvic venous congestiong syndrome）の診断における経直腸的超音波断層法と経会陰的カラードップラー法の意義. 日泌尿会誌 87：1009-1017,1996.

13. 代謝性疾患による痛み

❶ 糖尿病性末梢神経障害

はじめに

糖尿病性末梢神経障害は他の糖尿病性合併症である網膜症や腎症と比較して、糖尿病のより早期から痛みやしびれ感を含めて多彩な症状を呈する疾患である。疼痛はなかでも厄介な症状であり、両側性遠位性の多発神経障害で多く認められるが、単一神経障害や近位部、体幹部での神経障害も起こることがある。そこで本稿では特に糖尿病性有痛性神経障害の診断と内科的治療を中心に概説したい。

診断のポイント

1．問診上留意すべき点

糖尿病性末梢神経障害を積極的に診断することは実際上、困難な場合が多い。したがって、問診は診断のうえで重要なウェイトを占め、以下の点に留意する。

1）既往歴

職歴（有害物質の影響）、大量飲酒歴（アルコール性神経障害の可能性）や、外傷や骨折（後遺症）、整形外科的疾患（ヘルニアや変形性関節症など）、他の内科的疾患（代謝性疾患、悪性腫瘍など）、長期連用している薬剤の有無（薬剤性神経障害）などを確認し、糖尿病以外の原因による末梢神経障害の可能性を除外する。

2）これまでの血糖コントロール状態

長期の血糖コントロール不良、あるいは高血糖の放置は神経障害発症・進行のリスクである。ただし、糖尿病罹病期間が短期間であっても、高血糖と低血糖を繰り返す動揺の激しい症例には発症する場合がある。

3）急速な血糖コントロールの有無

血糖を急速に改善した際に一過性に急速に疼痛が出現、増悪することがある。これは治療後の疼痛（post-treatment neuropathy）と呼ばれ、糖尿病性有痛性神経障害の一種として取り扱われている。急激な代謝変動や体重減少の後に発症しやすい。

4）痛みの部位

糖尿病性末梢神経障害による痛みは通常、両側性に下肢遠位部から始まり、次第に上行性に拡大するとともに上肢遠位部にも出現する場合は対称性多発性神経障害と考える。片側性の下肢や上肢の痛み、体幹部や近位部のみに痛みを訴える例は、単一神経障害あるいは多発する単一神経障害と考える。

5）痛みの種類

痛みの種類から障害部位の深度がある程度推測できる。痛みの種類や深度に関して糖尿病性有痛性障害に特異的な特徴はないが、患者は以下のような表現をすることが多い。表在性の痛みの場合は「焼けつくような痛み」や「ピリピリあるいはチクチクする痛み」、深在性の痛みの場合は「電流が流れるような痛み」や「針で刺すような痛み」と表現されることが多い。また、筋肉性の痛みとして、「引き締められるような痛み」や「うずくような痛み」、あるいは頻回のこむらがえりを訴えることがある。

必要な検査

鑑別診断を行ううえで、下記の検査項目を中心に検査を計画する。

1）糖尿病以外の疾患の検索

まず整形外科的疾患や脳神経内科的疾患を鑑別するためにX線検査やCT、MRIなどの各種画像検査、神経伝導速度検査や針筋電図検査などの電気生理学的検査を当該科と協力して施行し、評価する。

2）糖尿病性血管障害の検索

糖尿病では動脈硬化症のみならず末梢の細小血管の障害を合併することが多い。血行障害は神経障害による痛みをさらに修飾するため、血流改善に関する治療も必要となる場合がある。簡単な検査として両側末梢動脈の拍動触知と左右差の有無、血管雑音聴取の有無、触診時の皮膚の色調や表面温度をチェックする。次に、足関節の血圧と上肢の血圧の比（ankle pressure index；API）を測定する。正常1.0以上、0.9以下は異常、0.8以下は閉塞性動脈硬化症が疑われる。さらに必要に応じてX線検査による血管石灰化の有無、血管エコー・ドップラー検査や各種画像検査、サーモグラフィーなどを施行し、血行障害の有無と程度を評価する。

治療の実際

1．血糖コントロール自体の改善

糖尿病性末梢神経障害による痛みは基本的には血糖コントロールにより改善する。しかし、血糖コントロールを本格的に開始した際に、一過性にかえって痛みが悪化したり、新たな疼痛を自覚することがある（治療後の疼痛）。このような病態を起こすのはアルコール性神経障害合併例や高血糖持続により脂肪、筋肉量が低下したやせ型、中年男性の例に多く、逆に若年例や糖尿病の罹病期間が比較的短い例では少ないとされている。この場合は痛みに対する対症療法を開始する。血糖コントロールの安定化からやや遅れて自然に痛みの改善してくることが多い[1]。

2. 神経障害発症機序に基づく治療

糖尿病性末梢神経障害の病理学的異常は軸索変性と節性脱髄であり、図1に提唱されている発症機序を示す。①ポリオール代謝経路亢進によるソルビトール増加とミオイノシトール低下、Na-K ATPase活性低下、②酸化的ストレス亢進による細胞機能障害、③最終糖化反応産物（advanced glycation endproduct；AGE）の形成による細胞機能障害、④動脈硬化症、細小血管障害などによる血行障害や血球細胞異常などによる神経組織の虚血などが提唱されている。表1にこれらの機序に対応する薬剤を示す。エパルレスタット（キネダック®）はポリオール経路の律速酵素、アルドース還元酵素の選択的阻害剤であり、発症機序に基づく本格的治療薬といえる。それゆえ、第一選択薬として使用されており、さらに強力な類薬が申請中あるいは現在治験中である。AGE産生抑制剤はいまだ市販されていないが、米国ではアミノグアニジンが治験中である。一方、著者らは糖尿病治療薬として広く使用されているメトホルミン（メルビン®、グリコラン®）が神経組織におけるAGE産生を抑制し、神経伝導速度も改善することを動物実験で認めており[2]、ヒトにおける有用性を検討中である。血行障害の合併例では血小板凝集抑制剤や血管拡張剤などを併用する。ただし、重症の網膜症合併例ではそれらの薬剤が眼底出血のリスクとなる可能性もあり、眼科医と相談のうえで使用することが望ましい。なお、ビタミンB_{12}は神経組織の修復作用があり、痛みに対する速効性はないが中等度以下のしびれには有効である。いずれの薬剤も血糖コントロールが安定し、しびれや疼痛が消失した時点で中止を考慮すべきである。ただし、他の合併症も神経障害と同様の機序で

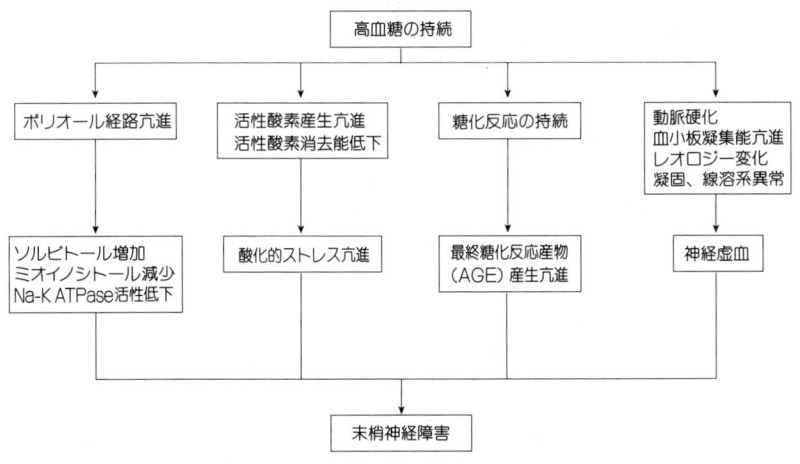

図1　糖尿病性末梢神経障害の発症機序（仮説）

表1 発症機序に基づく糖尿病性末梢神経障害の治療

発症機序	使用薬剤	一般名	商品名	1日量	分割回数
ポリオール経路亢進	アルドース還元酵素阻害剤	エパルレスタット	キネダック	150 mg	3回
酸化的ストレス亢進	抗酸化剤	プロブコール	ロレルコ シンレスタール	500 mg 500 mg	2回 2回
		ニコチン酸トコフェロール	ユベラニコチネート	300～600 mg	3回
神経虚血	抗血小板剤	アスピリン製剤	小児用バファリン	81 mg	1回
		塩酸チクロピジン	パナルジン	200～300 mg	2～3回
		シロスタゾール	プレタール	100～200 mg	2回
	EPA製剤	イコサペント酸エチル	エパデール	900～1800 mg	3回
	PGI$_2$誘導体	ベラプロストナトリウム	ドルナー プロサイリン	60～120 μg 60～120 μg	3回 3回
	PGE$_1$製剤	リマプロストアルファデクス	オパルモン	15～30 μg	3回
		アルプロストアルファデクス	プロスタンディン注	80～100 μg	静注(1～2回)
	PGE$_1$脂肪乳化剤	アルプロスタジル	リプル、パルクス	5～10 μg	静注(1回)
	抗凝固剤	ワルファリンカリウム	ワーファリン	1～5 mg	1回
	5-HT$_{2A}$拮抗剤	塩酸サルポグレラート	アンプラーグ	150～300 mg	3回

発症・進行するため、総合的見地から継続して使用する場合もある。

　残念ながら糖尿病性末梢神経障害において疼痛自体の生ずる機序はなお不明であり、再生線維や軸索萎縮、高血糖とオピオイド受容体の関係などが研究されている。今後、これらの研究の進展が根本的治療薬の開発につながることを期待したい。

3．痛みの対症療法

　前述の各治療法には痛みに対して速効性効果を期待することはできず、痛みの強い症例では対症療法が必要となる。**表2**に対症療法剤を示す。

　①非ステロイド系消炎鎮痛剤は痛みの強い場合には必ずしも効果が高くなく、Naチャネル阻害剤のほうが有効である。なかでも塩酸メキシレチン（メキシチール®）は抗不整脈剤であるが糖尿病性神経障害に対する適応拡大が認可され、心筋伝導障害のない例には非常に有効である[3]。副作用として胃腸障害、不整脈、血球減少、電解質バランスなどに注意する必要がある。

　②オクスカルバマゼピン（KIN-493）は抗痙攣剤のカルバマゼピン誘導体として開発され、臨床治験が進行中である。同剤はカルバマゼピンに比して胃腸障害や肝障害の発生率が低く、Naチャネル阻害作用に加えて中枢作用としてGABA受容体

表2 糖尿病性末梢神経障害の対症療法に使用される薬剤

使用薬剤	一般名	商品名	1日量	分割回数	注意
非ステロイド系消炎鎮痛剤	インドメタシン	インダシン	75~150 mg	3回	胃腸障害、腎障害に注意
	ロキソプロフェンナトリウム	ロキソニン	180 mg	3回	胃腸障害、腎障害に注意
抗不整脈剤	塩酸メキシレチン	メキシチール	300~450 mg	3回	有効率が高い 胃腸障害、不整脈に注意
抗てんかん剤	カルバマゼピン	テグレトール	400~600 mg	2~3回	胃腸障害、肝障害、ふらつきに注意
三環系抗うつ剤	塩酸アミトリプチリン	トリプタノール	30~90 mg	2~3回	不眠、抑うつ状態に向く。ふらつきに注意
	塩酸イミプラミン	トフラニール	30~75 mg	2~3回	
5-HT$_{2A}$拮抗剤	塩酸サルポグレラート	アンプラーグ	150~300 mg	3回	血流改善効果もあり

やアデノシン A$_1$受容体、アドレナリン α$_2$受容体などの賦活作用もあり、有用性が期待されている。

③三環系抗うつ剤は神経端末におけるノルアドレナリン再吸収阻害剤として痛みの抑制に有効である[4]。

④セロトニン5-HT$_{2A}$受容体拮抗剤サルポグレラート（アンプラーグ®）は血流改善に加えて直接的な5-HT$_{2A}$受容体阻害による痛みの抑制効果もあるとされ、糖尿病性神経障害に対してパイロットスタディーが行われ、有効性が報告されている[5]。

いずれの薬剤も血糖コントロール改善とともに痛みが改善、消失した例では漫然と継続せず中止すべきである。

おわりに

有痛性神経障害の基本的治療はあくまで血糖コントロール改善である。この点を患者に十分理解させたうえで、糖尿病自体の治療とともに種々の薬剤を上手に併用することが重要である。

田中　逸、河盛隆造

【文献】
1) 朝比奈崇介, 渥美義仁, 松岡健平：インスリン治療後に急激に進行した治療後有痛性神経障害. ケース22：①~④　症例に学ぶ糖尿病合併症―専門医のみるポイント46, メジカルビュー社, 東京, 1999.
2) Tanaka Y, Uchino H, Shimizu T, et al：Effect of metformin on advanced glycation endproduct formation and peripheral nerve function in streptozotocin-induced diabetic rats. Eur J

Pharmacol 376 : 17-22,1999
3) Dejard A, Petersen P, Kastrup J : Mexiletine for treatment of chronic painful diabetic neuropathy. Lancet 1 : 9-11, 1988.
4) Max MB, Lynch SA, Muir J, et al : Effects of desipramine, amitriptyline, and fluoxetine on pain in diabetic neuropathy. N Engl J Med 326 : 1250-1256,1992.
5) Hotta N, Nakamura J, Sumita Y, et al : Effects of the 5-HT$_{2A}$ receptor antagonist Sarpogrelate in diabetic patients with complications. Clin Drug Invest 18 : 199-207, 1999.

❷ 痛風

診断のポイント

1）痛風の診断：関節の炎症所見の有無が重要なポイント

痛風は高尿酸血症の結果として体液中で飽和した尿酸塩が起こす急性関節炎、尿路結石、腎髄質障害などの一連の症候群である。高尿酸血症のみで自覚症状がない時期は、診断名は高尿酸血症または無症候性高尿酸血症である。この状態が長期間持続し、急性関節炎が起こると痛風と診断する。

特徴として以下の点があげられる。

①痛風発作は急性単関節炎で、母趾基関節などの下肢の関節に多い。
②疼痛、腫脹や発赤が強く、しばしば歩行困難になる。
③放置しても1～2週間で軽快し、次の発作まではまったく無症状である。
④通常は年に1～2回発作があるが、次第に慢性関節炎に移行し、痛風結節が形成されて骨破壊、腎障害を起こす。

痛風は激しい疼痛が特徴であるとされる。考えてみれば「痛」という漢字から始まる疾患名は痛風をおいて他にはない。それだけ疼痛が激しいことを示しているが、一歩も歩けない程度から普通に歩行ができる程度まで、疼痛の程度にはかなり差がある。

高尿酸血症のある患者が典型的な急性関節炎を繰り返す場合には、診断は容易である。診断に苦慮する場合は、痛風の原因である尿酸塩結晶の検出に努める。なお、教科書的に有名な痛風結節の頻度は著減した。

必要な検査

①血清尿酸値：発作中の血中尿酸値は必ずしも高値を示さない。

高尿酸血症が長期間存在した（過去形！）ことが痛風性関節炎が発症する必要条件である。ところが、発作中の血清尿酸値は非発作時より低値であり、炎症が強いほどこの傾向は著しい（図1）。したがって、血清尿酸値が正常域にあっても痛風を否定することにはならない。また、尿酸コントロール薬の服用中に起きた痛風発作の場合には血清尿酸値は低く、診断の補助にはならない。これらは臨床的に見逃されやすいピットホールである。

問診においては、以前から高尿酸血症を指摘されていないかどうかを必ず聴取する必要がある。なお、血清尿酸値が尿酸の溶解度である $7.0\,\mathrm{mg/d}l$ 以上を高尿酸血症とする。性、年齢を問わない。

②CRP：炎症の程度の評価に有用

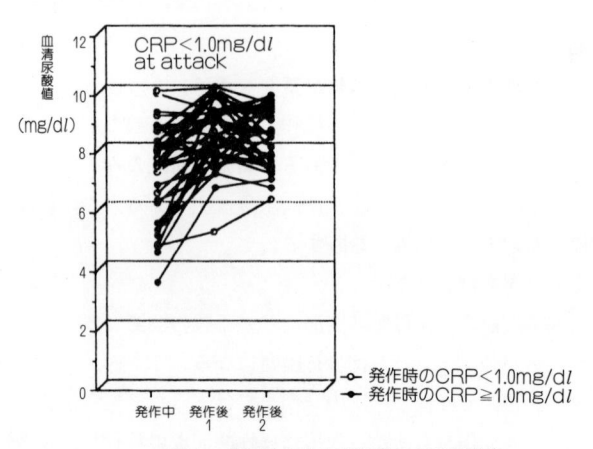

図1 痛風発作中と発作後の血清尿酸値

表1 痛風の鑑別診断

母趾の疼痛	外反母趾、bunion 変形性骨関節炎 偽痛風 種子骨炎 陥入爪、爪周囲炎	足関節の疼痛	骨折 靱帯損傷 アキレス腱炎 Reiter 病 慢性関節リウマチなど
前足部〜中足部の疼痛	蜂窩織炎 Morton 病（趾間神経腫） 腰椎由来の下肢症状 足底関節包炎 屈筋腱鞘炎 扁平足 疲労骨折	踵部の疼痛	踵骨後滑液包炎 踵骨骨端炎（Sever 病） 足底筋膜炎 踵骨疲労骨折 enthesopathy

③血清クレアチニン：腎障害の評価に必要

④骨関節 X 線写真：軟部組織の腫脹を認めるのみで骨変化を伴わない。

X 線像は、痛風の診断よりむしろ鑑別診断に有用である。ただし、痛風発作を何度も経験し、関節に結節を形成すると骨びらんを生じる。

鑑別診断

1）痛風の鑑別診断（表1）：関節炎であるかどうかがまず大切なポイント

痛風は急性関節炎を起こす代表的疾患であり、鑑別診断として慢性関節リウマチ、偽痛風などがあげられることが多い。しかし、現実的には下肢に出現する疼痛や腫脹の原因（外反母趾、爪周囲炎、蜂窩織炎、捻挫、滑液包炎など）を鑑別すべきこ

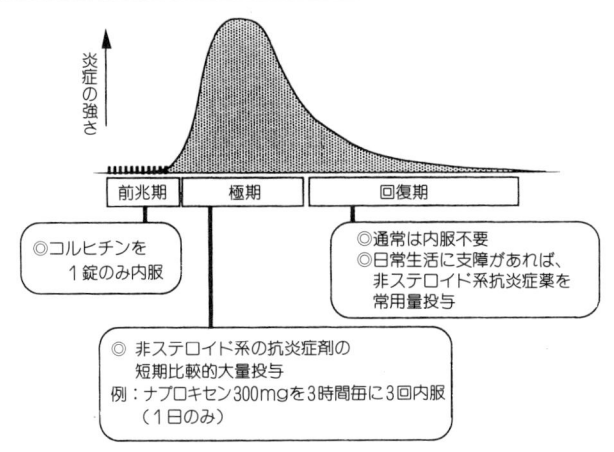

図2 痛風発作の治療原則

とが多い。特に整形外科医や外科医以外の医師は関節炎所見のとり方に習熟していないことがあり、これらの疾患との混同が少なからずみられる。注意を促したい。

治療の実際 （内服治療・物理療法）

1）痛風発作の内服治療

非ステロイド系抗炎症薬が第一選択。アロプリノールなどで尿酸値を下げると発作は増強するため禁忌。

基本は「抗炎症」である。抗炎症作用を期待し、非ステロイド系抗炎症薬（NSAIDs）を常用量以上の比較的大量にて短期間のみ用いる（図2）。消化管障害と腎血流量の低下に注意する。腎障害合併例では NSAIDs は禁忌であり、副腎皮質ステロイド薬を投与する。

コルヒチンは痛風発作の前兆期に1錠のみ用い、発作を頓挫させる。発作の極期には有効性が低く、大量投与しても効かない。

なお、痛風発作中に尿酸コントロール薬の投与を開始すると発作を増悪させる。痛風発作中には尿酸コントロール薬の投与を開始してはならない。尿酸コントロール薬の投与は発作の間欠期に開始し、相当長期間にわたり続けるものである。これは多くの臨床医が誤認している点であるので、注意を喚起したい。

痛風発作が重積し、通常の治療にて炎症が軽減しない場合は、静注用リポ化ステロイド薬（リメタゾン®）静注、副腎皮質ステロイドの経口投与（プレドニン® 1日15 mg から開始し、1週後から漸減して3週間で中止）を試み、膝関節などの大関節の痛風発作では、関節液を排液し、副腎皮質ステロイド懸濁液を注入する。

2）急性関節炎の薬物療法

①急性関節炎（前兆期）

> 処方例　コルヒチン（0.5 mg）　1錠　頓用　1回のみ内服
> 常に携行させ、前兆があればすぐに服用させる。

②急性関節炎（極期）：処方1、2のいずれかを用いる。

> 処方例-1　ナイキサン（100 mg）　1回量3錠を3時間毎に合計3回服用
> 処方例-2　ニフラン（75 mg）　1回量3錠を3時間毎に合計3回服用

③急性関節炎（炎症の著しい場合）：処方1～3のいずれかを用いる。

> 処方例-1　プレドニン（5 mg）　3錠　分2
> 短期間で減量、2週間以内に中止する。
> 処方例-2　リメタゾン（4 mg）　1アンプル　静注　1回のみ（保険適応外）
> 処方例-3　コーデルコートン T.B.A.（10 mg）　1アンプル　膝関節内注入

3）痛風発作の物理療法

基本は「安静・冷却」である。痛風発作中はできるだけ患部の安静を保ち、患部を冷却し、禁酒を指示する。

4）高尿酸血症の是正

発作の寛解後に開始し、長期間継続する。尿酸排泄促進薬のプロベネシド（ベネシッド®）、ベンズブロマロン（ユリノーム®）または尿酸合成阻害薬アロプリノール（ザイロリック®、アロシトール®など）を用いる。

①尿酸コントロール薬の投与開始後の数カ月間は、血清尿酸値低下による痛風発作の誘発の可能性がある。また服薬が不定期で血清尿酸値が変動すると発作につながる。この発作を予防するために、尿酸コントロール薬の投与は最小用量（アロプリノール 100 mg、ベンズブロマロン 25 mg）から開始し、漸増して血清尿酸値を 6.0 mg/dl 未満に維持するとよい。

②尿酸排泄薬の投与中や著しい酸性尿がある場合には、尿路結石の予防のために水分摂取を勧め、酸性尿改善薬ウラリット®を投与する。

③尿酸コントロール薬の投与目的は、血清尿酸値の一時的な低下ではなく、体内の尿酸プールの減少であり、長期間に及ぶ服薬の継続が不可欠である。

生活指導の要点

食事指導の主眼は質的制限よりも量的制限であり、過飲、過食を避けるよう指導する。プリン体制限のみを強調すると、一部の食品さえ制限すれば治療は必要ないという誤解につながり、服薬コンプライアンスを低下させる。

多量のアルコール飲用は血清尿酸値を一過性に上昇させる。特にビールはプリン体含量が多いので制限する。

運動は、肥満、高血圧、高脂血症の改善に有効であるが、無酸素運動は血清尿酸値を上昇させるため有酸素運動を指導する。

山中　寿、鎌谷直之

【文献】

1) 山中　寿：痛風発作はなぜ起こるか．炎症と免疫　3：74-80, 1995.
2) 山中　寿：急性関節炎への対応．臨床科学　32：812-818, 1996.
3) 山中　寿, 鎌谷直之：痛風・高尿酸血症の病態と治療．日内会誌　88：150-155, 1999.
4) 作山理子, 山中　寿, 箱田雅之, 寺井千尋, 鎌谷直之, 段　孝, 柏崎禎夫：痛風発作を誘発しないための血清尿酸値の維持水準に関する研究．プリン・ピリミジン代謝　17：81-89, 1993.
5) 御巫清允, 山中　寿：我が国における高尿酸血症, 痛風診療の現状；アンケートによる一般医と専門医の治療内容の差を中心に．プリン・ピリミジン代謝　21：11-25, 1997.

和文索引

あ

アシクロビル ……………………333
アスピリン喘息 ……………………41
アセトアルデヒド ………………159
アナフィラキシーショック ………83
アヘン ………………………………28
アヘン・トコン散 …………………28
アヘンアルカロイド ………………22
アヘンチンキ® ……………………28
アポプロン® ………………………59
アミトリプチリン …………………51
アメジニウム ………………………60
アルコール脱水素酵素 …………159
アレビアチン® …………………132
アロディニア ……………3,12,51,321
アンペック坐薬® …………………25
足関節血圧比 ……………………348
頭・顔面の痛み ……………………81
圧痛 ………………………………321

い

いわゆる五十肩 …………………182
いわゆる腰痛症 …………………233
イオントフォレーシス …………107
イミグラン® ………………………62
インデラル® ………………………59
胃弱、胃障害患者 …………………43
胃腸障害 ……………………………41
痛み …………………………………12
痛みの持続による分類 ……………18
痛みの診察 …………………………18
痛みの推移・性質 …………………20
痛みの二重性 ………………………3
痛みの発症 …………………………19
痛みの評価 ……………………21,96
痛みの部位 …………………………19
痛みの分類 …………………………17
一過性直腸神経痛 ………………370

う

うつ病 ……………………………292
内側型変形性膝関節症 …………269
運動機能検査 ……………………202
運動神経伝導検査法 ……………202
運動療法 ……………………………67

え

エチルアルコール ………………159

エ

エンケファリン分泌 ………………94
会陰下垂症候群 …………………371
塩酸エチルモルヒネ ………………29
塩酸モルヒネ錠 ……………………25
塩酸モルヒネ末 ……………………25

お

オキシコドン ………………………29
オピオイド ……………………300,312
オピオイドの疼痛時頓用加算法 …304
オピスタン® ………………………29

か

がん患者の疼痛 ……………………43
がん性疼痛 ………………………301
がん性疼痛治療 ……………314,316
がんの痛み ………………………104
カウザルギー ………………………12
カタプレス® ………………………58
カディアン® ………………………25
カテコールアミン ………………159
カフェルゴット® …………………61
カプサイシン ………………………64
カプサイシンクリーム …………342
カルシウム拮抗薬 …………………60
カルバマゼピン ……………53,132
下部尿路症候群 …………………373
下顎骨垂直骨切り術 ……………146
過敏性腸症候群の診断 …………216
回避行動 ……………………………2
外傷および術後の炎症 ……………43
外傷性椎間板障害 ………………162
外傷性椎間板ヘルニア …………162
外的侵害刺激による痛み …………17
滑膜 ………………………………261
顎関節鏡 …………………………146
顎関節鏡検査 ……………………144
顎関節症 …………………………128
顎関節症の分類 …………………142
肩インピンジメント症候群 ……180
肩関節周囲炎 ………………174,180
肩関節部痛 ………………………288
肩こり ……………………………186
活動制限 ……………………………2
肝機能障害 …………………………41
肝障害の患者 ………………………43
感覚異常 ……………………………12
感覚閾値 ……………………………5
感覚減退 ……………………………12

387

感染性筋炎 …………………………282
関節内注射 …………………………266
関連痛 …………………………………4
眼窩下神経ブロック …………………88

き

ぎっくり腰 …………………………234
気管支に対する作用 …………………23
気分障害 ……………………………363
拮抗性鎮痛薬 …………………………31
求心路遮断性疼痛 …………………156
急性髄膜炎 …………………………117
急性帯状疱疹痛 ……………………332
急性痛 ………………………………43
急性動脈閉塞症 ……………………349
急性脳炎 ……………………………117
胸部硬膜外ブロック ………………208
胸部神経根ブロック ………………208
胸肋鎖骨異常骨化症 ………………211
局所麻酔薬 …………………………82
筋・筋膜性疼痛症候群 ……………292
筋原性酵素 …………………………275
筋原繊維 ……………………………295
筋線維性疼痛 ………………………290
筋肉痛 ………………………………295
緊張型頭痛 ……………………86, 287
緊張型頭痛の診断基準 ……………111
緊張型頭痛の治療 …………………114

く

くも膜下出血 ………………………117
クリアミン® …………………………61
グルココルチコイド …………………45
クロナゼパム …………………………53
クロニジン ……………………………58
駆血帯疼痛時間 ………………………16
群発頭痛 ……………………………127
群発頭痛診断基準 …………………121

け

けし …………………………………22
ゲートコントロール説 ………………9
ケタミン ………………………………63
ケタラール® …………………………63
経穴 …………………………………286
経静脈性腎盂造影 …………………225
頸肩腕の痛み …………………………81
頸椎 …………………………………167
頸椎椎間板ヘルニア ………………179
頸部神経根症 ………………………167
頸部神経根治療成績判定基準 ……169
頸部脊椎症 …………………………179

頸部の筋 ……………………………143
頸肋 …………………………………174
頸腕症候群 …………………………179
警告反応 ………………………………2
血管炎 ………………………………352
血管拡張薬 ……………………………60
血管収縮薬 ……………………………60
血行再建術 …………………………350
血漿交換療法 ………………………283
血中コルチゾール ……………………45
血糖コントロール …………………375
血尿 …………………………………224
結石 …………………………………224
幻肢痛 …………………………………4
肩甲上神経ブロック …………………92
牽引療法 ……………………………235
腱板完全断裂 ………………………184
腱板断裂 ……………………………183
腱板不全断裂 ………………………184

こ

こわばり ……………………………261
コートリル® …………………………47
コデイン ………………………………27
コルチゾール …………………………45
古典型片頭痛 ………………………116
呼吸抑制作用 …………………………23
孤立性椎間板崩壊 …………………239
口腔内診査 …………………………143
好酸球性多発性筋炎 ………………282
交感神経切除術 ……………………324
交感神経ブロック ……………………80
光線照射療法 ………………………105
光線療法 ……………………………298
行動療法 ……………………………366
抗うつ薬 ………………………51, 207
抗痙攣薬 ……………………52, 207, 342
抗精神病薬 ……………………………56
抗セロトニン薬 ………………………62
抗不安薬 ………………………………54
抗不整脈薬 ……………………………58
後屈障害型腰痛 ……………………234
後屈障害型腰痛の治療 ……………237
後頸部痛 ……………………………287
後頭神経ブロック ……………………90
咬合調整 ……………………………144
高血圧性脳症 ………………………118
高尿酸血症 …………………381, 384
絞扼性神経障害 …………196, 200
膠原病 ………………………………279
腰・下肢・会陰部の痛み ……………81
骨格筋 …………………………274, 295

骨粗鬆症	253
骨盤うっ滞 (Taylor)症候群	372

さ

サーモグラフィー	321
サルコイドミオパチー	282
催吐作用	23
催眠鎮静薬	56
錯感覚	13
酢酸	159
三叉神経障害後の顔面痛	127
三叉神経痛	122
三叉神経痛の鑑別診断	127
三叉神経痛の診断基準	125

し

しこり	84
ジヒデルゴット®	61
ジヒドロコデイン	29
ジメチアジン	62
刺入点	87
耳介側頭神経ブロック	89
自重牽引法	235
自律訓練法	366
膝蓋骨跳動検査	269
実験的疼痛測定	14
疾病利得	362
尺骨神経高位麻痺	196
手根管	200
手根管症候群	174
酒石酸エルゴタミン	61,123
術後性頬裂症嚢腫	127
小児癌と痛み	99
消化管に対する作用	23
掌蹠膿疱	211
上眼窩裂症候群	126
上腕骨外顆炎	174
上腕骨外上顆炎	192
静注用2%キシロカイン®	58
触覚過敏	12
触覚減退	12
人工顎関節置換術	146
人工関節手術	267
心因性疼痛	104,154
心因性疼痛障害の診断基準	364
心因性疼痛の定義	365
心因性腰痛	233
心因反応による痛み	17
身体化障害	362
身体表現性障害	362
神経炎	12
神経系の異常による痛み	17

神経根性下肢痛	251
神経根性腰痛	232
神経腫瘍	174
神経障害	12
神経痛	12
神経ブロック	79,104
神経ブロックの適応となる疾患	81
侵害刺激	5
侵害受容器	5,13
侵害的	13
腎、尿管、膀胱部の単純X線撮影	225
腎盂腎炎	224
腎障害	41
腎障害の患者	43

す

ステロイド	123
ステロイド性鎮痛薬	45
ステロイドの副作用	49
ステロイド薬の種類と投与法	47
スプリント療法	144
スマトリプタン	62
頭蓋筋	111
頭痛患者の鑑別診断	113
水痘	330
椎体炎	257
膵管狭窄	221
膵性疼痛	220

せ

セロトニン系	9
精神身体的原因による痛み	17
正中神経	200
脊髄空洞症	357
脊髄腫瘍	174
脊髄神経根障害	161
脊髄造影	173,252
脊柱因子	168
脊柱管狭窄症	250
脊柱所見	167
脊椎腫瘍	174
石灰沈着性腱炎	183
絶食療法	367
舌咽神経	130
舌咽神経痛	128
舌炎	149
舌痛症	128
舌痛症診断基準	149
浅頸神経叢ブロック	91
全身の痛み	81
前胸壁症候群	210
前屈障害型腰痛	233,237

前屈障害型腰痛の治療	235
前頭神経ブロック	87

そ

ゾビラックス®	333
ソマトリプタン	123
咀嚼筋	143
造血器障害	42
側頭動脈炎	117, 122, 127

た

ダブルブロック	301
多形性皮膚萎縮	280
多発性筋炎・皮膚筋炎の改訂診断基準	276
多分節不安定症	241
唾液分泌検査	150
体性痛	18
対称性多発性神経障害	375
耐性値	5
帯状疱疹ウイルス	330
帯状疱疹後神経痛	128, 331, 338
帯状疱疹の合併症	337
大後頭神経三叉神経症候群	287
第一次ニューロン	7
第三次ニューロン	8
第二次ニューロン	8
炭酸リチウム	123

ち

知覚過敏	12
知覚機能検査	202
知覚不全	12
遅発性尺骨神経麻痺	196
中枢痛	12
肘部管症候群	174
鎮咳作用	23
鎮痛機構	9
鎮痛作用	23
鎮痛薬の経口投与法	302

つ

椎間関節性腰痛	251
椎間板性疼痛	251
椎間板造影	163, 173
痛覚過敏	12
痛覚伝導路	79
痛感過敏	12
痛感鈍麻	12
痛風発作	383

て

デカドロン®	48

デキサメタドン	48
デキストロメトルファン	63
テグレトール®	132
テラナス®	60
手関節固定装具	203
手指のしびれ	167
低位正中神経麻痺	201
低血圧治療薬	60
適当刺激	5
転移性骨腫瘍	253
転換性障害	362

と

ドライソケット	152
トラマドール	32
トリガーポイント	84, 285
トリガーポイント注射	84
疼痛閾値	5, 13
疼痛性肩関節制動症	182
疼痛性障害の診断基準	364
疼痛耐性値	13
逃避反射	2
糖尿病性血管障害	376
糖尿病性神経障害	349
糖尿病性有痛性神経障害	375
特発性陰部痛	372
突発性三叉神経痛	154
頓挫療法	118

な

内因性オピオイド	10
内因性オピオイドペプチド	10
内因性発痛物質	6
内臓痛	18
内的侵害刺激による痛み	17

に

尿酸コントロール薬	383

ね

ネオビタカイン®	82
眠気	311

の

ノルアドレナリン系	9
ノルトリプチリン	51
脳腫瘍	117

は

パンピングマニピュレーション	145
バージャー氏病	352
バージャー病	348

バイオフィードバック ……………………366
バラシクロビル ……………………………335
バルプロ酸 …………………………………123
バルプロ酸ナトリウム ……………………53
吐き気・嘔吐 ………………………………309
馬尾・神経根圧迫 …………………………232
排泄性尿路造影 ……………………………225
抜歯後感染症 ………………………………152
抜歯後疼痛の分類 …………………………153
発生部位による分類 ………………………18
鼻・副鼻腔悪性腫瘍 ………………………136
鍼治療 ………………………………………107

【ひ】

びまん性炎症疾患 …………………………274
ヒアルロン酸 ………………………………266
ヒドロコルチゾン …………………………47
ピラミダルプラン …………………………262
皮疹 …………………………………………41
非ステロイド系抗炎症薬 …………………207
非ステロイド系消炎鎮痛剤 ………………271
非ステロイド系鎮痛薬 ……………………300
非ステロイド性抗炎症剤 …………………212
非ステロイド性抗炎症薬の分類 …………37
非ステロイド性消炎剤 ……………………164
非ステロイド性消炎鎮痛薬 ………………333
非ステロイド性鎮痛薬 ……………………34
尾骨痛 ………………………………………371
鼻鏡検査 ……………………………………135
膝関節部痛 …………………………………288

【ふ】

ファンシクロビル …………………………336
フェニトイン ………………………………53
フェニトインナトリウム …………………132
フェンタニル ………………………………29
フェンタネスト® …………………………29
プレドニゾロン ……………………………48
プレドニゾロン® …………………………48
プレドニン® ………………………………48
プロスタグランジン $F_2\alpha$ ……………229
プロスタトディニア ………………………371
プロトンポンプインヒビター ……………49
プロプラノロール …………………………59
ブトルファノール …………………………33
ブピバカイン ………………………………82
ブプレノルフィン …………………………32
普通型片頭痛 ………………………………116
副腎皮質ステロイド ………………………334
副腎皮質ホルモン …………………………45
副鼻腔嚢胞 …………………………………139
複雑性局所疼痛症候群 ……………………318

物理療法 ……………………………………67
分節不安定症 ………………………………239

【へ】

ヘルニア ……………………………………244
ヘロイン ……………………………………29
ペインクリニック ……………………103,315
ペチジン ……………………………………29
ペンタゾシン ………………………………33
ベタメタゾン ………………………………48
ベラパミル …………………………………123
閉塞性血行障害 ……………………………253
閉塞性動脈硬化症 …………………………357
片頭痛 …………………………………112,122
片頭痛の鑑別診断 …………………………113
変形性骨関節症 ……………………………43
変形性脊椎（腰椎）症 ……………………250
変形性脊椎症 ………………………………234
変形性膝関節症 ……………………………266
変形性肘関節症 ……………………………196
便秘 …………………………………………309
便秘の治療 …………………………………310

【ほ】

ポイキロデルマ ……………………………280
ポリモーダル侵害受容器 …………………6

【ま】

麻薬性鎮痛薬 ………………………………22
麻薬性鎮痛薬の種類 ………………………24
末梢関節 ……………………………………260
末梢循環改善薬 ……………………………60
末梢神経炎 …………………………………253
末梢性血管障害 ……………………………357
慢性睾丸（精巣）痛 ………………………372
慢性硬膜下血腫 ……………………………117
慢性膵炎の臨床診断基準 …………………221
慢性疼痛 ……………………………………215
慢性疼痛症候群 ……………………………318
慢性突発性肛門部痛 ………………………371
慢性難治性疼痛 ……………………………77
慢性疲労症候群 …………………………143,292
慢性副鼻腔炎 ………………………………136
慢性発作性片側頭痛 ………………………120
慢性発作性片側性頭痛 ……………………122
慢性腰痛症 …………………………………232

【み】

ミエロ CT …………………………………173
ミグシス® …………………………………60
ミグリステン® ……………………………62
ミクリッツ線 ………………………………269

ミネラルコルチコイド ……………45

む

無症候性高尿酸血症 ……………381
無疹性帯状疱疹 ……………332
無知覚性疼痛症 ……………12
無痛 ……………12
胸・背・腹部の痛み ……………81

め

メキシチール® ……………58
メキシレチン ……………58
メジコン® ……………63
メシル酸ジヒドロエルゴタミン ……………61
メチシリン耐性黄色ブドウ球菌 …………256
メピバカイン ……………82

も

モヒアト® ……………26
モルヒネ ……………300, 307
モルヒネ製剤 ……………24, 207
モルヒネの構造 ……………11

や

薬物間相互作用 ……………42
薬物特異的にみられる副作用 ……………42

よ

腰下肢痛 ……………288
腰椎後方除圧手術 ……………254
腰椎椎間板症 ……………239
腰椎の関連痛 ……………251

腰椎変性疾患 ……………232
腰痛 ……………288
腰痛症 ……………43, 232
腰痛体操 ……………254
腰部交感神経ブロック ……………325
腰部脊柱管狭窄症 ……………349

り

リーマス® ……………123
リウマチ性多発性筋痛 ……………282
リラクゼーション ……………366
リズミック® ……………60
リドカイン ……………58, 82
リン酸コデイン ……………300
リン酸コデイン配合薬 ……………302
リンデロン® ……………48
理学療法 ……………67
良性頭蓋内圧亢進症 ……………118
臨床的疼痛測定 ……………14

れ

レイノー病の診断基準 ……………356
レセルピン ……………59

ろ

ロメリジン ……………60
肋間神経痛の原因 ……………206
肋間神経 ……………205
肋間神経ブロック ……………208

わ

ワソラン® ……………123

欧文索引

α_2 刺激薬 ……………58
β 遮断薬 ……………59

A

Adson テスト ……………176
ANCA 関連血管炎 ……………282
ATP ……………295

B

Barthel index ……………73
Buerger 病 ……………352

C

causalgia ……………326
CHEOPS ……………97
Children's Hospital of Eastern
　Ontario Pain Scale ……………97
COX-1 ……………34
COX-2 ……………34
CRPS ……………156, 318, 326

D

DCT ……………106
DDS ……………41
drug challenge test ……………106
drug delivery system ……………41

E

Eden テスト ·····177

F

face pain rating scale ·····15, 16
Facial Action Coding System ·····98
fibromyalgia ·····290
fibromyalgia の診断基準 ·····291
FIM ·····73
freezing phase の治療 ·····183
FRS ·····15
functional independence measure ·····73

G

Gottron の徴候 ·····280

H

H_2-blocker ·····49

I

IBS の診断基準 ·····216
isolated disc collapse ·····239
IVP ·····225
IVU ·····225

K

Keining ·····279
KUB ·····225

L

LLLT ·····298
lumbar disc herniation ·····244

M

McGill 疼痛質問表 ·····16
McGrath's Faces Pain Scale ·····96
MMT ·····69, 73
Morley テスト ·····178
MPS ·····285
MRSA ·····256
MS コンチン® ·····25, 300, 303
myofascial pain syndrome ·····285

N

N-methyl-D-aspartic acid ·····63
Neonatal Facial Coding System ·····98
NFCS ·····98
NMDA ·····63
non-ulcer dyspepsia の診断 ·····216
NRS ·····15
NSAID ·····271

NSAIDs ·····164, 263
NUD の診断基準 ·····216
numerical rating scale ·····15

O

Oucher Scale ·····96

P

Parents' Postoperative Pain Measure 98
Poker Chip Tool ·····96
PPPM ·····98

R

RA ·····260
Raeder 症候群 ·····126
Raeder 傍三叉神経症候群 ·····122
rheumatoid arthritis ·····260
Roos 3 分間挙上負荷テスト ·····178
RSD ·····318
RSD の症状別治療 ·····322

S

spinal analgesia ·····309
Spondylodiscitis ·····256
Spurling テスト ·····168

T

thromboangiitis obliterans ·····352
Toddler-Preschool Postoperative Pain Scale ·····98
Tolosa - Hunt 症候群 ·····126
TPPS ·····98

V

verbal rating scale ·····15
Visual analogue scale ·····96
VRS ·····15
VAS ·····15

W

WHO 方式がん疼痛治療法 ·····34
Wright テスト ·····177

実地医家のための痛み読本
ISBN4-8159-1593-8 C3047

平成12年10月25日　第1版発行

編　者	────	宮　崎　東　洋
		小　川　節　郎
発行者	────	永　井　忠　雄
印刷所	────	日　経　印　刷 株式会社
発行所	────	株式会社 永　井　書　店

〒553-0003　大阪市福島区福島8丁目21番15号
TEL(06)6452-1881(代表)／FAX(06)6452-1882

東京店
〒101-0062　東京都千代田区神田駿河台2-4
(明治書房ビル)
TEL(03)3291-9717(代表)／FAX(03)3291-9710

Printed in Japan ©MIYAZAKI haruhiro, OGAWA Setsuro, 2000

[R]＜日本複写権センター委託出版物・特別扱い＞
本書の無断複写は著作権法上での例外を除き、禁じられています。本書は日本複写権センターの特別委託出版物です。本書を複写される場合は、その都度事前に日本複写権センター（電話03-3401-2382）の許諾を得て下さい。